"十四五"职业教育国家规划教材

国家卫生健康委员会"十三五"规划教材

全国高等职业教育教材

供临床医学专业用

预防医学

第6版

主　编　刘明清

副主编　肖焕波　张　谦　黄丽玲

编　者　(以姓氏笔画为序)

王改霞 (乌兰察布医学高等专科学校)

刘明清 (沧州医学高等专科学校)

李彦国 (沧州医学高等专科学校)

李静雅 (甘肃医学院)

肖焕波 (首都医科大学燕京医学院)

张　谦 (重庆医药高等专科学校)

张志友 (洛阳职业技术学院)

胡玉华 (厦门医学院)

段爱旭 (山西大同大学)

黄丽玲 (广西卫生职业技术学院)

人民卫生出版社

图书在版编目（CIP）数据

预防医学／刘明清主编 . —6 版 . —北京：人民
卫生出版社，2019
ISBN 978-7-117-27213-1

Ⅰ.①预… Ⅱ.①刘… Ⅲ.①预防医学 – 高等职业教
育 – 教材 Ⅳ.①R1

中国版本图书馆 CIP 数据核字（2019）第 002259 号

人卫智网 **www.ipmph.com**	医学教育、学术、考试、健康，	
	购书智慧智能综合服务平台	
人卫官网 **www.pmph.com**	人卫官方资讯发布平台	

预 防 医 学
第 6 版

主　　编：刘明清
出版发行：人民卫生出版社（中继线 010-59780011）
地　　址：北京市朝阳区潘家园南里 19 号
邮　　编：100021
E - mail：pmph @ pmph.com
购书热线：010-59787592　010-59787584　010-65264830
印　　刷：河北新华第一印刷有限责任公司
经　　销：新华书店
开　　本：850×1168　1/16　印张：17　插页：9
字　　数：538 千字
版　　次：1993 年 10 月第 1 版　2019 年 3 月第 6 版
　　　　　2024 年 12 月第 6 版第 12 次印刷（总第 67 次印刷）
标准书号：ISBN 978-7-117-27213-1
定　　价：48.00 元
打击盗版举报电话：010-59787491　E-mail：WQ @ pmph.com
（凡属印装质量问题请与本社市场营销中心联系退换）

修 订 说 明

2014 年以来,教育部等六部委印发的《关于医教协同深化临床医学人才培养改革的意见》《助理全科医生培训实施意见(试行)》等文件,确定我国的临床医学教育以"5+3"(5 年本科教育 + 毕业后 3 年住院医师规范化培训)为主体,以"3+2"(3 年专科教育 + 毕业后 2 年助理全科医生培养)为补充,明确了高等职业教育临床医学专业人才培养的新要求。

为深入贯彻党的二十大精神,全面落实全国卫生与健康大会、《"健康中国 2030"规划纲要》要求,适应新时期临床医学人才培养改革发展需要,在教育部、国家卫生健康委员会领导下,由全国卫生行指委牵头,人民卫生出版社全程支持、参与,在全国范围内开展了"3+2"三年制专科临床医学教育人才培养及教材现状的调研,明确了高等职业教育临床医学专业(3+2)教材建设的基本方向,启动了全国高等职业院校临床医学专业第八轮规划教材修订工作。依据最新版《高等职业学校临床医学专业教学标准》,经过第六届全国高等职业教育临床医学专业(3+2)教育教材建设评审委员会广泛、深入、全面的分析与论证,确定了本轮修订的指导思想和整体规划,明确了修订基本原则:

1. 明确培养需求 本轮修订以"3+2"一体化设计、分阶段实施为原则,先启动"3"阶段教材编写工作,以服务 3 年制专科在校教育人才培养需求,培养面向基层医疗卫生机构,为居民提供基本医疗和基本公共卫生服务的助理全科医生。

2. 编写精品教材 本轮修订进一步强化规划教材编写"三基、五性、三特定"原则,突出职业教育教材属性,严格控制篇幅,实现整体优化,增强教材的适用性,力求使整套教材成为高职临床医学专业"干细胞"级国家精品教材。

3. 突出综合素养 围绕培养目标,本轮修订特别强调知识、技能、素养三位一体的综合培养:知识为基,技能为本,素养为重。技能培养以早临床、多临床、反复临床为遵循,在主教材、配套教材、数字内容得到立体化推进。素养以职业道德、职业素养和人文素养为重,突出"敬佑生命、救死扶伤、甘于奉献、大爱无疆"的卫生与健康工作者精神的培养。

4. 推进教材融合 本轮修订通过随文二维码增强教材的纸数资源融合性与协同性,打造具有时代特色的高职临床医学专业"融合教材",服务并推动职业院校教学信息化。通过教材随文二维码扫描,丰富的临床资料、复杂的疾病演进、缜密的临床思维成为了实现技能培养的有效手段。

本轮教材共 28 种,均为国家卫生健康委员会"十三五"规划教材。

教　材　目　录

序号	教材名称	版次	配套教材
1	医用物理	第 7 版	
2	医用化学	第 8 版	
3	人体解剖学与组织胚胎学	第 8 版	√
4	生理学	第 8 版	√
5	生物化学	第 8 版	√
6	病原生物学和免疫学	第 8 版	√
7	病理学与病理生理学	第 8 版	√
8	药理学	第 8 版	√
9	细胞生物学和医学遗传学	第 6 版	√
10	预防医学	第 6 版	√
11	诊断学	第 8 版	√
12	内科学	第 8 版	√
13	外科学	第 8 版	√
14	妇产科学	第 8 版	√
15	儿科学	第 8 版	√
16	传染病学	第 6 版	√
17	眼耳鼻喉口腔科学	第 8 版	√
18	皮肤性病学	第 8 版	√
19	中医学	第 6 版	√
20	医学心理学	第 5 版	√
21	急诊医学	第 4 版	√
22	康复医学	第 4 版	
23	医学文献检索	第 4 版	
24	全科医学导论	第 3 版	√
25	医学伦理学	第 3 版	√
26	临床医学实践技能	第 2 版	
27	医患沟通	第 2 版	
28	职业生涯规划和就业指导	第 2 版	

第六届全国高等职业教育临床医学专业(3+2)教育教材建设评审委员会名单

顾　问

文历阳　郝　阳　沈　彬　王　斌　陈命家　杜雪平

主 任 委 员

杨文秀　黄　钢　吕国荣　赵　光

副主任委员

吴小南　唐红梅　夏修龙　顾润国　杨　晋

秘 书 长

王　瑾　窦天舒

委　员 (以姓氏笔画为序)

马存根　王永林　王明琼　王柳行　王信隆　王福青
牛广明　厉　岩　白　波　白梦清　吕建新　乔学斌
乔跃兵　刘　扬　刘　红　刘　潜　孙建勋　李力强
李卫平　李占华　李金成　李晋明　杨硕平　肖纯凌
何　坪　何仲义　何旭辉　沈国星　沈曙红　张雨生
张锦辉　陈振文　林　梅　周建军　周晓隆　周媛祚
赵　欣　胡　野　胡雪芬　姚金光　袁　宁　唐圣松
唐建华　舒德峰　温茂兴　蔡红星　熊云新

秘　书

裴中惠

数字内容编者名单

主　编　刘明清

副主编　肖焕波　张　谦　黄丽玲

编　者（以姓氏笔画为序）

王改霞（乌兰察布医学高等专科学校）

刘明清（沧州医学高等专科学校）

李彦国（沧州医学高等专科学校）

李静雅（甘肃医学院）

肖焕波（首都医科大学燕京医学院）

张　谦（重庆医药高等专科学校）

张志友（洛阳职业技术学院）

胡玉华（厦门医学院）

段爱旭（山西大同大学）

黄丽玲（广西卫生职业技术学院）

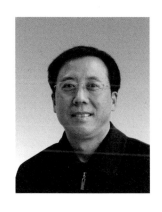

刘明清,教授,沧州医学高等专科学校健康管理与服务系副主任,沧州市甲状腺疾病工程技术研究中心副主任,预防医学专业带头人,注册营养师,健康管理师。兼任全国卫生职业教育教学指导委员会预防医学专业分委会委员,全国卫生行指委公共卫生管理专业教学标准修订专家组组长。主要专业方向:流行病与卫生统计学、预防医学。曾获校级首届教学设计大赛一等奖,多次荣获教学质量优秀教师。主编国家开放大学"健康信息管理与风险评估"网络课程,主编"预防医学"校级精品在线开放课程。近年来,主编规划教材6部,副主编教材6部,发表核心期刊论文20余篇。主持和参与省科研课题6项,获沧州市科技进步奖4项、教育科研成果一等奖2项。

写给同学们的话——

大医精诚,救死扶伤,乃医生之天职。从医者不仅要精通治病之理,更要晓得防病之技,正所谓上医不治已病治未病。预防医学研究对象为人群,预防为主,采取公共卫生措施,目的是促进健康,预防疾病。重视预防医学将是现代医学发展的必然趋势。

前　言

教材的修订认真贯彻落实党的二十大精神,以《"健康中国 2030"规划纲要》等文件精神为指导,在第 5 版教材的基础上,紧密结合目前我国高等职业教育临床医学专业培养目标、临床执业助理医师资格考试预防医学考试大纲和基层医疗卫生服务"预防、保健、诊断、治疗、康复、健康管理"六位一体的服务要求,优化调整教材内容,贯彻三基(基本理论、基本知识和基本技能),体现五性(思想性、科学性、先进性、启发性和适用性),注重德技双修,突出基本技能、自主学习能力和解决实际问题能力的培养,力求做好知识、能力、素养培育并重。教材内容围绕健康影响因素—疾病预防—健康促进,以群体和个体健康及"预防为主"的观念为主线,把预防医学各分支学科的知识序化整合有机衔接起来,使其更加符合本课程的固有知识体系、内在逻辑联系及特有的思维方式,力求形成思想完整、思路清晰、科学严谨、宜学宜教的教材。

随着"健康中国"建设上升为国家战略,我国医改的方向从以治病为中心转向以健康为中心。这一转变中,公共卫生措施、预防服务和健康管理将是最为重要的内容之一。为此,本版教材在承袭第 5 版教材基本框架基础上,对某些章节重新进行序化调整和增删。在绪论之后全书共设十一章,绪论重点阐述预防医学的概念、内容、特点,健康及其影响因素,三级预防策略和学习预防医学的重要性。调整第一章至第七章为环境卫生、职业卫生服务与职业病管理、食品安全与食物中毒、合理营养指导、健康管理与临床预防服务、人群健康与社区公共卫生服务和疾病的预防与控制。在内容上重点对环境污染、住宅卫生与室内空气污染、土壤污染防治、食品安全、职业病管理、膳食指南、慢病预防策略与管理等方面增补了最新知识、技术、标准与方法;将"临床预防服务"一章改为"健康管理与临床预防服务,增加健康管理的服务流程,明确临床预防服务的意义,强调健康危险度评估与维护计划的制订与实施,充实健康促进与吸烟、酗酒、静坐少动等危害健康行为干预的内容。依据学情、认知规律和学习内容,第八章和第九章,分别介绍人群健康研究的统计学和流行病学方法,通过学习可以掌握疾病与健康在人群中分布的规律、健康危险因素的分析方法和疾病防制的策略等。将实用易学的 SPSS 统计分析软件的操作纳入配套教材中,以培养学生利用统计软件进行数据处理能力。考虑到基层卫生服务工作性质和当前医疗场所健康安全管理的现状,第十章和第十一章,重点介绍医疗场所健康安全管理和突发公共卫生事件及其应急策略。

本教材的编写采用"纸媒教材"与"数字内容"一体化设计,通过章首、随文、章末二维码,把所有数字内容与纸媒教材沟通起来。章首设有学习目标、课件(PPT)二维码,以明确学习要求,扫描二维码即可查看本章知识导览和考点辅导;正文中穿插案例导学、知识拓展,以利于促使学生积极思考,主动参与教学活动,扩展学生的知识面,激发学生的学习兴趣。章末配有案例讨论及案例讨论解析二维码、思考题、扫一扫测一测二维码,以方便学生自我检验学习效果,扫描二维码即可查看答案和问题解析,延伸了自主学习空间,方便互动训练。

本教材主要供高等职业教育临床医学专业使用,也可供口腔医学、护理类、中医学、针灸推拿及相关医学类参考使用,也可作为临床执业助理医师资格考试的备考参考用书。配套教材《预防医学实训与学习指导》便于同步学练互动,有助于加强学生的实践技能培养,帮助学生理解教材内容。

　　本教材在编写过程中,得到了各位编者所在学校的领导及有关部门的大力支持和帮助。教材内容是在前 5 版教材基础上修订的,其中引用了各位作者的部分资料,凝结了他们的智慧,也引用了有关教材和专著的资料,在此一并表示衷心的感谢。

　　限于编者的水平,加之编写时间较为仓促,教材中难免存在疏漏,恳请广大师生和读者提出宝贵意见。

刘明清

2023 年 10 月

目 录

绪　　论

绪论课件

学习目标

1. 掌握:预防医学的概念及其特点;健康的概念;三级预防的内容。
2. 熟悉:预防医学的研究方法和内容;健康决定因素及健康生态学模型;全人群策略和高危人群策略。
3. 了解:疾病自然史与预防机会;预防医学的作用和贡献;学习预防医学的目的。
4. 具备预防疾病、维护和促进群体健康和个体健康的理念。
5. 树立预防为主的观念、群体观念、大卫生、大健康观念,能运用预防医学思维思考医疗卫生保健中的有关问题,理解从"以治病为中心"向"以健康为中心"转变的意义。

医学是在人类与危害健康的各种因素进行斗争的过程中产生和发展起来的,随着人类的进步,医学的内涵日益丰富,从治疗疾病扩展到预防疾病,从保护人群健康发展到主动地促进健康、延年益寿。按研究对象与任务的不同,现代医学可分为基础医学(basic medicine)、临床医学(clinical medicine)和预防医学(preventive medicine)三部分,它们既有分工又有联系和相互渗透,共同构成医学科学体系。

一、预防医学概述

(一) 预防医学的概念

预防医学是医学的一门综合性应用学科,它以人群为主要研究对象,采用现代科学技术和方法,分析健康与疾病在人群中的分布,研究不同环境因素对人群健康和疾病的影响及其作用规律,提出改善和利用环境因素、改变不良行为生活方式、减少危险因素、合理利用卫生资源的策略与措施,以达到预防疾病、促进健康、防止伤残和延长寿命的目的。

预防医学常与公共卫生联系在一起,但两者又有所不同。公共卫生(public health)是以预防医学的观念、理论和技能为基础,针对疾病预防、健康促进而采取的社会性实践的总称,这些社会性实践又称为公共卫生措施。美国公共卫生先导者、耶鲁大学教授 Winslow 早在 1923 年即指出:"公共卫生是通过有组织的社会努力,达到预防疾病、延长寿命、增进健康和效能的一门科学和艺术"。由于需要动员社会各部门的力量,并由政府直接采取行动,因而它带有明显的行政管理特色。公共卫生已超出了传统医学范畴,它融合了各种人文社会科学(伦理学、管理学、政治学、经济学、法学、社会学、心理学)及工程技术学科的知识和技能。由于公共卫生的复杂性,公共卫生体系涉及许多方面。政府公共卫生机构和卫生保健的提供者是公共卫生体系的主体,此外还包括为整个社区和公众健康服务的各种组织和机构。

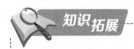

公共卫生最主要的职责

预防疾病的发生和传播;保护环境免受破坏;预防意外伤害;促进和鼓励健康行为;对灾难和突发公共卫生事件作出应急反应,并帮助社会从灾难和突发事件中恢复;保证卫生保健服务的有效性和可及性;加强公共卫生监督与执法;监控、评价和分析健康状况;监测、研究和控制对公众健康有风险和威胁的因素。

(二) 预防医学的研究内容与方法

预防医学的研究内容十分广泛,归纳起来主要包括以下几个方面。

1. 分析疾病分布与健康水平的动态变化　采用人群健康研究的统计学和流行病学方法,分析特定人群的疾病谱、死亡谱的变化,了解疾病的分布和消长规律、发生条件,阐明并评价健康危险因素。

2. 研究环境因素对健康的影响　采用宏观与微观相结合的研究方法,阐明人类生活环境、工作环境、社会环境和人的行为及生物遗传因素对人群健康和疾病的作用规律,改善和利用有益的环境因素,控制和消除有害的环境因素。

3. 制订预防疾病与促进健康的策略和措施　针对健康危险因素制订防治对策,提出有效的个体和群体预防策略以及控制危险因素的具体措施,并对其效果进行考核与评价。

4. 探讨卫生保健与疾病防治的组织和管理方法　研究如何充分利用、合理配置卫生资源和科学管理卫生服务系统,为卫生工作决策提供科学依据和咨询建议,通过临床预防服务和社区预防服务,达到预防疾病、促进健康、防止伤残和早逝、提高生命质量的目的。

预防医学的研究方法主要有调查研究法、实验研究法和临床观察法,其中调查研究和实验研究是预防医学的两类基本研究方法。特别是调查与统计分析被广泛应用,是预防医学工作的一项基本功。通常把针对人群的调查研究和实验研究(现场试验)统称为宏观研究方法,而将使用实验动物进行的整体或离体实验研究(实验室试验)称为微观研究方法。

(三) 预防医学的特点

预防医学与临床医学关系密切,两者不可分离,相互促进,但又各有分工。预防医学的主要特点为:①工作对象包括个体和确定的群体——患者和健康人,但更侧重于健康人群和无症状患者;②研究方法注重微观和宏观相结合,但更侧重于健康影响因素与人群健康关系的研究;③预防工作贯穿于疾病发生、发展的全过程,但更侧重于疾病发生前的预防与健康促进;④采取的对策具有更为积极的预防作用及更大的人群健康效益(图 0-1)。

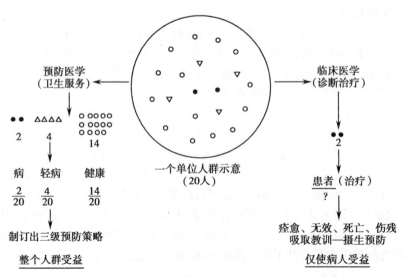

图 0-1　预防医学和临床医学与人群健康关系的比较

群体预防必须建立在个体预防的基础上,预防医学也重视针对个体的预防,如近年来提出的临床预防服务。开展临床预防服务需要临床医学与预防医学的密切结合。

二、健康及其影响因素

(一) 健康观

健康观是指人们对健康的看法。1948 年,世界卫生组织(WHO)提出了现代健康观:"健康(health)是躯体、心理和社会适应的完好状态,而不仅仅是没有疾病和虚弱"。躯体健康是指机体结构完好、功能正常;心理健康的含义包括正确认识自我、正确认识环境和适应环境;社会适应能力的内涵包括三方面,即个人能有效地扮演与其身份相适应的角色、个人的能力在社会系统内得到充分发挥、个人的行为与社会规范一致。健康不仅是指身体的强健,更是生理心理乃至生存环境、社会福祉的和谐状态。

1986 年,WHO 在《渥太华宪章》中进一步延伸了健康的定义,指出"健康是日常生活的资源,而不是生活的目标。健康是一个积极的概念,它不仅是个人身体素质的体现,也是社会和个人的资源";"为达到身心健康和较好地适应社会的完美状态,每一个人都必须有能力去认识和实现这些愿望,努力满足需求和改善环境"。1990 年,WHO 关于健康的概念在上述定义基础上又有了新的发展,将道德健康纳入了健康的范畴,即健康包括生理、心理、社会和道德健康四个方面的内容。道德健康是指健康者不以损害他人利益来满足自己的需要,具有辨别真与伪、善与恶、美与丑、荣与辱等是非观念,能按照社会道德行为规范来约束自己及支配自己的思想和行为。健康的定义,包含了健康是什么(它的组成)和健康是做什么的(它的作用)两个方面。作为人力资源的组成部分,健康的直接作用是使劳动者保持良好的体力、充沛的精力和平衡的心态,提高个体劳动生产率;从人群角度,保证人人健康可以提高整个国民素质,使人力资本的使用时间延长、使用效率提高,减少疾病造成的经济损失和社会医疗费用的支出,有利于促进经济的快速发展和社会的良性循环;从社会和政治角度,健康是人类的一项基本需求和基本权利,健康权是与每个人密切相关的、实实在在的人权,是人全面发展的基础;健康是每天生活的资源,并非生活的目的,健康是社会和个人的资源,是个人能力的体现。健康不应只是拥有较长的寿命,还应该有更好的生命质量;健康的维护不应只靠医生与药物,而应该主要依赖于自我保健与预防措施及健康管理。健康的人不是因为没有问题才健康,而是在有问题后,他们能自己或借用相关资源有效地解决,不健康的人就是有问题而他们自己不能解决或不能借用相关资源去有效地解决的人。既然健康是资源,就需要管理,可以最大地发挥资源的作用,因为所有的资源都是有限的。

健康与疾病具有相对性和连续性,健康与疾病之间有一个由量变到质变的过程。一个人从健康→疾病→健康(或死亡),可以认为是一个连续的过程,称为健康疾病连续带;一个群体从健康问题低分布→健康问题高分布→健康问题低分布,也是一个连续的过程,称为疾病分布或健康问题分布的连续性。

(二) 健康决定因素

健康决定因素(determinants of health)是指决定个体和群体健康状态的各种因素。

1. 分类　20 世纪 70 年代,加拿大学者 Lalonde 和美国学者 Dever 提出了综合健康医学模式,并将影响健康的众多因素归纳为 4 类 12 项。

(1)环境因素:包括自然环境因素、社会环境因素、心理环境因素。

(2)生活方式:包括消费类型、生活危害、职业危害。

(3)卫生服务:包括疾病的预防、治疗、康复。

(4)人类生物学因素:包括遗传、成熟老化、复合内因。

2. 类别细化　在上述 4 类因素基础上,目前又将社会经济环境、物质环境、个人因素和卫生服务进一步细化和强调。

(1)社会经济环境:包括个人收入和社会地位、文化背景(信仰、价值观、历史传统、风俗习惯、生活方式、地方语言和特定表象等)和社会支持网络、教育、就业和工作条件。

(2)物质环境:包括生活环境与职业环境中的物理因素、化学因素、生物因素,以及建筑环境(住房、工作场所安全、供水和卫生设施、社区道路的设计及绿化)等。物质环境又可从以下 5 个方面细化分类：①按有害物的性质分为生物因素、化学因素和物理因素；②按物质的来源分为自然因素、工业因素和农业因素；③按所存在的载体分为空气、水、土壤和食物中的各类有害物质；④按接触的地点分为家庭、学校、工作场所和社区；⑤按接触的途径分为呼吸道吸入、消化道消化吸收、皮肤渗入和被咬伤等。

（3）个人因素：包括健康的婴幼儿发育状态、年龄、性别、个人的生活方式与生活习惯、个人的能力和技能、性格特征以及生物遗传学特征。

（4）卫生服务：包括是否拥有维护和促进健康、预防疾病和损伤、治疗和康复等服务健全的卫生机构，完备和质量保证的服务网络，一定的经济投入，公平合理的卫生资源配置，以及保证服务的可得性等。

（三）健康生态学模型

健康生态学模型（health ecological model）是指导预防医学和公共卫生实践的重要理论模型。生态是指人类生存环境，包括自然环境、社会环境及心理环境；健康不仅包含躯体、心理和社会适应方面的完好状态，而且包括人类与生态环境的和谐共存和发展。健康生态学模型强调健康是个体因素、卫生服务、环境因素之间相互依赖、相互作用和相互制约的结果，这些因素从多层面上交互作用而影响个体或群体的健康。健康生态学模型分为5层（图0-2）。

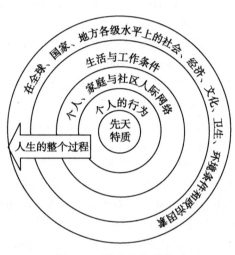

图0-2　健康生态学模型

1. 第一层　核心层，是先天的个体特质，如年龄、性别、种族、生物学因素和某些疾病的易感基因等。

2. 第二层　是个体的行为特点，如饮食习惯、体力活动、成瘾行为等。

3. 第三层　是个人、家庭和社区的人际关系网络。

4. 第四层　是生活与工作条件，包括心理社会因素、是否有工作以及职业的因素、社会经济地位、自然和人工环境、公共卫生服务、医疗保健服务等。

5. 第五层　最外一层，即宏观层面，包括全球、国家、地方水平的社会、经济、文化、卫生和环境条件以及有关的政策，如经济公平性、城市化、人口流动、文化价值观等。

三、三级预防策略

（一）疾病自然史与预防机会

疾病自然史（natural history of disease）是指疾病从发生、发展到结局的全过程。按照时间顺序、有无临床症状和体征可分为五个阶段：①健康期；②病理发生期，也称为生物学改变期；③临床前期，从疾病发生到出现最初的症状或体征；④临床期，出现形态结构或功能的明显异常，表现出典型的临床症状；⑤结局，疾病可以发展为痊愈、缓解、伤残或死亡等不同结局。基于疾病自然史的五个阶段以及健康疾病连续带的理论，从健康危险因素作用于机体到出现临床症状有一个时间过程，危险因素的性质和接触量的多少可使疾病发生的时间或长或短，这样就为疾病的预防提供了机会。在疾病自然史的不同阶段，通过有效的早期诊断、预防和治疗措施可以改变疾病的自然史直至向健康转归。

（二）三级预防

三级预防（three levels of prevention）是指根据疾病自然史及健康决定因素的特点，把疾病的预防分为三级。三级预防的特点是把预防的概念融入疾病发生发展的全过程、扩大到人生的全过程，把临床医疗工作与预防工作紧密结合，并且导向"预防为主"的方向。

笔记

扁鹊三兄弟从医与中医治未病

战国时期,扁鹊兄弟三人为平民百姓治好了许多病症。有一次,魏文王问扁鹊:"你们家兄弟三人,都精于医术,到底哪一位最好呢?"扁鹊说:"长兄最好,中兄次之,我最差"。文王再问:"那为什么你最出名呢?"扁鹊答:"我长兄治病,是治病于病情发作之前。由于一般人不知道他事先能铲除病因,所以他的名气无法传出去,只有我们家人才知道。我中兄治病,是治病于病情初起之时。一般人以为他只能治轻微小病,所以他的名气只及于本乡里。而我治病,是治病于病情严重之时。一般人都看到我在经脉上穿针管来放血、在皮肤上敷药等大手术,能在病入膏肓时让人起死回生,所以以为我的医术高明,名气因此响遍全国"。魏文王说:"你说得好极了"。

问题:
1. 作为未来的医生你悟出了什么?
2. 从三级预防角度谈谈"上医治未病、中医治欲病、下医治已病"。

1. 第一级预防(primary prevention)　又称病因预防,是针对健康人或处于生物学改变期的人采取的控制和消除健康危险因素、减少接触有害因素的预防措施。如果是采取防止健康危险因素进入环境的预防性措施,则称为根本性预防或初始预防(primordial prevention)。第一级预防的目标是降低疾病或健康问题的发生率。

它包括针对全人群的社会和环境措施以及针对健康个体的措施。

(1)针对全人群的社会和环境措施:是从全球性预防战略及政府策略和政策角度考虑所采取的公共卫生措施,主要包括:①制定并执行与健康相关的法律条例和规章制度、公共卫生政策等,把健康融入所有政策中,从社会、经济、文化等层面来保障整个人群的健康;②保护环境,防止空气、水源、土壤、农作物、食品受到污染;③采取有效的工程技术措施,改革生产工艺,消除或减少生产环境中职业有害因素的危害;④改善居住条件和生活卫生设施,提供安全饮用水,禁止在公共场所吸烟;⑤利用各种媒体开展公众健康教育,提高公众的健康意识和自我保健能力,自觉采取有益于健康的行为和生活方式。

(2)针对健康个体的措施:①开展对个体的健康教育,提倡合理营养与体力活动,培养良好的健康行为和生活方式;②提供安全有效的疫苗,有计划、有组织地进行预防接种,提高免疫水平;③禁止近亲结婚,做好婚前检查和优生优育工作,预防遗传性疾病;④做好妇女保健、儿童保健、老年保健;⑤提倡使用安全套,切断性传播疾病的传播途径;⑥对于某些疾病的高危个体通过服药预防疾病的发生。

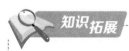

零级预防

1999年,J.W.Farquhar主张在心血管病的危险因素对人群起作用之前,就采取干预措施,提出了初始预防(primordial prevention)的概念,含义是采取措施以阻止危险因素在人群中的出现。中国疾病预防控制中心曾光院士结合我国实际情况,2006年提出了"零级预防"的初步概念,并于2008年将其定义为:零级预防是指以政府为主体,多部门参与,通过制定法规、政策或指南,并采取措施,防止可能引发公共卫生事件的各种不良因素的出现"。其要点包括:①零级预防是针对公共卫生问题产生的条件和危险因子的预防;②政府是零级预防的主要责任方,要通过制订和实施法规、政策来实现;③零级预防与三级预防同样关系民众福祉。因此,零级预防是在最早期对产生健康和公共问题的危险因素的预防,是真正意义的预防的第一道关口。

2. 第二级预防（secondary prevention）　又称临床前期预防或"三早"预防，是针对临床症状或体征不明显的患者采取早期发现、早期诊断、早期治疗的预防措施。对于传染病，还应做到疫情早报告、患者早隔离，即"五早"。第二级预防的目标是控制或延缓疾病发展，促使病变逆转，缩短病程或防止转为慢性及病原携带状态，降低现患率。

达到"三早"的根本方法是宣传教育，提高医务人员诊断水平和开发微量、敏感、实用的诊断方法和技术，建立社会性高灵敏且可靠的疾病监测系统。通过普查、筛检、定期健康检查以及高危人群重点项目检查、职业健康监护、设立专科门诊等，有助于从无症状的人群中发现早期患者。对于那些有可能逆转、停止或延缓发展的疾病，早期检测和预防性体格检查更为重要。

3. 第三级预防（tertiary prevention）　又称临床预防或发病期预防，是针对已患病者采取的适时、有效的治疗和康复措施。第三级预防的目标是预防并发症和残障，防止病情恶化，降低病死率。对于高血压、脑卒中、心肌梗死等慢性疾病，实际上是疾病的自我管理措施。

（三）预防策略的实施原则

疾病类型不同，三级预防策略有所不同。对于多数疾病，无论其病因是否明确，都应强调第一级预防；对于病因明确的传染病、职业性疾病、医源性疾病，应积极实施第一级预防；对于多因素的慢性非传染性疾病，如心脑血管疾病、代谢性疾病、恶性肿瘤，在实施第一级预防的同时，还应兼顾第二级和第三级预防；对于病因和危险因素未明且难以察觉的疾病，在实施第三级预防的同时，应积极研究早期检测的方法和技术。

传染性疾病的个体预防实际上也是针对公众的群体预防。如个体预防接种，达到一定的人群接种比例后，形成群体免疫屏障，就可以保护该人群；对传染病患者采取"五早"措施，可有效地阻止其向人群的传播。

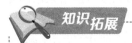

五层次预防

五层次预防是指围绕个体、家庭、社区、国家、国际五个层次展开预防工作，这使预防工作更进一步扩大和深入。第一层次预防即个人预防：主要措施包括定期体格检查和筛查，免疫预防和化学预防，建立健康的行为生活方式。第二层次预防即家庭预防：从家庭成员共同的居住环境、饮食习惯和文化娱乐活动预防。第三层次预防即社区预防：从社区居民共同的生活环境和生产环境、风俗习惯和行为生活方式预防。第四层次预防即国家预防：通过国家宏观措施预防，如卫生立法和卫生监督等。第五层次预防即国际预防：国际合作预防，促进人类健康。

慢性非传染性疾病往往是健康决定因素的作用长期累积所致。研究孕期、婴幼儿期、青少年期、成年期接触各种因素对健康的长期影响，称为健康生命全程路径。健康生命全程路径是保证整个人群健康、促进健康老龄化的最佳途径，其实践意义在于采取预防措施越早，保护和促进人群健康的效益越大。针对生命周期各个阶段的人群，在不同的场所（家庭、学校、工作场所、社区）实施连续性预防服务措施，可以避免有害因素对健康的危害，保护劳动力，充分发挥人的生命潜能，延长寿命和提高生命质量；保证在人生的不同阶段获得有针对性地有效卫生服务，避免不必要的重复或遗漏，达到高效、节省地促进人群健康的目的。

通过全球合作处理公共卫生问题，促进人类健康。疾病对人类健康的损害不分地域、民族和国家，环境污染造成的损害常常是全球性的，人员流动、跨国贸易和国际交流的日益频繁等全球发展带来的健康问题，都要求全球范围的合作，以提高整个人类的身心健康水平。1977 年 WHO 提出了"人人享有卫生保健"的全球卫生战略，强调对疾病进行区域性、国家性乃至全球性的整体社会预防，标志着预防医学进入了人类预防阶段，即第三次卫生革命。整体社会预防的目标和组织实施要落实到每个工厂、乡镇、机关、学校、家庭，在社区中才能实现，所以又称为社区预防阶段。

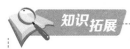

人人享有卫生保健

人人享有卫生保健不是指医护人员将为世界上每一个人治愈全部疾病,也不是不再有人生病或残疾,其含义是:①人们在工作和生活场所都能保持健康;②人们将运用更有效的办法去预防疾病,减轻不可避免的疾病和伤残带来的痛苦,并且通过更好的途径进入成年、老年,健康地度过一生;③在全体社会成员中均匀地分配一切卫生资源;④所有个人和家庭,通过自身充分地参与,将享受到初级卫生保健;⑤人们将懂得疾病不是不可避免的,人类有力量摆脱可以避免的疾病。

(四) 全人群策略与高危人群策略

1. 全人群策略　是指针对影响整个人群的健康危险因素,尤其是病因链上远端的那些因素进行干预来降低整个人群疾病的风险。它是以公共卫生思维为导向实现第一级预防的策略。全人群策略需要借助一些政策的、法律的、经济的、环境的手段,从根本上去除影响个体采取健康行为的障碍,推动整个人群行为规范的改变,创造一个能促进个体采纳健康行为、有利于健康的环境,采取全人群策略可以使整个人群受益,具有根本性和持久良好的成本效益。开展一级预防常采取双向策略,即把全人群策略和高危人群策略结合起来,两者相互补充,可以提高预防效率。

2. 高危人群策略　是指对疾病高风险的个体采取预防干预措施来降低其未来发病的风险。它是以临床思维为导向实现第一级预防的策略,通过对未来发病风险高的一小部分个体,对致病危险因素采取有针对性的措施。其优点是干预针对性强,高危个体对于预防干预措施的依从性较好和效果明显,且不会对其他风险较低的个体造成干扰;仅对高危个体实施干预,既节约医疗资源,又可使投入产出在近期取得明显收益。

四、循证医学及其应用

为了改善生命质量和降低可预防疾病的发病率、死亡率,确保公共卫生干预措施的成功,必须采取可靠、有效的策略和方法。医学漫长的历程,从超自然的、直观的、猜测的经验医学,经过了近代的、系统的以观察事实为根据的实验医学,已经进入循证医学及循证预防、循证保健的时期,也就是说借助于高新技术和飞速发展的信息科学,使我们有可能在最佳最新的科学证据基础上,提出更有针对性、更特异的预防干预措施。

(一) 循证医学的概念

循证医学(evidence based medicine,EBM)即遵循证据的医学,是把最佳研究证据与临床专业技能和患者的价值整合在一起的医学,是研究通过科学的方法获得和利用最充分的证据并作出最佳医学实践决策的一门科学。所谓科学的方法主要是指流行病学和统计学方法;所谓最充分的证据是指最新的、最真实的、最大量的证据;所谓最佳决策是充分证据与患者实际情况的最佳结合。

与传统医学相比,循证医学的最大特点是以科学研究所获得的最新证据为基础开展医学实践活动。高质量的证据、证据的不断更新、证据使用后的效果评价是循证医学实践的重要基础与原则。因此,循证医学将有助于培养临床医生应用医学文献去解决临床实际问题的能力,并将医学研究成果用于临床实践。

循证医学对医学实践必将产生深远的影响:①促进专业技术人员业务素质和医疗水平的提高,实现终身自我继续教育,不断丰富和更新知识;②促进临床医疗及公共卫生决策的科学化,避免或少犯错误,避免或减少资源浪费;③及时提出和解决临床及预防难题,促进医学科学研究;④使服务对象得到最好的预防或诊断和治疗,保障其权益;⑤提供可靠的科学信息,有利于卫生政策决策的科学化,提高效率和效益;⑥促进医学教育和培训水平的提高,培养高素质的人才。

(二) 循证医学的应用

循证医学的快速发展使其应用学科和领域非常广泛,目前主要应用于以下几个方面:①临床决策,主要是诊断和治疗,如病因学研究、诊断试验、治疗试验、预后研究、卫生经济学研究;②药物研究,

笔记

评价药物的疗效,指导药物的更新、开发和利用;③医疗卫生行政决策;④管理医疗,制订规范性的基本医疗措施方案。

循证预防和循证公共卫生是循证医学思想在预防医学领域的应用。它以科学证据为基础,以人群为中心,强调循证的过程中社区成员的参与、多学科的合作,达到改善人群健康的目标。对于高血压、冠心病、脑卒中、恶性肿瘤、糖尿病、骨质疏松症等慢性病,人们开始认识到,预防是控制其发病率、降低医疗负担最有效和最经济的手段,而寻找最佳、有效、经济的预防措施需要用循证的方法。

临床医生在为每个患者作出诊断与治疗决策时,应尽量使用当前最好的研究证据。获得这些证据的途径有:①自己和同事的经验;②教科书和杂志;③学术会议的信息;④文献综述;⑤系统评价;⑥定期更新的电子系统评价。临床医生要想做好"循证"就必须充分关注本领域的定量系统评价的最新进展,并将其中最好的研究证据合理应用到实践中去。循证医学实践应具有三个要素:医生、患者和证据。

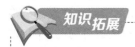

系统评价与 Meta 分析

系统评价(systematic reviews,SR)是以某一具体临床问题为基础,系统、全面地收集全世界所有已发表或未发表的有关临床研究结果,采用统一的标准,筛选出符合质量标准的文献,进行定性或定量综合,得出可靠的结论。系统评价已成为循证医学的重要组成部分,也是寻求证据的最常用和最有效的一种方法。

Meta 分析(meta-analysis)是运用定量统计学方法汇总多个研究结果的系统评价。具体来说,它是指全面收集所有相关研究并逐个进行严格评价和分析,再用定量合成的方法对资料进行统计学处理得出综合结论的整个过程。

五、预防医学的作用与贡献

进入 21 世纪,预防医学正在以前所未有的速度发展,预防医学在现代医学中的地位与作用不断提高,预防为主的策略成为实现全球卫生战略目标的共识。和临床医学相比较,预防医学具有更积极、更直接、更现实的意义,它符合人类健康利益的要求,代表了医学发展的方向。

1. 预防是解决健康问题的根本性对策　公共卫生学家 Ashton J 曾比喻说,医学工作者就像守卫在急流下游的救生员,整日忙于搭救落水者,以致没有时间或根本没有意识到要做"上游思考",即去上游看看为什么有那么多人落水,如何防止人们落水。而预防医学工作正是寻找线索、追根溯源的"上游思考",它重视探明导致疾病的根源,以便采取有效的干预措施,消除疾病产生的原因,从而防止疾病发生。

2. 预防是实现医学目的最优先考虑的要素　现代医学尚不能根治所有疾病,更无法使生命摆脱衰老和死亡的规律,但所有的疾病、伤害都是可以全部或部分预防的。由美国 Hastings 中心发起的"医学的目的"国际研究组确定,医学的四项目的是:预防疾病和促进健康,解除疼痛和疾苦,治疗疾病和照料不能治愈者,预防早死和追求安详死亡。毋庸置疑,社会应把有限的卫生资源重点投入到疾病预防和健康促进、自我保健和社区保健及患者照料方面,以更加体现医学的人道主义精神,实现医学的目的与核心价值。

3. 预防是最经济最有效的健康策略　从卫生经济学角度衡量,预防是卫生工作少投入、高产出、低费用、高效益的关键措施。由于预防避免或推迟了疾病的发生,终止或减缓了可预防疾病的医疗费用支出,也提高了社会生产力,所以,预防无论是对个人或社会,都具有明显的社会和经济效益,即"一盎司的预防胜于一磅的治疗"。美国疾病预防控制中心研究指出,如果美国男性公民不吸烟、不酗酒、坚持合理膳食和身体锻炼,其寿命可延长 10 年;而每年数以万计的钱用于临床医疗技术投资,却难以使全美国人口平均期望寿命增加一年。《中国防治慢性病中长期规划(2017—2025 年)》明确以慢性病的三级预防为主线,强调防治结合、全程管理,针对一般人群、高危人群、患者三类目标人群提出了针对性的策略措施。提出要以提高人民健康水平为核心,以深化医药卫生体制改革为动力,以控制慢性病危险因素、建设健康支持性环境为重点,以健康促进和健康管理为手段,坚持统筹协调、共建共享、预防为主、分类指导,推动由疾病治疗向健康管理转变。

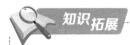**知识拓展**

HPV 疫苗接种与宫颈癌预防

宫颈癌位列女性最常患的癌症榜单的前 2 位。宫颈癌的发生和高危型人乳头瘤病毒(HPV)的持续性感染密切相关。国内女性 HPV 感染率高达 21.1%。研究表明,60%~80% 的宫颈癌由 16 型和 18 型 HPV 持续感染所致。

宫颈癌是目前唯一能通过医学手段来预防的一种癌症,但仅接种 HPV 疫苗并非绝对不患宫颈癌,WHO 推荐宫颈癌防控策略包括 HPV 疫苗、宫颈癌筛查及早诊早治。目前我国可接种的 HPV 疫苗分别是二价 HPV 疫苗(16、18 型)和四价 HPV 疫苗(6、11、16、18 型)。二价 HPV 疫苗接种对象为 9~25 岁的女性,免疫程序为分别在第 0、1、6 个月各接种 1 剂次;四价 HPV 疫苗接种对象为 20~45 岁的女性,免疫程序为分别在第 0、2、6 个月各接种 1 剂次。

4. 预防为主始终是我国卫生工作方针的核心内容　从中华人民共和国成立初期的卫生工作四大方针,即"面向工农兵、预防为主、团结中西医、卫生工作与群众运动相结合";到新时期的卫生工作方针,即"以农村为重点、预防为主、中西医并重、依靠科技与教育、动员全社会参与、为人民健康服务、为社会主义现代化建设服务";再到 2016 年 8 月 19 至 20 日召开的全国卫生与健康大会上习近平总书记讲话,即"要坚持正确的卫生与健康工作方针——以基层为重点,以改革创新为动力,预防为主,中西医并重,将健康融入所有政策,人民共建共享"。多年来党和政府始终将"预防为主"作为卫生工作方针中的核心,它要求全体医疗卫生工作者不但要为人民治好病,而且倡导群众主动与疾病作斗争。

新时代卫生与健康工作方针继续把预防为主确定为主要内容,不仅是我国卫生健康工作宝贵经验的总结和继承,也是世界卫生与健康工作发展的潮流。当前面临传染病的挑战依然严峻,慢性非传染性疾病死因占比还在上升,如心脑血管疾病、恶性肿瘤和其他慢性退行性疾病已成为我国城乡居民最主要的死亡原因以及影响国家经济社会发展的重大公共卫生问题。新时代疾病防控和健康促进工作,更加凸显了预防为主的重要性。

5. 预防是实现国民健康最主要的保障　据我国 2013 年研究报告,截至 2010 年中国以全球卫生总费用的 4.5% 基本解决了约占全球 20% 人口的基本医疗卫生问题。我国人口死亡率由 1949 年的 25‰降低至 2016 年的 7.09‰,孕产妇死亡率由 1949 年的 1500/10 万降至 2017 年的 19.6/10 万,婴儿死亡率由 1949 年的 200‰降至 2017 年的 6.8‰,人口平均期望寿命由 1949 年前的 35 岁上升为 2017 年的 76.7 岁。国民总体健康状况位居发展中国家前列,主要健康指标总体优于中高收入国家平均水平,取得了较高的健康绩效,为全面建成小康社会奠定了重要基础。我国是第一个宣布天花消灭的国家,并继续保持无脊髓灰质炎状态,有效控制了古典型霍乱、鼠疫、回归热、黑热病、斑疹伤寒等严重危害健康的传染病;结核病、乙型肝炎、艾滋病等防控工作取得重大成效;地方病如血吸虫病、疟疾、丝虫病已基本控制;工矿企业劳动条件逐步得到改善,中小学生体质得到了提高,食品安全与卫生有了保证。我国卫生工作取得的举世瞩目的成就,国民健康水平不断提高,是几十年来贯彻"预防为主"卫生工作方针的结果,尤其是采取公共卫生措施(如重视营养与食品卫生、饮水安全与卫生,改善生态与居住环境条件,推广预防接种,采取消毒隔离,实施检疫监测,加强环境卫生、妇幼卫生、学校卫生、职业卫生、健康相关产品等卫生监督)的结果。

《"健康中国 2030"规划纲要》提出"共建共享、全民健康"是建设健康中国的战略主题,并强调指出:坚持预防为主,全面提升公共卫生服务水平。大力抓好健康促进,倡导健康文明生活方式,塑造自主自律健康行为。坚持防治结合,因病施策,实施扩大国家免疫规划,有效防控各类重大疾病。深入实施基本和重大公共卫生服务项目。深入开展爱国卫生运动,综合整治城乡环境卫生,推进健康城市、村镇、社区、学校、家庭等建设。加强大气、水、土壤、工业污染等治理,建设有利于健康的生态环境。

实施食品安全战略,让人民吃得放心。因此,预防医学积极对接国家重大决策部署,实施预防疾病、促进健康的策略与措施,是保障国民健康、建设健康中国战略的关键。

 知识拓展

健康中国建设主要指标

主要指标	2015 年	2020 年	2030 年
人均预期寿命(岁)	76.3	77.3	79.0
婴儿死亡率(‰)	8.1	7.5	5.0
5 岁以下儿童死亡率(‰)	10.7	9.5	6.0
孕产妇死亡率(1/10 万)	20.1	18.0	12.0
城乡居民达到《国民体质测定标准》合格以上的人数比例(%)	89.6(2014 年)	90.6	92.2
居民健康素养水平(%)	10	20	30
经常参加体育锻炼人数(亿人)	3.6(2014 年)	4.35	5.3
重大慢性病过早死亡率(%)	19.1(2013 年)	比 2015 年降低 10%	比 2015 年降低 30%
每千常住人口执业(助理)医师数(人)	2.2	2.5	3.0
个人卫生支出占卫生总费用的比重(%)	29.3	28 左右	25 左右
地级及以上城市空气质量优良天数比率(%)	76.7	>80	持续改善
地表水质量达到或好于Ⅲ类水体比例(%)	66	>70	持续改善
健康服务业总规模(万亿元)	—	>8	16

六、预防医学的发展趋势

医学模式和健康观的转变推动了预防医学的发展,其趋势主要表现在以下几个方面:

1. 学科发展表现为分化与综合相结合,各学科(包括人文学科等非医学学科)的交叉综合成为主导方向,特别是预防医学与临床医学、基础医学相结合。

2. 研究躯体性疾病预防的同时,重视心理、精神和行为因素对健康影响的研究。

3. 环境与健康问题将成为预防医学研究的热点,环境污染问题为全球所关注,预防医学应积极参与解决环境与健康问题,对环境中有害因素的允许量和消除方法及微量有害因素的长期危害性研究尤为迫切。

4. 预防与保健、健康管理相结合,加强推行预防保健、健康管理、医疗康复一体的社区卫生服务,以达到促进健康、提高生活质量和人口素质的目的。

5. 医学预防与社会预防相结合,逐渐向社会预防为主的方向发展,以适应医学模式的转变。

6. 研究方法上现场研究与实验室研究相结合、分子生物学与生物技术的发展和应用,将推动预防医学研究的全面发展。

7. 以证据为基础的精准医学对新时代预防医学的发展提出了战略需求,精准预防成为精准医学的核心内容之一。在解决预防医学的前沿基础科学问题时,要采用整合的思路,在大型自然人群队列中开展精准预防、精准营养和膳食模式的研究,并结合多组学分析、动物、类器官和细胞模型等现代医学技术和孟德尔随机化、中介分析等统计方法,探讨环境(自然环境、生活方式、膳食营养等)-表观遗传-基因交互作用,揭示慢性病、代谢性疾病发生发展的危险因素,寻找早诊断和干预的策略。

七、学习预防医学的意义和目的

1988 年世界医学教育峰会发布的"爱丁堡宣言"提出"医学教育的目的是培养促进全体人民健康的医生"。1995 年 5 月世界卫生大会决议要求利用现有资源,使现代医学实践更好地适应个人和社区卫生保健需求。此后,WHO 提出了"五星级医生"(five star doctor)的要求,作为全球性策略。指出未来的医生应具备五个方面的能力:①卫生保健提供者,即能根据患者预防、治疗和康复的总体需要提供卫生服务;②医疗决策者,即能从伦理、费用与患者等方面综合考虑和合理选择各种诊疗新技术;③健康教育者,即能承担健康教育的任务、有效地促进个体和群体的健康;④社区卫生领导者,即能根据个人、社区和社会对卫生保健的需求作出合适的反应及参与卫生决策;⑤服务管理者,即能协同卫生部门及其他社会机构开展卫生服务管理。

健康中国建设已上升为国家战略,从目前我国出台的一系列卫生与健康相关改革政策和医教协同深化临床医学教育改革精神可以看出,高等职业教育临床医学专业更需要培养面向乡村、服务基层的学得好、下得去、用得上、留得住、干得好的助理全科医生。根据基层医疗卫生服务"预防、保健、诊断、治疗、康复、健康管理"六位一体的服务要求,医学生不仅要通晓临床各科疾病及其诊断、治疗、康复的理论与技能,而且更应掌握预防、保健和健康管理的基本理论与技能。

医学生学习预防医学的主要目的是:树立预防为主、大卫生、大健康和群体的观念,学习预防医学的思维方法,运用预防医学的基本理论和技能,开展医疗保健和健康管理服务工作,从"以治病为中心"向"以健康为中心"转变;在临床场所能敏锐地察觉和报告公共卫生问题,能提供个体化的健康维护计划,能与公共卫生人员一起促进社区人群健康;掌握影响疾病与健康的各种环境因素,充分认识改善和控制环境因素是预防疾病、促进健康、提高生命质量的重要措施;完整地认识现代医学的目标,培养良好的医德,为患者提供最佳的服务;为进一步接受继续医学教育奠定基础。只有强化预防医学观念,坚持以预防为先导的服务原则,采取公共卫生与临床预防医学相结合的方法和策略,走群体预防和个体保健相结合之路,毕业后才能成为一名合格的复合型基层医务工作者。

本章小结

预防医学工作的目的是保护、促进和维护健康、预防疾病、防治伤残和延长寿命。人的健康包括生理、心理、社会和道德健康四个维度,健康生态学模型强调健康是个体因素、卫生服务、环境因素之间相互依赖、相互作用和相互制约的结果。三级预防策略就是根据疾病自然史及健康影响因素的特点,把疾病的预防分为三级,即第一级预防(病因预防)、第二级预防(临床前期预防)和第三级预防(临床预防),第一级预防是最经济有效的健康策略。医学生学习预防医学的目的就是树立预防为主和大卫生及群体的观念,应用三级预防思维,做好社区医疗卫生服务和促进人群健康的工作。

案例讨论

1986 年,中日友好医院与大庆市第一人民医院、美国疾病控制中心,在大庆市启动"中国大庆糖尿病预防研究"。由 33 家医疗机构对 110 660 人进行基线筛查,将其中诊断为糖耐量减低者(IGT) 577 人随机分为对照组和运动干预组、饮食干预组、运动和饮食综合干预组,干预时间为 6 年,期间每间隔 2 年进行一次糖尿病发病情况检查。2006 年再次进行 20 年跟踪随访调查。研究结果表明:综合生活方式干预组在积极干预的 6 年间,糖尿病发病率降低了 51%。在 20 年的随访研究中,干预组糖尿病的发病率比对照组降低 43%,发生糖尿病比对照组平均晚 3.6 年,且其效果可以持续到强化干预后 14 年之久;干预组心脑血管病死亡降低 26%,全因死亡降低 38%,心脑血管疾病降低 18%;干预组严重视网膜病变的累计发生率较对照组下降 47%。

问题:

1. 案例中所述的对 110 660 人进行糖尿病基线筛查属于哪一级预防?

案例讨论

2. 目前针对慢性非传染性疾病应采取何种预防策略？

3. 为什么糖尿病预防研究中日友好医院会选择大庆人群为研究对象？

4. 大庆糖尿病预防研究是如何进行生活方式干预的？

5. 大庆糖尿病预防研究的成果对慢性病预防有何启示？

（刘明清）

扫一扫，测一测

思考题

1. 预防医学的概念、内容及其特点是什么？

2. 如何理解现代健康观？影响健康的因素包括哪几个方面？

3. 三级预防的概念和具体措施是什么？

第一章　环境卫生

　　人类在漫长而曲折的进化发展过程中，与空气、水、土壤等环境因素之间一直保持着密切的联系。人类既依赖于环境，又不断地适应环境和改造环境，与环境保持着动态平衡。如果人类活动的影响使得环境的变化超出了机体的适应能力，就会导致机体出现生理甚至病理的改变乃至危及生命。随着人类社会的飞速发展，特别是大规模的工农业生产、交通运输及人口的激增，对环境施加了巨大的影响，带来了生态破坏、环境污染、自然资源耗竭等全球性的环境问题，也带来了社区环境问题，如居住条件恶化、工业和交通污染、传染性疾病流行等，使居民的生存质量和健康受到极大的影响。因此，重视社区环境卫生，深入开展环境与健康关系的研究，制订环境中有害因素的控制措施，对促进人类与环境的和谐发展，保障社区居民健康十分重要。临床医生是最早发现环境有害因素导致疾病的人，因此，临床医生更应该懂得环境与健康相关的基本知识，从而达到保护和促进人们健康的目的。

第一节　环境卫生概述

　　2001 年 9 月份，某个体老板将 60t 砷矿石原料由广西南丹运到湖南衡阳界牌镇，私自熔炼白砷（砒霜），至次年 1 月两次开炉治炼 12d，烧矿 3t，得到成品 As_2O_3 7.4t。因当地部分居民出

现呕吐现象,3月上旬化工厂关闭。2002年7月,衡阳市职业病医院先后收治了181例亚急性砷中毒患者。大部分患者于就诊前2个月起病,出现眼睑水肿、结膜充血、眼痒、分泌物增多;有的同时伴有恶心呕吐、食欲缺乏或轻微腹痛,个别人出现腹泻;继则全身皮肤瘙痒,伴有皮肤潮红、针点状红色丘疹;尿砷或发砷含量增高;11例肝功能异常,14例心电图异常。现场调查可见砷矿石胡乱堆放,废渣弃于距居民取水点约500m远的半山坡上,由于雨水浸渍,砷渗入地表后污染水源,当地水井砷含量达1.028mg/L,超过国家标准100倍。

问题:

1. 为什么会发生这样的事件?

2. 应怎样防止类似事件发生?

一、人与环境

(一)环境的概念及分类

1. 环境的概念

(1)环境(environment):是指环绕于地球上的人类空间以及其中直接、间接影响人类生活和发展的各种物质因素和非物质因素的总体。

WHO公共卫生专家委员会把环境定义为:在特定时刻由物理、化学、生物及社会各种因素构成的整体状态,这些因素可能对生命机体或人类活动直接、间接地产生现时或远期作用。

(2)环境卫生(environmental health):是以人类及其周围的环境为对象,阐明环境因素对人群健康影响的发生与发展规律,并通过识别、评价、利用或控制与人群健康有关的环境因素,达到保护和促进人群健康的目的。

2. 环境的分类 由于人类的环境是由各种物质因素和非物质因素组成,因此,可按环境的组成要素将环境分为自然环境和社会环境。

(1)自然环境:是指天然形成的、在人类出现之前就已客观存在的各种自然因素的总和,如阳光、空气、水、土壤、动物、植物、微生物等,是人类和其他一切生物赖以生存和发展的物质基础。根据人类活动对其影响的程度,自然环境又分为原生环境与次生环境。

1)原生环境(primitive environment):是指天然形成的、未被人类活动影响的自然环境。原生环境中存在许多有利于人类健康的因素,如未被污染的空气、水、土壤、适宜的阳光、绿化植物等;有些因素也可能给人类健康带来危害,如由于地质环境中某些元素分布不均匀,造成一些地区水和土壤中某些元素过多(如氟过多引起氟中毒)或过少(如碘缺乏引起甲状腺肿、克汀病)而引起的特异性疾病,称为生物地球化学性疾病(biogeochemical disease),这类疾病往往具有明显的地域性特征,又称为地方病。

2)次生环境(secondary environment):是指由于人类活动发生了改变的自然环境。人类在各类活动中如果能重视环境的物质与能量平衡,次生环境将优于原生环境,否则,质量恶化的次生环境将对人类健康产生危害,如随着人类开发和利用自然资源的能力与规模不断扩大,环境受到生产、生活活动废弃物的污染日渐严重,环境质量急剧恶化,严重威胁着人类的健康。因此,目前环境污染及其对人群健康的危害已成为次生环境的核心问题。

(2)社会环境:由社会的政治、经济、文化、教育、人口、风俗习惯等社会因素构成,它是环境中的各种非物质因素。社会因素可直接影响环境,还可通过影响自然环境和人的心理状况,间接地对人的健康产生影响而导致疾病。

(二)环境的组成因素

环境中存在许多与人类健康有关的因素,按其属性可将环境要素划分为生物因素、化学因素、物理因素和社会心理因素。

1. 生物因素(biological factor) 环境中的动物、植物与微生物等构成了自然环境的生物因素。与人类健康极为重要的生物因素主要有微生物、寄生虫、支原体等。这些生物通过食物链进行能量传递与物质转移,保证生态系统的完整性和生态平衡。但是有些生物因素是导致人类疾病的主要病因之一,环境中的某些生物体可成为人类疾病的致病因素或传播媒介。病原微生物引起的霍乱、伤寒等烈性传染病,曾在一段时间内严重威胁着人类的健康;某些微生物可在食物中繁殖并产生毒素,如黄曲霉毒素是由某些真菌产生的;某些动物分泌危害人体的毒素,如毒蛇、蜂毒等;若误食了有毒的动、植物(如河鲀、毒蕈)可引起食物中毒;空气中的花粉、有机粉尘(如棉、羽毛)可使人发生变态反应。近些年来,艾滋病、疯牛病、传染性非典型性肺炎、禽流感、埃博拉与西尼罗病毒感染、大肠埃希菌 O_{157} 感染以及猴痘等一些新发传染病在世界上不断出现,再次提醒人们生物因素在致病过程中的重要性。

2. 化学因素(chemical factor) 环境中的化学因素有天然形成与人工合成的有机和无机的化学成分。其中对人体有害的化学因素包括许多方面,如工矿企业排放的"三废"含有大量有害的化学物质;汽车尾气排放的二氧化硫、一氧化碳等气体;农业生产使用的农药和化肥对土壤的污染等。除人为的活动外,由于自然环境的岩石风化、地形地貌和气候条件不同,在土壤形成过程中,各种化学成分的蓄积、迁移和转化规律不同,使不同地理位置的土壤、岩石中的化学成分各有差异,导致某些地区某种化学元素含量过多或过少。自然灾害也可使局部地区环境中的化学组成发生很大变化,人们长期过量接触这些化学污染物,可造成急性、慢性化学中毒或潜在性危害。

3. 物理因素(physical factor) 是指环境中存在的小气候、声、光、电、热、振动、电磁辐射等。自然环境的气温、气湿、气流、气压等气象条件异常变化、阳光中的电磁辐射及天然放射性元素产生的电离辐射等;生产和生活环境中使用各种机械与交通运输工具产生的噪声、振动等;使用无线电通信设备产生的电磁辐射等。这些物理因素均可使环境物理性状发生异常改变,危害人类的健康。

4. 社会心理因素(social psychic factor) 社会因素对人类健康的影响并不是孤立的,往往是通过影响人们的生活、生产环境来影响人们的心理状态,从而导致疾病产生,因此又称为社会心理因素。社会心理因素与自然环境因素一样对人类健康的作用具有两重性,即良好的社会环境,如政治稳定、经济条件优越、良好的医疗保健服务、融洽的人际关系等可使人精神愉快、身心健康。当然,经济发展也会给人们的健康带来负面影响,如车祸增多、营养过剩等文明病、富贵病等问题出现。反之,社会环境的异常变动或心理刺激,如自然灾害、亲人去世、失业、人际关系紧张等可使人精神紧张、抑郁而造成心理失衡,甚至诱发某些情感性疾病和心身疾病。随着人们健康观念和医学模式的改变,社会心理因素对人类健康的影响越来越受到人们的关注。

(三) 生态系统和生态平衡

地球表层是由大气圈、水圈和土壤岩石圈构成的,这三个基本圈带中适合生物生存的范围称生物圈(biosphere)。其范围自海平面以下约 12km 至海平面以上 10km,包括其中的生物、地壳、海洋和大气层。是地球上一切生命有机体赖以生存的环境。

1. 生态系统(ecosystem) 是指在一定的空间范围内,由生物群落(包括微生物、动物、植物和人类等)与非生物环境(包括空气、水、土壤、阳光等)所组成的生物环境体系。

生态系统是组成生物圈的基本单位。生物圈可分为三大生态系统:陆地生态系统、淡水生态系统和海洋生态系统。每个生态系统又可再分为若干个大小不一的生态系统,小至一滴湖水,大至整个地球。生态系统是一个生物与其生存环境之间、生物与生物之间相互依赖的完整体系,是生物圈内物质和能量循环的功能单位。生态系统是由生产者、消费者、分解者和非生物环境四部分组成。

2. 食物链(food chain) 是指一种生物以另一种生物作为食物,后者再被第三种生物作为食物,彼此以食物连接起来的锁链关系。多条食物链相互交叉相连,在生物体之间构成不同营养级别形成复杂的网状食物关系称为食物网(food web)。

食物链和食物网是生态系统中生物种群间的物质和能量流动的桥梁,是生态系统保持相对稳定的重要条件。

3. 生态平衡(ecological balance) 是指生态系统中的各个生物群落的数量、结构与功能处于相对稳定、相互适应、相互协调的状态。生态平衡是生物生存、活动和繁衍得以正常进行的基础。生态平衡的含义:①生物种类(即动物、植物、微生物等)的组成和数量比例相对稳定;②非生物环境(包括阳光、空气、水、土壤等)保持相对稳定。

生态系统主要依靠自身调节来维持平衡状态。但当外界干扰因素(如地震、水灾、海啸等自然因素及过度砍伐森林、工业"三废"排放等人为因素)的影响超过其本身自动调节能力时,生态系统的结构和功能将会受到影响,生态平衡遭到破坏,从而影响人类的健康。

生态平衡是一种动态平衡,大自然在生物进化和群落演替过程中就包含不断打破旧的平衡,建立新的平衡的过程,总是处于平衡—不平衡—新平衡之中,从而推动了生态系统整体和各组成部分的发展与进化。

(四) 人与环境的关系

人类与环境的关系是一种相互联系、相互作用和相互制约的关系,是对立统一的辩证关系。这种关系表现在以下三个方面:

1. 人与环境在物质上的统一性 人类生存环境中的各种物资都是由化学元素组成的。人体通过新陈代谢与外界环境不断地进行着最本质的物质交换和能量流动。人不仅可直接从环境中摄取氧和水,还可通过食物从环境中摄取人体所需要的各种营养素和热能,通过食物链的形式与环境间保持着物质和能量的动态平衡,并形成人与环境之间相互依存、相互联系的复杂的统一整体。英国科学家汉密尔顿(E.T.Hamilton)对人体血液和地壳岩石中化学元素作了全面分析测定,发现人体血液中的60多种元素中,除碳、氢、氧、硅外,其他元素的含量和分布与地壳中的含量曲线是一致的(图1-1)。这充分反映了人体与环境在物质构成方面有着密切的关系,说明人类是地质环境的产物,机体与环境之间存在物质上统一性和趋向性。随着现代检测技术的不断发展,可以通过构建特定地区人体和环境的元素指纹谱,进一步证实人体和环境在物质上的统一性。

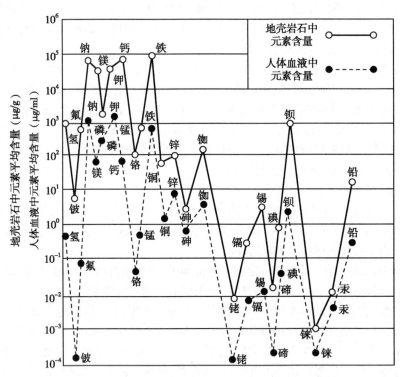

图 1-1 地壳和人体血液中化学元素丰度相关图

2. 人类对环境的适应能力 在漫长的地球发展历史中,环境不断地变化,生物则通过不断地改变自身以适应环境的变化,并保留生物生存的各种特性。人类也同样经历了由低级到高级的发展过程,以适应改变了的环境,保障了生命的延续和发展。同时,我们也要认识到人体对环境的适应能力是有一定限度的,一旦环境异常变化程度超过机体防御系统的调节与适应能力时,机体与环境的平衡就被打破而表现为病理状态。例如,适量的紫外线辐射能消毒空气,促进维生素 D 的体内转化形成,照射不足儿童易患佝偻病,但辐射过强则导致皮肤癌增多等不良后果。很多微量元素和化学物质在一定数量范围内,往往为机体所需要或不对机体产生有害作用,但超出一定范围,无论是摄入量过高或过低,都能对机体健康产生有害影响。

3. 人对环境改造的主观能动作用 人类具有能动认识和有意识有目的地改造环境的能力。从

20世纪60~80年代起,人们就开始认真反思传统发展模式,认识到人类改造环境的主观能动作用既"有利"又"有害"的双重性。如兴建水利、改良土壤、驯化野生动物、培育优良的粮食品种、发展能源、建设舒适的居住环境和城市等,说明人类在复杂多变的自然环境中,能够充分发挥改造环境的主观能动性。然而,当人类的生活和生产活动对环境施加影响时,不合理的开发和利用自然资源(如滥伐森林、滥垦草原、滥采矿藏资源)所导致人类环境的资源紧缺,也可对环境造成不同程度的污染,甚至造成严重的环境生态平衡破坏,致使环境质量恶化,从而影响到人类和生物的生存和发展。应当指出,在人与环境的关系中,人起到主导作用,因此,人类在充分发挥其主观能动作用改造环境的同时,应尊重自然规律,注意保护环境,防止污染,保持生态平衡,合理开发和利用自然资源,走可持续发展之路。

我们研究环境因素与人的关系,其目的在于阐明环境因素对人体健康影响的规律,并通过改善、利用或控制与人群健康有关的环境因素,以达到预防疾病,增进健康,提高劳动能力的目的。

二、环境污染及其对健康的影响

(一)环境污染概述

环境污染(environmental pollution)是指由于人为的或自然的原因,进入环境的污染物的量超过了环境的自净能力,使环境的组成与性质发生改变,导致环境质量下降,扰乱了生态平衡,直接或间接的影响到人体健康,称为环境污染。

严重的环境污染对居民健康以及生态平衡造成严重影响的情况,称为公害(public nuisance),许多人因此而发生急性或慢性中毒甚至死亡。近百年来,全世界已经发生数十起公害事件,如英国伦敦烟雾事件、美国洛杉矶光化学烟雾事件等。由环境污染性致病因素引发的疾病称为环境污染性疾病。由环境污染引起,并由政府认定的地区性环境污染性疾病,称为公害病(public nuisance disease)。公害病具有医学和法律的双重含义,如日本的水俣病、四日市哮喘等。

1. 环境污染物及其分类 环境污染物(pollutant)是指进入环境并引起环境污染的有害物质。对环境污染物可有不同的分类方法。

(1)按属性分类

1)化学性污染物:有害气体(SO_2、NO_X、CO等),重金属(铅、汞、镉等),有机及无机化合物(苯、甲醛、多氯联苯等),农药(有机磷、有机氯等)以及高分子化合物等。

2)生物性污染物:病原微生物、寄生虫及有害的动、植物等。

3)物理性污染物:噪声、振动、电磁辐射等。

(2)按形成过程分类

1)一次污染物:由污染源直接排入环境、理化性质未发生改变的污染物,如汞、镉、铅、SO_2、NO_X、CO等。

2)二次污染物:排放到环境的一次污染物在物理、化学、生物因素的作用下发生了变化,或与环境中其他物质发生反应,所形成的理化性质不同于一次污染物的新的污染物。例如,SO_2在环境中氧化遇水形成的H_2SO_4(酸雨),碳氢化合物、NO_X在紫外线照射下,经过光化学反应生成的臭氧、醛类及过氧酰基硝酸酯(光化学烟雾)等。

2. 环境污染的来源 环境污染包括自然形成和人类活动产生的。环境科学研究的主要是人类生产和生活排放的污染。环境污染的来源主要有以下几个方面:

(1)生产性污染:工业生产所形成的废气、废水、废渣(又称工业"三废"),农业生产过程中使用的农药和化肥等是主要的环境污染来源。

(2)生活性污染:日常生活中产生的垃圾、粪便、污水等生活废弃物(又称生活"三废"),生活炉灶排出的烟尘、废气的污染。医院产生的医疗垃圾和废水;现代生活所使用的各种化学物质如各种洗涤剂、杀虫剂、家庭装饰材料等已成为城市污染的主要来源。如若处理不当还是蚊蝇孳生的场所。

(3)交通性污染:火车、轮船、飞机和现代城市汽车等交通工具产生的噪声、振动及其所排放的废气是城市环境污染的重要来源。

(4)其他污染:火山爆发、森林大火、地震等自然灾害以及意外事故等所释放的大量烟尘和废气,医用和军用原子能和放射性同位素机构排放的各类放射性废弃物和可吸入颗粒物等,都使自然环境受到不同程度的污染。电视塔、通讯设备所产生的微波和其他电磁辐射波对人类健康产生的危害日益受到关注。落后的清扫方式和建筑过程中产生的灰尘,更加重了环境污染。

3. 环境污染物转归 是指污染物进入环境以后,在物理、化学和生物因素的作用下,发生分布或迁移、生物转化、生物富集和自净作用的全部过程。

(1)分布或迁移:由于环境因素的综合作用,污染物在环境中可发生分布或空间位置的移动。在生物环境中,污染物可通过食物链在各种生物体内进行转移,如甲基汞可通过水生生物食物链的作用而使其在鱼体中含量很高,长期摄入这种鱼类可导致慢性甲基汞中毒。在非生物环境中,由于物理动力学作用,污染物可在大气、水、土壤中相互进行扩散分布,如大气、水体中的污染物,通过稀释、扩散、溶解、沉降等作用而由高浓度处向低浓度处转移;土壤中的污染物可通过降水冲刷进入河流;水中的某些污染物可蒸发或逸出而进入大气;大气中的污染物又可通过降水而进入土壤或河流。

(2)生物转化(biotransformation):是指环境污染物进入生物体内,在其酶系统的催化作用下进行代谢转化的过程。大多数污染物经生物转化作用其毒性降低或消失,某些污染物则可在生物体内转化成毒性更大的有害物质。

(3)生物富集(biological concentration):是指某些生物从环境中不断摄取污染物,在体内逐渐蓄积和(或)通过食物链作用在各级生物之间传递、转移,使污染物在生物体内的浓度逐级提高。

(4)自净作用(self purification):是指少量污染物一时性地进入环境中,在物理、化学和生物学作用下,使污染物逐渐减少或污染危害消失的过程。环境自净作用主要有三种方式,即物理作用、化学作用和生物作用。

(二) 环境污染对健康的影响

1. 环境污染对健康影响的特点

(1)广泛性:环境污染影响的地区和人群范围广,可以影响到整个城镇、区域,甚至全球,涉及不同年龄、不同性别的人群,甚至可能影响到未出生的胎儿。

(2)复杂性:多种环境因素、多种污染物可同时存在,并且可由空气、土壤、水、食物等不同途径进入人体,对人体产生复杂的综合作用或联合作用。

(3)多样性:环境中存在各种污染物,其对人体健康损害作用多种多样,可表现为局部或全身、急性或慢性、近期或远期等损害作用。

(4)长期性:环境污染物一般是低剂量、长时间作用于人体,造成的健康损害多为慢性或潜在性,短期内不易察觉;有些污染物相当稳定,一旦污染环境则需要数年或数十年方能消除。

2. 环境污染对健康的危害 环境污染对健康所造成的损害是复杂多样的,其危害程度又受多种因素的影响。通常按损害的性质可分为急性危害、慢性危害、远期危害及间接危害。

(1)急性危害:环境污染物在短时间内大量进入环境,可使暴露人群在较短时间内出现不良反应、急性中毒甚至死亡。环境污染引起的急性危害主要有以下类型:

1)重大的大气污染烟雾事件:20世纪,由于工业生产的高速发展,大气污染烟雾事件的发生频率较高。例如,英国的伦敦烟雾事件,美国洛杉矶、纽约和日本大阪、东京,中国兰州发生的光化学烟雾事件,日本四日市哮喘事件等(表1-1)。伦敦烟雾事件主要表现为肺和心血管系统疾病的患者病情急剧加重、数千居民死亡;光化学烟雾事件引起大量居民眼和上呼吸道的刺激症状、呼吸功能障碍,使老年人死亡率增加。大气污染烟雾事件的发生除了存在大气严重污染外,与环境条件急剧恶化,不利于污染物的扩散稀释有关。

2)重大的生产事故:①由于工业生产设计上的不合理、生产负荷过重、管理上的疏漏或任何意外的原因,使有害的工业废气、废水或事故性泄漏的有毒有害物质大量进入环境,导致排放源附近及整个污染区的居民发生急性中毒。例如,1984年印度博帕尔农药厂发生的异氰酸甲酯(CH_2NCO)泄漏事件,导致数十万人暴露于这种毒气中,2500余人急性中毒死亡;2003年12月23日,中国石油天然气总公司在重庆市开县的一口天然气井发生井喷特大事故,富含剧毒硫化氢的天然气导致243人死亡,900余人受伤,转移安置灾民数万人;②由于核工业的迅速发展,原子能在工业上的应用与日俱增,2011年3月11日本发生福岛核泄漏事故,其危害之广甚为罕见,其与发生在1986年的苏联切尔诺贝利及1979年发生于美国三里岛的核泄漏事故是人类历史上最严重的三大核事故。核泄漏事故给周围的居民带来深重的灾难,其放射性核素半衰期长,含放射性颗粒物可扩散到很远的区域。放射性物质可通过呼吸道、皮肤伤口及消化道进入体内,引起外照射或内辐射损害,并形成放射病。此外,还会增加癌变、畸变和遗传性病变的风险,甚至影响几代人的健康。

3)生物因素引起的重大传染病疫情:集中供水系统受到病原体污染后,可引起供水区域人群某种介水传染病暴发流行。例如,1993 年美国威斯康星州暴发了隐孢子虫引起的介水传染病,导致 40.3 万人患病,4000 余人住院治疗,112 人死亡。在人员拥挤、通风不良、阴暗潮湿的室内,病原微生物可通过空气传播,使敏感人群发生感染。2003 年春季世界范围内的 SARS 流行,通过患者飞沫的呼吸道传染是最重要的传播途径。此外,1988 年上海,生吃污染的毛蚶,3 个月有 30 万人患甲型病毒性肝炎,实属国际罕见暴发流行。

(2)慢性危害:是由于低剂量的环境污染物长期反复作用于人体,污染物在体内负荷量蓄积,产生的损害不断累积,而造成的特定的病理反应。慢性危害最为常见,且影响广泛,是较为潜匿的健康损害方式。慢性危害主要有如下类型:

1)引起慢性疾病:如长期吸入游离二氧化硅粉尘引起的硅沉着病(曾称矽肺)等职业中毒。大气污染物长期作用机体与慢性阻塞性肺疾病(chronic obstructive pulmonary diseases,COPD)有关。例如,发生在日本的公害病(如水俣病、痛痛病)是慢性危害的经典例证(表 1-1)。水俣病是由于长期食用被工业废水污染的鱼和贝类引起的以神经系统损害为特征的甲基汞慢性中毒。痛痛病则是由于长期食用被工业废水中镉污染的稻米和饮水引起的以肾脏受损、骨质疏松及全身疼痛为临床特点的慢性中毒。

2)非特异性影响:环境污染物所致的慢性危害,往往不是以某种典型的临床表现方式出现的。在环境污染物长时间作用下,机体生理功能、免疫功能明显减弱,健康状况逐步下降,使机体抵抗力降低,表现为人群中某些多发病、常见病等非特异性疾病的患病率和死亡率增加(如易患感冒和呼吸系统疾病等),儿童生长发育也受到影响等。

表 1-1 历史上的重大公害事件

名称	时间	地点	主要原因	健康危害后果
伦敦烟雾事件	1952 年 12 月	英国伦敦市	燃煤烟尘与 SO_2 污染,浓雾与气温逆增等	一周内死亡人数比同期多 4000 人
马斯河谷烟雾事件	1930 年 12 月	比利时马斯河谷	SO_2 与粉尘污染,气温逆增	数千人呼吸道疾病发病,60 余人死亡
光化学烟雾事件	1943 年	美国洛杉矶市	汽车废气污染,日光照射与气温逆增	危害数千人,死亡人数比同期明显增加
痛痛病事件	1955~1977 年	日本富山县神通川流域	锌冶炼厂排出含镉废水导致饮水和稻米含镉量增加	数百人患痛痛病,200 余人死亡
水俣病事件	1953~1956 年	日本熊本县水俣湾地区	含汞工业废水污染水体,鱼体内甲基汞含量增加,人食鱼后受害	数百人患病,50 余人死亡,1981 年已确诊 2000 人
四日市哮喘病	20 世纪 60 年代初	日本四日市	石油化工企业废气污染大气环境	800 余人患哮喘病,10 余人死亡
异氰酸甲酯事件	1984 年 12 月	印度博帕尔	农药厂异氰酸甲酯贮存罐破裂,异氰酸甲酯污染周围	20 多万人中毒,5 万余人双目失明,2500 余人死亡
切尔诺贝利核电站事件	1986 年 4 月	苏联(乌克兰)	切尔诺贝利核电站反应堆保护壳爆炸,造成放射性物质污染	当时 204 人受核辐射损伤,2 人死亡

3) 持续性蓄积危害:环境中某些污染物进入人体后,能较长时间贮存在组织和器官中。人体长期暴露,污染物在体内持续性蓄积浓度明显增加。当机体出现某种异常如疾病和妊娠等时,生理或病理变化的影响,毒物可能从蓄积的器官或组织中动员出来而造成对机体的损害。而且,还可能通过胎盘屏障或授乳传递给胚胎或婴儿,对下一代的健康产生危害。

持续性蓄积危害的污染物主要有两类:一类是铅、镉、汞等重金属及其化合物,它们的生物半衰期很长,如汞的生物半衰期为 72d,镉的生物半衰期为 13.7 年。另一类是脂溶性强、不易降解的有机化合物,能在环境中长期残留持久存在,在生物体内持续性蓄积,被称为持久性有机污染物(persistent organic pollutants,POP),如 DDT 和多氯联苯等。

(3) 远期危害:环境污染对人类更为严重的危害是其潜伏期长,能影响人类当代且殃及子孙后代的健康,后果严重而深远。表现为致突变、致癌和致畸作用,统称为远期危害,简称"三致效应"。

1) 致癌作用:人类癌症 80% ~90% 与环境因素有关,而其中化学因素又占 90%。在人类日常使用的化学物质中,经动物实验证实有致癌作用的为 1700 多种。2016 年国际癌症研究机构(IARC)对已有资料报告的 989 种化学物,根据其对人的致癌危险进行了分类。其中,对人类有致癌性(Ⅰ类)118 种,对人类很可能有致癌性(ⅡA类)和对人类可能有致癌性(ⅡB类)共 369 种,对人类致癌性尚不能分类(Ⅲ类)501 种。常见的环境化学致癌物有:苯并(a)芘[(B(a)P)]、煤焦油、沥青、石棉、联苯胺、铬和铬化物、镍和镍化物、砷及砷化物、苯、氯乙烯等。此外,物理因素如过量紫外线照射、过量电离辐射等;生物因素如乙型与丙型肝炎病毒、EB 病毒等,也被认为与人类某些肿瘤有确切关联。

2) 致畸作用:美国国家职业安全与卫生研究所登记的 37 860 种工业化学物中,585 种注释有致畸性。已经证实许多药物和环境化学物对人类有致畸作用,如甲基汞、环磷酰胺、己烯雌酚、促雄性激素、多氯联苯、碘化物、甲苯等。另外,生物因素如风疹病毒、疱疹病毒 1 型和 2 型、巨细胞病毒、弓形虫等;物理因素如电离辐射、超声波等,通过人群流行病学调查已确认为人类致畸物。在水俣病、米糠油事件等环境污染事件中,人们已观察到由于孕期摄入甲基汞污染的鱼类或多氯联苯污染的米糠油而引起胎儿畸形发生率明显增加。

3) 致突变作用:突变是指生物遗传物质发生的可遗传的变异,主要表现为基因突变、染色体结构和数目的异常改变。许多研究表明,突变可能是致癌和致畸的重要原因。环境中有许多因素能诱发突变,统称为诱变原,常见的如 B(a)P 等多环芳烃化合物、甲醛、砷化物、亚硝酸盐、N- 亚硝基化合物、有机磷杀虫剂等化学物;X 线及 α、β、γ 射线等电离辐射;病毒及黄曲霉毒素等。

(4) 间接危害:温室效应、臭氧层破坏和酸雨是当今全球性环境污染最突出的三个热点问题,其影响广泛,危害严重,特别是对人类健康会产生某些间接影响。

1) 温室效应:温室气体包括二氧化碳(CO_2)、甲烷(CH_4)、臭氧(O_3)、氯氟烃(CFCs)等。空气中的 CO_2 吸收红外线长波辐射,阻止热量自地面向大气逸散,致使地球表面保持一定气温,这种现象称温室效应。由于大量燃料燃烧产生大量 CO_2 并排入大气,又因大面积森林砍伐而缺乏足够的植物来吸收 CO_2,使大气中 CO_2 含量上升,温室效应增强,使全球气候变暖。全球气候变暖可使两极冰川融化,海平面上升,陆地面积减少。陆地和海洋生态系统受到影响,植物群落、浮游生物发生改变。气温增高还有利于病原体的繁殖生长,可造成某些传染病、寄生虫病、食物中毒等发病率增高。科学家预测,今后大气中 CO_2 每增加 1 倍,全球平均气温将上升 1.5~4.5℃。

2) 臭氧层破坏:臭氧层位于地球表面 20~50km 的平流层中,正常情况下臭氧形成与破坏基本保持动态平衡。大气中如存在氯氟烃、氮氧化物等物质时,则可破坏臭氧层,使臭氧层变薄,甚至形成空洞。这种臭氧层空洞不是固定在某一地区,而是每年都在移动,面积不断增大。臭氧层每减少 10%,可导致地球生物紫外线的接触量升高 15% ~20%。其后果可使皮肤老化,免疫系统功能抑制,皮肤癌和白内障等发病率增加。

3) 酸雨(acid rain):是指 pH 小于 5.6 的酸性降水。形成酸雨的主要原因是大气中 SO_2、NOx 等污染物溶于水气中,经氧化、凝结而成。我国酸雨污染主要发生在长江以南地区,以重庆、贵阳等城市最为严重。酸雾刺激呼吸道并发生慢性炎症,特别对婴幼儿影响更大。酸雨使水体酸化,影响水中生物生长,鱼群减少,水生植物也受到影响,并影响水体自净。此外,还能腐蚀建筑物,破坏输水管网,使水质恶化。

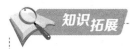

知识拓展

PM2.5

颗粒物质(particle matter,PM)是指悬浮在大气中固体和液体颗粒物的总称,是评价某一地区空气质量的重要指标。根据空气动力学直径大小,颗粒物分为粒径小于等于100.0μm的总悬浮颗粒物(TSP)和粒径小于等于10.0μm的可吸入颗粒物(PM10)。其中粒径小于等于2.5μm的称为细颗粒物(PM2.5),又称为可入肺颗粒物。它能直接进入并黏附在人体上、下呼吸道和肺叶中。

PM2.5易于富集空气中的有毒重金属、酸性氧化物、有机污染物、微生物等,且在大气中停留时间长,输送距离远,对人体健康和大气环境质量的影响更大。破坏人体呼吸系统和免疫功能,引起慢性鼻咽炎、支气管炎、肺气肿、支气管哮喘等,长期还会诱发肺癌等。WHO认为,PM2.5对人体健康影响巨大。我国新修订的《环境空气质量标准》(GB 3095-2012)中增加了PM2.5监测指标。

3. 环境污染的健康效应 一般情况下,环境的组成和性质发生任何异常变化,都会不同程度地影响机体的健康。当环境污染物开始作用于人体,机体负荷增加,但仍能保持相对的稳定,暂无环境毒物损害作用,也未发生功能改变,称为生理代偿状态,此时如果停止毒物损害作用,机体可能向着恢复健康的方向发展。而当机体某些生化代谢或生理功能出现异常改变时,机体则处于病理性的代偿和调节状态,此时虽无明显临床症状和体征,但不能认为是健康的人,一部分人其实已处于疾病的早期,可视为临床前期。机体的代偿是有一定限度的,如果环境有害因素持续加大,机体不能代偿,功能失调,出现临床症状,成为疾病;更少的人则出现严重中毒,导致死亡。

环境污染物作用于机体引起的生理、生化和病理效应是连续的、渐进的过程。因此,研究生理、生化改变的早期敏感的生物学标志物,就可以早期发现环境污染潜在的健康效应,及时加以控制。

(1)生物标志物(biological marker):是存在于机体的生物材料(血液、尿液、头发等)中,能特定地显示机体对环境污染物的暴露或早期损害情况的指示物。WHO将生物标志物定义为:"反映生物系统与环境中化学、物理或生物因素之间相互作用的任何测定指标"。WHO将生物标志物分为接触性生物标志物、效应性生物标志物、易感性生物标志物三类。

生物标志物的研究是预防医学领域的热点之一,它不但可以了解机体暴露环境污染物的程度与性质和早期损害效应,而且还可及早地发现环境污染受害群体中敏感性个体,这在防制环境污染物的危害工作中具有十分重要的意义。

(2)影响污染物健康效应的因素:污染物对健康损害的性质与程度主要取决于污染物、机体和环境三方面因素的联合效应。

1)污染物因素:①理化性质:污染物的化学结构决定了污染物的理化性质,如一氧化碳和二氧化碳,在化学结构上只差一个氧,但它们的理化性质和毒性就完全不同;②作用剂量(暴露浓度或强度):污染物对人体健康的损害程度,主要取决于污染物进入人体的剂量或人体暴露于污染物的浓度或强度,一定的作用剂量能引起一定的生物学效应,即剂量-反应关系,实际研究工作中,很难确定污染物进入机体的剂量,故常以人体对污染物的暴露水平(浓度或强度)来代表剂量,即以暴露水平-反应关系来代表剂量-反应关系,污染物暴露水平高,其作用于人体的剂量大;③作用时间:在一定的剂量或暴露水平下,机体与污染物接触的时间长短是影响污染物健康危害的重要因素,许多污染物需要在体内蓄积达到一定的量,才能对健康造成损害作用,污染物在体内的蓄积量与其摄入量、生物半衰期和作用时间3个因素有关。其中,摄入量主要取决于污染物在环境中的浓度或强度,生物半衰期是污染物在生物体内浓度衰减一半所需要的时间。在环境中浓度相近的同一污染物,持续作用于机体的时间(或暴露时间)越长,则蓄积量越大,健康危害也就越大。

2)机体因素:人群中不同的个体在接触同一污染物、同一暴露水平或同一暴露条件下,所产生的有害生物学效应不同,有的不出现可察觉的效应,有的则出现严重损伤甚至死亡。常见影响污染物健康效应的机体因素有:①健康状况:人体的健康状况对污染物的生物学效应有直接影响,当一种疾病存在时,特别是当一种污染物毒作用的靶器官和疾病的靶器官相同时,机体就会增加污染物对受损部位的敏感性,如呼吸道炎症的人对大气污染物的损害作用更加敏感;②生理状况:不同性别、不同年龄、不同生理过程对污染物的损害作用敏感性不同,由于在生物机体的不同发育阶段,其组织器官或系统与酶系统存在差别,特别是对于那些通过体内代谢后毒性发生改变的污染物,如马拉硫磷对新生大鼠的急性毒性比成年大鼠大,而 DDT 对成年大鼠的急性毒性比新生大鼠大;③遗传因素:也可影响污染物对机体的毒性,如红细胞中葡萄糖–6–磷酸脱氢酶(G6PD)缺陷的人对硝基苯类化合物引起血液损害特别敏感,完全缺乏血清抗胰蛋白酶因子的人对刺激性气体造成的肺损伤特别敏感;④营养条件:污染物在体内的生物转化反应主要由微粒体混合功能氧化酶系(MFO)所催化,必需脂肪酸与蛋白质缺乏一般可抑制 MFO 的活性,所以凡是经 MFO 代谢活化(metabolic activation)的化学毒物,必需脂肪酸与蛋白质缺乏可使其化学毒物毒性降低,而经 MFO 代谢解毒(metabolic detoxication)的化学毒物,必需脂肪酸与蛋白质缺乏可使化学毒物毒性增加。

3)环境因素:在一定程度上可通过直接或间接的方式影响污染物对人体的危害程度。它们对人体的作用往往呈现出复杂的联合作用,特别是环境多因素交互作用类型和机制的复杂性,给环境卫生研究实践及环境污染对健康危害的防治对策方面带来了巨大的挑战。

三、环境污染的预防与控制

(一)减少工业"三废"的污染

工业企业排放的"三废"是环境污染物的主要来源,治理工业"三废"是防止环境污染的主要措施。

1. 工业企业合理布局　结合城镇规划,全面考虑工业布局。将工业区配置在当地最小频率风向的上风侧和水源的下游,并与居民区保持一定的防护距离;居民区内不准设立污染环境的工厂,已设立的要改造,少数危害严重的要迁移;新建、扩建、改建的企业要将防治"三废"污染的工程项目和主体工程同时设计、同时施工、同时投产。

2. 改革工艺、综合利用　改进生产工艺,推行"清洁生产",采用无毒或低毒的原料;综合利用,将生产过程中排放的"三废"回收利用、化害为利,如从造纸厂排出的废水中回收烧碱、脂肪酸和木质素等。

3. 净化处理　对于暂时还没有适当方法进行综合利用的"三废",应采取经济、有效的方法净化处理后方能排放。

4. 完善绿化系统　绿化系统是生态系统的重要组成部分。它不仅能美化环境,而且对改善大气环境质量具有重要作用。完善的绿化系统不仅能调节微小气候,还能阻挡、滤除、吸附风沙和灰尘,吸收有害气体。此外,绿化可以使空气增湿和降温,缓解热岛效应。绿地种类包括公共绿地、防护绿地、专用绿地、街道绿地、风景游览和自然保护区以及生产绿地等。

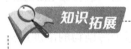

空气负离子

空气离子(air ion)是空气中带正电荷或负电荷的微粒。空气离子化是指由于自然或人工的作用,使空气中的气体分子形成带电荷的正负离子过程。因空气中生成的负离子绝大多数是空气负氧离子,故空气负离子又称负氧离子。它对人体健康是有益的:①调节中枢神经的兴奋和抑制;②刺激骨髓造血功能,使异常血液成分趋于正常;③降低血压;④改善肺的换气功能;⑤促进组织细胞生物氧化还原过程。总之,空气负离子对机体具有镇静、催眠、镇痛、镇咳、降压等作用。临床上应用空气负离子吸入对治疗高血压、支气管炎、哮喘等有辅助作用。因此,空气负离子又称"空气维生素"。海滨、森林、瀑布、风景区等处空气中负氧离子浓度较高,常去这些地方有利于促进机体健康。

（二）控制生活性污染

改善能源结构与节约能耗，发展气态能源，开发清洁能源，实行集中供热；对垃圾、粪便、生活污水进行无害化处理和综合利用。医院污水、垃圾中常含有大量细菌、病毒、寄生虫卵以及放射性废弃物，应经过专门的氯化消毒等特殊处理，达到《医疗机构水污染物排放标准》（GB 18466-2005）才能排放。采用汽车尾气的净化技术和噪声的控制技术，减少交通污染。

（三）预防农业污染

推广高效、低毒、低残留的农药；严格按照国家规定，控制农药使用范围和用量，执行一定间隔期，以减少农药残留；研制开发新型农药，综合防治病虫害。使用工业废水或生活污水灌溉农田前，必须对污水进行预处理，使其达到灌溉标准后才能使用。

（四）加强环境立法，强化环境管理和监督

1973 年我国提出了"全面规划、合理布局、综合利用、化害为利、依靠群众、大家动手、造福人民"的环境保护方针。1983 年明确提出环境保护是我国的一项基本国策，制定出我国环境保护战略方针，即"经济建设、城乡建设、环境建设，同步规划、同步实施、同步发展，实现经济效益、社会效益和环境效益统一"。20 世纪 70 年代末到 80 年代末，我国相继颁布了《中华人民共和国环境保护法》《中华人民共和国水污染防治法》《中华人民共和国大气污染防治法》等 5 部环境保护法律和 9 部与环境密切相关的资源法律，形成了由环境保护专门法律和相关法律、国家法规和地方法规相结合的比较完整的环境保护法律法规体系，使我国的环境保护事业进入了有法可依的时代。党的十八届五中全会通过的《中共中央关于制定国民经济和社会发展第十三个五年规划的建议》中明确提出"改革环境治理基础制度，建立覆盖所有固定污染源的企业排放许可制，实行省以下环保机构监测监察执法垂直管理制度。建立全国统一的实时在线环境监控系统。健全环境信息公布制度。探索建立跨地区环保机构。开展环保督察巡视，严格环保执法"。从而形成了一个有效的、阳光的环境监督管理体制。此外，制定环境保护发展规划和进行卫生监督也是环境管理的主要职责。环境保护发展规划是指提出环境保护战略目标，制定具有技术先进、经济合理为特点的污染防治政策等，卫生监督是指监督尚处在规划设计阶段的卫生问题的预防性监督和进行环境监测和人群监测的经常性监督。

（五）开展环境教育，提高全民环保意识

环境教育是保护环境、维护生态平衡、实现可持续发展的根本措施之一。通过环境教育，提高全民的环境意识，增强保护环境的社会责任感和道德水准，使人们的行为与环境相协调，积极地参与保护环境的行动，自觉地执行环保法规、政策、方针、条例，共同创造和维护舒适、安静、优美的生活和工作环境。

第二节　常见生物地球化学性疾病

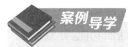

科研人员在一次调查中发现：我国东北某村地方性甲状腺肿患病率为 35.2%，小学生甲状腺肿大患病率为 77.84%；调查 7~14 岁儿童 252 名，平均智商（IQ）为 71.56，与轻度缺碘的其他村比较有明显差异，即智力发育明显低于轻度缺碘地区。被调查的学生中轻度智力发育低下者占 50%，说明在所谓正常儿童中还有相当一部分智力发育落后的儿童。

问题：

1. 地方病的发病一般有什么特点？
2. 应怎样进行防治？

由于地壳表面化学元素分布不均衡，水和（或）土壤中某些元素过多或过少，使当地居民通过饮水、

食物等途径摄入这些元素过多或过少,引起某些特异性疾病称为生物地球化学性疾病(biogeochemical disease),又称为化学元素性地方病。

生物地球化学性疾病的特点:①有明显的地区性;②与地质环境中某种化学元素之间有明显的剂量–反应关系;③与人群对某种化学元素的总摄入量之间存在摄入量–反应关系。

我国常见的生物地球化学性疾病有碘缺乏病、地方性氟中毒和地方性砷中毒等。

一、碘缺乏病

碘缺乏病(iodine deficiency disorder,IDD)是指机体从胚胎发育至成人期,由于碘摄入不足而引起的一系列病症,包括地方性甲状腺肿、地方性克汀病、智力障碍、生殖功能障碍等。碘缺乏对人类的最大危害是造成下一代不同程度的脑发育障碍。因此,我国将每年的5月15日定为"全国碘缺乏病宣传日"。

(一)地方性甲状腺肿

地方性甲状腺肿(endemic goiter)是居住在特定地理环境下的居民,长期通过饮水、食物摄入低于生理需要量或过量的碘,引起的以甲状腺肿大为主要临床体征的生物地球化学性疾病。

碘缺乏病是世界上流行最广泛的一种地球化学性地方性疾病。我国是碘缺乏病流行最严重的国家之一,除上海市外,全国各省、自治区、直辖市都有不同程度的流行,估计约有7亿余人居住在缺碘地区。地方性甲状腺肿一般有山区患病率高于平原,内陆高于沿海,农村高于城市的流行规律。在儿童时期开始发生,青春发育期发病率急剧升高,40岁以后逐渐下降。女性患病率一般高于男性。

1. 发病原因

(1)碘缺乏:是地方性甲状腺肿的主要原因。碘是合成甲状腺激素的原料之一,机体缺碘可影响甲状腺激素的合成,使血浆甲状腺激素水平降低,甲状腺发生代偿性增大,以增加甲状腺激素的合成量。当碘摄入量低于40μg/d或水中含碘量低于10μg/L,即可出现地方性甲状腺肿不同程度的流行。

(2)促甲状腺肿物质:某些物质可以干扰甲状腺素的合成、释放、代谢,加重碘缺乏而致甲状腺肿,如木薯、杏仁、芥菜中含有的硫氰酸盐、硫葡萄糖苷等。

(3)碘过多:长期食用含碘很高的食品,也可引起甲状腺的肿大,其机制目前仍不清楚。多数人认为是由于碘阻断效应所致。

(4)膳食原因:膳食中蛋白质、能量、维生素不足时,可加重碘缺乏的健康危害。

(5)其他原因:环境中其他化学元素不平衡,如钙、镁、锰、铁元素过高;硒、钴、钼元素过低可加重碘缺乏的作用。

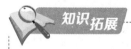

知识拓展

"食碘缺碘"现象

近年来,海南省五指山地区碘盐普及率得到很大提高,但是碘缺乏病仍然大量发生。抽样调查发现,五指山区有些地区的水土中氟含量是正常值的31倍。研究认为,氟与碘均为一价离子、负离子,氟抑制碘进入甲状腺,影响甲状腺激素的合成与分泌,进而影响甲状腺的功能,导致甲状腺肿大。因此,出现了"食碘仍缺碘"现象。究其原因,原来水土含氟高。

2. 临床表现 起病缓慢,早期仅见甲状腺轻度肿大,多为弥漫性,一般无明显症状。严重者由于肿大的甲状腺压迫气管和食管可出现气短、呼吸困难、声音嘶哑或吞咽困难等。甲状腺功能基本正常,但有的患者由于甲状腺代偿功能不足出现甲状腺功能降低的症状。

3. 诊断、分度和分型

(1)诊断标准:可用触诊法与B超法进行诊断,当两者诊断结果不一致时,以B超法的诊断结果为准。

1)触诊法的诊断标准:生活于缺碘地区(GB 16005–2009)或高碘病区(GB/T 19380–2016)的居民,

甲状腺肿大超过本人拇指末节且可以观察到,并除外甲状腺功能亢进症、甲状腺炎、甲状腺肿瘤等疾病后,即可诊断为地方性甲状腺肿。

2)B超法的诊断标准:在上述病区内,若居民的甲状腺容积超过相应年龄段的正常值,即可诊断为地方性甲状腺肿。

(2)分度标准:甲状腺肿分为三度,当甲状腺大小介于两度之间难以判断时,可列入较低的一度内。

0度:头颈部保持正常位置时,甲状腺看不见、不易摸得着。即使摸得着但不超过受检者拇指末节。特点是:"甲状腺看不见、不易摸得着"。

1度:头颈部保持正常位置时,甲状腺看不见,但容易摸得着,并超过受检者拇指末节(指一个侧叶的腺体轮廓超过拇指末节)。特点是:"甲状腺看不见,容易摸得着"。

甲状腺不超过受检者拇指末节,但发现结节者也定为1度。

2度:头颈部保持正常位置时,甲状腺清楚可见肿大,其大小超过受检者拇指末节。特点是:"甲状腺看得见,摸得着"。

(3)甲状腺的分型:根据甲状腺肿病理改变情况可分为以下三型。

1)弥漫型:甲状腺均匀增大,B超检查不出结节。

2)结节型:在甲状腺上可查到一个或几个结节。

3)混合型:在弥漫肿大的甲状腺上可查到一个或几个结节。

(二)地方性克汀病

地方性克汀病(endemic cretinism)是由于胚胎发育期和出生后早期严重缺碘造成的,以智力障碍为主要特征的神经综合征,又称之为地方性呆小病。患儿有不同程度的智力低下、体格矮小、听力障碍、神经运动障碍及不同程度的甲状腺功能低下和甲状腺肿,可概括为呆、小、聋、哑、瘫。临床上将地方性克汀病分为以下三型:

1. 神经型　以明显的智力低下、聋哑和下肢痉挛性瘫痪为特点,大部分患者属此型。

2. 黏肿型　以甲状腺功能低下为主,表现为黏液性水肿,皮肤干、粗糙、弹性差,毛发稀少、干脆,克汀病外貌(如傻笑、眼距宽、鼻梁塌等),体格矮小或侏儒、性发育障碍。

3. 混合型　上述两型特征兼有。

(三)碘缺乏病的预防措施

坚持长期补碘措施是持续改善人群碘营养状况的唯一有效途径,是防制碘缺乏病的根本措施。

1. 补碘措施

(1)碘盐法:食盐加碘经济、简便、易行,是预防碘缺乏病的首选方法。碘盐是把微量碘化物(碘化钾或碘酸钾)与大量食盐混匀后食用。其中碘酸钾性质稳定,在常温下和160℃以下不吸水,我国碘盐加的是碘酸钾。我国《食用盐碘含量》(GB 26878-2011)规定了食用盐产品(即碘盐)碘含量的平均水平(以碘离子计)为20~30mg/kg,碘盐中碘含量均匀度的允许波动范围为±30%。标准中食用盐碘含量可选择20mg/kg、25mg/kg和30mg/kg三种加碘水平。各省、自治区、直辖市可在规定范围内,结合当地人群实际碘营养水平,选择适合本地情况的食用盐碘含量的平均水平。

碘盐应注意严密包装、防潮、防晒,低温、避光保存,以防止碘的挥发损失。

(2)碘油法:是用碘与植物油发生加成反应而制成的有机碘化物,临床上主要有注射用针剂和口服用胶囊两种剂型。目前多采用口服,补碘有效期为1年左右。肌内注射碘油局部形成硬结,缓慢释放碘,补碘有效期约为3年。碘油为碘盐的临时性替代品或应急措施,其应用范围小,主要用于暂时还不能供应碘盐或碘盐尚不合格的中、重度病区。碘油不能代替碘盐,应尽早在病区推广实行碘盐预防。

(3)富含碘食物:提倡食用碘化面包、碘化软水及加工的富碘海带、海鱼、紫菜等海产品。

补碘时必须指出的是:碘虽然是人体所必需的微量元素,但绝非摄入越多越好,盲目过度补碘在某些地区可引发碘中毒、高碘性甲状腺肿,增加人群甲状腺功能亢进或低下等的发病率。也并非全民都应食用碘盐,根据我国《食盐加碘消除碘缺乏危害管理条例》中规定高碘地区需供应无碘盐。

2. 碘缺乏病的监测　评估人群碘营养状况及防治措施效果,了解和掌握碘缺乏病的病情和干预措施落实情况,并为决策提供依据。监测指标:食盐碘含量、尿碘、甲状腺肿大率。

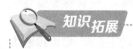

加碘食盐

　　加碘食盐是将碘酸钾按一定比例加入食盐中配制而成的。食用时应注意:①缺碘地区的居民必须科学地、长期地食用加碘盐,停用的话碘缺乏病就会复发;②每次购买碘盐不要太多,长时间存放会导致碘元素的挥发;③放盐的容器要用加盖容器,并放置在干燥、遮光、避高温的地方;④在菜肴将起锅时再加盐,不要用盐爆锅、长时间炖煮,以减少碘的挥发。

二、地方性氟中毒

　　地方性氟中毒(endemic fluorosis)是由于环境中氟元素含量过高,生活在该地区的居民长期摄入过量氟所引起的以氟斑牙(dental fluorosis)和氟骨症(skeletal fluorosis)为临床特征的一种慢性全身性疾病,亦称为地方性氟病。

　　地方性氟中毒流行于50多个国家和地区,我国是发病最广、波及人口最多、病情最严重的国家之一。除上海市外,全国各省、自治区、直辖市都存在不同程度的流行。本病一般无明显的性别差异,氟斑牙以7~12岁的儿童发病率最高,多见于恒牙;氟骨症主要发生在成年人,20岁以后患病率随年龄增加而升高。

　　(一)发病原因

　　长期摄入过量氟是发生本病的主要原因,我国地方性氟中毒可分为以下类型:

　　1. **饮水型** 由于居民长期饮用高氟水所致。此型最常见、分布最广,我国主要分布在干旱和半干旱的北方地带如黑龙江、吉林、河北、山西等省,富氟岩矿区如浙江、河南、贵州、四川等省及地热和温泉高氟区如辽宁、山东、广东、福建等省。饮水中氟含量高于国家饮用水标准(1.0mg/L),氟中毒患病率与饮水氟含量呈明显正相关。

　　2. **燃煤污染型** 由于采用落后的燃煤方式及含氟量高的劣质煤污染室内空气和食物所致。燃煤污染型是我国独有的一种病区类型,主要分布在四川、湖北、贵州、云南、广西等省、自治区的边远山区,当地居民长期使用无烟道或炉盖的土炉灶,燃用高氟煤取暖、做饭或烘烤粮食等,使室内空气和粮食等被严重污染。

　　3. **饮茶型** 由于长期饮用含氟量很高的砖茶所致。主要分布在四川、青海、西藏、内蒙古、甘肃等省、自治区少数民族居住的地区,病区居民习惯饮用砖茶或用砖茶泡奶茶和酥油茶。

　　(二)流行因素

　　1. **氟摄入量** 氟中毒患病率和患病程度均与氟摄入量有密切关系;饮水型、燃煤污染型、饮茶型病区的氟中毒病情轻重与饮用水、室内空气、食品中氟含量或浓度呈高度相关。

　　2. **营养状况** 蛋白质、钙、维生素类物质有抗氟中毒作用,尤其是维生素C能促进氟从机体排出。钙、镁、铝、硼、锌等属于抗氟元素,可影响氟在胃肠道吸收、促进其排出,或者增强某些酶的活性、提高机体抗氧化能力、降低氟的毒性。

　　3. **饮水的化学成分** 饮水中钙离子浓度低、氟浓度高,氟中毒患者数多;水的酸度越大,氟的活性越强,越利于吸收。饮用水的硬度和酸碱度对氟中毒发病也有影响。水氟含量相同的情况下,钙离子浓度越低、水的硬度越小,氟中毒的患病率越高;水的pH增大,可使氟的活性增强,有利于氟的吸收和增加氟的毒性。

　　4. **地理环境及生活方式** 饮水型病区大多地势较低、排水难,使饮水中氟含量较高,流行态势较重;燃煤污染型病区多为冬季寒冷潮湿的山区,燃煤量多、燃煤方式落后、煤含氟量高,使室内空气和食品污染严重,流行也较重;饮茶型病区居民的饮茶量与病情相关。

　　(三)发病机制

　　地方性氟中毒的发病机制目前仍有不同认识,尚未完全阐明。

　　1. **影响钙、磷代谢** 过量氟进入机体后与血钙结合形成氟化钙,主要沉积于骨组织,小部分沉积在骨周围及软组织,使骨质硬化、密度增加、骨皮质增厚,韧带钙化及肌腱硬化。过量氟与血钙结合,使血钙降低,一方面引起钙磷代谢紊乱,另一方面引起甲状旁腺功能增强,甲状旁腺素分泌增加,破骨细胞增多,促进溶骨和脱钙。临床上表现为骨质疏松及骨质软化、骨骼变形,即氟骨症。

2. 对牙齿的损害 在牙胚发育阶段,氟化钙沉积于正在发育的牙组织中,使牙釉质矿化不良、疏松多孔、吸附色素并使之沉着,牙的硬度减弱,导致牙质脆易磨损、断裂或脱落,即氟斑牙。

3. 抑制多种酶的活性 氟可使细胞色素氧化酶、琥珀酸脱氢酶、烯醇化酶、骨磷酸化酶的活性降低,抑制三羧酸循环、糖酵解,使 ATP 生成减少,骨细胞供能不足,骨营养不良,加重氟斑牙、氟骨症及全身慢性中毒。

(四) 临床表现

1. 氟斑牙 是最早出现的体征,发生在恒牙,以切牙为最明显,乳牙也可出现,但为数较少。氟斑牙可分为三型,也有三型同时出现在一个人身上。

(1)白垩型:釉质失去光泽,透明度减弱或不透明,可见白色线条、斑点、斑块、牙尖部雪帽,甚至白垩样变布满整个牙齿。

(2)着色型:釉面出现浅黄、黄色、黄褐色、褐色或黑色等不同程度的颜色改变。着色区域可为条纹、斑点、斑块,乃至布满大部分釉面或整个釉面。着色是白垩病变的继发伴随现象。

(3)缺损型:表现为釉面细小的凹痕,较大凹窝,乃至浅层釉质较大面积的剥脱,咬合面有不同程度的磨损。

2. 氟骨症 以颈、腰、四肢大关节疼痛及肢体变形和运动功能障碍为主要表现。发病缓慢,骨和关节疼痛表现为持续性休息痛,多为酸痛,无游走性,不受季节、气候变化影响。严重者关节活动受限、肢体变形、弯腰驼背、行走困难,最后出现关节强直、全身瘫痪。临床分为三度:

Ⅰ度:只有临床症状而无明显体征。

Ⅱ度:有关节疼痛、功能障碍等典型的临床表现,但能参加一些劳动。

Ⅲ度:丧失劳动能力。

(五) 防治措施

1. 治疗措施 地方性氟中毒尚无特殊治疗方法。目前主要采用减少氟的摄入量和吸收量、促进氟排出及增强机体抗病能力等方法。具体如下:

(1)推广平衡膳食:加强和改善患者的营养状况,可增强机体的抵抗力,减轻病情。提倡蛋白质、钙、镁、维生素 A、维生素 C、维生素 D 丰富的饮食,达到热量足够,尤其应重视儿童、妊娠妇女的营养补充。

(2)药物治疗:口服钙剂和维生素是目前国内外常用的方法。给予钙剂和维生素 D 时合用维生素 C 可促进氟的排出,有助于提高机体对钙磷的吸收和利用率。神经损伤者宜给予维生素 B 族、三磷酸腺苷、辅酶 A 等以改善神经细胞正常代谢,减少氟的毒性。

(3)氟斑牙治疗:可采用涂膜覆盖法、药物脱色法(过氧化氢或稀盐酸等)、修复法等治疗。使用防氟牙膏也有一定的疗效。

(4)氟骨症治疗:氟骨症的对症疗法主要是止痛,对手足麻木、抽搐等症状可给予镇静剂。对因有椎管狭窄而出现脊髓或马尾神经受压的氟骨症患者应进行椎板切除减压。此外,对已发生严重畸形者,可进行矫形手术。

2. 降氟措施 控制氟的来源和减少摄氟量是预防地方性氟中毒的根本措施。

(1)饮水型:改水降氟。通常采用改换低氟水源、饮水除氟等措施来降低水中氟含量。病区内如有低氟水源,应首先改换水源,如浅层高氟病区打低氟深井水;引入低氟地表水;收集天然降水。

饮水除氟:集中式给水用活性氧化铝法,分散式给水用碱式氯化铝和硫酸铝法除氟。

1)明矾加碱法:明矾和碱各按 17g/15L 的剂量加入水中,搅拌均匀即可。

2)碱式氯化铝法:以 0.5g/L 的剂量加入水中,搅拌半分钟。

3)硫酸铝法:以 100~120mg/L 的剂量加入水中,搅拌均匀,静置沉淀 1~2h。

4)煮沸法:将饮用水煮沸 30min,可使水氟含量减少 1/3 ~5/6。

(2)燃煤污染型:一般采用改良炉灶,更换燃料,加强排烟措施。同时,改变玉米及辣椒等食物的烘烤方法,避免炉烟直接接触食物,来降低氟的摄入量。

(3)饮茶型:降低砖茶中的含氟量,使之不超过国家标准《砖茶含氟量》(GB 19965-2005)规定的砖茶含氟量≤ 300mg/L。或用低氟茶代替含氟高的砖茶,尽量不饮或少饮含氟量高的劣质茶。

3. 综合措施 改造盐碱土壤、疏通河道、植树造林,以减少干旱、半干旱地区氟化物的积蓄;多食用维生素、钙、蛋白质丰富的食品,以增强机体的抗氟能力。

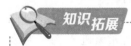 知识拓展

氟是人体必需微量元素

人体每日需氟量约为 1.0~1.5mg,我国居民氟的适宜摄入量(AI)成年人为 1.5mg/d,可耐受最高摄入量(UL)为 3.0mg/d。氟在骨骼与牙齿形成中有重要作用。适量的氟有利于钙、磷的利用及其在骨骼中沉积,加速与促进骨骼生长,并维持骨的健康;适量的氟可取代牙釉质中羟磷灰石的羟基而形成氟磷灰石,后者是牙齿的基本成分,可使牙齿光滑坚硬、耐磨,并具有抗酸作用,也可抑制口腔中的乳酸杆菌,降低碳水化合物分解产生的酸度,从而具有预防龋齿的作用。此外,氟对神经传递和代谢酶系统也有一定作用。

第三节 饮用水卫生

 案例导学

2009 年 2 月 20 日江苏省盐城市区大范围停水,20 多万市民饮水受到影响。盐城市区居民的饮用水由盐城某水务有限公司提供,该公司下辖城西、越河和城东 3 个水厂。2 月 20 日晨 6 时 40 分,城西水厂的工作人员发现流入管网的自来水有刺鼻异味;7 时 20 分,盐城市紧急关闭在新洋港河取水的城西、越河两家自来水厂,全市大范围停水。调查发现,自来水出现异味是因当地一家化工厂向河里排放含酚工业废水所致。

问题:

1. 水质不良的原因有哪些?
2. 其危害如何?

由于环境污染和饮用水资源的日益破坏,水资源的短缺和污染已成为世界性的重要问题。我国是一个水资源贫乏的国家,人均水量仅为世界人均水量的 1/4,是 13 个贫水国之一。我国还是一个水资源严重受污染的国家,饮用水安全问题比较突出。有调查表明,某些城市自来水中可检出数十种微量有机污染物,包括苯酚、烷烃、烯烃、苯系类及三氯甲烷等,水质性缺水和水源性缺水并存,严重影响到人民群众的身体健康。

一、饮用水与健康

(一) 水的功能

水是生命的源泉,是人体含量最多的成分。水占体重的比例,成人为 65%,婴幼儿为 70%,新生儿高达 80%。水具有以下主要功能:①构成细胞和体液的重要成分,即组成人体的内环境;②参与人体内新陈代谢,人体的一切生理、生化活动都需要水的参与;③调节体温:水可以吸收代谢过程产生的能量,可以通过蒸发散热维持体温恒定;④润滑作用:存在于胸腔、腹腔、胃肠道和关节的水分,对器官、关节、肌肉等起到缓冲、润滑、保护作用。成人每日生理需水量为 2.5~3L。此外,保持个人卫生、改善生活居住环境等也需要大量的水。因此,充足的水量和良好的水质对于促进居民健康和提高居民生活卫生水平具有重要作用。

 笔记

（二）水质不良的危害

根据 WHO 的调查，人类所患疾病的 80% 与饮水有关，水质不良可引起多种疾病。水质被污染的机会很多，成分复杂，我国的饮水卫生现状是饮水的生物性污染和化学性污染并存，以生物性污染为主。饮用水受病原体污染可引起介水传染病，尤其是肠道传染病的暴发或流行；化学性污染对人体健康的危害更为严重，可以引起急性中毒、慢性中毒和远期危害。

1. **介水传染病**（water borne communicable disease）　是指通过饮用或接触受病原体污染的水，或食用被这种水污染的食物而传播的疾病。介水传染病的病原体是细菌、病毒、原虫。它们来自人畜粪便、生活污水、医院以及畜牧屠宰、皮革和食品工业等废水。介水传染病发生的原因主要是：①水源受病原体污染后，未经妥善处理和消毒即供居民饮用；②处理后的饮用水在输配水和贮水过程中，由于管道渗漏、出现负压等原因，重新被病原体污染，即二次污染。介水传染病的流行特点详见"第七章第一节传染病的预防与控制"。

2. **化学性中毒**

（1）氰化物：水中的氰化物主要来自炼焦、电镀、选矿、化工及合成纤维等工业排放的废水。氰化物经口进入人体后，游离出的 CN^- 与细胞色素氧化酶中的 Fe^{3+} 结合，使其失去传递电子的能力，造成细胞窒息。氰化物急性和慢性中毒主要表现为中枢神经系统症状。氰化物在体内酶的作用下可转变成硫氰酸盐，后者能抑制甲状腺聚碘功能，影响甲状腺激素的合成。

（2）硝酸盐：水中的硝酸盐主要来源于生活污水和工业废水、施肥后的径流和渗透，以及大气中的硝酸盐沉降、土壤中含氮有机物的降解等。硝酸盐在体内外可被微生物还原为亚硝酸盐，后者可使血红蛋白氧化成高铁血红蛋白，发生急性中毒；还可以与胺类合成 N- 亚硝基化合物，具有致癌作用。

（3）酚类化合物：水中酚类化合物以苯酚为代表，主要来源于粪便污水和工业废水，如焦化厂、煤气发生站及化工、造纸、纺织印染厂等排出的废水。酚类属于原浆毒，能使蛋白质变性、凝固。经消化道吸收后可引起急性中毒，出现腹泻、口腔炎、黑尿等；慢性危害表现为记忆力减退、头昏、失眠、贫血、皮疹等。酚对实验动物有致畸胎作用。酚类污染水体后，可使水出现异臭、异味；还可影响鱼贝类，使其有异味，并引起鱼的死亡；亦可抑制水体微生物生长繁殖而影响水体的自净。

水体受到砷及镉、汞、铬、铅等金属的污染，都可能引起急性或慢性中毒以及远期危害。

3. **其他危害**　①饮水氯化消毒的同时，会产生一系列氯化消毒副产物，动物实验证明这些氯化副产物具有致突变和（或）致癌作用，有的还具有致畸性和（或）神经毒性；②水体受含氮、磷的生活污水污染，可造成湖泊等的富营养化（eutrophication），引起饮用水感官性状的恶化及藻类大量繁殖，并产生藻毒素，微囊藻毒素已被证实对肝脏具有致癌作用；③高层建筑二次供水的水质污染，可使饮用者感到恶心、呕吐、腹胀，严重的甚至发生肠道传染病或者慢性危害；④许多内分泌干扰物排放到水环境，造成饮用水中内分泌干扰物的污染，其健康危害不容忽视；⑤天然水环境中某些元素含量过高或过低可导致生物地球化学性疾病。

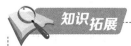

水体富营养化

富营养化是氮、磷等植物营养物质含量过多所引起的一种水质污染现象。由于人类的活动，使大量工业废水和生活污水及农田径流中的植物营养物质排入湖泊、水库、河口、海湾等缓流水体，水生生物特别是藻类大量繁殖，使生物的种类、数量改变，破坏了水体的生态平衡。大量死亡的水生生物沉入湖底，微生物分解，消耗大量的溶解氧，使水质恶化，影响鱼类的生存，使水体出现富营养化现象，浮游生物大量繁殖，使水体呈现蓝、红、棕、乳白等色，该现象在江河湖泊中叫水华，在海中叫赤潮。一些浮游生物产生的生物毒素（如石房蛤毒素）也会伤害水生动物。人畜长期饮用富营养化水，因其中亚硝酸盐和硝酸盐含量超标，易引起中毒或致病等。

二、饮用水的卫生学评价

（一）生活饮用水水质卫生要求

1. 流行病学上安全　水中不得含有病原微生物和寄生虫卵，以保证不发生和传播介水传染病及水传寄生虫病。

2. 化学组成无毒无害　水中所含化学物质及放射性物质不得危害人体健康，饮用水应含有适量的人体必需微量元素，有毒、有害化学物质及放射性物质的含量应控制在安全限值以内。

3. 感官性状良好　饮用水应透明、无色、无臭、无异味，且无任何肉眼可见物，为人们所乐于饮用。

4. 水量充足、取用方便　水应取用便利，水量能满足居民饮用、食物加工、个人卫生、洗涤清扫等方面总的需要。

（二）生活饮用水水质标准

生活饮用水水质标准是保证饮用水安全，保护人民身体健康的一项标准，是卫生部门开展饮水卫生工作、监测和评价饮用水水质的依据。我国现行的《生活饮用水卫生标准》（GB 5749-2006）由原卫生部制定，2006 年底颁布，2007 年 7 月 1 日起实施。水质标准项目由 1985 年的 35 项增至 106 项，分为常规指标和非常规指标。

1. 常规指标　分为 5 组，即微生物学指标、毒理学指标、感官性状和一般化学指标、放射性指标和消毒剂指标，共有 42 项。

2. 非常规指标　分为 3 组，即微生物学指标、毒理学指标、感官性状和一般化学指标，共有 64 项（附录 1）。非常规指标主要是参照 WHO、欧盟、美国等发达国家的饮用水标准，结合我国实际情况而制订。

（三）生活饮用水水质卫生评价

为判定水质是否适合饮用及查明水质变化的因素，以采取措施改善水质，应根据下列几方面的资料对水质作出全面的综合分析评价。

1. 流行病学调查　收集用水地区居民中介水传染病和其他有关疾病与健康的资料，了解居民对饮用水的反映和意见。

2. 水源卫生学调查　对水源周围的卫生状况进行详细的调查和了解，重点搞清周围有无污染源以及污染源的性质和数量，水源自净的条件以及地形、地质状况。同时，对水源卫生防护措施的具体内容和效果进行详细调查。

3. 水质检验监测　采集水样，根据生活饮用水检验规定项目和其他反映水源污染情况的指标进行检验。

三、饮用水安全的卫生学措施

（一）水源选择与卫生防护

1. 水源种类

（1）降水：指雨水、雪水、雹水。水质较好，矿化度低，但水量无保证。降落过程中可吸收空气中的一些污染物。

（2）地表水：是降水和地表水径流和汇集后形成的水体，包括江河水、水库水、湖泊水等。由于直接暴露在地表，地表水易受污染。

（3）地下水：是降水和地表水经土壤地层渗透到地面以下而形成，分为浅层地下水、深层地下水和泉水。浅层地下水易受污染，而深层地下水水质好、水量稳定。

2. 水源选择原则　选择水源时，应在兼顾技术经济合理和方便居民取用的前提下，遵循以下三项基本原则：

（1）水量充足：应能满足社区居民饮用、食物加工、个人卫生、洗涤清扫等方面的需要，即满足居民点总用水量的需求。

（2）水质良好：水源水经净化消毒处理后，全面符合饮用水卫生标准的要求。

（3）便于卫生防护：取水点设在城镇和工矿企业的上游，水源周围环境卫生状况良好，易于防护。

因此，一般应优先选用地下水。

3. 水源卫生防护 水源卫生防护因供水方式是集中式还是分散式不同而有所不同。由水源集中取水,经统一净化处理和消毒后,由输水管网送到用户的供水形式称集中式供水(即自来水);居民直接从水源分散取水的供水方式称分散式供水。

(1)地表水水源卫生防护:要求工业废水、生活污水必须充分无害化处理,按国家标准和规定排放。

1)取水点周围半径100m的水域内,严禁从事可能污染水源的任何活动(包括捕捞、网箱养殖、游泳、停靠船只等)。

2)取水点上游1000m至下游100m范围为集中式供水卫生防护地带,不得排入工业废水与生活污水,其沿岸防护范围内亦不得有污染源。集中式取水的进水口应设在水面以下1.5m和河床以上1m之间,避免进水浑浊。分散式给水可采取分段或分时取水,宜在上游段或清晨取水饮用。

(2)地下水水源卫生防护:要求合理选择井址,确定防护范围,取水点影响半径范围内不得有污染源,不得修建渗水厕所、渗水坑,不得堆放废渣或垃圾,不得使用污水灌溉,不得施用难降解或剧毒的农药,并不得从事破坏深层土层的活动。分散式供水的水井应有井台、井栏、井盖、排水沟,井壁上部密封不透水,井底用砂石铺装;应推广密封水井,用抽水机取水。

(二)饮用水的净化与消毒

水源的选择和卫生防护为保证量足质优的饮用水提供了有利条件,但天然水源的水往往不能达到饮用水水质标准的要求,尚需进行净化和消毒处理,以改善水的感官性状,除去悬浮物质和有毒、有害物质,并去除或杀灭可能存在的病原体。生活饮用水的净化处理有常规净化、深度净化、特殊净化三种。常规净化工艺过程包括混凝沉淀→过滤→消毒,目的是除去原水中的悬浮物质、胶体颗粒和病原微生物等。为了发展优质饮用水,有些地区或城市对常规水厂的水质进行深度净化处理。若原水中含铁、锰、氟等,则需特殊处理。

1. 混凝沉淀 水中细小颗粒,特别是含有硅酸、腐殖质的胶体微粒,难以自然沉淀,需在水中加入混凝剂进行混凝沉淀,才能去除,此过程称为混凝沉淀。混凝沉淀的作用是降低浑浊度和色度,去除部分病原体。常用的混凝剂有铝盐、铁盐、聚合氯化铝、聚丙烯酰胺等。

2. 过滤 是以石英砂等多孔滤料层,截留水中杂质,而使水澄清的净水过程。过滤的作用是去除悬浮物,降低浑浊度;去除大部分病原体;增强消毒效果。集中式给水系统,可使用各种形式的砂滤池;分散式给水,可在地表水岸边修建砂滤井过滤取水,小规模时可采用砂滤缸的方法。

3. 消毒 为杜绝介水传染病的发生和流行,饮用水必须经过消毒处理方可供饮用。饮用水消毒可采用物理方法(热、紫外线等)、化学方法(氯、一氯胺、二氧化氯、臭氧等)。目前,我国使用最广泛的方法是氯化消毒法。

(1)氯化消毒的原理:各种氯化消毒剂,在水中均可水解成次氯酸($HClO$)。$HClO$是电中性的小分子,易于穿过细胞壁进入菌体;$HClO$又是强氧化剂,能损害细菌的生物膜,使蛋白质、RNA、DNA等物质释出,并影响多种酶系统,而致细菌死亡。氯对病毒的作用,在于对核酸的致死性损害,因病毒缺乏一系列的代谢酶,对氯的抵抗力较细菌强。次氯酸根(ClO^-)也具有杀菌能力,但带负电难于接近细菌,其杀菌力仅为次氯酸的1/80。

(2)氯化消毒的方法:①饮用水消毒的氯制剂主要有液氯、漂白粉[氯化次氯酸钙,$Ca(OCl)Cl$]、漂粉精[次氯酸钙,$Ca(ClO)_2$]和有机氯制剂等。氯制剂分子中氯的化合价大于-1者具有杀菌能力,称为有效氯。漂白粉含有效氯28%~33%,漂粉精含有效氯60%~70%;②常用氯化消毒方法有普通氯化消毒法、氯胺消毒法、折点氯消毒法、过量氯消毒法、持续氯消毒法。

(3)影响氯化消毒效果的因素:①加氯量和接触时间:一般要求加入氯化消毒剂后,接触30min,水中游离氯不低于0.3~0.5mg/L。适当增加加氯量和接触时间可提高消毒效果。②水的pH:$HClO$在水中可解离形成ClO^-,使杀菌力减弱,降低pH可减少$HClO$的解离,提高消毒效果。③水温:水温高时杀菌效果好,水温每提高10℃,病菌杀灭率约提高2~3倍,故水温低时要适当延长消毒时间。④水的浑浊度:水的浑浊度高,水中有机物等悬浮杂质多,会消耗有效氯,而且细菌包裹在悬浮物内不易被杀灭,同时还会形成较多的氯化副产物,故浑浊度高的水必须强化混凝沉淀和过滤处理。⑤水中微生物种类和数量:肠道病毒、原虫包囊对氯的耐受性高于肠道细菌;水中微生物的种类和数量过多,则消毒效果较难达到卫生标准的要求。

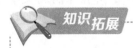

如何进行井水消毒

井水需用漂白粉澄清液消毒,特别是肠道传染病流行季节,更应加强消毒。一般每天2次,一次在早晨用水前,另一次在午后。如用水量大或需控制肠道传染病流行时,消毒次数应增加。为延长消毒持续时间,一些地区采用无毒塑料袋、玻璃瓶、竹筒等,容器内装250~500g漂白粉,外面打小孔,以绳悬吊于水中,容器内的消毒剂借水的振荡由小孔中漏出,可持续消毒10~20d。

4. **饮用水深度净化** 是指在市政供水原有常规净化的基础上,对水质再进行净化处理。由于水源污染及常规净化产生的某种有害物质以及输配水管网存在某些缺陷,降低了生活饮用水的感官性状,如色、臭、味、浑浊度等,同时残留微量有机污染物,在某些给水系统表现得更为突出,因此生活饮用水的深度净化处理日渐受到重视。深度净化的目的是获得优质饮用水。目前常用的深度净化处理方法有以下几种:

(1)活性炭吸附法:对水中臭味、腐殖质、天然和合成溶解性有机物、微污染物质、总有机碳(TOC)、总有机卤化物(TOX)和总三卤甲烷(THM)有明显去除作用。

(2)生物滤塔预处理的活性炭深度处理:生物滤塔有自然曝气充氧和生物氧化的双重作用。

(3)膜过滤法:常用的膜技术有微滤(孔径 0.1~10μm,去除 >10μm 的悬浮物、有机大分子、微生物)、超滤(孔径 0.001~0.1μm,去除分子量 >500 的化合物、胶体、微生物)和反渗透膜(孔径 0.0001~0.001μm,分离 0.001μm 以下的无机离子)等。

5. **水质的特殊处理**

(1)除氟:常用的方法有活性氧化铝法、磷酸钙法、电渗析法。活性氧化铝是白色颗粒状多孔吸附剂,当水的 pH<9.5 时可吸附阴离子,对氟有极大的选择性。

(2)除铁和锰:在饮用水中,过量的铁除引起铁锈味外,还可因铁在管道中沉积引起短期"黄水";锰在管道沉积可引起"黑水"。水中二价铁可用曝气过滤法去除,除锰可用曝气氧化法。

(3)除藻和除臭:水中藻类繁殖不仅可以产生臭味和毒素,也是典型的氯化消毒产物前体物。自来水厂的一般工艺处理不能去除藻类,需采用一些特殊的方法。常用方法有:①物理方法:气浮技术除藻的效果较好;②化学方法:硫酸铝、硫酸铜、铁盐;③生物方法:水中有机污染物、挥发性物质、苯酚等都可能产生臭味,可用 O_3、曝气法、活性炭吸附等处理方法去除。

(三) 饮用水的种类及其特点

各种水源水经过净化/消毒处理后,加热煮沸(100℃,3~5min),即可杀灭一般肠道致病菌和寄生虫卵,还可以沉淀一些矿物质降低水的硬度,使低沸点的有机物蒸发。煮沸水(白开水)是我国居民最常用、最习惯的饮用水。

新型饮用水主要包括各类桶装水(矿泉水、纯净水、太空水、蒸馏水等)、直饮水、淡化水。

1. **矿泉水** 是储存于地下深处自然涌出或人工采集的未受污染且含有偏硅酸、锶、锌、溴等一种或多种微量元素达到限量值的泉水,经过过滤等工艺而成。它除含有上述特定的元素外,还含有较多的溶解性矿物质。市场上的人工矿化水是在纯水中加入某些微量元素,使其某一微量元素达到天然矿泉水的限量值。

2. **纯水** 是以自来水为原水,经初步净化、软化,主要采用反渗透、电渗析、蒸馏等工艺使水中溶解的矿物质以及其他有害物质全部去除。其电导率小于 10μs/cm,浊度 <1NTU,即除水分子外,基本上没有其他化学成分。市场上称之为纯净水、太空水、蒸馏水等。纯净水在去除细菌、杂质的同时,也去除了对人体有益的微量元素和无机矿物质,如长期饮用有可能造成体内营养失衡。

3. **直饮水** 是对自来水进行深度处理后,再将符合直接饮用标准的自来水通过优质输水管道送入用户,供居民直接饮用。直饮水的基本工艺流程为:自来水加压泵→多介质过滤器→活性炭过滤器→阳离子软水器→保安过滤器→反渗透机→臭氧发生器→不锈钢储水罐→变频恒压供水泵→优质供水管道。我国上海、北京、广州、深圳、珠海等市已经开始推广直饮水。

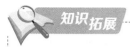

第四节 住宅卫生与室内空气污染

吴女士,新房装修以后就入住了。不久,吴女士 3 岁的儿子患病,开始是咽炎、慢性哮喘,逐渐地免疫力下降,经常生病,原来较胖的孩子明显消瘦。吴女士请来中国室内装饰协会室内环境监测中心进行了检测。专家发现卧室和客厅的地面全铺的是复合地板,衣柜和吊柜是用低档大芯板打制,柜内也没有进行封闭处理。检测中心进行现场采样和实验室分析表明,吴女士的房间在装修 10 个月以后,室内空气中甲醛含量还达到 0.36mg/m^3,超过国家标准 4 倍多。

问题:

1. 吴女士儿子患病的原因是什么?

2. 如何预防室内空气污染?

住宅是人类生活环境的重要组成部分。随着我国国民经济的发展和人们生活水平的提高,人们对住宅设计、装修和装饰的要求越来越高,同时对住宅环境质量也极为关注,尤其是室内空气污染(indoor air pollution)问题。人的一生中有 2/3 以上的时间是在住宅室内度过的。住宅卫生即居住卫生条件及质量直接影响到居民的身心健康,安静整洁、宽敞明亮、小气候适宜、空气清洁的住宅环境,对机体是良性刺激,使人精神焕发,提高各系统的生理功能,增强免疫力,防止疾病的传播,降低人群患病率和死亡率,达到增强体质、延长寿命的作用。住宅的卫生状况通常可影响数代人和众多家庭成员的健康,其对健康的影响具有长期性和复杂性的特点,往往表现为慢性、潜在性和功能上的影响。

一、住宅的卫生要求

为了保证住宅室内具有良好的居住和家庭生活条件,为家庭成员的健康以及家庭办公、学习等提供良好条件,保护和提高机体各系统的正常功能,防止疾病传播。住宅应满足下列各项基本卫生要求:

1. 小气候适宜 室内有适宜的小气候,冬暖夏凉,干燥,防止潮湿,必要时应有通风、采暖、防寒、隔热等设备。

2. 采光照明良好 白天充分利用阳光采光,晚间照明适当。

3. 空气清洁卫生 应避免室内外各种污染源对室内空气的污染,冬季室内也应有适当的换气。

4. 隔音性能良好 应避免室外及相邻居室的噪音污染。

5. 卫生设施齐全 应有上、下水道和其他卫生设施,以保持室内清洁卫生。

6. 环境安静整洁 应保证休息、睡眠、学习和工作。

二、室内空气污染的来源和特点

室内主要指住宅居室的内部环境,从广义上已包括了各种室内公共场所和室内办公场所。当前室内空气污染问题和室内空气质量研究已受到了 WHO 的极大关注和支持。

(一) 室内空气污染的来源

1. 室内来源

(1) 燃料燃烧或烹调油烟:用来做饭取暖的各种炉灶、火炕、火盆所用的燃料(煤、煤气、石油液化气、天然气、木柴及稻草等),在高温燃烧过程中均可产生有害物质如 CO、CO_2、SO_2、NO_X、$B(a)P$ 和悬浮颗粒物等。此外,烹调时产生的油烟含有数百种化学成分,尤其是煎炸等高温烹调更易形成大量污染物。

(2) 室内活动:人体通过呼出气、粪便、尿液、汗液等排出大量代谢废弃物,谈话、咳嗽、喷嚏时的飞沫等都是室内空气污染的来源。人的呼吸可向空气中排放 CO_2、氨类化合物等有害气态物及水蒸气,并可使空气氧含量减少;呼吸道传染病患者及带菌者随飞沫可排出流感病毒、结核分枝杆菌、链球菌等病原体;人的排泄物、汗液、皮肤脱屑等亦可散发出多种不良气味。吸烟是室内空气污染的重要来源,烟草烟气中至少含有 3800 种成分,其中致癌物不少于 44 种。此外,狗、猫、鸟类等宠物活动同样是室内有害物质和致病微生物的重要来源。

(3) 室内建筑装饰材料:建筑装饰材料是目前室内空气污染的主要来源。例如,油漆、涂料、胶合板、刨花板、泡沫塑料、塑料贴面、化纤地毯、树脂黏合剂等,含有甲醛、苯、甲苯、氯仿等挥发性有机化合物(volatile organic compounds,VOCs)。石材、矿渣砖、地砖、瓷砖等建筑材料中含有镭、钍等较高时,室内氡及其子体的浓度会明显增高。此外,用于隔热、防火的板壁或管道的石棉材料,可向室内散布石棉。

(4) 室内生物性污染:由于室内场所具有密闭、小气候稳定、温度适宜、湿度大、通风差的特点,成为真菌和尘螨等生物性变态反应原孳生的场所,它们常隐藏在床铺、家具、地毯、沙发套等处。此外,研究发现,因空调机内储水且温度适宜,会成为某些细菌、霉菌、病毒的繁殖滋生地。这些生物性变态反应原可引起人的过敏性反应,还能作用于生物性有机物产生很多有害的气体,如二氧化碳、氨、硫化氢等。

(5) 家用污染:室内喷洒的各种杀虫剂、清洁剂、除臭剂、化妆品(如发胶)等家用化学品,可造成 VOCs 污染;电视机、组合音响、微波炉、空调机、电热器等家用电器,可增加人们接触电磁辐射和噪声污染的机会;空调换气设施不完善或使用不当亦会导致室内空气质量下降等。

2. 室外来源 室外工业生产、交通运输、取暖锅炉等排放的污染物,以及植物花粉、孢子、动物毛屑等变应原,都可通过门窗缝隙、各种管道缝隙等进入室内。

(1) 室外空气:SO_2、NO_X、CO、铅、颗粒物等大气污染物可以通过机械通风和自然通风进入室内。例如,1984 年印度博帕尔农药厂发生异氰酸甲酯泄漏,毒气弥漫全市区,通过窗户、门缝进入住宅室内而危害居民健康,造成全市 20 余万人中毒、2500 余人丧生,是至今人类史上最惨重的一次室外污染源引起室内外居民中毒的事件。

(2) 建筑物本身:有的建筑物自身含有某些可逸出和可挥发的有害物质,如北方冬季施工加入的防冻剂,可渗出氨气;地基的地层和建筑石材的放射性氡及其子体。

(3) 人为带入室内:人们每天出入居室,很容易将室外或工作环境中的污染物带入室内,如大气颗粒物和工作环境中的苯、铅、石棉等。

(4) 相邻住宅污染:从邻居家排烟道进入室内的毒物或熏杀虫剂等,如 CO、有机磷农药、熏蒸灭鼠剂等。

(5) 生活用水污染:受到病原体或化学污染物污染的生活水,通过淋浴器、空气加湿器、空调机,以水雾的形式喷入到室内空气中,如军团菌、苯和机油等。

(二) 室内空气污染的特点

室内空气的主要污染物包括:化学性污染物,如 CO_2、SO_2、CO、NO_X、PAH、烹调油烟、颗粒物、甲醛等;物理性污染物,如噪声、非电离辐射、氡及其子体等;生物性污染物,如军团菌、尘螨等。其污染的特点如下:

1. 室外污染物进入室内有不同程度的衰减,室内浓度一般低于室外。如 SO_2 易为石灰墙壁、墙纸吸收。

2. 室内外存在同类污染物发生源时,室内浓度常高于室外。如用煤炉做饭取暖的室内空气中 SO_2、CO、颗粒物等浓度均高于室外。吸烟是加重室内空气污染不可忽视的重要因素。香烟点燃后产生大量有害化学物质,主要有氮、CO_2、CO、氰化物、挥发性亚硝胺、烃类、氨、挥发性硫化物、腈类、酚类等;另外,含有烟焦油和烟碱(尼古丁)、镉、放射性氡、铅和钋等有害物质。

3. 室内存在着室外少有或没有的污染物,主要来自于建筑装饰材料、空调机等。用于室内建筑和装饰的原材料,在加工过程中要加入多种助剂才能制成各种产品,其中很多助剂具有挥发性,如甲醛、苯、甲苯、二甲苯、三氯乙烯等,在室内会释放出来污染空气。

4. 室内空气污染程度受通风换气、生活起居方式等影响。

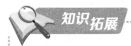

健 康 住 宅

根据 WHO 的建议,健康住宅的标准包括:①尽可能不使用有毒的建筑材料装修房屋,如含高挥发性有机物、甲醛、放射性的材料;②室内二氧化碳浓度低于 0.10%,粉尘浓度低于 $0.15mg/m^3$;③室内气温保持在 17~27℃,湿度全年保持在 40% ~70%;④噪音级小于 50dB(A);⑤日照要确保在 3h 以上;⑥设有足够亮度的照明设备,有良好的换气设备;⑦有足够的人均建筑面积,并确保私密性;⑧有足够的抗自然灾害的能力;⑨住宅要便于护理老人和残疾人。

三、室内空气污染对健康的危害

1. 不良建筑物综合征(sick building syndrome,SBS) 是现代住宅室内多种环境因素联合作用对健康产生影响所致,其确切原因尚不十分清楚。多发生在新建或重新装修的办公楼内的工作人员,表现为一系列非特异的症状,WHO 将其称为"不良建筑物综合征"。美国环境保护局将不良建筑物综合征归纳出 30 多种症状,主要有眼、鼻、咽喉及上呼吸道刺激症状,头痛、疲劳、胸闷、记忆力减退、全身不适,嗜睡、注意力不集中和工作效率低下等。目前认为这是一种非特异性建筑物相关疾病,显然与空调系统通风不良、空气交换率低有关的室内空气污染,特别是 VOC、甲醛、环境烟草烟雾污染有关。但是发病与其他因素如气温、气湿、个人应激及心理特征都可能有关系。

2. 诱发癌症 吸烟者自身肺癌高发是已公认的事实。吸烟还通过污染室内空气形成环境烟草烟雾,造成被动吸烟而影响非吸烟者。据日本调查,丈夫每天吸烟 20 支者,妻子患肺癌的危险性增加 2.1 倍。我国云南宣威县妇女肺癌死亡率居全国首位,高发区达 137.82/10 万,经调查证实,长期使用无烟囱火塘燃烧烟煤造成室内空气污染是其肺癌高发的主要危险因素,当地室内苯并(a)芘的浓度超过建议卫生标准的 6000 倍。近来还有报道,上海市女性肺癌危险性较高与食用油的烹调油烟污染有关。此外,室内空气中常见的致癌物还有氡、苯、甲醛等,不仅导致肺癌,而且使白血病发病率呈逐年上升趋势,且出现低龄化。

3. 引起中毒性疾病 由于燃料燃烧不全或排烟不畅,室内出现高浓度 CO 而引起急性中毒是常见的事故。CO 的低浓度污染则与动脉粥样硬化、心肌梗死、心绞痛发病有密切关系。近年来发现香烟烟雾还可引起男性精子异常、阳痿、早泄、性功能减退及女性月经异常等生殖系统的毒性作用。

4. 传播传染病 室内病原体可随空气中尘埃、飞沫等进入人体而引起呼吸道传染病,如流行性感冒、SARS、麻疹、流行性脑脊髓膜炎、白喉及肺结核等。狗、猫、鸟类等宠物可传播猫抓病、支原体病、狂犬病、鹦鹉热、禽流感等。

5. 诱发呼吸道感染 生物质燃料如秸秆、锯末、甘蔗渣、稻糠等农林废弃物,燃烧所产生的烟雾已被证实可诱发急性下呼吸道感染。1993 年,印度调查研究发现,3 岁以下儿童的急性下呼吸道感染率,在使用生物燃料的家庭比使用液化气等清洁燃料的家庭高 50%。肯尼亚调查表明,负责烹饪的家庭妇女急性下呼吸道感染发生率是男性的 2 倍。

6. 引起变态反应 尘螨、真菌等多种室内变应原,可引起哮喘、过敏性鼻炎、荨麻疹等变态反应症状。

四、室内空气污染的防制措施

1. 贯彻执行室内空气质量标准 我国自 2003 年 3 月 1 日起实施的《室内空气质量卫生规范》《室内空气质量标准》(GB/T 18883-2002)等提出了室内空气质量的卫生标准,其中污染物控制指标有 15 项。例如,居室空气中 CO_2 含量应 <0.07%,最高不超过 0.1%(日平均值);室内甲醛浓度 1h 均值 ≤ $0.10mg/m^3$、CO 浓度 1h 均值 ≤ $10mg/m^3$、SO_2 浓度 1h 均值 ≤ $0.50mg/m^3$;以空气中细菌总数作为最

常用的居室空气细菌学的评价指标,清洁室内细菌总数 ≤ 2500cfu/m³。

2. 合理的住宅平面配置 住宅内应有不同的功能分隔区室,避免各室间相互干扰;防止厨房煤烟、油烟吹入卧室,防止厕所的不良气味进入起居室;应有足够的室内容积。

3. 改善炉灶和采暖设备 保证烟道畅通,改进燃烧方式、提高燃烧效率,以降低室内污染物的浓度;以集中式采暖取代分散式采暖;改进燃料结构,提倡使用清洁能源,如推广天然气、沼气、电热烹调,增加太阳能和风能的利用。

4. 通风换气 经常开窗换气,合理清扫,必要时进行空气消毒。放置新家具或装修后的房间,需经一定时间的充分通风后再居住。厨房应安装排油烟机和排风扇,以降低局部污染物浓度。燃气热水器应安装强排风装置或安装在通风良好的地方,以保证燃气废气及时排到室外。

5. 维护各种空气净化设施 设有空调的室内,应保证空调使用后能进入一定的新风量;空调过滤装置、排油烟机等应定期清洗或更换,以保证其工作效率,保证清洁空气循环进入室内。

6. 选择合格建筑装饰材料和家具 选择符合国家标准的装饰装修材料,其氡、苯、游离甲醛及其他有害物质的含量不得超过限量标准。

7. 合理规划住宅区 居民住宅区应远离工业区或交通要道口及其他污染源,在间隔的防护距离内进行绿化。同时,必须加强大气卫生防护。

8. 加强控烟教育和健全卫生法制 制定和执行禁止公共场所吸烟、禁止青少年吸烟、禁止向青少年销售香烟的有关法规和条例;加强控烟健康教育,推广戒烟方法。

绿色生态住宅

绿色生态住宅是指消耗最少的资源和能源,产生最少废弃物的住宅和居住小区。注重人与自然的和谐共生,关注环境保护和废弃物的回收和再利用。

就其建造的基本要素体现在以下六个方面:①规划设计合理,建筑物与周围环境相协调,房间光照充足,通风良好;②房屋围护结构要有较好的御寒、隔热功能,门窗密封性能及隔音效果符合规范要求;③供暖、制冷及炊烧等要尽量利用清洁能源、自然能源或再生能源,全年日照在2500h 以上的地区普遍安装太阳能设备;④饮用水符合国家标准,给、排水系统普遍安装节水器具,$1 \times 10^5 m^2$ 以上新建小区,应当设置中水系统,排水实现深度净化,达到二级环保规定指标;⑤室内装修简洁适用,化学污染和辐射要低于环保规定指标。⑥要有足够的户外活动空间,小区绿化覆盖率不低于40%,无裸露地面。

第五节 土壤污染

1958 年我国贵州兴仁县回龙村的大批村民开始出现一种奇怪的病症,村民最明显的特征就是头发在一个星期内全部掉光,被称之为"鬼剃头"。40 多年来全村 1600 余人口,有 1000 余人不同程度发病,60 余人死亡。经过医学和地质学工作中的考察研究发现,原来这里的土壤里富含铬、铅、铊、锌等元素。由于当地人非法开采矿石的现象非常普遍,开采和冶炼留下的矿渣随意丢弃,对当地环境造成极大的破坏。

问题:

1. 根据以上材料,判断这种怪病出现的原因是什么?

2. 分析其污染来源及进入人体的途径有哪些?

土壤是自然环境的重要组成部分,它是处在岩石圈最外面的疏松层,具有支持植物和微生物生长繁殖的能力,是联系有机界和无机界的重要环节,是人类赖以生产、生活和生存的物质基础。土壤作为自然界和环境介质,是人类生活的一种极其宝贵的自然资源,其组成和理化特性能影响微小气候,改变大气和水的组成,土壤中的微量元素能通过食物、空气和水进入人体,影响人的生理功能;土壤还是一切废弃物的最终容纳场所。由于土壤有各种微生物和土壤动物,从外界进入的各种物质能被分解和转化,对环境起净化作用。但是,污染物一旦超过土壤的最大容量,破坏了土壤的自净能力,将会引起不同程度的土壤污染,最终危害人类的健康。

一、土壤污染的来源

土壤污染的物质来源极为广泛,有天然污染源,也有人为污染源。按照污染物进入土壤的途径,可将土壤污染来源分为以下几类:

1. **农业污染** 主要是农药和化肥,往往由于使用不当造成土壤残留,进入食物链,危害人体健康。危害较大的是有机氯农药和含铅、镉、铬、砷、汞等重金属制剂。污染土壤的农药来自农业生产中使用的农药、农药制造厂的"三废"以及农业副产品和废弃物中的少量农药。此外,不合理使用地膜,亦可造成土壤"白色污染"。

2. **工业污染** 工业废弃物往往造成严重的地区性土壤污染,其污染途径有工业废渣的排放和堆积,废水的灌溉和渗漏,废气中的颗粒物的沉降,石油及其产品的漏失等。主要的有害物质为重金属、致癌物和一些有机化合物等,工业排放使得土壤中氟、镉、铅、石油、酚、苯并(a)芘、六价铬、砷等有毒有害物质达到很高的浓度,并在农作物中蓄积通过食物危害人体健康。

3. **生活污染** 主要来自生活垃圾、人畜粪便、生活污水、家禽、家畜饲养厂和医院污水等。其中含有大量的致病微生物和寄生虫卵。土壤历来被当作粪便处理的场所,经常受到病原体的污染。随着城市化进程的不断发展,生活垃圾产量迅速增长,由于缺乏足够的处理设施,大量的生活垃圾集中堆放在城市周围,对周边土壤、水和大气环境造成严重威胁。

4. **交通污染** 以内燃机为动力的车辆运输越来越频繁,使交通干线两侧 200~300m 范围内的土壤受铅和苯并(a)芘的严重污染。铅是污染人类环境损害人体健康的金属元素中数量最多的一种。它主要来源于加入到汽油中的四乙基铅抗震剂,随汽车尾气排放而沉降到土壤上。

5. **放射性污染** 核爆炸的大气散落物及工业、科研和医疗产生的液体或固体放射性废弃物等。核爆炸和放射尘埃的锶和铯随大气降雨而降落进入土壤。放射性污染不能自行排除,只能靠其自然衰变,因此,不可避免地从土壤通过食物链进入人体,产生内照射;还可通过砂石、黏土制成的建筑材料对人体产生外照射。

6. **电子垃圾污染** 电子垃圾主要来自工业生产及日常生活的电子电器产品的废弃物,是目前深受人们关注的危害极大的重要污染源。电子垃圾含铅、镉、汞、六价铬、聚氯乙烯塑料等大量有毒有害物质,比一般的城市垃圾危害大得多,它具有污染物成分复杂、危害严重、增长速度快、拆解处理方式落后的特征。电子垃圾若得不到合理有效的回收和处理,对水、空气、土壤均造成污染,破坏环境,危害人体健康甚至生命。

二、土壤污染对健康的危害

由于土壤环境的开放性特点,极易受到人类活动的影响。当土壤中含有害物质过多,超过土壤的自净能力,就会引起土壤的组成、结构和功能发生变化,微生物活动受到抑制,有害物质或其分解产物在土壤中逐渐积累。目前我国科学家对土壤污染成因取得了比较一致认识,认为是人类行为造成了土壤重金属、农药、石油污染,使土壤酸化,营养元素流失,进而破坏土壤生态系统、降低作物产量。并通过"土壤→植物→人体",或通过"土壤→水→人体"间接被人体吸收,形成对人体健康的危害。

(一)生物学污染的危害

土壤的生物学污染仍然是当前土壤污染的重要危害,影响面广。

1. **引起肠道传染病和寄生虫病** 人体排出含有病原体的粪便污染土壤,人再生吃土壤中种植的蔬菜瓜果等而感染得病。许多肠道致病菌在土壤中能存活,如痢疾杆菌存活 25~100d,伤寒杆菌存活

100~400d,肠道病毒可存活 100~170d,蛔虫卵在土壤中存活 7 年之久。

2. 引起钩端螺旋体病和炭疽病 含有病原体的动物粪便污染土壤后,病原体通过皮肤或黏膜进入人体而得病。钩端螺旋体的带菌动物有牛、羊、猪、鼠等。炭疽芽孢杆菌抵抗力很强,可在土壤中存活 1 年以上,家畜一旦感染了炭疽病并污染土壤后会在该地区相当长时间内传播此病。

3. 引起破伤风和肉毒中毒 天然土壤中常含有破伤风梭菌和肉毒梭菌,人接触土壤而感染。这两种病菌抵抗力很强,在土壤中能长期存活。

(二) 重金属污染的危害

土壤无机污染物中以重金属比较突出,主要是由于重金属不能为土壤微生物所分解,而易于积累,转化为毒性更大的化合物,甚至有的通过食物链以有害浓度在人体内蓄积,严重危害人体健康。

1. 镉污染 镉(cadmium,Cd)在自然界中主要成硫镉矿而存在,小量存在于锌矿中。其广泛应用于电镀、电池、染料等工业中,在生产及排放废弃物过程中污染空气、水和土壤。如发生在日本的痛痛病就是长期食用含镉大米引起的慢性镉中毒。长期摄入小剂量镉首先损害人体的肾脏,进而引起骨骼的病变。

2. 铬污染 铬(chromium,Cr)的天然来源主要是岩石风化。土壤铬污染主要来自铬矿和金属冶炼、电镀、制革等的工业废水、废气、废渣。铬在土壤环境中以三价铬(Cr^{3+} 和 CrO_2^-)和六价铬(CrO_4^{2-} 和 $Cr_2O_7^{2-}$)等形式存在。三价铬虽是人体的必需微量元素,是构成葡萄糖耐量因子(glucose tolerance factor,GTF)的重要成分,但摄取过量却有害无益。六价铬因具有强氧化性和腐蚀性,又有透过生物膜的作用,其毒性较强,比三价铬毒性大 100 倍。铬渣中六价铬含量约占 1%,六价铬易溶于水,经长期雨水冲淋,使大量六价铬溶渗和流失,经土壤进入农作物中危害人体健康。

土壤中六价铬对健康影响主要表现为:导致恶性肿瘤及对消化、呼吸、泌尿、循环等系统及皮肤等的影响。流行病学研究表明,长期接触六价铬化合物易患口腔炎、齿龈炎、鼻中隔穿孔、皮肤溃疡、变态反应性皮炎等;长期摄入六价铬易引起呼吸系统肿瘤(肺癌和鼻癌)及扁平上皮癌、腺癌等。人群调查和动物实验表明,铬有明显的致突变、致畸变作用。

3. 铅污染 主要来源于有色金属冶炼等工业"三废"的排放以及应用含四乙基铅汽油的交通工具所产生的废气。有报道证明,城市居民的血铅、尿铅较农村为高;铅对儿童智力发育的影响及对肾的损害,尤其引起学者们的广泛注意。

4. 铊污染 铊(thallium,Tl)是典型的剧毒重金属元素,呈银白色,有延展性。自然界中的铊大多以一价形式(Tl^+)存在,具有亲硫性。在已发现的近 40 种含铊矿物中,主要是硫化物和少量的硒化物。铊在工业上主要用于制造光电管、合金、低温温度计、颜料、染料、焰火等。由于铊的剧毒性,各国已限制其使用。但是资源开发带来的铊污染日趋严重,成为一种重要的环境污染源。尤其以采矿活动和废渣随意堆放导致土壤铊含量剧增为主要原因。此外,使用含铊化肥(主要是钾肥)也会加剧土壤铊污染。

土壤铊对健康的影响多为慢性危害,主要表现为:①周围神经损害,表现为双下肢麻木、疼痛过敏,进而出现感觉、运动障碍;②视力下降甚至失明,可见视网膜炎、球后视神经炎及视神经萎缩;③毛发脱落,呈斑秃和全秃;④具有生殖毒性,男性最早出现性欲丧失、睾丸萎缩、精子生成障碍等;⑤动物实验结果表明,铊有致畸和致突变作用。

(三) 农药污染的危害

农药种类繁多,全世界已开发出的农药原药 1200 余种,其中常用的有 200 余种。主要有,有机氯、有机磷、有机砷、有机汞、氨基甲酸酯、菊酯类化合物等几大类。据统计,使用农药可挽回年粮食减产损伤的 30%,相当于因使用农药每年可增加 $3\sim3.5\times10^9$t 的粮食。但是,由于不少农药具有高毒性、高生物活性,在土壤环境中残留的持久性以及农药滥用引发的问题,已引起人们的高度关注。农药污染土壤后即使土壤中农药的残留浓度很低,通过食物链和生物浓缩作用可使体内浓度提高数千倍甚至上万倍,而对人体健康造成危害。农药污染对人体造成的危害是多方面的,如急性、慢性中毒和致癌、致畸、致突变作用等。

1. 急性中毒 农药急性中毒是一个十分严重的问题。由于不正确的使用农药、误服以及自杀等情况每年都有发生。对硫磷、内吸磷等有机磷农药中毒造成的死亡是急性中毒事件中最多的。

2. 影响免疫功能　加拿大研究显示,因食用杀虫剂污染的鱼类及猎物,致使儿童和婴儿出现免疫缺陷症,耳膜炎和脑膜炎发病率是美国儿童的 30 倍。农药可抑制人类淋巴细胞的增殖和转化而具有细胞免疫毒性。接触农药可引起过敏性疾病和自身免疫性疾病。对机体抵抗力影响的现场调查表明,农药用量大的地区居民肠道传染病高发。

3. 影响内分泌系统和生殖效应　美国科学家研究表明,DDT 被人体吸收会分解产生 DDE,一种类似雌激素的化学物质。DDT 能干扰人体内激素的平衡,影响男性生育力。二溴氯丙烷可引发男性不育。

4. 致癌、致畸、致突变作用　国际癌症研究机构根据动物实验确证,18 种广泛使用的农药具有明显的致癌性,还有 16 种显示潜在的致癌危险性。20 世纪 60~70 年代中的越南战争期间,美军在越南北部喷洒了约 4×10^8 L 含二噁英的脱叶剂,导致当地居民、参战美军及其后代出现众多健康问题如癌症、出生缺陷及其他疾病。有流行病学调查显示,长期接触农药的农民肝癌发生率明显增高。科学家还发现,DDT 被人体吸收后使体内雌激素水平偏高则是引发乳腺癌的一大诱因。鉴于有机氯农药的严重危害,我国于 1983 年已停止生产有机氯农药,1984 年已停止使用六氯环己烷(六六六)和双对氯苯基三氯乙烷(滴滴涕)等有机氯农药,但其长远影响尚需逐渐消除。

三、粪便和垃圾无害化处理

土壤作为生物圈中重要环境因素之一,在流动性和稀释净化能力方面远不如大气和水体所具有的特性。土壤一旦被污染,要彻底清除是很困难的。为了保护土壤不受污染,必须对粪便、垃圾、工业废渣等各种污染物进行合理的收集、运输、无害化处理和综合利用,提出各个环节的卫生学要求和措施。

(一) 粪便的无害化处理

做好粪便的无害化处理,是控制肠道传染病,增加农业肥料,改良土壤的重要措施。

1. 厕所的卫生要求　厕所是收集和贮存粪便的场所,必须符合下列卫生要求:

(1)位置适当:坑式厕所应选土质干燥,地下水位在距坑底 2m 以下,距分散式供水水源 30m 以上,距托幼机构、饮食行业等 30m 以上的地方。

(2)粪池应防渗漏、不污染地下水,粪池应高出地面,严防雨水流入。

(3)有防蝇、防蛆、防鼠、防臭、防溢的设施。

(4)厕所内小气候和采光、照明良好;有通风或换气设备。设备完善的水冲厕所,空气中氨含量应 ≤ 0.3mg/m³,硫化氢 ≤ 0.01mg/m³。总之,应使用方便,便于保洁。

2. 粪便的无害化处理的方法　粪便无害化方法很多,适合我国国情的方法有粪尿混合发酵法、堆肥法、沼气发酵法。

(1)粪尿混合发酵法:这是在厌氧环境中密闭发酵,借厌氧菌分解有机物产生大量的氨。游离氨可以渗入血吸虫和钩虫的卵壳进入卵内,杀死虫卵。厌氧的环境也使其他病原菌死亡、粪便腐化为良好肥料。

(2)堆肥法:这是适合我国情况的处理垃圾、粪便的良好方法。其原理是把粪便和有机垃圾、作物杆、作物叶等堆积起来,在一定温度和微生物的作用下,分解有机物并产生高温。堆内温度最高可达到 60~70℃,病原体死灭并迅速形成大量腐殖质。影响堆肥效果的因素主要有:①土壤微生物:高温菌的作用十分重要,为了加快堆肥的进程,可向堆中加已经成熟的堆肥粉或含有大量嗜热菌种的马粪;②碳氮比值:堆中含碳和含氮有机物的比例合适,一般为 30:1 或 40:1 左右;③ pH 要合适,可用 1% ~2%石灰调节;④水分和空气:堆肥水分以 50% ~70%为宜。要留有通气孔,或定期翻堆以供给氧气,以便加速有机物氧化产生高温。

(3)沼气发酵法:此法原理是将粪便和垃圾、杂草等加污水,密闭于发酵池中,在厌氧菌的作用下分解有机物,产生大量的甲烷和一些二氧化碳。沼气发酵法需要一定的温度,还必须完全的厌氧环境和合适的 pH,配料中不能有毒物以保证微生物的活动。

(二) 垃圾的无害化处理

生活垃圾成分复杂、产量大、卫生问题多,但是垃圾中有用成分很多,应当科学处理和利用,变废为宝。垃圾的收集方法有两种:混合收集和分类收集。垃圾收集后先行压缩,再进行粉碎和分选。分选是把不同垃圾成分进一步分开,以便分别处理和利用。

1. 填埋法　是最常用的处理方法,也是城市垃圾处理的首选方法。填埋法的主要优点是处理垃圾量大,技术较成熟,建设费用和运行费用相对较省。我国对垃圾填埋的卫生要求如下:

(1)填埋场位置在当地主导风向的下风向,地下水流向的下游,距居住区 500m 以上。

(2)有防渗漏的衬底,衬底铺以细沙和黏土压实或铺沥青,衬底厚 30cm 以上。

(3)边填埋边压实,每天盖一层 15cm 的土压实,最后封场时盖 60~100cm 厚的土压实。

(4)填埋场设排气管和排水管,收集渗出液。

2. 焚烧法　处理垃圾优点很多,能迅速消灭一切病原体。灰渣只占原体积的 5% ~10%,同时可以回收热能,经济效果好。但是,焚烧法设备投资和管理费用大,并且有些垃圾不适于焚烧。管理不当或燃烧温度不够高的话,焚烧中会产生二噁英等有害物质,焚烧法的卫生要求如下:

(1)焚烧炉应设在居住区的下风向,距居住区 500m 以上。

(2)烟囱高度要在 30m 以上,便于烟气扩散。

(3)炉内燃烧温度应在 800~1000℃以上。

(4)垃圾灰分不超过 45%,水分不应超过 50%。

3. 垃圾的分类、回收与利用　大约有 80% 的垃圾为潜在的原料资源,可以回收有用成分并作为再生原料加以利用。近年来,世界上许多工业发达国家都大力开展了从垃圾中回收有用成分的研究工作。例如,荷兰垃圾资源回收率平均达 65%,德国达 58%,美国俄奥勒冈州(Oregon)的波特兰市高达 71%,日本垃圾分类严格并且回收再利用率之高在世界上首屈一指。

我国《生活垃圾分类制度实施方案》(国办发〔2017〕26 号)中提出生活垃圾分为三类:①有害垃圾:废电池,废荧光灯管,废温度计,废血压计,废药品及其包装物,废油漆、溶剂及其包装物,废杀虫剂、消毒剂及其包装物,废胶片及废相纸等;②易腐垃圾:相关单位食堂、宾馆、饭店等产生的餐厨垃圾,农贸市场、农产品批发市场产生的蔬菜瓜果垃圾、腐肉、肉碎骨、蛋壳、畜禽产品内脏等;③可回收物:废纸,废塑料,废金属,废包装物,废旧纺织物,废弃电器电子产品,废玻璃,废纸塑铝复合包装等。

垃圾分类、回收与利用具体方法如下:

(1)分类:①垃圾可分成 3~6 类,分别收集于不同颜色的容器中;②垃圾收容器的容积以能收集储存 1~3 天的垃圾为宜。容器应密闭、美观、坚固耐用并便于清洗和运输。

(2)回收与利用

1)回收部门或专业运输队夏天要当日运出回收,冬季可在 1~3d 内运出。

2)回收后的垃圾也可再由回收部门或专业运输队酌情多日收运一次,直接送到有关工厂做原料,实现垃圾从源头分类。

3)针对分类垃圾再根据其性质,分别进行回收再利用、焚烧或堆肥等处理。分选后,在现有科技发展阶段无法处理的物料(如放射性物质),对其进行特殊的处理(如固化后深埋);对垃圾渗滤液,进行污水处理,去除掉其中的有害成分,达到灌溉用水标准;排放的气体经洗气塔、除尘器处理之后,完全达到无害排放。

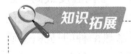

固 化 法

固化法是将水泥、塑料、水玻璃、沥青等凝固剂同有害工业废渣加以混合进行固化。我国主要用于处理放射性废物。它能降低废物的渗透性,并将其制成具有高应变能力的最终产品,从而使有害废物变成无害废物。

为从根本上对垃圾的减量化、资源化和无害化,走可持续发展的道路,尽可能实现垃圾的资源化处理。针对我国目前生活垃圾产量迅速增长且垃圾组成复杂,环境隐患日益突现,垃圾从源头分类回收成为必须迈出的第一步。然而,实现垃圾从源头分类是一项系统工程,目前在国内还有待于进一步完善和推广。

本章小结

　　人和环境是相互依存,相互影响、共同演进的统一整体。环境污染将影响人类健康,产生特异和非特异损害,因此,防治污染、保护环境,保持可持续发展是我国的一项基本国策。理解碘缺乏病、地方性氟病的病因、临床表现和防治措施有利于进行有效防治;掌握生活饮用水的基本卫生要求、卫生评价和净化消毒措施,可以保障饮水安全,维护和促进人体健康。住宅是人类的生活居住环境,要符合基本的卫生要求。本章重点介绍了室内空气污染的危害以及防护措施。土壤是自然环境的重要组成部分,土壤受到污染严重危害人群健康,因此,对粪便和垃圾采取无害化处理提出了具体的卫生要求和措施。

案例讨论

　　拉夫运河位于纽约州,以前是市政垃圾填埋场。1942 年美国某化学品公司将其买下用作化学废料填埋场。11 年来,填埋了 200 种化学废物,填满后,该公司用水泥加盖其上,使其变成了一块平整的荒地。1953 年以一美元的价格,拍卖给尼亚加拉瀑布市教育委员会,并附上关于有毒物质的警告说明。当地教育局在明知有毒倾倒场危害性的情况下,在这块土地上建起了条件优越的学校以及居民住宅区。然而从 1977 年开始,健康问题逐步显现。随后的调查发现,1974~1978 年,拉夫运河小区出生的孩子 56% 有生理缺陷,住在小区内的妇女与入住前相比,流产率增加了 300%。户主协会,一次次抗争维权,迫使政府采取行动永久性地迁移居民。

　　拉夫运河事件轰动全美,在 1980 年,推动《综合环境反应补偿与责任法》(也称《超级基金法》)通过,这是美国第一部为解决危险物质泄漏的治理及其费用负担而制定的法律。该法律规定,大型企业必须为历史遗留的环境污染损害和修复承担全责。多年以来,纽约州政府支付受害居民经济损失和健康损失费 30 亿美元,花费 4 亿多美元处置有毒废物。

　　纽约州卫生部门对该住宅区 239 户家庭空气进行检测,并对最靠近运河的庭院土壤进行检测,确定了危险化学物质存在,证实过去公司在此填埋的化学废物,包括各种酸、碱和氯化物、DDT杀虫剂,复合溶剂,电路板等总计超过 2×10^4t。

问题:

1. 拉夫运河事件性质是

A.重大环境污染事件　　　　　　　B.食物中毒事件

C.职业中毒　　　　　　　　　　　D.地方性氟中毒

E.碘缺乏病

2. 该次污染源最可能来自

A.农业生产　　　　　　　　　　　B.交通性污染

C.生活性污染　　　　　　　　　　D.自然灾害

E.工业生产

3. 我们从此事件中应吸取怎样的经验教训?

(黄丽玲)

案例讨论

扫一扫,测一测

笔记

思考题

1. 生活饮用水的基本卫生要求有哪些?
2. 室内空气污染的危害有哪些?
3. 请你通过观察发现自己居住周围的环境污染问题,并提出防制措施。

第二章　职业卫生服务与职业病管理

学习目标

1. 掌握：职业性有害因素、职业性病伤的概念和种类；职业卫生服务的概念和实施原则；职业人群健康监护的内容和目的；职业病的概念和特点。

2. 熟悉：职业病诊断、治疗、处理和预防的原则以及职业病的报告制度。

3. 了解：职业性有害因素的种类；法定职业病的种类；职业卫生服务的内容。

4. 具备对职业人群进行健康监护的基本能力和技能。

5. 能够协助相关部门开展职业环境检测和进行职业病管理工作。

"十二五"期间，我国职业病防治法制、体制和机制不断完善，职业病危害防治工作取得积极进展。但是，我国职业病危害防治形势依然严峻，职业病危害广泛分布于煤矿、非煤矿山、金属冶炼、建材、化工等30余个行业领域，新发职业病特别是尘肺病报告数仍呈上升趋势，职业病危害治理工作仍然面临一系列挑战。因此，"十三五"期间以及未来，健全职业卫生服务体系，加强职业病管理工作，保护广大职业人群的健康，仍然是预防医学的重要任务和使命。

第一节　职业性有害因素与职业性病伤

一、职业性有害因素的概念和分类

职业性有害因素（occupational hazards）是指在生产工作过程及其环境中产生或存在的对职业人群的健康、安全和作业能力可能造成不良影响的一切要素或条件的总称。职业性有害因素按其性质分为四大类，即物理性有害因素、化学性有害因素、生物性有害因素和不良生理心理性因素。

1. 物理性有害因素（physical hazards）　主要包括异常气象条件、异常气压、噪声和振动、电磁辐射等。

2. 化学性有害因素（chemical hazards）　主要有生产性毒物和生产性粉尘。

3. 生物性有害因素（biological hazards）　主要有细菌、病毒、真菌和生物源性变应原等。

4. 不良生理和心理性因素（physical and psychological hazards）　主要包括人体工效学问题、工作过度紧张、职业心理紧张等。

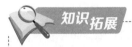

人体工效学

人体工效学(ergonomics)源自欧洲,又称人类工程学,是研究人在生产和工作中合理地,适度地劳动的问题,是根据人的心理、生理和身体结构等因素,研究人、机械、环境相互间的合理关系,以保证人们安全、健康、舒适地工作,并取得满意的工作效果的机械工程分支学科。目前已被国际标准化组织正式采纳。美国称为人类工程学(human engineering)或人类因素工程学(human factors engineering)。

二、职业性病伤

职业性病伤(occupational disease and injury)是指由职业性有害因素引起的或与职业性有害因素有关的疾病及健康伤害。包括三大类,即职业病(occupational disease)、工作有关疾病(work related disease)、职业性外伤(occupational trauma)也称工伤(work injury)。

(一) 职业病

2018年12月29日修正版《中华人民共和国职业病防治法》将职业病定义为:职业病是指企业、事业单位和个体经济组织等用人单位的劳动者在职业活动中,因接触粉尘、放射性物质和其他有毒、有害因素而引起的疾病,即法定职业病。不同国家的法定职业病不尽相同。法定职业病是依据规定需要报告的一类疾病,职业病患者则依法享受国家规定的职业病待遇。

1. 职业病分类　2013年12月23日,国家卫生计生委、安全监管总局、人力资源与社会保障部和全国总工会联合组织4部门共同对职业病的分类和目录进行了调整,印发了最新的《职业病分类和目录》。该职业病分类和目录,包括职业性尘肺病及其他呼吸系统疾病(19种)、职业性皮肤病(9种)、职业性眼病(3种)、职业性耳鼻喉口腔病(4种)、职业性化学中毒(60种)、物理因素所致职业病(7种)、职业性放射性疾病(11种)、职业性传染病(5种)、职业性肿瘤(11种)及其他职业病(3种)共10大类,132种(附录2)。

2. 职业病致病条件　职业人群发生职业病的机会和程度,受许多因素的影响。只有当职业病危害及其作用条件和接触者个体特征三个方面统一起来符合疾病致病模式,才能造成职业病。

(1)职业病危害:《中华人民共和国职业病防治法》(2018修正版)明确阐述了"职业病危害"是指对从事职业活动的劳动者可能导致职业病的各种危害。职业病危害因素包括:职业活动中存在的各种有害的化学、物理、生物因素以及在作业过程中产生的其他职业有害因素。职业病的发生与否,与职业病危害因素的理化性质及作用部位密切相关。如粉尘分散度和组成成分,毒物的脂溶性(或水溶性)与接触部位等都是决定能否引发职业病的重要因素。

(2)作用条件:职业病危害因素的强度(噪声强度、粉尘和毒物浓度等)、接触时间(接触时间决定了累计接触剂量)、接触途径(呼吸道、消化道还是皮肤等)等决定了其作用于机体的量;当作用机体的累计剂量超出了人体的代偿能力,就会引起一定的职业病损害。

(3)个体危险因素:不同的个体对致病因素的敏感性不尽相同。有些个体因素使机体对职业病危害因素较易感。主要有以下几个方面:①遗传因素,有些人先天遗传缺陷会导致对某些职业病危害因素易感性增高;②年龄和性别,女性、老年人和未成年人对某些职业病危害因素易感性高;③营养不良,营养不良可导致机体抵抗力下降,造成对某些职业病危害因素易感性增高;④患有其他疾病,患有肝肾等疾病,或者某些慢性病均会导致机体对职业病危害因素易感性增高;⑤个人行为,个体自我保护意识差,生活行为不良(如吸烟、酗酒、运动以及卫生习惯)等均能使机体对职业病危害因素易感性增高。

3. 职业病的特点

(1)病因明确:职业病的病因为某种职业病危害因素,控制接触该因素和作用条件后,可有效控制发病。

（2）病因与疾病之间一般存在接触水平（剂量）-效应（反应）关系：职业病病因大多可检测识别，且疾病情况与接触水平（剂量）有明显的关系。

（3）具有群发性：在接触同一职业性有害因素的人群中有一定的发病率，仅出现个别病例的情况较罕见。

（4）早期诊断、及时处理，预后良好：大多数职业病目前尚无特效疗法，早发现、早诊断、早治疗，及时处理十分关键。发现越晚，疗效越差。

（5）重在预防：职业病病因明确，认真贯彻三级预防策略，积极采取相应的防治措施可有效控制职业病的发生。

（二）工作有关疾病

1. 定义 由于劳动者受到生产环境或劳动过程中某些职业性有害因素的影响，致使劳动者机体抵抗力下降，从而使得职业人群中常见病、多发病发病率升高，这类与职业有关的非特异性疾病统称为工作有关疾病，也叫职业性多发病。工作有关疾病不属于我国法定的职业病范围，但是，其对从业者健康的危害不容忽视。它是多种职业性有害因素综合作用的结果。其具有三层含义：①职业因素是该病发生和发展的诸多因素之一，但不是唯一的直接病因；②职业因素影响了劳动者健康，从而促使潜在的疾病显露或加重已有的疾病病情；③通过改善工作条件，可以促使所患疾病得到控制或缓解。

2. 常见的工作有关疾病 与职业有关的心血管疾病，骨骼与软组织损伤及生殖紊乱等，如煤矿工人易患风湿性关节炎；与职业有关的肺部疾病，如空气污染引起的慢性非特异性呼吸道疾病；与职业紧张有关的心身疾病，如由于工作繁重、加班等因素造成精神或身心疾病，比如焦虑、忧郁、神经衰弱综合征等。

（三）工伤

在工作时间和工作场所内，因工作原因发生意外事故而造成的职业从业者的健康伤害。工伤可以造成缺勤及残疾，严重者可以导致死亡。事故的发生常与生产设备和防护措施不完善、劳动组织和生产管理不妥、作业环境布局不合理、个人心理状态欠佳等因素有关。需要加强安全生产监督管理力度和安全风险评估，防患于未然。

第二节 职业病管理

职业病管理已由行政管理、经验管理转向依法监督管理。职业病的管理主要包括职业病诊断管理、职业病报告管理、职业病患者治疗与处理管理和职业病预防管理等内容。

一、职业病诊断管理

（一）职业病诊断资质

根据《中华人民共和国职业病防治法》（2018修正版）规定，职业病诊断应当由省级人民政府卫生行政部门批准的医疗卫生机构承担。省级人民政府卫生行政部门应当向社会公布本行政区域内承担职业病诊断的医疗卫生机构的名单。承担职业病诊断的医疗卫生机构应当具备下列条件：①持有《医疗机构执业许可证》；②具有与开展职业病诊断相适应的医疗卫生技术人员；③具有与开展职业病诊断相适应的仪器、设备；④具有健全的职业病诊断质量管理制度。

承担职业病诊断的医疗卫生机构在进行职业病诊断时，应按照国务院卫生行政部门颁布的职业病诊断标准和职业病诊断办法进行诊断，并向当事人出具职业病诊断证明书。职业病诊断证明书应当由参与诊断的取得职业病诊断资格的执业医师签署，并经承担职业病诊断的医疗卫生机构审核盖章。承担职业病诊断的医疗卫生机构不得拒绝劳动者进行职业病诊断的要求。

（二）职业病诊断程序

1. 用人单位或劳动者提出诊断申请 填写《职业病诊断申请表》，应提供的资料有：①职业史和职业病危害接触史的书面材料；②职业健康监护档案复印件；③职业健康检查结果；④工作场所历年职业卫生监测资料;⑤诊断机构要求提供的其他有关材料。

2. 受理　对申请者提供的资料进行审查,如资料符合要求,向申请者发放《职业病诊断受理通知书》;资料不全者,向申请者发放《职业病诊断资料补充通知书》;资料不符合要求的,向申请者发放《不予受理通知书》。

3. 现场调查取证　在职业病诊断过程中,除当事人提供的资料外,必要时,诊断机构可以深入现场,针对诊断中的疑点进行取证。用人单位不得拒绝、阻挠。

4. 诊断　职业卫生医师遵循职业病诊断原则,按照职业病诊断标准,提出诊断意见,出具由参与诊断的取得职业病诊断资格的执业医师签署、并经承担职业病诊断的医疗卫生机构审核盖章的职业病诊断证明书,以确保诊断证明书的法律效力。

（三）职业病诊断原则

职业病诊断标准和职业病诊断、鉴定办法由国务院卫生行政部门制定。职业病伤残等级的鉴定办法由国务院劳动保障行政部门会同国务院卫生行政部门制定。

《职业病诊断通则》(GBZ/T 265-2014)中规定,职业病诊断基本原则是:职业病诊断应根据劳动者的职业史、职业病危害接触史和工作场所职业病危害因素情况,以其临床表现及相应的辅助检查结果为主要依据,按照循证医学的要求进行综合分析,并排除其他类似疾病,做出诊断结论。

职业病诊断的实质是确定疾病与接触职业病危害因素之间的因果关系。判定疾病与接触职业病危害因素之间的因果关系,需要可靠的职业病危害因素接触资料、毒理学资料及疾病的临床资料。

凡是没有证据否定职业病危害因素与患者临床表现之间的必然联系的,应当诊断为职业病。当事人对职业病诊断有异议的,可以向作出诊断的医疗卫生机构所在地地方人民政府卫生行政部门申请鉴定。鉴定由 5 人以上的相关专业专家组成的职业病诊断鉴定委员会负责。

二、职业病报告管理

医疗卫生机构发现疑似职业病患者时,应当告知劳动者本人并及时通知用人单位。用人单位应当及时安排对疑似职业病患者进行诊断;在疑似职业病患者诊断或者医学观察期间,用人单位不得解除或者终止与其订立的劳动合同。疑似职业病患者在诊断、医学观察期间的费用,由用人单位承担。用人单位和医疗卫生机构发现职业病患者或者疑似职业病患者时,应当及时向所在地卫生行政部门报告。确诊为职业病的,用人单位还应当向所在地劳动保障行政部门报告。

1. 急性职业病报告　急性职业病由最初接诊的医疗卫生机构在 24h 之内向患者单位所在地的卫生监督机构发出《职业病报告卡》。凡有死亡或同时发生 3 名以上急性职业中毒以及发生 1 名职业性炭疽时,接诊的医疗机构应立即电话报告患者单位所在地的卫生监督机构并及时发出报告卡。卫生监督机构在接到报告后直接报国家卫生健康委员会,并立即赴现场,会同人力资源与社会保障部门、工会组织、事故发生单位及其主管部门,调查分析发生原因,并填写《职业病现场劳动卫生学调查表》,报送同级卫生行政部门和上一级卫生监督机构,同时抄送当地人力资源与社会保障部门、企业主管部门和工会组织。

2. 非急性职业病报告　慢性职业病(如尘肺病、慢性职业中毒等)以及其他非急性职业病由各级卫生行政部门授予职业病诊断权的单位或诊断组负责报告。并在确诊后填写《职业病报告卡》或《尘肺病报告卡》,在 15d 内将其报送患者单位所在地的卫生监督机构。尘肺病例的升期也应填写《尘肺病报告卡》做更正报告。尘肺病患者死亡后,由死者所在单位填写《尘肺病报告卡》,在 15d 内报所在地的卫生监督机构。

三、职业病患者管理

凡被确诊患有职业病的职工,职业病诊断机构应发给《职业病诊断证明书》,享受国家规定的工伤保险待遇或职业病待遇。职业病患者的待遇,由所在单位行政、工会和劳动鉴定委员会(小组)根据其职业病诊断证明和劳动能力丧失的程度按国家现行规定进行确定。经费开支渠道按现行规定办理。其他处理如下:

1. 职工被确诊患有职业病后,其所在单位应根据职业病诊断机构(诊断组)的意见,安排其医治或疗养。在医治或疗养后被确认不宜继续从事原有害作业或工作的,应在确认之日起的两个月内将其调离原工作岗位,另行安排工作;对于因工作需要暂不能调离的生产、工作的技术骨干,调离期限最长不得超过半年。

2. 患有职业病的职工变动工作单位时,其职业病待遇应由原单位负责或两个单位协商处理,双方商妥后方可办理调转手续,并将其健康档案、职业病诊断证明及职业病处理情况等材料全部移交新单位。调出、调入单位都应将情况报各所在地的劳动卫生职业病防治机构备案。过去按有关规定已做处理的不再改变。

3. 劳动合同制工人、临时工终止或解除劳动合同后,在待业期间新发现的职业病与上一个劳动合同期工作有关时,其职业病待遇由原终止或解除劳动合同的单位负责;如原单位已与其他单位合并者,由合并后的单位负责;如原单位已撤销者,应由原单位的上级主管机关负责。

4. 各级工会组织有权监督检查患职业病的职工有关待遇的处理情况,对于不按国家规定处理,损害职工合法权益的单位,应出面交涉,直至代表职工本人向法院起诉。

5. 职业病患者除依法享有工伤保险外,依照有关民事法律,尚有获得赔偿的权利,有权向用人单位提出赔偿要求。

四、职业病预防管理

(一) 职业病预防原则

职业病预防应遵循三级预防原则,因其病因明确,故应以第一级预防为主,同时兼顾第二级预防与第三级预防。

1. 第一级预防　从根本上阻止职业病危害因素对人体产生的损伤作用。主要是通过改革生产工艺,合理利用防护设施及加强个人防护;使作业者尽可能不接触职业病危害因素,或控制作业场所有害因素的水平使其达到卫生标准。同时要注意职业禁忌的检查,凡有职业禁忌者不应从事相关作业。

2. 第二级预防　对职业人群实行职业健康监护,尽量早期发现职业病损害,及时采取合理有效的治疗和处理措施,防止病情发展。

3. 第三级预防　对已确诊为职业病的患者,予以积极合理的治疗和处理,预防并发症,促进其康复。

(二) 职业病防治管理

职业病预防应从源头上控制和消除职业病危害,即做好"前期预防"(职业病防治法第二章);同时还要做好劳动过程中的防护与管理(职业病防治法第三章);加强夯实职业病的法律监督监察责任制度(职业病防治法第六章),全方位对职业病危害进行管理。

1. 用人单位管理　用人单位应当依照法律、法规要求,严格遵守国家职业卫生标准,落实职业病预防措施,从源头上控制和消除职业病危害。

(1) 对产生职业病危害的用人单位,除应当设立符合法律、行政法规规定的设立条件外,其工作场所还应当符合下列职业卫生要求:①职业病危害因素的强度或者浓度符合国家职业卫生标准;②有与职业病危害防护相适应的设施;③生产布局合理,符合有害与无害作业分开的原则;④有配套的更衣间、洗浴间、孕妇休息间等卫生设施;⑤设备、工具、用具等设施符合保护劳动者生理、心理健康的要求;⑥法律、行政法规和国务院卫生行政部门关于保护劳动者健康的其他要求要完善。

(2) 用人单位违反职业病防治法规定,有下列行为之一的,由卫生行政给予警告,责令限期改正,逾期不改正的,处5万元以上20万元以下的罚款;情节严重的,责令停止产生职业病危害的作业,或者提请有关人民政府按照国务院规定的权限责令关闭:①工作场所职业病危害因素的强度或者浓度超过国家职业卫生标准的;②未提供职业病防护设施和个人使用的职业病防护用品,或者提供的职业病防护设施和个人使用的职业病防护用品不符合国家职业卫生标准和卫生要求的;③对职业病防护设备、应急救援设施和个人使用的职业病防护用品未按照规定进行维护、检修、检测,或者不能保持正常运行、使用状态的;④未按照规定对工作场所职业病危害因素进行检测、评价的;⑤工作场所职业病危害因素经治理仍然达不到国家职业卫生标准和卫生要求时,未停止存在职业病危害因素的作业的;⑥未按照规定安排职业病患者、疑似职业病患者进行诊治的;⑦发生或者可能发生急性职业病危害事故时,未立即采取应急救援和控制措施或者未按照规定及时报告的;⑧未按照规定在产生严重职业病危害的作业岗位醒目位置设置警示标识和中文警示说明的;⑨拒绝职业卫生监督管理部门监督检查的;⑩隐瞒、伪造、篡改、毁损职业健康监护档案、工作场所职业病危害因素检测评价结果等相关资料,或者拒不提供职业病诊断、鉴定所需资料的或未按照规定承担职业病诊断、鉴定费用和职业病患者的医疗、生活保障费用的。

2. 卫生行政部门的监督管理

(1)县级以上人民政府职业卫生监督管理部门依照职业病防治法律、法规、国家职业卫生标准和卫生要求,依据职责划分,对职业病防治工作进行监督检查。包括预防性卫生监督、经常性卫生监督以及事故性处理。职业卫生监督管理部门不履行本法规定的职责,滥用职权、玩忽职守、徇私舞弊,依法对直接负责的主管人员和其他直接责任人员给予记大过或者降级的处分;造成职业病危害事故或者其他严重后果的,依法给予撤职或者开除的处分。

(2)卫生行政部门履行监督检查职责时,有权采取下列措施:①进入被检查单位和职业病危害现场,了解情况,调查取证;②查阅或者复制与违反职业病防治法律、法规的行为有关的资料和采集样品;③责令违反职业病防治法律、法规的单位和个人停止违法行为。

3. 防治职业病的医疗卫生机构 依法取得相关职业病防治资质认证的医疗单位,应负责对职业人群进行职业健康检查、职业病诊断和治疗工作。承担职业病诊断的医疗卫生机构不得拒绝劳动者进行职业病诊断的要求。

4. 违反职业病防治法规定,构成犯罪的,依法追究刑事责任。

第三节 职业卫生服务与职业人群健康监护

一、职业卫生服务

(一) 职业卫生服务的概念

职业卫生服务(ocupational health service,OHS)是以保护和促进劳动者的安全与健康为目的的全部活动,是整个卫生服务体系的一部分,职业卫生服务是以健康为中心,以职业人群和工作环境为对象的一种特殊形式的卫生服务,是WHO"人人享有卫生保健"全人类卫生服务目标在职业人群中的具体体现。

(二) 职业卫生服务实施的原则

1. 保护和预防的原则 OHS应保护从业者健康,预防工作过程中的各种危害。

2. 适合的原则 OHS应使从业者所从事的工作和工作环境适合于人的能力。

3. 健康促进的原则 OHS应促进从业者的生理、心理健康以及社会适应能力。

4. 治疗与康复的原则 OHS应使职业危害、事故损伤、职业病和工作有关疾病的影响减少到最低限度。

5. 全面的初级卫生保健原则 OHS应为从业者和家属提供全面的卫生保健服务。

(三) 职业卫生服务的内容

1. 对企业的职业卫生状况进行评估 通过收集各种资料,对企业的职业卫生状况进行评估,并提出改善、改革和处理意见。

2. 职业人群健康监护 包括医学监护、职业环境监测和信息管理。

3. 健康危险度评估 将工作场所环境监测资料与医学监护资料及其他资料综合起来,对工作环境中可能造成从业者健康损害的危险程度进行评估。

4. 职业危害告知以及健康促进 职业卫生服务机构应将职业环境监测结果提供给用人单位、工人或企业安全与健康组织;用人单位有义务了解职业场所和工作岗位存在的职业危险因素,并有责任对工人进行安全操作培训、开展健康教育等健康促进活动;工人有危害知情权和自我健康维护权。

5. 指导和监督改进职业场所的安全卫生措施 包括工程技术控制和安全卫生操作规程。

6. 估测和评价因职业病和工伤造成的人力和经济损失　为调配劳动力资源提供依据。

7. 向有关管理部门提供职业卫生与安全所需经费预算。

8. 职业病和工伤的诊断、治疗和康复服务。

9. 职业场所突发公共卫生事件的应急救援。

10. 对从业者全面实施初级卫生保健。

二、职业人群健康监护

职业人群健康监护(health care for occupational population)是以预防为目的,对接触职业性有害因素人员的健康状况进行系统的检查、分析和评价,及时发现健康损害征象,并连续性地监控职业性病伤的分布和发展变化趋势,以便适时地采取相应的预防措施,防止有害因素所致疾病的发生和发展。职业健康监护内容包括医学监护、职业环境监测和信息管理。

(一) 医学监护

对职业人群进行医学检查和医学实验以确定其在所处的职业危害中是否出现了职业性疾病,称为医学监护(medical surveillance)。职业健康检查(occupational health examination)包括就业前健康检查、定期健康检查、离岗时健康检查和应急健康检查。职业病防治法规定:职业健康检查应当由取得《医疗机构执业许可证》的医疗卫生机构承担。卫生行政部门应当加强对职业健康检查工作的规范管理,具体管理办法由国务院卫生行政部门制定。职业健康检查的结果应当客观、真实,体检机构对健康检查结果承担责任。职业健康检查机构具有以下职责:①在批准的职业健康检查类别和项目范围内,依法开展职业健康检查工作,并出具职业健康检查报告;②履行疑似职业病和职业禁忌的告知和报告的义务;③定期向卫生行政部门报告职业健康检查工作情况,包括外出职业健康检查工作情况;④开展职业病防治知识宣传教育;⑤承担卫生行政部门交办的其他工作。

1. 就业前健康检查(pre-employment health examination)　是指用人单位对从业人员从事某种有害作业前进行的健康检查。其目的在于掌握从业者就业前的健康状况及有关健康的基础资料和发现职业禁忌(occupational contraindication)。不同的作业其职业禁忌也不同,具有职业禁忌的人员不宜从事该作业。各种作业的职业禁忌我国在《职业病范围和职业病患者处理办法的规定》中做出了明确规定。

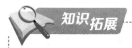

职　业　禁　忌

职业禁忌(occupational contraindication)是指劳动者从事特定职业或者接触特定职业病危害因素时,比一般职业人群更易于遭受职业病危害和罹患职业病或者可能导致原有自身疾病病情加重,或者在从事作业过程中诱发可能导致对他人生命健康构成危险的疾病的个人特殊生理或者病理状态。

2. 定期健康检查(periodical health examination)　是指用人单位按一定时间间隔,对接触有害作业的职工进行的健康状况检查。目的是及时发现职业性有害因素对职业人群的健康损害和健康影响,对作业者进行动态健康观察;及时采取有效的治疗和预防措施,防止新病例继续出现。定期健康检查间隔时间应根据所接触的有害因素的性质和危害程度、接触方式和接触水平而定。一般每年可检查 1次;对疑似职业病者,应定期体检复查,及时观察病情进展情况。

3. 离岗或转岗时体格检查　是指职工调离当前工作岗位时或者改换为即将从事的岗位前所进行的健康检查。目的是为了掌握职工离岗或转岗时的健康状况,分清健康损害责任。要求根据从业者从事的工种和工作岗位,确定特定的健康检查项目。有些职业有害因素的健康损害效应是远期的,甚至在从业者脱离该作业几十年后才出现,如粉尘作业与尘肺病、苯作业人员的再生障碍性贫血和白血病以及接触放射性有害因素的肿瘤等。对接触这些有害因素的从业人员离岗后还要进行长期的医学观察。

4. 职业病的健康筛检(health screening)　是指在接触职业性有害因素的从业人群中所进行的筛

选性医学检查。目的是早期发现某职业性疾病的可疑患者或发现未被认识的可疑健康危害,并进一步进行确诊,早期采取干预措施和治疗措施;评价有害因素控制措施和其他初级预防措施效果。健康筛检的原则是:①被筛检的疾病应有一定的潜伏期或早期阶段,应具备适宜的检查方法,可以通过医学检查得到确诊,同时检出的疾病应有相应的治疗方法;②健康筛检所应用的检查方法应具有足够的敏感性和特异性,方法简单、廉价、快速、安全,易被受检者接受,同时方法要标准化、具有一致性、准确性和可重复性。

(二)职业环境监测

职业环境监测(occupational environmental monitoring)是指通过对作业环境中有害因素进行有计划、系统的检测,对有害因素进行定性、定量分析测定,评价作业环境的卫生质量,污染的原因、程度及动态变化,以及从业者接触有害因素的水平。

(三)职业健康监护信息管理

信息管理(information management,IM)是为了有效的开发和利用信息资源,以现代信息技术为手段,对信息资源进行计划、组织、领导和控制的社会活动。职业健康监护信息管理在于对职业健康监护的环境监测资料和有关个人健康资料建立健康监护档案,并及时整理、分析、评价和反馈,实现职业健康监护工作的信息化管理,以利于职业病的防治。2017年7月11日国家安全监管总局关于《职业病危害治理"十三五"规划》中明确指出:"十三五"期间对职业健康监管人员进行一次系统的"轮训",提高职业健康监管监察执法队伍的专业能力和执法水平。建立日常信息统计与定期调查相结合的职业健康信息管理机制,完善职业健康监管的信息报告与统计分析制度。依托安全生产综合信息平台,统筹推进职业健康监管信息化工作,构建职业健康信息化全国"一张网",实现职业病危害项目申报、职业病危害因素检测与评价、职业健康检查、职业病报告、监督执法、职业病危害事件查处以及大数据分析预警等信息共建共享。

1. 建立健康监护档案 职业健康监护档案包括生产环境监测资料和健康检查资料两部分。从业者健康档案包括职业史、职业病危害接触史、职业健康检查结果和职业病诊疗等健康资料。职业健康监护档案应由用人单位负责建立,并按规定期限妥善保存。从业者有权查阅、复印本人的职业健康监护档案。职业健康监护档案是职业病诊断鉴定的重要依据之一,也是区分健康损害责任的重要依据,同时又是评价用人单位职业病危害治理情况的依据。从业者离开用人单位时,有权索取本人职业健康监护档案复印件,用人单位应当如实、无偿提供,并在所提供的复印件上签章。

2. 健康状况分析 对职业健康监护资料应及时整理、分析、评价和反馈。评价方法分为:①个体评价,个体评价主要反映个体接触职业有害因素的剂量及其对健康产生的影响;②群体评价,主要是反映作业环境中有害因素的强度范围、接触水平与机体产生的效应等。

3. 职业健康监护档案管理 职业健康监护档案管理应利用数字化的科学技术进行管理,提高职业健康监护档案的科学性、规范性、实用性和查找资料的快速性;建立全国职业健康网络管理系统,落实职业病网络直报制度,加强职业健康监护工作的网络信息管理,不断提高职业健康监护工作管理的系统性和先进性,以使之符合我国经济快速发展的要求。

通过职业人群健康监护,可及早识别作业环境中的危害因素及其对从业者健康的影响,合理评价危害因素及其作用条件,在此基础上,及时采取有效防制措施,消除有害因素或控制其对健康产生的影响,从而达到控制职业危害的目的。

第四节 常见职业性有害因素及其危害

一、物理性有害因素对健康的危害

职业性物理性有害因素主要包括:①异常气象条件,如高温、高湿、强热辐射等;②异常气压,如高原作业、宇航员、高空飞行等会接触到低气压,潜水作业会接触到高气压;③噪声和振动(包括全身振动和局部振动);④电磁辐射,包括非电离辐射(如紫外线、可见光、红外线、激光和射频辐射)和电离辐射(如 X 射线、γ 射线、中子流)等。物理性有害因素的强度、剂量或作用于人体的时间超出一定范围时，就会对机体产生危害。

(一) 高温作业与中暑

高温作业(work in hot environment)是指作业场所存在生产性热源，其散热量 >23W/(m³·h) 或 84kJ/(m³·h) 的车间；或工作场所的气温高于本地区夏季室外平均温度 2℃或 2℃以上的作业。

1. 高温作业的类型 根据生产环境中气象条件的特点，可分为三种类型。

(1)高温、强热辐射作业(干热环境)：高气温、热辐射强度大，而相对湿度较低，常见于冶金(炼铁、轧钢、炼焦)、机械(铸造、锻造)等工业及各种炉窑(陶瓷、搪瓷、玻璃、砖瓦等)作业等。

(2)高温、高湿作业(湿热环境)：高气温、高气湿，而热辐射强度不大，常见于印染、缫丝、造纸等车间及深井煤矿作业等。作业环境气温可达 35℃以上，相对湿度常达 90% 以上。

(3)夏季露天作业：常见于夏季从事农业、建筑、搬运、采矿等作业，热源主要是太阳直接辐射作用以及地球和周围物体的二次辐射作用。

2. 中暑及其临床表现 机体在高温作业环境中可产生一系列生理功能改变，表现为对热负荷有一定程度的适应，使热负荷与散热保持相对平衡，体温恒定。但当热负荷超出机体热适应的限度时，散热不足而出现热蓄积，可造成生理功能紊乱，如体温升高、水盐代谢紊乱、酸碱平衡失调等，乃至引起中暑。

中暑(heliosis)是指在高温环境下，机体因热平衡和(或)水盐代谢紊乱所致以中枢神经系统和(或)心血管系统障碍为主要表现的急性热致疾病(acute heat illness)。根据发病机制，中暑可分为三种类型。

(1)热射病(heat stroke)：在热环境下，由于人体散热途径受阻，体温调节机制紊乱，体内产生热蓄积所致。发病突然，体温可达 40℃以上，发病早期大量出汗，继之"无汗"，可伴有皮肤干热及不同程度的意识障碍等。抢救不及时者，可死于循环、呼吸衰竭。病死率较高。

(2)热痉挛(heat cramp)：在热环境下，由于人体大量出汗，体内钠、钾等过量流失，水盐平衡失调所致。主要表现为明显的四肢、腹部肌肉痉挛，伴有收缩疼痛，尤以腓肠肌最明显。患者体温正常，神志清醒。

(3)热衰竭(heat exhaustion)：人体在高温、高湿环境下，由于皮肤血流量增加，但未伴有内脏血管收缩或血容量的相应增加，导致脑部供血不足而晕厥。起病迅速，体温可稍高，伴有头痛、头晕、恶心、呕吐、多汗、皮肤湿冷，面色苍白，血压下降，脉搏细微，继而晕厥。一般不引起循环衰竭，休息片刻可恢复清醒。

以上三种类型的中暑，以热射病最为严重，即使治疗及时，病死率仍可高达 20%~40%。在临床上，三种类型中暑往往难以截然区分，且多以混合形式出现。

3. 中暑的诊断 根据高温作业人员的职业史及体温升高、肌肉痉挛或晕厥等主要临床表现，排除其他类似的疾病，可以诊断为职业性中暑。按我国《职业性中暑诊断标准》(GBZ 41—2002)，将职业性中暑分为中暑先兆(观察对象)、轻症中暑和重症中暑：①中暑先兆是指在高温作业场所劳动一定时间后，出现头昏、头痛、口渴、多汗、全身疲乏、心悸、注意力不集中、动作不协调等症状，体温正常或略有升高；②轻症中暑除中暑先兆的症状加重外，出现面色潮红、大量出汗、脉搏快速等表现，体温升高至 38.5℃以上；③重症中暑可分为热射病、热痉挛和热衰竭三型，也可出现混合型。

4. 中暑的治疗

(1)中暑先兆：停止活动并在凉爽、通风的环境中休息。脱去多余的或者紧身的衣服。

(2)轻症中暑：患者应立即脱离高温现场，到阴凉通风处休息，给予清凉含盐饮料，并进行对症处理。

(3)重症中暑：必须紧急抢救，主要是纠正水、电解质紊乱，防止休克和脑水肿及肺水肿。主要的抢救措施如下：①物理降温，如冷水浴、冰浴、放置冰袋、酒精擦身、加强通风等；②药物降温，应与物理降温同时进行，如静脉滴注氯丙嗪，静脉滴注过程中，注意观察血压变化，肛温降至 38℃时即停止给药；③纠正电解质紊乱，根据其损失情况酌量补充水、盐，输液不可过快，以免发生心衰及肺水肿和脑水肿；④维持良好的呼吸循环，给氧并注意保持呼吸道通畅，对脉搏细弱者立即注射中枢兴奋剂，同时给予升压药以防休克。

5. 防暑降温措施

(1)技术措施:①改革工艺及设备,如实现自动化遥控操作,合理布置和疏散热源,减少接触高温、强热辐射的机会;②隔绝热源,如采用水幕隔热、石棉隔热材料、反射好的铝材或空气层隔热等;③通风降温,利用侧窗与天窗、热源上方安装气罩等加强自然通风,并辅以机械通风,也可在密闭基础上安装空调设备进行通风降温。

(2)保健措施:加强高温作业人员的合理营养,合理供应清凉饮料,妥善安排作息时间。饮食方面首先应注意补充水分,不能等口渴了再喝水,要补充足够的蛋白质,多吃能预防中暑的新鲜蔬菜,如西红柿、西瓜、黄瓜等。

进行就业前、入暑前的体检,凡有心血管疾病、高血压、溃疡病、活动性肺结核、肝肾疾病、甲亢等人员,均不宜从事高温作业。

(3)个人防护措施:穿着耐热、导热系数小而透气性能好的工作服,并按照作业需要供给防护帽、防护眼镜、面罩、手套等个人防护用品。

(二)生产性噪声

从物理学观点出发,噪声(noise)是指各种不同频率和强度的声音无规律的杂乱的组合;从生理学观点讲,凡是使人感到厌烦的或不需要的声音统称为噪声。噪声会影响人的情绪和健康,干扰正常的工作、学习和生活。生产性噪声(industrial noise)是指在生产过程中产生的,声音频率和强度无规律,听起来使人感到厌烦的声音。衡量声音的大小以声压级来表示,单位为分贝(decibel,dB)。人对声音强弱的主观感觉不仅与声压有关,还与声音的频率有关,通常以频率为1000Hz纯音为基准音,其他频率的声音强度均通过与基准音等响度比较而得出。这种把声压级和频率统一起来表示声音响度的主观量称为A声级,用dB(A)表示,它是表示噪声大小的单位。A声级可以用声级计直接测出。人耳刚能听到声音的声级是0~10dB(A),轻声说话的声级约为40dB(A),平时说话的声级则为60~70dB(A)。

1. 生产性噪声的来源与职业接触

(1)生产性噪声的来源:生产噪声普遍存在于生产环境中,按其来源可分为:①机械性噪声,由机床、纺织机、电锯等机械的撞击、摩擦、转动产生;②流体动力性噪声,由通风机、喷射机、汽笛等气体压力或体积的突然变化或流体流动产生;③电磁性噪声,由发电机、变压器等电机中交变力相互作用产生,如变压器的嗡嗡声。根据噪声随时间分布的特点,可以分为连续性噪声(continuous noise)和脉冲噪声(impulsive noise)。声压波动小于3dB的连续性噪声又称为稳态噪声(steady noise);按照稳态噪声的频率大小,又可分为低频(300Hz以下)、中频(300~800Hz)和高频(800Hz以上)噪声。

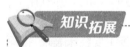

脉 冲 噪 声

脉冲噪声(impulsive noise)是非连续的,由持续时间短和幅度大的不规则脉冲或噪声尖峰组成。突然爆发又很快消失,持续时间≤0.5s,间隔时间>1s,声压有效值变化≥40dB(A)的噪声。脉冲噪声强度大,常伴有压力波,往往会造成听觉器官的急性损伤,甚至引起爆震性耳聋。

(2)噪声作业(work/job exposed to noise):是指存在有损听力、有害健康或有其他危害的声音,且8h/d或40h/w噪声暴露等效声级≥80dB(A)的作业。接触噪声的作业主要有矿山、筑路爆破,轧钢、铆接,织布、纺纱,建筑行业的打桩、搅拌,交通运输业内燃机、发动机的运转等。如纺织厂的噪声强度常高达90~110dB(A)。

2. 噪声对健康的损害 长期接触强烈的噪声,可对人体多个系统产生不良影响。首先是对听觉器官的损害,同时对神经系统、心血管系统及全身其他器官的功能也有不同程度的损害。

(1)听觉系统损害

1)暂时性听阈位移(temporary threshold shift,TTS):暂时性听阈位移是指人或动物接触噪声后引起暂时性的听阈变化,脱离噪声环境后经过一段时间听力可恢复到原来水平。包括听觉适应(auditory adaptation)和听觉疲劳(auditory fatigue)。①听觉适应是指长时间接触噪声,听觉敏感性下降,进行听力测试时,听阈增高可达 10~15dB,但离开噪声环境后 1min 内可恢复正常,这种现象为听觉适应;②听觉疲劳是指较长时间持续暴露于强噪声环境或多次接受脉冲噪声,引起听力明显下降,离开噪声环境后,听阈提高达到 16~30dB,需要数小时甚至数十小时听力才能恢复,即为听觉疲劳,听觉疲劳是病理前状态,是可恢复的功能性变化。

2)永久性听阈位移(permanent threshold shift,PTS):是指长期接触噪声后引起的不能恢复到正常水平的听阈升高。出现这种情况是听觉器官具有器质性的变化。PTS 又可分为听力损失、噪声性耳聋以及爆震性耳聋。①听力损失(hearing loss)是指长期处于超过听力保护标准的噪声作业[噪声暴露等效声级 >85~90dB(A)],听觉疲劳难以恢复,持续累积作用的结果,可使听阈由生理性移行至不可恢复的病理过程。主要表现在高频(3000Hz、4000Hz、6000Hz)任意频段出现永久性听阈位移大于 30dB,但无语言听力障碍,又称高频听力损失。高频听力损失(特别是在 3000~6000Hz)可作为噪声性耳聋的早期指标;②噪声性耳聋(noise induced deafness)是指当高频听力损失扩展至语言频率三频段(500Hz、1000Hz、2000Hz),造成平均听阈位移大于 25dB,伴有主观听力障碍,噪声性耳聋是我国法定职业病之一;③爆震性耳聋(explosive deafness)又称爆震性声损伤,是由脉冲噪声(或压力波)对听觉器官的伤害造成的。脉冲噪声强度大,常伴有压力波,往往会造成听觉器官的急性损伤,可出现鼓膜充血、出血或穿孔,中耳听小骨骨折,内耳组织、螺旋器(Corti 器)、毛细胞的损伤,盖膜移位,基底膜撕裂导致不同程度听力损失,甚至全聋。

(2)听觉外系统的损害:①神经系统损害,噪声长期作用在大脑皮层形成牢固的兴奋灶,造成大脑皮层兴奋与抑制失衡、交感神经兴奋,出现类神经征以及情绪不稳、烦躁、易激怒等表现;②心血管系统损害,由于噪声作用,使自主神经调节功能发生变化而引起,如心动过缓或过速、血压不稳或升高、心电图 ST 段及 T 波异常;③消化系统损害,可出现胃肠功能紊乱、胃液分泌减少,引起消化不良;④月经不调,对生殖功能及胚胎发育也可产生不良影响。此外,当噪声达到 65dB 以上时就干扰了普通谈话。在噪声干扰下,人们感到烦躁、注意力不集中,影响工作效率,降低工作质量。

3. 噪声性耳聋的诊断和治疗　按照我国《职业性噪声聋诊断标准》(GBZ 49-2014)进行诊断。要根据明确的职业噪声接触史,有自觉的听力损失或耳鸣症状,纯音测听为感音性耳聋,并结合历年职业健康检查资料和现场职业卫生学调查,排除非职业性致聋的原因(中耳炎、头部外伤或药物中毒等),可以做出诊断。噪声性耳聋目前还缺乏有效的治疗方法。可试用药物以扩张血管、改善循环代谢,增加营养,高压氧及中药丹参有一定疗效。

4. 噪声损害的防治措施

(1)制订与执行噪声卫生标准:完全消除生产性噪声,既不经济也不合理。因此,制订合理的卫生标准,将噪声控制在一定范围内,是防止噪声危害的重要措施之一。我国规定,作业场所噪声不得超过 85dB(A),根据等能量原则,如果接触时间减少一半,标准容许放宽 3dB(A);无论接触噪声时间多短,其强度均不应超过 115dB(A)。

(2)进行噪声治理:①合理布局,如将高噪声与低噪声车间分开;②改革生产工艺,如焊接代替铆接、压铸代替锻造、无梭织机等无声或低声设备代替高噪声设备;③控制噪声的传播与反射,如采用多孔材料悬挂或覆盖内墙以吸声,在风道、排气管上安放装置以消声,用隔声材料封闭声源等措施。

(3)卫生保健措施:①加强个人防护,如坚持佩戴耳塞、耳罩、耳帽是有效的辅助措施;②合理的劳动组织,如合理安排劳动与休息,执行工间休息制,休息时脱离噪声环境,减少接触,促进听力疲劳的恢复;③听力保护和健康监护,如定期体检,重点为听力测定,防止听力损失恶化。患神经功能障碍、重症贫血、青光眼、高血压、心脑血管疾病者,不宜从事高噪声作业。

(三)电磁辐射

电磁辐射(electromagnetic radiation)是指电磁波通过空间或媒质传递能量的一种物理现象。又称电子烟雾,是由空间共同移送的电能量和磁能量所组成,而该能量是由电荷移动所产生,如正在发射讯号的射频天线所发出的移动电荷,便会产生电磁能量。电磁辐射包括电离辐射和非电离辐射。

1. 电离辐射(ionizing radiation)　凡能引起物质电离的电磁辐射称为电离辐射。电离辐射种类很多,高速带电粒子有 α 粒子、β 粒子、质子,不带电粒子有中子以及 X 射线、γ 射线。电离辐射可由人工辐射源产生,也可来自自然界的宇宙射线及地壳中的铀、镭、钍等元素。

（1）接触作业：①射线发生器的生产和使用，如加速器、X射线、γ射线等医用设备和工农业生产中各种辐射装置的生产与使用；②核工业系统，放射性矿物的开采、冶炼和加工，以及核电站等核反应堆的建设与维护以及核事故抢险等；③放射性核素的生产、加工和使用，如放射性发光涂料、放射性诊断试剂等生产与使用；④伴生或共生天然放射性核素矿物的开采，如稀土矿、钨矿、铅锌矿等开采与加工。

（2）电离辐射对机体的危害：电离辐射所致的放射性损伤效应可分为随机效应和肯定效应两类。随机效应指放射损伤的发生概率与辐射剂量大小有关，而损伤程度与剂量无关，且损伤效应无剂量阈值，如致癌、致畸效应等。肯定效应指当辐射剂量超过一定阈值时损伤效应发生概率将急剧增高，且损伤程度也随剂量加大而加重，如放射病等。2016年我国官方共报告职业性放射性疾病17例，其中放射性肿瘤8例，放射性皮肤病5例，其他4例。

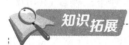

放射病

放射病（radiation sickness）是指一定剂量的电离辐射作用于人体所引起的全身性放射性损伤。它是机体的全身性反应，几乎所有器官、系统均发生病理改变，但其中以神经系统、造血器官和消化系统的改变最为明显。临床上分为急性和慢性放射病。

1. 急性放射病　是指短时间内一次或多次受到大剂量照射所引起的全身性疾病。多见于核事故、放射性治疗和核爆炸等。

2. 慢性放射病　指较长时间受到超限值剂量照射所引起的全身性损伤。慢性放射病多见于长期从事放射工作人群。

（3）影响电离辐射危害的因素：①辐射的物理特性：辐射的电离密度和穿透力是影响辐射危害重要因素；②剂量和剂量率：剂量愈大，生物效应愈强，剂量率（单位时间内机体受到的照射剂量）愈大，生物效应也愈大；③照射面积：照射面积愈大，辐射生物学效应愈明显；④机体因素：机体组织对辐射的敏感性与其细胞分裂活动成正比，与分化程度呈反比。

（4）电离辐射防护：电离辐射防护的目标是防止辐射对机体危害的肯定效应，尽可能降低随机效应的发生率，将照射量控制在可接受的安全水平。①外照射防护：辐射外照射的特点是脱离或远离辐射源，辐射作用即停止，因此防护措施主要为屏蔽防护、距离防护和时间防护；②内照射防护：辐射内照射是放射性核素经消化道、呼吸道、皮肤以及注射进入机体所产生辐射效应，其防护措施的关键是防止放射性核素进入人体，如应防止放射性核素向空气、水、土壤逸散。在开放性放射工作场所内应禁止一切可能使放射性核素进入机体的行为，如饮水、进食、吸烟等。

2. 非电离辐射（non-ionizing radiation）　是指波长>100nm，量子能量<12eV，不足以引起生物体电离的电磁辐射。主要包括射频辐射、红外线、紫外线、激光和可见光等。

（1）射频辐射（radiofrequency radiation）：又称无线电波，是指频率在100kHz~300GHz的电磁辐射，为电磁辐射中能量最小、波长最长的频段，包括高频电磁场和微波。主要接触作业有广播、电视、雷达发射塔、探测、通讯、工业高频感应加热和高频介质加热、医疗射频设备和微波加热设备等。主要的健康损害有类神经征和自主神经功能紊乱；微波可导致眼晶状体点状或小片状混浊、视网膜改变；外周白细胞总数和血小板计数下降；男性精子数量减少，女性月经异常等生殖内分泌的改变。值得关注的是手持无线电话对局部脑组织功能和形态存在不良影响。

（2）红外辐射（infrared radiation）：即红外线（也称热射线）。凡是温度>−273℃的物体，都能发射红外线。物体温度越高，产生的红外线波长越短，辐射强度越大。远红外线波长为3μm~1mm，能被皮肤吸收，产生热的感觉；中波红外线波长为1400nm~3μm，能被角膜及皮肤吸收；短波红外线波长为760~1400nm，被组织吸收后可发生灼伤。接触作业主要有太阳光下露天作业、金属加热、熔融玻璃和强红外线光源（钨灯、氙灯、红外探照灯）等。

（3）紫外辐射（ultraviolet radiation）：根据紫外线生物学效应分为三段：①短波紫外线（波长200~

280nm),具有杀菌和微弱致红斑作用;②中波紫外线(波长 280~320nm),具有明显致红斑和抗佝偻病作用及角膜、结膜炎症效应;③长波紫外线(波长 320~400nm),有色素沉着作用,可产生光毒性和光敏性效应。物体温度超过 1200℃,辐射光谱中可出现紫外线,且随着温度升高,波长变短,强度增大。接触紫外辐射的作业主要有高炉、平炉冶炼(320nm),电焊、气焊、电炉炼钢(<290nm),以及紫外线消毒等。

(4)激光(light amplification by stimulated emission of radiation,LASER):原意是指物质受激发射的辐射光放大。1964 年,按照我国著名科学家钱学森建议,国际上将其命名为"激光"。它是一种人工的、特殊类型的非电离辐射。接触作业主要有:工业上激光打孔、切割、焊接等;军事上激光雷达、激光通讯、激光制导、激光瞄准等;医学上治疗眼科、皮肤科等多种疾病。

红外线、紫外线和激光对健康的损害主要表现为对皮肤和眼部的损害作用,如可引起皮肤红斑反应、电光性眼炎和职业性白内障等。据国家卫生健康委员会疾病预防控制局公布的《2015—2016 年全国职业病报告情况》显示,2016 年全国共报告职业性白内障 69 例。

二、化学性有害因素对健康的危害

患者,男,30 岁,农民,因腹痛、乏力伴精神症状 20d,昏迷 4d 收入院。患者于 20d 前在溶解粉碎的塑料洗发水瓶(主要成分为硬脂酸铅)工作台铸模工作 10d 后出现腹痛、乏力、全身不适,逐渐出现记忆力减退、嗜睡、烦躁,休息 4d 后好转,再次工作 4d 后上述症状复发且加重,意识不清、双眼发直,时有走路摔倒、外出迷路、打人、幻视、多睡及阵发生抽搐。于 7d 前突然出现口角抽动、双上肢屈曲、双拳紧握,双下肢伸直倒于地上,持续 30min 缓解,伴小便失禁,无呕吐。4d 前意识丧失,在外院三次查血钾均低,血气分析示代谢性酸中毒而转院治疗,自发病以来无发热。

问题:

1. 从职业卫生角度,你认为该患者最可能患哪一种职业病?

2. 如果你是职业病诊断医生,你应该怎样做?

(一)生产性毒物与职业中毒

毒物(poison)是指在一定条件下,较小剂量就可引起机体功能性或器质性损害,甚至危及生命的化学物质。生产过程中产生的,存在于生产环境中的毒物称为生产性毒物(productive toxicant)。生产性毒物的种类很多,常分为以下几类:①金属毒物和类金属毒物,如铅、汞、镉及其化合物,砷、磷及其化合物;②有机溶剂,如苯、甲苯和汽油等;③刺激性气体与窒息性气体,如氯气、氨、酸类和一氧化碳、硫化氢等;④农药,如有机磷农药、拟除虫菊酯类农药等;⑤高分子化合物生产过程中产生的毒物,如氯乙烯、丙烯腈等。在生产劳动过程中,劳动者由于接触生产性毒物而引起的中毒称为职业中毒。

1. 铅中毒 铅为蓝灰色重金属;熔点 327℃,沸点 1620℃,当加热至 400℃以上时即有大量的铅蒸气逸出,在空气中经过氧化、冷凝形成氧化铅烟。

(1)接触机会:铅的用途很广,是我国最常见的生产性毒物之一。接触金属铅的主要作业有铅矿开采、含铅金属冶炼、熔铅,造船工业中的熔割、电焊,印刷业的浇版铸字;接触铅化合物的生产过程主要有制造蓄电池、涂料、玻璃、搪瓷以及橡胶制品等。

(2)毒理:在生产条件下铅及其化合物主要以粉尘、铅烟或铅蒸气形态经呼吸道进入人体,少量经消化道摄入。铅的吸收和毒性主要取决于铅尘分散度和在组织中的溶解度。铅烟(直径≤0.1μm)颗粒较小,化学活性大,溶解度大,易经呼吸道吸收,发生中毒的可能性较铅尘(直径>0.1μm)大。铅烟由呼吸道吸收后,40%进入血液循环,其余由呼吸道排出。进入血液中的铅,90%与红细胞结合,其余在血浆中。血浆中的铅一部分为可溶性磷酸氢铅,另一部分为与血浆蛋白结合的铅。血液中的铅初期分布于肝、肾、肺等脏器的软组织中,数周后有 95%以不溶性磷酸铅沉积于骨、牙齿等组织中。骨骼内的铅可长期储存。当机体感染、饥饿、酗酒、服用酸性药物等使血液 pH 改变时,骨骼内的铅可转变为可溶性铅,并返回到血液循环中。体内的铅主要通过肾脏随尿液排出,小部分随粪便、毛发、胆汁、乳汁、唾液排出。血铅可通过胎盘进入胎儿体内。铅作用于全身各系统和器官,可造成神经、造血、消化、心血管系统及肾等的损害。铅中毒的机制尚不完全明确,但对于铅所致的卟啉代谢紊乱导致血红素合成障碍比较肯定。卟啉代谢紊乱是铅中毒早期重要变化之一。

(3)临床表现:职业性铅中毒多为慢性中毒,急性中毒在生产中极为少见。慢性铅中毒主要临床表现为神经系统、血液系统和消化系统症状。

1)神经系统:①类神经征,是铅中毒早期的常见症状,表现为头晕、头痛、肌肉关节酸痛、全身无力、睡眠障碍等;②周围神经病,早期出现感觉和运动神经传导速度减慢,肢端麻木或呈手套、袜套样感觉迟钝或缺失,握力减退;重者伸肌无力和麻痹,呈"腕下垂";③中毒性脑病,出现在重症铅中毒,极为少见;主要表现为表情淡漠、精神异常、运动失调,严重时可出现昏迷、惊厥、呕吐,呈癫痫病样发作。

2)消化系统:①口内有金属味、食欲缺乏、腹胀、腹部隐痛、恶心、便秘等是较常见的症状,便秘有时与腹泻交替出现,如果出现顽固性便秘,则常为铅性腹绞痛的先兆;②腹绞痛是铅中毒的典型症状之一,突然发作,呈持续性绞痛,部位多在脐周,发作时患者体位卷曲、面色苍白、出冷汗,并常有呕吐,检查时腹软、喜按,无固定压痛点,肠鸣音减弱;③口腔卫生不好者,其齿龈边缘可出现蓝灰色的着色带,称为铅线。

3)造血系统:贫血,多属轻度低血色素性正常细胞型贫血;外周血点彩红细胞和网织红细胞增多。

4)其他:肾脏损害较重时,可出现蛋白尿及肾功能减退,尿中有红细胞、管型;女性可引起月经失调、流产。

(4)诊断:铅中毒的诊断应根据我国现行《职业性慢性铅中毒诊断标准》(GBZ 37-2015),密切结合职业接触史、生产现场调查和临床表现及实验室检查结果,进行综合性分析诊断。同时必须排除其他原因引起的类似疾病后,方可诊断。诊断结果分为轻度中毒、中度中毒和重度中毒三种类型。

1)轻度中毒:①血铅 ≥ 2.9μmol/L(600μg/L)或尿铅 ≥ 0.58μmol/L(120μg/L),且具有下列一项表现者可诊断为轻度铅中毒:a. 红细胞锌原卟啉(ZPP) ≥ 2.91μmol/L(13.0μg/g Hb);b. 尿 δ- 氨基 -γ- 酮戊酸 ≥ 61.0μmol/L(8000μg/L);c. 有腹部隐痛、腹胀、便秘等症状。②络合剂驱排后尿铅 ≥ 3.86μmol/L(800μg/L)或 4.82μmol/24h(1000μg/24h)者,可诊断为轻度铅中毒。

2)中度中毒:在轻度中毒的基础上,具有下列一项表现者:①腹绞痛;②贫血;③轻度中毒性周围神经病(GBZ/T.247)。

3)重度中毒:在中度中毒的基础上,具有下列一项表现者:①铅麻痹;②中毒性脑病。

(5)处理原则:①驱铅治疗,首选药物为金属络合剂依地酸二钠钙(CaNa$_2$-EDTA)及二巯基丁二酸钠(Na-DMS),一般 3~4d 为一疗程,两疗程间隔停药 3~4d;疗程视患者情况而定,轻度铅中毒一般不超过 3 个疗程;CaNa$_2$-EDTA 用药剂量:1.0g/d 加于葡萄糖溶液中,静脉滴注或静脉注射。②患者处理,对于诊断为铅吸收者可继续原工作,3~6 个月复查一次。轻度中毒,驱铅治疗后可恢复工作,一般不必调离铅作业;中度中毒,驱铅治疗后原则上调离铅作业;重度中毒,必须调离铅作业,并根据病情给予积极治疗和休息。③如需劳动能力鉴定,按 GB/T 16180 处理。

(6)预防:①关键在于控制接触水平,用无毒或低毒物代替铅,如用锌钡白、钛白代替铅,用计算机激光排版代替铅字排版等;通过改革工艺,自动化、密闭化作业和控制熔铅温度等措施尽量减少铅烟,并加强通风及烟尘的回收利用;②加强铅作业工人的健康教育和个人卫生防护,穿工作服,戴滤过式防尘、防烟口罩;③定期测定车间空气中铅浓度,检修设备,按照规定对铅作业工人定期进行健康检查,建立健康监护档案;④神经系统器质性疾病,明显的肝、肾疾病,明显贫血,心血管器质性疾病为铅作业的职业禁忌。

2. 汞中毒 汞俗称水银,银白色液态金属,沸点 357℃。不溶于水,可溶于脂类。在常温下即可蒸发,20℃时汞蒸气饱和度可达 15mg/m^3。金属汞的表面张力大,溅落地面后即形成很多小汞珠,增加蒸发表面积,且可被泥土、地面缝隙、衣物等吸附,造成持续性污染。

(1)接触机会:汞矿开采与冶炼;电工器材、仪器仪表制造和维修,如温度计、气压表、整流器、荧光灯、石英灯等;化学工业中用汞作阴电极和催化剂;含汞药物及试剂的生产;口腔医学中用银汞齐补牙等。

(2)毒理:金属汞主要以汞蒸气形式经呼吸道进入人体,并可迅速弥散,透过肺泡壁被吸收,吸收率可达 70%以上。由于汞具有脂溶性,可经完整皮肤吸收进入人体。金属汞很难经消化道吸收,但汞盐及有机汞易被消化道吸收。汞进入人体后随血液循环可到达全身很多器官,主要分布于肾,其次为肝脏、心脏、中枢神经系统。进入体内的汞主要随尿排出,粪便、汗腺也可排出少量。汞可在毛发中储存,因此测定发汞对了解体内汞蓄积量有一定意义。

(3)临床表现:职业性汞中毒多为慢性中毒,急性中毒很少见。

1)急性中毒:短期吸入高浓度汞蒸气可引起急性中毒,多见于意外事故。患者主要表现有咳嗽、呼吸困难、口腔炎和胃肠道症状及皮炎,继之可发生化学性肺炎、肺水肿等。口服汞盐可引起胃肠道症状,并可引起肾脏和神经系统损害。

2)慢性中毒:主要表现为神经系统症状,典型症状为易兴奋症、震颤和口腔炎。初期表现为类神经征,少数患者可有心悸、多汗等自主神经系统紊乱现象。进一步发展为情绪波动、易兴奋,易怒、烦躁、焦虑和记忆力减退。震颤是神经毒性的早期症状,早期为细小震颤,先发于手指、舌和眼部,进一步发展为意向性粗大震颤,同时伴有头部震颤和运动失调,后期可出现幻觉和痴呆。口腔炎主要表现为口腔黏膜糜烂、牙龈肿胀、牙齿松动,齿龈边缘有时可见汞线。

(4)诊断:按照我国现行《职业性汞中毒诊断标准》(GBZ 89-2007)进行诊断,可分为以下几种类型。

1)观察对象:长期接触汞后,尿汞增高无慢性汞中毒临床表现者。

2)急性汞中毒:①轻度中毒,短期内接触大量汞蒸气,尿汞增高,出现发热、头晕、头痛、震颤等全身症状,并具有口腔-牙龈炎和(或)胃肠炎,或急性支气管炎之一者;②中度中毒,在轻度中毒基础上,具有间质性肺炎或明显蛋白尿其中一项者;③重度中毒,在中度中毒基础上,具有急性肾功能衰竭、急性中毒或重度中毒性脑病其中一项者。

3)慢性汞中毒:①轻度中毒,长期密切接触汞后,具有下列任何三项者:a.神经衰弱综合征;b.口腔-牙龈炎;c.手指震颤,可伴有舌、眼睑震颤;d.近端肾小管功能障碍,如尿中低分子蛋白含量增高;e.尿汞增高;②中度中毒,在轻度中毒基础上,具有下列一项者:a.性格情绪改变;b.上肢粗大震颤;c.明显肾脏损害;③重度中毒,慢性中毒性脑病。

(5)处理原则:①急性中毒治疗原则:急性汞中毒患者应立即脱离中毒现场,脱去污染衣服,静卧,保暖;用二巯丙磺钠或二巯丁二钠进行驱汞及对症治疗;口服汞盐的患者不应洗胃,应尽快灌服蛋清、牛奶或豆浆,以使汞与蛋白质结合,保护被腐蚀的胃壁;②慢性中毒治疗原则:用二巯丙磺钠或二巯丁二钠进行驱汞治疗;对症处理与内科相同;③患者处理:观察对象应加强医学监护,可进行药物驱汞。急性和慢性轻度中毒治愈后可从事正常工作;急性和慢性中度及重度中毒者治疗后不宜再从事接触汞及其他有害物质的作业。需劳动能力鉴定者,按 GB/T 16180 进行处理。

(6)预防:改革生产工艺,减少汞接触;定期进行健康检查,建立健康监护档案,汞作业工人每年至少体检一次;加强汞作业工人的健康教育;严重的肝肾疾病、精神疾病、慢性胃肠疾病、严重口腔炎为汞作业禁忌。

案例导学

1997 年 7 月下旬,某公司接订单生产 1 万件俄罗斯皮装,为此,该公司要求工人加班生产。生产车间位于二楼,面积 $400m^2$ 左右,车间内无任何机械通风设施及排风扇,仅靠窗户自然通风。近 50 名生产工人手工刷胶粘接皮衣,操作时无个人防护用具。9 月 22 日,在该公司实习的某纺织学校 43 名学生加班刷胶(氯丁胶)。19 时至 22 时左右,突然有 3~4 名学生出现头晕、头痛、恶心、四肢无力等症状,陆续到医院就诊,至 9 月 23 日上午已有 14 名学生出现类似症状。9 月 24 日对作业现场进行环境监测,其中 6 个刷胶作业点有 4 个点苯浓度超标,浓度最高的 2 个作业点分别超标 9.1 倍和 13.8 倍,苯浓度最高值为 $594.3mg/m^3$。

问题:

1. 这 14 名学生最可能患哪种职业病?

2. 明确诊断需要哪些程序?

3. 如何避免此类事件的发生?

3. 苯中毒　苯属芳香烃类化合物,有特殊芳香气味。无色油状液体,沸点80.1℃,极易挥发,蒸气比重2.77,易燃,微溶于水,易与乙醇、氯仿、乙醚、汽油和二硫化碳等有机溶剂互溶。

(1)接触机会:苯广泛用于工农业生产,如作为有机化学合成中的基本原料生产香料、染料、药物、合成纤维、塑料、合成橡胶等;作为溶剂、稀释剂及萃取剂,用于制药、树脂、粘胶、油墨、制鞋、喷漆等行业;接触作业还有苯的制造,如煤焦油分馏、石油裂解和乙炔合成苯等工业。

(2)毒理:苯在生产环境中以蒸气状态存在,主要经呼吸道进入人体,皮肤仅能吸收少量。进入人体的苯,约有50%以原形由呼吸道排出;10%以原形储存于体内的脂肪、骨髓或脑组织内;40%左右在肝脏及骨髓内氧化成环氧化苯,转化成酚、苯二酚及醌类等。这些代谢物与体内的硫酸和葡萄糖醛酸结合随尿排出。尿酚的含量可反映近期苯的接触情况。苯中毒的发病机制迄今尚未清楚,一般认为,苯的骨髓毒性主要由多种代谢物联合作用所致,可诱发骨髓细胞突变或染色体的损伤,最终导致白血病。

(3)临床表现

1)急性苯中毒:见于短时间内吸入大量高浓度的苯。主要表现为中枢神经系统麻痹作用,轻者出现黏膜刺激症状,并伴有头痛、头晕、恶心、呕吐等现象,出现酒醉状态,严重时发生昏迷、抽搐、血压下降、呼吸和循环衰竭;尿酚和血苯值升高,甚至出现猝死。

2)慢性苯中毒:早期常有头晕、头痛、乏力、失眠、记忆力减退等类神经体征的表现,有的出现自主神经功能紊乱,个别病例晚期可出现四肢末端麻木和痛觉减退。慢性苯中毒主要损害造血系统,最早和最常见的改变是白细胞数(主要是中性粒细胞)持续性减少。中性粒细胞胞浆内中毒颗粒明显增多,碱性磷酸酶活性增高。此外,血小板亦出现降低,皮下及黏膜有出血倾向,出血倾向与血小板数减少往往不平行。慢性重度中毒的患者可出现全血细胞减少,引起再生障碍性贫血,少数人可发生白血病。苯可引起各型白血病,但以急性髓性白血病多见。苯是国际癌症研究中心已经确认的人类致癌物。

3)其他:长期直接接触苯,皮肤可因脱脂而变干燥或出现过敏性湿疹。苯还可损伤生殖系统,女工经期延长、经量增多,流产和畸胎发生率增高。

(4)诊断:依据《职业性苯中毒的诊断》(GBZ 68-2013)对职业性苯中毒诊断分级要点如下。

1)急性苯中毒:分为轻度和重度中毒2级。①轻度中毒:短期内吸入高浓度苯蒸气后出现头晕、头痛、恶心、呕吐、黏膜刺激症状,伴有轻度意识障碍(GBZ 76);②重度中毒:吸入高浓度苯蒸气后出现中、重度意识障碍(GBZ 76)或呼吸循环衰竭、猝死(GBZ 78)其中一项者。

2)慢性苯中毒:根据长期密切接触苯的职业史,结合作业环境空气苯浓度监测和临床表现,进行综合分析诊断。分为轻度、中度和重度中毒三级。①轻度中毒:可有头晕、头痛、乏力、失眠、记忆力减退、易感染等症状。在连续3个月内每2周复查一次血常规,符合下列之一者:白细胞计数 $<4 \times 10^9$/L或中性粒细胞 $<2 \times 10^9$/L;血小板计数大多低于 80×10^9/L。②中度中毒:多有慢性轻度中毒症状,并有易感染和(或)出血倾向。具备下列条件之一者:白细胞计数 $<4 \times 10^9$/L或中性粒细胞 $<2 \times 10^9$/L,伴血小板计数 $<80 \times 10^9$/L;白细胞计数 $<3 \times 10^9$/L或中性粒细胞 $<1.5 \times 10^9$/L;血小板计数 $<60 \times 10^9$/L。③重度中毒:在慢性中度中毒的基础上,具备下列情况之一者:全血细胞减少症;再生障碍性贫血;骨髓增生异常综合征;白血病。

(5)防治原则

1)治疗原则:①急性中毒患者应立即移至空气新鲜处,脱去污染的衣服,用肥皂水清洗被污染的皮肤,注意保温和卧床休息。急救原则同内科,可静脉注射大剂量维生素C和葡萄糖醛酸,忌用肾上腺素。病情恢复后,轻度中毒恢复原工作,重度中毒原则上调离原工作。如需劳动能力鉴定,按GB/T 16180处理。②慢性中毒无特殊解毒药,治疗根据造血系统损害所致血液疾病给予相应处理。可使用有助于骨髓造血功能恢复的药物,并对症治疗。发生再生障碍性贫血或白血病者,治疗原则同内科。苯中毒一经确诊,即应调离苯及其他有毒物质作业的工作。如需劳动能力鉴定,按GB/T 16180处理。

2)预防原则:①改革生产工艺,使作业人员不接触或少接触苯;以无毒或低毒的物质代替苯,如制药工业以酒精代替苯作萃取剂,印刷工业中以汽油代替苯作溶剂等,喷漆作业可根据具体情况采用无苯喷料、静电喷漆、自动化淋漆或浸漆,制鞋工业中改用无苯胶等;生产过程密闭化、自动化、抽风排毒以降低空气中苯浓度;②加强个人防护,戴防苯口罩或使用送风式面罩;③做好就业前及上岗后定期体检等健康监护工作;④各种血液病、月经过多、低血象等为苯作业的禁忌。

4. 刺激性气体与窒息性气体中毒

(1)刺激性气体中毒:刺激性气体(irritant gas)是指对眼、呼吸道黏膜和皮肤具有刺激作用的一类有害气体。多见于化学工业、冶金、医药等行业。常见的刺激性气体有氯气、氨气、光气、氮氧化物、氟化氢、二氧化硫、三氧化硫、硫酸二甲酯等。刺激性气体以局部损害为主,刺激作用过强时可引起全身反应。其病变程度主要取决于毒物的浓度、吸收速率和接触时间,病变的部位则与毒物的水溶性有关。水溶性较高的氯、氨等气体接触湿润的眼结膜和上呼吸道黏膜,易溶解附着在局部立刻产生刺激作用,引起眼和上呼吸道炎症;水溶性低的二氧化氮、光气等初期对上呼吸道刺激性较小,但易进入呼吸道深部,可引起支气管炎和细支气管炎,有时合并肺炎。吸入高浓度的刺激性气体可引起中毒性肺水肿和急性呼吸窘迫综合征、喉头水肿、电击样死亡等。

(2)窒息性气体中毒:窒息性气体(asphyxiating gas)是指经呼吸道吸入后可使机体产生缺氧而直接引起窒息的气体。根据作用机制可将其分为两类:一类为单纯窒息性气体,如氮气、氩气、二氧化碳、甲烷、乙烷等。另一类为化学窒息性气体,如一氧化碳、硫化氢、氰化氢等。在职业环境下较常发生的是化学窒息性气体中毒。

1)中毒事件判定依据:同时具有以下3点,即可确认为是急性单纯窒息性气体中毒。①中毒患者有单纯窒息性气体接触机会;②中毒患者短时间内出现以中枢神经系统损害为主的临床表现,重症患者常出现猝死;③中毒现场空气采样单纯窒息性气体浓度增高,氧气含量下降。

2)诊断分级:①观察对象:出现头痛、头昏、心悸、恶心、乏力等症状,吸入新鲜空气后症状可消失;②轻度中毒:出现明显头痛、头晕,兴奋、烦躁、胸闷、呼吸困难、发绀者或轻度至中度意识障碍者均可确诊为中度中毒;③重度中毒:出现昏迷、抽搐,猝死任何一项者,即可确诊为重度中毒。

3)治疗原则:根据诊断分级和病情开展治疗,不同的化学性窒息性气体有不同的中毒机制,应针对中毒机制和中毒条件,进行特效解毒治疗。对观察对象应予以留诊观察;轻度中毒患者住院治疗;重度中毒患者立即给予监护抢救治疗:①合理氧疗:中毒患者应尽早给予合理氧疗,一般可采用鼻导管或面罩给氧,重症患者有条件可进行高压氧治疗;②防治脑水肿:使用脱水剂,可给予甘露醇快速静脉滴注,如果出现肾功能不全,可静脉滴注甘油果糖,与甘露醇交替使用;使用利尿剂,一般给予呋塞米,根据病情确定使用剂量和疗程;使用肾上腺糖皮质激素,宜早期、适量、短程应用;③其他对症支持治疗:加强营养、合理膳食,注意水、电解质及酸碱平衡,防治继发感染,改善细胞代谢、促进脑细胞功能恢复,密切监护心、肺、脑等脏器功能,及时给予相应的治疗措施。

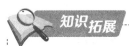

急性呼吸窘迫综合征

急性呼吸窘迫综合征(acute respiratory distress syndrome)是由刺激性气体引起的,表现为以进行性呼吸窘迫、低氧血症为特征的急性呼吸衰竭,以往临床上统称为中毒性肺水肿。两者除了严重程度的差别外,还存在着量变到质变的变化。临床过程分四个阶段:①出现原发疾病症状;②原发病后 24~48h,出现呼吸急促、发绀;③出现呼吸窘迫,肺部有水泡音,X 线胸片有散在浸润阴影;④呼吸窘迫加重,出现意识障碍,胸部 X 线有广泛毛玻璃样融合浸润阴影。以上过程大体与中毒性肺水肿相似,但其在疾病程度上更为严重,有明显的呼吸窘迫、低氧血症,呼吸频率 >28 次 /min,血气分析氧分压 / 氧浓度(PaO_2 / FiO_2)$\leq$ 200mmHg(26.7kPa),X 线胸片示两肺广泛地分布有大片状密度均匀的阴影(多为融合)。

（二）生产性粉尘与硅沉着病

2005年5月，经安徽省疾病控制中心鉴定，安徽省六安市裕安区西河口等乡镇有65人被确诊为硅沉着病，其中Ⅲ期16人，Ⅱ期32人，Ⅰ期17人。时至当时已有19人死亡，疑似患者有40余人。据调查，十几年前，安徽省六安市裕安区西河口等乡镇的2000多名农民结伴到海南打工。其中陆家三兄弟于1998年因咳嗽的严重到医院检查，均患有肺结核，但经过多次治疗，不见好转。于2000年，三人同时被诊断为硅沉着病，2002~2005年间均不幸离世。这批农民们大多在金矿从事井下风钻工、破碎工等接触粉尘的工作，主要采取国家禁止的干风钻掘进方式，矿主未向作业工人提供任何有效的防护用具，加之没有通风设备，工作时坑道内粉尘弥漫，环境十分恶劣。

问题：

1. 什么是硅沉着病？硅沉着病的主要并发症有哪些？

2. 造成此次重大职业病事件的主要原因是什么？

3. 该事件引发了你哪些思考？

1. **概述** 生产性粉尘（industrial dust）是指在生产中形成的，并能够长时间漂浮在空气中的固体微粒，因其空气动力学直径（aerodynamic equivalent diameter，AED）大小不同，到达呼吸道的部位有所差异。AED<15μm的尘粒可进入呼吸道，称为可吸入性粉尘；AED<5μm的尘粒可到达呼吸道深部和肺泡区，称为呼吸性粉尘。生产性粉尘按其性质还可分为三类：①无机粉尘，如二氧化硅粉尘、石棉尘、煤尘、水泥尘和玻璃纤维等；②有机粉尘，如棉麻、面粉、烟草、兽毛等尘粒等；③混合性粉尘，即在生产环境中两种或几种粉尘混合存在，在生产环境中最多见。生产性粉尘对机体的危害主要是呼吸系统损害，包括尘肺病、呼吸道炎症、肺炎、肺肉芽肿、肺癌及其他职业性肺部疾病等。

尘肺病是由于职业活动中长期吸入生产性粉尘，并在肺内潴留而引起的以肺组织纤维化为主的全身性疾病。它是我国法定职业病之一，是10类法定职业病中危害最广、最严重的一种。我国法定职业病中尘肺病共有13种，其中危害最严重的是硅沉着病，据调查，我国累计硅沉着病病例占尘肺总病例的46.8%。

2. **硅沉着病（silicosis）** 是指由于生产过程中长期吸入含游离二氧化硅较高的粉尘而引起的以肺组织纤维化为主的全身性疾病。硅沉着病是尘肺中最常见、进展最快、危害最严重的一种。肺胶原纤维化是一种不可逆的病理改变，一旦形成，即使脱离接触仍可进行性发展。

（1）病因：游离二氧化硅（SiO_2），俗称硅尘，纯度极高（游离SiO_2含量99%）时称为石英。游离SiO_2是地壳的主要组成成分，在自然界中分布很广，大约95%的矿石中均含有游离SiO_2。接触含有10%以上游离二氧化硅的粉尘作业，称为硅尘作业。

（2）接触作业：煤矿、金属或非金属矿、岩石采掘及选矿等作业；石英粉厂、玻璃厂、耐火材料厂的原料破碎、碾磨、筛选、拌料等作业；机械厂的型砂调制、铸件清砂、喷砂、砂轮研磨等作业；水利工程、开山筑路以及开凿隧道；陶瓷厂原料准备，石材加工等作业。

（3）硅沉着病发病的影响因素：①粉尘中游离SiO_2含量，粉尘中游离SiO_2含量越高，发病时间越短，病情越严重，发病率越高；②粉尘类型，不同石英变体的致肺纤维化能力不同，依次为鳞石英>方石英>石英>柯石英>超石英；晶体结构不同，致纤维化能力不同，依次为结晶型>隐晶型>无定型；③粉尘浓度与分散度，空气中粉尘浓度高，分散度大，接尘工龄长，在体内蓄积的粉尘量愈大，愈易发生硅沉着病，病情愈严重；④个体因素，如年龄、健康和营养状况、个人卫生习惯等，在硅沉着病的发生和发展上也有一定的影响，呼吸道疾病特别是呼吸道结核病患者，能加速硅沉着病的发生和加重病情；⑤防护措施，某些接触粉尘的作业是不可避免的，因此，防护措施十分重要，防护措施完善，其危害是完全可控的。

硅沉着病一般在持续接触硅尘15~20年后发病，发病后即使脱离粉尘作业，病变仍可继续发展。少数人持续吸入高浓度、高游离SiO_2含量的硅尘，1~2年内即可发病，称为"速发型硅沉着病（acute silicosis）"。有些硅尘作业工人在接触硅尘期间未发病，但脱离硅尘作业后若干年才发病，称为"晚发型硅沉着病（delayed silicosis）"。

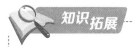

粉尘的分散度

粉尘的粒度分布或粉尘粒径的频率分布,称为粉尘的分散度(dust dispersity)。分散度可按粒径大小分组的质量百分数或数量百分数表示,前者称为质量分散度,后者称为数量分散度。分散度越高、表示小粒径的粉尘占的比例越大;反之,表示小粒径的粉尘占的比例越小。在职业卫生监测中,粉尘分散度测定常用的方法是用显微镜直接观察测得的投影粒径,计算的数量分散度。粉尘的分散度与其在呼吸道中的阻留有关。粒径 <15μm 的粉尘颗粒称为可吸入性粉尘,粒径 <5μm 的粉尘颗粒称为呼吸性粉尘,可达呼吸道深部和肺泡区。粒径在 1~2μm 左右的粉尘,可较长时间的悬浮在空气中,被机体吸入机会也更大,相对危害较大。

(4)发病机制:目前尚未能全面阐明硅沉着病的发病机制。近年研究认为,硅尘进入肺内被巨噬细胞吞噬后,SiO_2 的硅氧键断裂形成活性羟基,后者与巨噬细胞溶酶体膜上的受氢体(如氧、硫、氮等原子)形成氢键,从而改变细胞膜的通透性,逸出水解酶,导致巨噬细胞自溶;硅氧键的断裂还可促使氧自由基和过氧化氢形成,参与细胞膜的脂质过氧化反应而导致巨噬细胞的死亡;巨噬细胞损伤后释放出一系列生物活性物质,如白细胞介素Ⅰ、肿瘤坏死因子和转化生长因子 β 等都是致纤维化因子,能刺激成纤维细胞增生,合成胶原纤维;除了激发炎症反应外,还伴随有免疫反应,有多种不同细胞增生,它们在肺纤维化过程中起协同作用。总之,硅沉着病的病因是明确的,发病机制极为复杂,在发病过程中可能有多种因素参与,它们互相影响、互为因果,共同促进硅沉着病的发生和发展。现已有很多证据表明,巨噬细胞死亡崩解后释放抗原可能是主要机制。

(5)病理改变:硅沉着病的病理改变有硅结节、弥漫性间质纤维化、硅性蛋白沉积和进行性大块纤维化,硅结节是硅沉着病的特征性病理改变。典型的硅结节是多层排列的胶原纤维构成,内含闭塞小血管或小支气管,断面似洋葱头状。结节越成熟,尘细胞或成纤维细胞成分越少,而胶原纤维越粗大密集,并可出现透明性变。随着病变的发展,结节可融合成团块状,在团块的中央,由于缺血、缺氧而发生坏死、液化,形成硅沉着病性空洞(silicotic cavity)。

(6)临床表现:①症状与体征,硅沉着病患者可在相当长时期内无明显自觉症状,但 X 线胸片上已呈现较典型的硅沉着病影像改变;随病情进展或发生并发症时,可有胸闷、气急、胸痛、咳嗽、咳痰等。胸闷、气急程度与病变范围有一定的相关关系。② X 线胸片表现,X 线胸片上圆形、不规则形小阴影和大阴影与肺组织内粉尘聚积及纤维化的病变程度密切相关,现已公认可作为硅沉着病诊断的依据。X 线胸片的其他表现,例如肺门改变、肺纹理和胸膜改变以及肺气肿等,对硅沉着病的诊断有重要参考价值。

(7)并发症:硅沉着病最常见的并发症是肺结核,此外还有肺及支气管感染、自发性气胸、肺心病等。硅沉着病和并发症有相互促进作用,一旦出现并发症,可加剧病情进展,甚至死亡。因此,应积极防治并发症。

(8)诊断:根据硅尘作业的职业史、作业场所粉尘浓度测定资料,以技术质量合格的高千伏 X 线后前位胸片表现为主要依据,参考动态系列胸片,结合临床表现和实验室检查,排除其他肺部类似疾病后,对照标准片,按照《职业性尘肺病诊断标准》(GBZ 70-2015),由具有职业病诊断资质的尘肺病诊断组做出诊断和分期。硅沉着病一经确诊,不论其期别,都应及时调离硅尘作业。

(9)治疗:硅沉着病目前尚无法根治。现阶段主要采取的治疗措施包括:①基础治疗,即增强营养、运动康复和氧疗等;②抗肺纤维化药物治疗,临床证明汉防己甲素、克硅平、磷酸哌喹、柠檬酸铝等有不同程度抑制肺纤维化的作用,可在医师指导下使用;③肺灌洗治疗,可直接将潴留在肺内的粉尘颗粒及周围的"吞尘细胞"释放出的刺激纤维化增生因子、炎性因子等清除出体外,起到病因治疗的作用,为目前最有效可行的治疗方法;④对症支持治疗,消炎、止咳化痰、解痉平喘、增强抵抗力、改善循环、抗氧自由基等药物治疗,可改善症状,减少其他并发症;⑤肺移植,终末期全肺,条件允许的话可以考虑肺移植治疗。

(10)预防:硅沉着病的病因明确,完全可以预防。1995 年,世界劳工组织(ILO)和 WHO 在国际职业卫生联合会的建议下发出"全球消除硅沉着病国际规划"的号召,以实现 21 世纪前叶消除硅沉着病。我国已经积极参与到该项活动中。硅沉着病预防的关键是贯彻执行国家防止硅尘危害的法令和条例,坚持综合防尘,把粉尘浓度降到国家卫生标准的接触限值以下。我国在多年实践的基础上,总结出"八字"综合防尘措施,即:革、水、密、风、护、管、教、查。①改革生产工艺,避免接触粉尘,是消除粉尘危害的主要途径。如遥控操纵、计算机控制、隔室监控等措施,采用风力运输、负压吸砂等措施减少粉尘外逸,用含石英低、危害较小的石灰石代替石英砂作为铸型材料等。②湿式作业,为一种相对经济又简单实用的防尘、降尘措施。如采用湿式碾磨石英、耐火原料,矿山湿式凿岩,井下运输喷雾洒水,煤层高压注水等,可在很大程度上防止粉尘飞扬,降低作业场所粉尘浓度。③抽风除尘,对不能采取湿式作业的场所,应采用密闭抽风除尘方法。如采用密闭尘源与局部抽风相结合,防止粉尘外逸,抽出的含尘空气再经除尘装置处理后排入大气。④加强个人防护。在作业现场防尘、降尘措施难以使粉尘浓度降至国家卫生标准所要求的水平时,可佩戴防尘护具作为辅助防护措施,效果较好的有防尘口罩、防尘安全帽、送风头盔等。⑤维护管理,建立健全防尘管理制度,包括对防尘设备要加强维护和检修,合理调配劳动组织和卫生清扫制度等,从制度上保证防尘工作的经常化。⑥开展防尘的职业健康教育,提高职工的防尘知识水平,增强个人的防尘及自我保healthcare意识。⑦定期检查生产环境空气中的粉尘浓度,同时检查防尘措施效果。做好定期健康检查,以便早期发现、诊断和治疗硅沉着病患者。

三、生物性有害因素对健康的危害

生物性有害因素是指存在于生产环境中,对职业人群健康产生危害的致病微生物、寄生虫及某些动植物、昆虫等以及它们产生的生物活性物质。

(一) 致病微生物

畜牧业、毛皮、纺织作业等置业人群,在工作环境中均可能接触到或感染炭疽杆菌、布鲁氏菌;林业、勘探和部队进驻林区可接触或感染到森林脑炎病毒;医务工作者在与患者接触的同时可接触到致病菌和病毒;以上职业可引起炭疽病、布鲁氏菌病、森林脑炎等职业性传染病。2016 年我国共报告职业性传染病 610 例,其中布鲁氏菌病 535 例、森林脑炎 64 例、莱姆病 11 例。病例主要分布在农林牧渔业(355 例)和制造业(123 例)。

(二) 寄生虫

农民在田间劳动时可被钩虫感染;从事粮食和饲料加工、储存的职业人员可接触到尘螨,引起过敏性皮炎、过敏性哮喘和过敏性鼻炎等变态反应性疾病。

(三) 动植物

种植业、园艺园林、木材加工、农林科技人员及肉、奶、蜂蜜制品等食品加工从业人员均有机会接触到动植物性有害因素。如一些害虫及蛾类幼虫体表的毒毛刺入皮肤可引起皮炎,某些植物花粉可引起变态反应性皮炎、哮喘等。

四、不良生理和心理因素对健康的危害

在生产劳动和工作过程中,从业者为完成某项工作任务,劳动强度过大、精神过度紧张、不良工作体位或组织方式不合理等,均可造成对从业者生理和心理的不良影响。

(一) 不良职业性生理因素及其危害

指在劳动过程中由于人体工程问题而出现的个别器官或系统紧张、长时间处于不良体位、姿势或使用不合理的工具等所致的健康损害。有强制体位所致疾病,个别器官紧张所致疾病和压迫及摩擦所致疾病等。

1. 工作设备失配　工作设备不符合人体解剖学特征,可导致操作者长期处于不良体位,如座位、工作台或工作面不能保证适宜的身体姿势。

2. 劳动作息制度不合理　工作强度过大或工作安排不当,如安排的作业与劳动者的生理状况不适应、生产定额过高、超负荷的加班加点等。

3. 在劳动时个别器官或系统过度紧张　如光线不足引起的视力紧张以及歌唱时发音器官的过度紧张等。

（二）不良职业性心理因素及其危害

当职业或工作的需要与从业者的完成能力、适应能力和认识之间出现可察觉到的不平衡时，从业者可产生不适应的心理和生理反应，这种来自于工作中的社会心理不良刺激，称为不良职业性心理因素。现代高科技、高技术、快节奏的生产和工作方式，增加了从业者精神上和心理上的压力，使社会心理因素对从业者健康的影响越来越值得关注，成为愈来愈突出的职业卫生问题。不良职业性心理因素一方面来源于职业因素，同时与从业者的主观认识和适应能力也有关。

1. 不良职业性心理因素的来源

（1）职业因素：①工作组织安排，如工作重复单调、轮班制度不合理、下岗分流、工作量超负荷或工作量负荷不足；②工作职责不明确，如工作责任重大、工作职责冲突等；③人力资源方面，如工作发展前途、安全性与稳定性，职位是否合理，提升晋级问题，福利、待遇、调离、失业等问题；④组织人际关系，如个人在组织机构中的位置与职责，同事间或上下级间关系是否协调，工作合作与支持等问题；⑤工作环境，如工作的装备条件、环境卫生状况、有害因素控制情况等。

（2）从业者自身因素：①从业者的知识水平、技术能力是否达到工作的要求；②从业者在决定如何完成工作或控制工作速度方面有多大的自主权；③对意外事件的预见程度和处理方法；④对工作内容、数量、完成时间限制和计划等要求是否了解等。

2. 职业紧张与心身疾病　职业紧张（occupational stress）又称工作紧张（job stress），是指由于工作或工作有关的社会心理因素刺激所引发的紧张。往往是在工作要求与从业者的能力、资源不平衡或个体需求不满足时出现，并产生有害的生理和心理反应。长期、持续或反复的职业紧张，可使从业者产生生理上的不良效应和行为改变，甚至诱发心身疾病。如可出现神经系统方面的失眠、紧张性头痛，心血管系统方面出现心律不齐、高血压、偏头痛、冠状动脉粥样硬化性心脏病等，消化系统可出现神经性厌食、胃十二指肠溃疡等，呼吸系统可出现神经性咳嗽、过度换气综合征等，以及出现骨骼系统和内分泌系统的心身疾病。

本章小结

职业环境中存在的生产性有害因素按其性质分为物理性、化学性、生物性有害因素和不良生理心理性因素四大类。它们可直接或间接地对从业者造成健康损害，即职业性病伤，包括职业病、工作有关疾病和职业性外伤（也称工伤），其中最主要的是职业病。目前我国法定职业病分 10 大类 132 种，职业病与其他疾病不同，具有一定的法律意义，在诊断时必须符合法定程序。我国职业病防治工作仍面临着严峻挑战，据《2015—2016 年全国职业病报告情况》，2015 年和 2016 年全国报告职业病分别为 29 180 例和 31 789 例，仍呈上涨趋势。新时代本着以人为本的历史使命，加强职业病管理和职业卫生服务是全社会的共同责任，更是我们医务工作者义不容辞的职责。

案例讨论

1. 2007 年 1 月，某县建筑工程公司民工队在加氢装置承包一项任务。一民工佩戴隔离式防毒面具（软管式呼吸器），在装置外东侧公路旁含硫污水井内清掏淤泥。下井后第一桶还未掏满，他就站起来，随手摘掉防毒面具，随即晕倒。此时，在 50m 外干活的班长听到呼救声，立即赶到现场，戴上活性炭滤毒罐下井救人，也中毒倒下。后经奋力抢救，前面那个民工终因中毒时间较长、中毒过重，抢救无效死亡。

问题：

1. 你认为是何种中毒？如何做出最后判断？
2. 为何中毒发生如此迅速？
3. 试分析发生该事故的原因，应采取哪些防范措施？

案例讨论 1

2. 某男士,从事蓄电池生产3年,自诉头昏、无力、肌肉关节酸痛、记忆力减退,时有便秘、腹绞痛,体检发现舌、手指及眼睑均有轻度震颤,皮肤划痕阳性,于门齿、犬齿、牙龈的内外侧边缘处可见蓝黑色线,血红蛋白90g/L。

问题:

1. 何种诊断可能性最大?
    A. 急性汞中毒
    B. 慢性汞中毒
    C. 急性铅中毒
    D. 慢性铅中毒
    E. 慢性苯中毒
2. 如果你是首诊医生,接下来需要做哪些工作?
3. 如果你是职业病诊断医生,你将如何做?

(胡玉华)

扫一扫,测一测

思考题

1. 如何定义职业卫生服务? 职业卫生服务包括哪些内容? 职业卫生服务实施原则有哪些?
2. 做好职业病管理,从几个方面展开?
3. 职业病诊断需要哪些程序和依据?
4. 职业人群健康监护包括哪几方面?

第三章	食品安全与食物中毒

学习目标

1. 掌握：食品安全和食源性疾病的概念、食品污染的种类和来源；食品添加剂的使用原则；食物中毒的概念及特征、食物中毒的分类。

2. 熟悉：各种细菌性食物中毒的特点及预防措施；有毒动植物食物中毒的特征及防治措施；化学性食物中毒的临床特点及防治措施；食物中毒调查与处理。

3. 了解：各类食品的污染及防治；食品添加剂的概念及分类；真菌毒素和霉变食品中毒的特点及预防措施。

4. 能辨别各种食物中毒，并熟练地进行食物中毒现场调查与处理；结合食品卫生知识针对性地开展食品安全健康教育。

民以食为天，食以安为先。食品安全是人民生活之根本，国家稳定之基础，社会发展之前提。食品若不安全，就会危及人的健康和生命。20 世纪 40~50 年代，日本因工业废弃物造成食品污染，发生了震惊世界的痛痛病和水俣病；20 世纪 80 年代，上海发生了全世界最大的食源性甲肝暴发流行，30 多万人感染甲肝，数人死亡。21 世纪的今天，在发展中国家每年约有 210 万人死于食源性和水源性疾病，在工业化国家每年有 30%的人遭受食源性疾病的影响。我国近年来发生的食品中加入致癌物苏丹红、猪肉中检出有害物"瘦肉精"、奶粉中违法添加三聚氰胺等事件不断向我们敲响食品安全的警钟。随着经济全球化的迅速发展，尤其是食品贸易的不断扩大，食品安全对人类健康的影响已成为各国政府和人民共同关注的焦点。

第一节 食品安全与食品污染

案例导学

1999 年 2 月，比利时的一些养鸡业者发现，其饲养的母鸡生蛋率下降，蛋壳坚硬，且肉鸡生长异常。经比利时农业专家调查发现，比利时 9 家饲料公司生产的饲料中含有二噁英，鸡体内二噁英含量高于正常值的 1000 倍。污染事件影响的范围迅速扩大，波及世界多国。

欧盟委员会决定在欧盟 15 国停止出售，并收回和销毁比利时生产的肉鸡、鸡蛋和蛋禽制品。美国决定全面禁止比利时肉类、乳制品和相关加工产品进口。

问题：
1. 你了解二噁英的性质和危害吗？
2. 二噁英污染食物的来源有哪些？

一、食品安全与食源性疾病

(一) 食品安全

我国 2009 年 2 月 28 日颁布的《中华人民共和国食品安全法》把食品安全的含义定为：食品无毒、无害，符合应当有的营养要求，对人体健康不造成任何急性、亚急性或者慢性危害。

近 30 年来，食品安全概念的内涵有了很大发展。第一，食品安全属于综合概念。它包括食品卫生、食品质量、食品营养等内容和食品(食物)种植、养殖、加工、包装、贮藏、运输、销售、消费等环节。第二，食品安全具有社会属性。不同国家、不同地域以及不同历史时期，食品安全所面临的突出问题和治理要求有所不同。例如，在发达国家，食品安全所关注的主要是因科学技术发展所引发的问题，如转基因食品对健康的影响；而在发展中国家，食品安全所侧重的则是市场经济发育不成熟所引发的问题，如假冒伪劣、有毒有害食品的非法生产经营等。第三，食品安全彰显了法律效应。进入 20 世纪 80 年代以来，一些国家以及有关国际组织从社会系统工程建设的角度出发，逐步以食品安全的综合立法替代卫生、质量、营养等要素立法。如 1990 年英国颁布了《食品安全法》，2000 年欧盟发表了具有指导意义的《食品安全白皮书》，2003 年日本制定了《食品安全基本法》，2009 年 6 月 1 日，我国正式实施《中华人民共和国食品安全法》，2015 年 4 月 24 日修订后的《中华人民共和国食品安全法》由全国人民代表大会常务委员会第十四次会议审议通过，自 2015 年 10 月 1 日起施行。

(二) 食源性疾病

1. 食源性疾病的概念　食源性疾病(food borne disease)指食品中致病因素进入人体引起的感染性、中毒性等疾病，包括食物中毒(如细菌性食物中毒、化学性食物中毒、有毒动植物中毒等)和食源性的肠道传染病(如甲型肝炎、痢疾、霍乱等)、寄生虫病(如华支睾吸虫病、旋毛虫病等)、人兽共患传染病(如疯牛病、口蹄疫等)、化学性有毒有害物质所造成的慢性中毒性疾病(如痛痛病、水俣病等)。

2. 食源性疾病的特征　主要有：①食物(水)是传播病原物质的媒介，经口摄入后而导致患病；②其致病因子既可是食物受到生物性、化学性、放射性污染，也可是食物本身所含毒素所致；③人体摄入食物中所含有的致病因子可引起以中毒或感染两种病理变化为主要发病特点的各类临床综合征。

二、食品污染与食品污染物

食品污染(food contamination)是指在各种条件下，导致外源性有毒有害物质进入食品，或者食物本身发生化学反应而产生有毒有害物质，从而造成食品安全性、营养性或感官性状发生改变的过程。

(一) 食品污染的种类和来源

1. 生物性污染　主要指病原体的污染。包括细菌、病毒、真菌及其毒素，寄生虫及其虫卵和昆虫对食物的污染和生物战剂污染等。其中以微生物污染范围最广、危害最大，主要有细菌与细菌毒素；寄生虫和虫卵主要有囊虫、蛔虫、绦虫、华支睾吸虫等；昆虫污染主要有甲虫类、螨类、谷蛾、蝇、蛆等；战争时期使用的生物武器可造成生物战剂对食品的污染。

2. 化学性污染　主要是食品受到各种有害的无机、有机化合物或人工合成物质的污染。如农药使用不当，残留于食物中；工业三废不合理的排放，造成有害物质对食物的污染；食品容器包装材料质量低劣或使用不当，致使其有害金属或有害塑料单体等溶入食品；滥用食品添加剂的污染等。

3. 物理性污染　主要来自食品生产、存储、运输等过程中的污染杂物，食品掺杂掺假，放射性物质的开采、冶炼、生产以及在生活中的应用与排放，核爆炸、核废物的污染。

(二) 食品污染物对人体健康的影响

食用受污染的食品可对人体健康造成不同程度的直接或间接危害。

1. 食品失去食用价值　受污染的食品变味、变形、变色、腐败变质或营养成分破坏。

2. 急性感染或中毒　食用被细菌及其毒素、真菌及其毒素或有毒化学物质污染的食品，可引起各种感染或急性中毒。

3. 慢性危害 长期持续不断地摄入被某些有害物质污染的食物,可引起机体慢性中毒等危害,如慢性铅中毒、痛痛病等。

4. 致畸、致癌和致突变作用 某些食品污染物可通过母体作用于胚胎,使发育中的细胞分化和器官形成不能正常进行,出现畸胎,甚至死胎。亚硝胺、黄曲霉毒素、多环芳烃,以及砷、镉、镍、铅等污染物还有致突变和(或)致癌作用。

(三)常见的食品污染物及其危害

1. 生物性污染物

(1)食品细菌:食品中常见的细菌称为食品细菌,包括致病菌、条件致病菌和非致病菌。致病菌直接引起人体疾病,可有两种方式污染食品。一是动物生前感染,如患沙门菌病的畜禽,其肌肉、内脏、乳、蛋都带有沙门菌;二是致病菌通过带菌者粪便、病灶分泌物、苍蝇、生活用具、水、工作人员的手等污染食品。国家卫生标准规定在任何食品中不得检出致病菌。条件致病菌通常不致病,只是在一定特殊条件下才有致病力。非致病菌多数为腐败菌,一般不会引起疾病,但与食品的腐败变质关系密切,是评价食品卫生质量的重要指标。

(2)黄曲霉毒素(aflatoxin,AF):是主要由黄曲霉、寄生曲霉产生的代谢产物,为二氢呋喃氧杂萘邻酮的衍生物,即基本结构中都含有一个二呋喃环和一个氧杂萘邻酮(又叫香豆素),目前已分离鉴定出20多种。其结构与毒性和致癌性有关,凡二呋喃环的末端有双键者毒性较强并有致癌性。

黄曲霉毒素耐热,一般的烹调加工很难将其破坏,在280℃时才发生裂解,毒性可被破坏。黄曲霉毒素在中性和酸性环境中稳定,在 pH 9~10 的强碱性(加氢氧化钠)环境中能迅速分解成香豆素钠盐,可溶于水而被洗脱掉。

世界各国的农产品普遍受到黄曲霉毒素的污染,一般热带和亚热带地区的食品污染较重。我国长江以南高温高湿地区黄曲霉毒素污染要比北方地区严重,主要污染的粮食作物为花生、花生油和玉米,大米、小麦、面粉污染较轻,豆类很少受到污染。

黄曲霉毒素有很强的急性毒性,其毒性为氰化钾的 10 倍。长期小剂量摄入黄曲霉毒素可造成肝脏慢性损害,引起肝炎、肝硬化和肝坏死等。黄曲霉毒素对动物有强烈的致癌性,可导致多种动物发生癌症。其与人类癌症的关系,目前难以得到直接证据,但肝癌流行病学研究发现,食物中黄曲霉毒素污染严重和人类实际摄入量比较高的地区,原发性肝癌的发病率较高。

(3)镰刀菌毒素:是镰刀菌属中多种真菌所产生的代谢产物,常污染粮食。镰刀菌毒素包括单端孢霉烯族化合物、玉米赤霉烯酮、丁烯酸内酯、串珠镰刀菌毒素(伏马菌素)。联合国粮农组织(FAO)和WHO 联合召开的第三次食品添加剂和污染物会议,将镰刀菌毒素同黄曲霉毒素一样看待,认为是自然发生的最危险的食品污染物,已列入当前国际最重要的研究课题之一。镰刀菌毒素可引起人畜发生急性、亚急性或慢性中毒。近年来,镰刀菌毒素的致癌、致畸、致突变的潜在危害越来越受到关注。

(4)病毒:是一类只能在活细胞内寄生的非细胞型微小生物。由于食品中的病毒数量少,检测方法复杂,人们对食品中的病毒污染不甚重视。常见污染食品的病毒类型有肝炎病毒、禽流感病毒、疯牛病病毒和轮状病毒等。

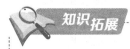

疯 牛 病

疯牛病是一种对人、动物感染性强、诊断困难、危害极大的传染病,属可传递性中枢神经系统变性疾病,是人的海绵状脑病。本病以进行性痴呆、肌阵挛、锥体束或锥体外系损伤症状为主要临床表现,数月至 1 年死亡。病理上以大脑海绵状变性、神经细胞脱落、星形胶质细胞增生为主要改变,该病已波及世界各国。

疯牛病是因健康牛食入含有致病性朊病毒的病牛、病羊的脑和脊髓等脏器制成的人工蛋白饲料所致。人类的库鲁病、克-雅氏病是由于食入患疯牛病的牛的肉、脏器及其制品而传染发病,可通过孕妇垂直传播。

2. 化学性污染物

(1)农药(pesticide):是指用于预防、消灭或者控制危害农业、林业的病、虫、草和其他有害生物,以及有目的地调节植物、昆虫生长的化学合成,或者来源于生物、其他天然物质的一种物质或者几种物质的混合物及其制剂。按用途分为杀(昆)虫剂、杀(真)菌剂、除草剂、杀线虫剂、杀螨剂、杀鼠剂、落叶剂和植物生长调节剂等类型。其中使用最多的是杀虫剂、杀菌剂和除草剂。按化学组成及结构分为有机磷、氨基甲酸酯、拟除虫菊酯、有机氯、有机砷、有机汞等类型。

使用农药可以减少农作物的损失、提高产量,增加粮食供应;但农药使用不当,可对环境造成严重污染,使环境质量恶化,物种减少,生态平衡破坏。进入环境中的农药,可通过多种途径污染食品。使用农药后,在农产品、食品及动物饲料中出现的农药及其代谢产物、降解物或衍生物统称为农药残留(pesticide residue)。食品中农药的来源有:施用农药对农作物的直接污染;农作物从污染的环境中吸收农药;通过食物链污染食品。除此之外,粮食使用熏蒸剂、粮食储存加工、运输销售过程中以及事故性污染都有可能导致农药残留。

食品中残留的农药母体、衍生物、代谢物、降解物都能对人体产生危害。例如有机磷农药是一种神经毒剂;有机氯农药慢性中毒表现为肝脏病变、血液和神经系统损害,还可以对人体和动物的内分泌系统、免疫功能、生殖功能等产生影响;二溴乙烷对人畜有致畸、致突变作用;杀虫剂对人有潜在的致癌威胁,对动物有致癌作用。

(2)N-亚硝基化合物(N-nitroso compound,NOC):是对动物具有较强致癌作用的一类化学物质,在已研究的300多种亚硝基化合物中,90%具有致癌性。根据分子结构不同,N-亚硝基化合物可分为N-亚硝胺和N-亚硝酰胺。N-亚硝基化合物的生产和应用并不多,但其前体物亚硝酸盐、硝酸盐和胺类则广泛存在于环境和食品中,在一定条件下,可转化合成N-亚硝基化合物。目前发现N-亚硝基化合物含量较多的食品有烟熏鱼、腌制鱼、腊肉、火腿、腌酸菜、啤酒及不新鲜的蔬菜等。此外,机体内也能合成一定量的亚硝基化合物,胃可能是人体合成亚硝胺的主要场所。

动物实验证实,N-亚硝基化合物能诱发多种动物肿瘤;有的实验显示N-亚硝基化合物还可以通过乳汁使子代发生肿瘤。流行病学研究表明,人类某些肿瘤可能与亚硝基化合物有关,如胃癌、食管癌、结直肠癌、膀胱癌以及肝癌,但目前尚缺少N-亚硝基化合物对人类直接致癌的资料。例如我国河南林县是食管癌高发区,当地居民有吃腌菜的饮食习惯,腌菜中的亚硝胺及其前体物质检出率与含量均较高,当地井水中还可检出硝酸盐和亚硝酸盐。

(3)多环芳烃类化合物(polycyclic aromatic hydrocarbon,PAH):是指两个或两个以上苯环稠合在一起的一系列烃类化合物及其衍生物,目前已鉴定出数百种,其中苯并(a)芘是第一个被发现的环境化学致癌物,而且致癌性很强。

食品中的污染来源:①高温烹调加工时,食品成分发生热解或热聚合反应直接生成;②用煤、炭和植物燃料烘烤或熏制食品时直接污染;③土壤、水和大气中的PAH直接或间接污染植物性食品、水产品;④食品加工、贮存中被机油、沥青和包装材料等污染,如在柏油路上晾晒粮食或在内壁附着石蜡涂料的容器中存放牛奶均可使食品受到污染;⑤植物和微生物合成微量PAH。

苯并(a)芘对动物具有致癌性、致突变性及生殖系统毒害性,在小鼠并可经胎盘使子代发生肿瘤,也可使大鼠胚胎死亡、仔鼠免疫功能下降。PAH对人体的主要危害部位是呼吸道和皮肤,人长期处于多环芳烃污染的环境中,可引起急性或慢性损害及致癌性,如日光性皮炎、痤疮型皮炎、毛囊炎及皮肤癌和肺癌等。人群流行病学研究资料显示,食品中苯并芘含量与胃癌的发生相关,如在冰岛、匈牙利和拉脱维亚某些地区以及我国新疆胃癌高发区,居民经常食用含苯并(a)芘较高的熏肉、熏鱼类食品。

(4)二噁英类化合物:二噁英(dioxin)的化学名为2,3,7,8-四氯二苯并对二噁英(TCDD)。其名称"二噁英"通常用来指结构和化学性质相关的多氯二苯二噁英(PCDDs)和多氯二苯并呋喃(PCDFs)。多氯联苯(PCB)等化合物的理化性质和毒性与二噁英相似,称为二噁英类似物。

二噁英类化合物无色无味,熔点较高,脂溶性强,易在生物体内蓄积;化学性质非常稳定,不易分解或在环境中降解,其半衰期平均为9年。

食品中的污染来源:①主要来自环境的污染,如金属冶炼、纸浆的氯气漂白以及含氯农药的合成和使用,垃圾(特别是含聚氯乙烯的垃圾)、医疗废弃物、汽油的不完全燃烧,都可直接或间接污染食物;②食品包装材料的污染,如聚氯乙烯塑料、氯气漂白过的纸张,均可将其中残留的二噁英迁移到食品中;③意外事故的污染,如日本米糠油受到多氯联苯(PCB)的污染事件。二噁英主要污染动物性食品。

二噁英属极强毒性毒物,可使动物体重明显降低,伴有肌肉和脂肪组织急剧减少,称为废物综合征(wasting syndrome)。动物经皮肤或全身染毒接触二噁英后会出现氯痤疮,为二噁英毒性的特征标志。二噁英可使多种动物及人类接触者的肝脏受损,表现为肝大、肝功能异常。二噁英及其类似物可使实验动物的胸腺萎缩,对体液免疫与细胞免疫有抑制作用;具有明显的抗雌激素和抗雄激素作用及生殖毒性。TCDD对多种动物有致畸作用,尤以小鼠最为敏感;孕妇经常接触二噁英会使胎儿中枢神经、泌尿、生殖系统受到伤害。TCDD对动物有极强的致癌性,可诱发多部位肿瘤;可使暴露人群患各种癌症危险性增加。

(5)有毒金属:某些金属通过食物进入人体,可干扰人体正常生理功能,危害人体健康,如汞(Hg)、镉(Cd)、铅(Pb)、砷(As)等,常称为有毒金属。食品中的有毒金属,一部分来自于农作物对金属元素的生物富集;另一部分则来自于环境污染及食品生产、加工、贮藏、运输过程中的污染。

有毒金属的毒作用特点:①强蓄积性,生物半衰期长,进入人体后排出缓慢;②通过食物链的生物富集作用可在生物体及人体内达到很高浓度;③对人体的危害以慢性中毒和远期效应为主,如砷化物可引起慢性中毒,诱发恶性肿瘤。

(6)吊白块(formaldehyde sulphoxylate):又称雕白粉,化学名称为甲醛次硫酸氢钠,为半透明白色结晶或小块,易溶于水。高温下具有极强的还原性,有漂白作用,在工业上用作漂白剂。由于吊白块对食品的漂白、防腐效果明显,可改变食品的感官性状(增白、爽口),增加韧性和延长保鲜时间,而且价格低廉,故常被不良商家掺入食品中使用。吊白块在食品加工过程中分解产生的甲醛,是细胞原浆毒,能使蛋白质凝固,摄入 10g 即可致人死亡。长期食用吊白块漂白过的食品,可对机体的某些酶系统有损害,造成肺、肝、肾等的损害;同时也会影响中枢神经系统,导致失眠和生物节律紊乱,引起四肢麻木或震颤,甚至有致癌、致畸和致突变作用。

3. 物理性污染物

(1)杂物污染:食品中的杂物主要来自:①食品产、储、运、销的污染物,如粮食收割时混入的草籽、液体食品容器中的杂物等;②食品的掺假掺杂,如粮食中掺入的沙石、肉中注入的水等。

(2)放射性污染:环境中天然放射性核素以及放射性核素的人为污染,均可通过水、空气、土壤、食物链转移到食品中。摄入放射性物质污染的食品后,对人体内各种组织、器官和细胞可产生低剂量、长期内照射效应,主要表现为免疫系统、生殖系统的损伤和致癌、致畸、致突变作用。

三、各类食品的污染及其防治

(一) 粮豆

1. 污染来源 ①粮豆在农田生长期及收获、贮存过程中均可受到真菌及其毒素的污染;②农药残留:农药可通过直接喷洒施用和水、空气及土壤途径污染粮豆作物;③工业废水和生活污水灌溉农田时,其中可能含有的汞、镉、砷、铅、铬、酚和氰化物等,可对粮豆作物造成污染;④仓储害虫:我国常见的仓储害虫有甲虫(大谷盗、米象、谷蠹和黑粉虫等)、螨虫(粉螨)及蛾类(螟蛾)等 50 余种;⑤无机夹杂物和有毒植物种子的污染,前者如砂石、泥土、金属等,后者有麦角、毒麦、曼陀罗籽、苍耳子等。

2. 防治措施 ①为防止真菌和仓储害虫生长繁殖,应将粮谷类水分控制为 12% ~14%,豆类为 10% ~13%;②严格执行粮库的有关卫生管理要求;③粮豆运输时,要认真执行各项规章制度,防止意外污染;④严格遵守《农药安全使用规定》《农药安全使用标准》《农田灌溉水质标准》及有关辐照食品的国家标准,并做到定期检测;⑤在粮豆的选种、农田管理、收获、加工过程中,防止无机夹杂物和有毒种子的污染。

(二) 蔬菜、水果

1. 污染来源 ①施用人畜粪便和生活污水灌溉,可使蔬菜、水果被肠道致病菌和寄生虫卵污染,蔬菜、水果在收获、运输和销售过程中也可受到肠道致病菌污染；②工业废水未经处理直接灌溉农田，可使蔬菜受到污染；③农药残留；④其他污染：蔬菜和水果在生长时遇到干旱或过多施用氮肥，收获后在不恰当的环境中储存和腌制，其硝酸盐和亚硝酸盐的含量会增加；利用激素催熟等。

2. 防治措施　①防止肠道致病菌和寄生虫卵的污染：人畜粪便应经无害化处理再使用；用生活污水灌溉前，应先沉淀去除寄生虫卵；生食蔬菜、水果时应清洗干净或消毒；②严格执行有关农药安全使用的各项规定，禁止在蔬菜、水果中使用高毒农药，慎用激素类农药；③工业废水经无害化处理后方可用于灌溉，并应避免与瓜果蔬菜直接接触，收获前3~4周停止使用工业废水灌溉；④为避免腐败和亚硝酸盐含量过多，蔬菜和水果最好不要长期保藏。

(三) 蛋类

1. 污染来源　①微生物污染：主要是沙门菌、金黄色葡萄球菌和引起腐败变质的微生物污染；细菌可通过血液侵入卵巢，在蛋黄形成过程中污染禽蛋；蛋壳在泄殖腔、不洁的产蛋场所、运输和贮藏过程中受到细菌污染，并在适宜条件下，通过蛋壳的气孔进入蛋内生长繁殖，使禽蛋腐败变质；②化学性污染：农药、激素、抗生素、铅、汞等化学物质，也可造成禽蛋的污染。

2. 防治措施　加强禽类饲养条件的卫生管理，保持禽类和产蛋场所卫生；加强禽蛋的卫生质量监督检查；注意鲜蛋的适宜保存条件。

(四) 奶类

1. 污染来源　①挤奶过程中，细球菌、八联球菌、酵母菌和真菌等的污染，微生物污染奶后可在其中大量繁殖，导致奶的腐败变质；②致病菌污染：一是动物本身的致病菌，通过乳腺进入奶中，如牛型结核分枝杆菌、布鲁氏菌、口蹄疫病毒、炭疽杆菌等；二是挤奶时和奶挤出后至食用前的各个环节，受到挤奶员的手、挤奶用具、容器、空气和水以及畜体表面致病菌的污染；③有毒有害物质残留：应用抗生素、饲料中农药残留量高或受真菌及其毒素污染、重金属和放射性核素等对奶的污染。

2. 防治措施　①做好挤奶过程中各环节的卫生工作，减少微生物对奶的污染；②对各种病畜奶应按照规定分别给予无害化处理，合理使用兽药治疗病畜；③采取措施，防止饲料的污染；④各种奶制品均应符合相应的安全标准。

(五) 畜禽肉

1. 污染来源　①腐败变质：健康畜肉的pH较低（pH 5.6~6.2），具有一定的抑菌能力；而病畜肉pH较高（pH 6.8~7.0），且在宰杀前即有细菌侵入机体，由于细菌的生长繁殖，可使宰杀后的病畜肉迅速分解，引起腐败变质；②人畜共患传染病或寄生虫病；③兽药残留：病畜禽的治疗用药量大，或饲料中的添加用药都可能在畜禽肉体中残留，导致中毒或使病菌耐药性增强；④肉制品加工中多环芳烃、亚硝酸盐的污染。

2. 防治措施　①加强畜禽屠宰的管理，做到畜禽病健分离和分宰；②严格执行检验检疫制度，病畜肉必须进行无害化处理或者销毁；③保持加工、贮存、运输、销售等环节的卫生；④合理使用兽药，执行动物性食品兽药最高残留限量标准；⑤肉制品加工时必须保证原料肉的卫生质量，防止滥用添加剂。

(六) 油脂

1. 污染来源　①油脂酸败：指油脂和含油脂的食品，在贮存过程中经生物酶、光和氧的作用，而发生一系列化学变化，引起变色、气味改变等感官性状恶化；②有毒有害物质污染：真菌及其毒素污染油料种子后，其毒素可转移到油脂中；油脂在生产和使用过程中，可能受到多环芳烃类化合物的污染；植物中的天然毒物，如棉酚、芥子油苷、芥酸。

2. 防治措施　①保证油脂纯度，低温、遮光、密封、断氧保存或在油脂中加入抗氧化剂，避免金属离子污染，以防止油脂酸败变质；②在生产加工和使用时，减少多环芳烃的污染，防止真菌及其毒素污染油料种子；使用油脂加工食品时，应尽量避免油温过高，减少反复使用次数，随时添加新油，以防止聚合物形成；③加强质量检验，不符合标准的食用油脂不准进入市场。

(七) 酒类

酒的基本成分是乙醇。按其生产工艺分为蒸馏酒（如白酒）、发酵酒（啤酒、黄酒和果酒等）和配制酒(又称露酒)。

1. 污染来源　①微生物污染:发酵酒乙醇含量低,较容易受到微生物污染;酿造黄酒时,如选料不慎,使用受潮的谷物,在酿造过程中会产生黄曲霉毒素。②有毒有害物质污染:如原料中的果胶,在果胶酶或酸、碱的作用下,分解为果胶酸和甲醇;大麦芽的直接烘干可使啤酒中的 N-二甲基亚硝胺增高;果酒生产中使用 SO_2,可起到杀菌、澄清、增酸和护色的作用,若使用量不当或发酵时间过短,可以造成 SO_2 残留;使用含铅量较高的酿酒器具,其中的铅可转入酒中。

2. 防治措施　①严格执行原料、辅料标准,定期进行菌种筛选和纯化;②与酒接触的容器、管道、蒸馏冷凝器、酒池等所用的材料和涂料必须无毒无害,符合相关标准的要求;③在酒类生产经营过程中不得掺假、掺杂;④加强生产、贮存、运输、销售过程中的卫生管理。

四、主要食品添加剂及安全使用

(一) 食品添加剂的概念

食品添加剂指为改善食品品质和色、香、味以及防腐和加工工艺的需要而加入食品中的化学合成或天然物质。另外,目前我国已明确规定营养强化剂也属于食品添加剂的范畴。营养强化剂是指"为增强营养成分而加入食品的天然或者人工合成的属于天然营养素范围的食品添加剂"。

(二) 食品添加剂的分类

目前我国使用的食品添加剂种类繁多,按其来源、功能用途分类如下:

1. 按来源分类　根据来源可分为天然食品添加剂和化学合成食品添加剂两大类。前者是指利用动植物或微生物的代谢产物等为原料,经提取所获得的天然物质;后者是指采用化学合成手段,使元素或化合物通过氧化、还原、缩合、聚合和成盐等反应得到的物质。一般认为,天然食品添加剂的毒性比化学合成食品添加剂弱。由于天然食品添加剂品种少,价格较高,目前普遍使用的添加剂大多为化学合成食品添加剂。

2. 按功能用途分类　食品添加剂按用途分类便于使用,是最常用的分类方法。由于不同国家对食品添加剂功能判断有异,因而其分类也不尽相同,目前我国商品分类中的食品添加剂种类共 35 类,其中,原国家卫生计生委颁布的《食品添加剂使用标准》(GB 2760-2014)和原卫生部公告允许使用的食品添加剂有 23 个类别,2000 多个品种,包括酸度调节剂、抗结剂、消泡剂、抗氧化剂、漂白剂、膨松剂、胶姆糖基础剂、着色剂、护色剂、乳化剂、酶制剂、增味剂、面粉处理剂、被膜剂、水分保持剂、营养强化剂、防腐剂、稳定和凝固剂、甜味剂、增稠剂、香料、加工助剂及其他。

(三) 食品添加剂的使用原则

食品添加剂与我们的日常饮食生活密切相关,近年食品毒理学研究发现,原本认为无毒的食品添加剂可能存在致癌、致畸及致突变的危害。故食品添加剂使用已影响到人体的健康,必须确保正确使用,严禁滥用。一般来说,其使用应遵循以下原则:

1. 食品添加剂本身应该经过充分的毒理学鉴定程序,证明在使用限量范围内长期使用对人体安全无害。

2. 食品添加剂应有严格的卫生标准和质量标准,有害杂质不得检出或不能超过允许限量;不得以食品添加剂掩盖食品的腐败变质、质量缺陷或掺假、掺杂或伪造为目的;不得经营和使用无卫生许可证、无产品检验合格证及污染变质的食品添加剂。

3. 食品添加剂在应用中应有明确的检验方法。

4. 不影响食品自身的感官性状和理化指标,对营养成分应无破坏作用,也不影响食品的质量及风味。

5. 食品添加剂在达到一定使用目的后,经加工、烹调或贮存时,能消除或破坏,避免摄入人体,则更为安全。

6. 未经国家卫生健康委员会允许,婴儿及儿童食品不得加入食品添加剂,如糖精、色素等。

7. 食品添加剂在进入人体后,最好能参与人体正常的物质代谢;或能被正常解毒过程解毒后全部排出体外;或因不被消化道吸收而全部排出体外。不能在人体内分解或与食品作用形成对人体有害的物质。

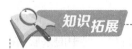

转基因食品

随着现代生物技术的发展,转基因食品作为现代生物技术的必然产物走进了居民的生活,转基因食品的安全性也逐渐引起了各国政府和国际组织的关注。

转基因食品,就是通过基因工程技术将一种或几种外源性基因转移到某种特定的生物体中,并使其有效地表达出相应的产物多肽或蛋白质,此过程叫转基因。以转基因生物为原料加工生产的食品就是转基因食品。

目前有关转基因食品安全的管理,各国政府出台了相应的法律和管理办法,主要包括食用安全性评价和实行强制标识或自愿标识,让消费者自己选择是否使用转基因食品。

第二节 食 物 中 毒

2016 年 7 月 25 日午后,在某市一培训机构特训营食堂的就餐人员先后出现呕吐、发热、乏力、腹泻等症状,至 26 日一早到医务室就诊的类似症状患者越来越多,部分严重的患者被送往附近医院治疗,约有 80 人就餐后出现类似症状。

一位参加培训的同学介绍说,25 日中午,他在特训营二楼的食堂就餐,吃的土豆烧鸡块,很快就感觉肠胃不舒服,并出现呕吐、腹泻的症状。他同宿舍的几位同学也吃了土豆烧鸡块,大家都出现严重腹泻,大便为水样便,带黏液,班上同学的朋友圈里全是求止泻药的留言。

问题:

1. 此次事件能否判定为食物中毒?依据是什么?

2. 如何对此次事件进行调查和处理?

一、食物中毒概述

(一) 食物中毒的定义

食物中毒(food poisoning)是指食用了被生物性、化学性有毒有害物质污染的食品或者食用了含有毒有害物质的食品后所出现的急性、亚急性疾病。食物中毒不包括因暴饮暴食所引起的急性胃肠炎、食源性肠道传染病和寄生虫病,也不包括因一次大量或长期少量摄入某些有毒、有害物质而引起的以慢性毒害为主要特征的疾病。

(二) 食物中毒的特征

1. 发病呈暴发性 潜伏期短,来势急剧,短时间内可有很多人同时发病,发病曲线呈突然上升趋势,并很快形成高峰。

2. 临床表现相似 患者具有相似的临床表现,大多为急性胃肠炎症状。

3. 发病与食物有关 发病者在相近的时间内食用了某种有害的食物,未食用者不发病;波及范围与污染食物供应范围一致;停止供应污染食物后,流行即告终止。

4. 人与人之间无传染性 由于没有人与人之间的传染过程,发病曲线呈突然上升、又迅速下降的趋势,无传染病发病曲线的余波。

(三) 食物中毒的分类

1. 细菌性食物中毒 因摄入被致病菌或其毒素污染的食物而引起的食物中毒。常见的有沙门菌属、变形杆菌、金黄色葡萄球菌、副溶血性弧菌、蜡样芽孢杆菌、肉毒梭菌等引起的食物中毒。

2. 有毒动植物食物中毒　指误食有毒动植物或摄入因加工、烹调不当未除去有毒成分的动植物而引起中毒。如河豚、有毒蜂蜜、鱼类组胺、毒蕈、四季豆、发芽马铃薯、鲜黄花菜、白果等引起的食物中毒。

3. 真菌及其毒素食物中毒　指摄入了被产毒真菌及其毒素污染的食物而引起的食物中毒。如赤霉病麦、霉变甘蔗等引起的食物中毒。

4. 化学性食物中毒　指误食有毒化学物质或食用被有毒化学物质污染的食物而引起的食物中毒。如砷化物、亚硝酸盐、有机磷农药、磷化锌等引起的食物中毒。

二、细菌性食物中毒

细菌性食物中毒是食物中毒中最常见的一类,发病率较高而病死率一般较低。由活菌引起的食物中毒称感染型,由菌体产生的毒素引起的食物中毒称毒素型。

(一) 沙门菌属食物中毒

1. 病原　沙门菌为有鞭毛的革兰阴性杆菌,生长繁殖的最适温度为 20~30℃,在水、肉、乳制品中可生存数周至数月,在含盐 12%~19% 的咸肉中可存活 2~3 个月。沙门菌属不耐热,60℃ 15~30min 或 100℃ 数分钟可被杀灭。水经氯化物消毒 5min 可杀灭其中的沙门菌。沙门菌属不分解蛋白质,污染食品后无异味,因而易被忽视。引起人类疾病的沙门菌大多属于 A、B、C、D、E 5 个血清型,其中以鼠伤寒沙门菌、肠炎沙门菌和猪霍乱沙门菌最常见。

2. 流行特点　①季节性:沙门菌属食物中毒全年均可发生,以夏秋季节多见;②中毒食品:主要为畜肉类及其制品,其次为家禽、鱼虾、蛋奶类;③中毒原因:主要是由于加工和储存食品的用具(容器)生熟不分、交叉污染以及食用时加热不充分、未烧熟煮透所致。

3. 中毒机制　大量沙门菌随食物进入机体,可在肠道内繁殖并经淋巴系统进入血液,引起菌血症。沙门菌可在肠系膜淋巴结和单核细胞吞噬系统中被破坏而释放出毒力较强的内毒素,与活菌共同侵犯肠黏膜,引起炎症改变,抑制水和电解质吸收,从而出现胃肠炎症状。内毒素亦可作为致热原使体温升高。

4. 临床特点　潜伏期为数小时至 3d,一般为 12~36h。主要症状为呕吐、腹痛、腹泻,大便为黄绿色水样便,有时带黏液和脓血。多数患者体温高达 38~40℃,重者出现惊厥、抽搐、昏迷等。病程为 3~7d,预后良好。老年人、儿童、体弱者,如治疗不及时,可导致死亡。

除上述胃肠炎型外,还可表现为类霍乱型、类伤寒型、类感冒型和败血症型。

(二) 副溶血性弧菌食物中毒

1. 病原　副溶血性弧菌是一种嗜盐菌,革兰染色阴性,常呈弧状、杆状、丝状等。在含盐 3.5% 的培养基或食物中生长良好,无盐条件下不生长,但含盐 12% 以上也不易繁殖。最适生长的 pH 为 7.5~8.5,温度为 30~37℃。该菌不耐热,90℃ 1min 或 56℃ 5min 可被杀灭;对酸敏感,2% 醋酸或 50% 食醋中 1min 即可灭活。

2. 流行特点　①季节性:多发生在 6~9 月高温季节;②中毒食品:主要为鱼、虾、蟹、贝类等海产品,亦可由受海产品污染的其他食物如畜禽肉、凉拌菜等所引起,以含盐量不高的腌制品多见;③中毒原因:烹调时未烧熟、煮透,或污染的熟食品未再彻底加热。

3. 中毒机制　随食物摄入大量活菌在肠道内繁殖,并侵入肠壁上皮细胞和黏膜下组织,引起炎症、水肿和充血。该菌可产生肠毒素及耐热性溶血素,溶血素具有心脏毒性,对其他组织亦有毒,可引起黏液血便腹泻。

4. 临床特点　潜伏期为 2~40h,一般 11~18h。主要症状有恶心、呕吐、上腹部阵发性绞痛,继而出现腹泻,大便呈水样便或洗肉水样,后可转为脓血黏液便。部分患者体温可达 39℃,重症者可出现脱水、血压下降,少数患者有意识不清、循环障碍等。病程为 3~4d,预后良好。

(三) 变形杆菌食物中毒

1. 病原　变形杆菌是寄生于人和动物肠道中的革兰阴性杆菌。依菌体抗原分为不同的组群,引起食物中毒的主要是普通变形杆菌、奇异变形杆菌、摩氏摩根菌。变形杆菌属于腐败菌,在自然界分布广泛,需氧或兼性厌氧,其生长繁殖对营养要求不高。变形杆菌对热抵抗力不强,加热 55℃持续 1h 即可将其杀灭。

2. 流行特点　①季节性:全年均可发生,大多数发生在 5~10 月,7~9 月最多见;②中毒食品:主要为动物性食品,特别是熟肉以及内脏的熟制品;此外,凉拌菜、剩饭、水产品等也有引起变形杆菌食物中毒的报告。③中毒原因:食用前未加热或加热不彻底。

3. 中毒机制　大量的变形杆菌随食物进入机体后,可侵入肠道,导致肠道炎性反应。另外,某些变形杆菌还可产生肠毒素,导致腹泻等症状。

4. 临床特点　潜伏期一般为 12~16h,主要临床表现为恶心、呕吐,发冷、发热,头晕、头痛、乏力;脐周阵发性剧烈腹痛,水样便伴有黏液、恶臭,一日数次至十余次;体温 37.8~40℃不等,但多在 39℃以下。病程为 1~3d,多数在 24h 内恢复,一般预后良好。

(四) 金黄色葡萄球菌食物中毒

1. 病原　金黄色葡萄球菌为革兰阳性兼性厌氧菌。适合在 31~37℃、pH 7.4,水分较多,蛋白质及淀粉丰富的环境中繁殖并产生肠毒素。葡萄球菌肠毒素为一种耐热性单链蛋白质,分为 A、B、C_1、C_2、C_3、D、E、F 共 8 个血清型;F 型为引起中毒性休克综合征的毒素;各型均能引起食物中毒,以 A 型毒性最强,B 型耐热性最强,加热 120℃ 20min 不能将其破坏。

2. 流行特点　①季节性:全年皆可发生,但多见于夏秋季节;②中毒食品:主要为奶类及其制品、肉制品、剩米饭、糯米饭等,国内报道以奶油蛋糕、冰淇淋等奶制品最为常见;③中毒原因:被葡萄球菌污染后的食品在较高温度下保存时间过长,产生足以引起食物中毒的葡萄球菌肠毒素。

3. 中毒机制　肠毒素作用于迷走神经内脏支引起反射性呕吐,作用于肠道可使肠蠕动增强,水分的分泌和吸收紊乱而致腹泻。肠壁发生炎性病变,黏膜充血、水肿、糜烂。

4. 临床特点　潜伏期 1~6h,一般 2~4h。主要症状为恶心,剧烈而频繁的呕吐,上腹部疼痛,腹泻呈水样便。体温正常或稍高。病程 1~2d,预后良好。

(五) 肉毒梭菌食物中毒

1. 病原　肉毒梭菌食物中毒是由肉毒梭菌产生的外毒素引起。肉毒梭菌为革兰阳性厌氧芽孢杆菌,广泛存在于土壤、淤泥、尘土和动物的粪便中,鱼贝类亦可带菌。在无氧环境下 18~30℃能生长并产生外毒素,即肉毒毒素。肉毒毒素是一种强烈的神经毒素,是已知毒性最强的化学物质。肉毒毒素不耐热,80℃ 30min 或 100℃ 10~20min 可完全破坏。然而该菌的芽孢耐热性极强,干热 180℃ 5~15min 或湿热 100℃ 6h 才能灭活。

2. 流行特点　①季节性:肉毒梭菌食物中毒主要发生在 4、5 月份;②中毒食品:因饮食习惯和膳食组成的不同而有差别,我国主要是家庭自制的发酵食品,如臭豆腐、豆豉、豆酱等,其次是罐头食品、腊肉、鱼制品、酱菜等;③中毒原因:被肉毒毒素污染的食品,在食用前未彻底加热。

3. 中毒机制　肉毒毒素经消化道进入血液后,主要作用于中枢神经系统脑神经核、神经肌肉接头处及自主神经末梢,阻止神经末梢释放乙酰胆碱,而引起肌肉麻痹和神经功能不全。

4. 临床特点　潜伏期为 6h 至数天,一般为 12~48h。早期全身疲倦无力、头昏、头痛、食欲缺乏,少数患者有胃肠炎症状。典型症状为视力模糊、眼睑下垂、复视,咀嚼与吞咽困难,并伴有声音嘶哑、语言障碍、颈肌无力、头下垂等。由于呼吸肌麻痹,可出现呼吸困难或呼吸衰竭。病死率较高,多死于发病后 10 天内。经积极治疗可逐渐恢复健康,一般无后遗症。

(六) 细菌性食物中毒的防治原则

1. 治疗原则

(1)迅速排出毒物:对潜伏期短的中毒患者,可催吐、洗胃以促进毒物排出。对肉毒中毒早期患者,可用清水或 1:4000 高锰酸钾洗胃。

(2)对症治疗:治疗腹痛、腹泻,纠正酸中毒及补液,抢救循环衰竭和呼吸衰竭。

(3)特殊治疗:细菌性食物中毒一般可用抗生素治疗,但对葡萄球菌肠毒素中毒者慎用,肉毒中毒者应尽早使用多价抗毒血清,并可用盐酸胍促进神经末梢释放乙酰胆碱。

2. 预防原则

(1)加强监督,严格检疫制度:防止被细菌感染或污染的畜禽肉流入市场、特别是防止熟肉制品被污染。定期对食品加工人员、饮食从业人员及保育员等进行健康检查,患有疖肿、手指化脓、化脓性咽炎等疾病时应暂时调换工作;对患有皮肤化脓性感染的牲畜、乳腺炎的奶牛及时治疗,患乳腺炎奶牛挤出的奶不能饮用。

(2)控制病原体繁殖:低温贮藏食品,生熟食品分开保存,并尽可能缩短储存时间,加工过程中生熟用具要分开。

(3)彻底加热杀灭病原菌:烹调时要使肉块内部温度达到80℃持续12min,蛋类应煮沸8~10min,熟肉制品食用前应再次加热。鱼、虾、蟹、贝类等海产品应煮透,加热时间为100℃30min;凉拌海蜇等,应清洗干净后在100℃沸水中漂烫数分钟或在食醋中浸泡10min,以杀灭病原菌。

(4)防止肠毒素的生成:食物应低温储藏或放置在阴凉通风的地方,放置时间不应超过6h,尤其在气温较高的夏秋季节,食用前还应彻底加热。

(5)加强卫生宣教,不食可疑食品:家庭自制发酵食品时,应将原料彻底清洗、蒸煮。

三、真菌毒素和霉变食品中毒

(一)赤霉病麦中毒

麦类、玉米等谷物被镰刀菌侵染后引起赤霉病,除造成谷物减产外,还可引起人畜中毒。赤霉病麦引起中毒的有毒成分为镰刀菌产生的毒素,包括雪腐镰刀菌烯醇、脱氧雪腐镰刀菌烯醇、玉米赤霉烯酮等。

1. 临床特点　一般在10~30min内发病。主要症状为恶心、眩晕、腹痛、呕吐、全身乏力,少数伴有腹泻、流涎、颜面潮红及头痛等,以呕吐最为明显,症状一般持续1d左右可自行消失。个别特别严重者,常有呼吸、脉搏、体温及血压波动,四肢酸软,步态不稳,形似醉酒,故称为"醉谷病"。

2. 预防措施　①加强田间和贮藏期的防霉措施,防止麦类、玉米等谷物受到真菌的侵染和产毒是预防赤霉病中毒的关键;②制定粮食中赤霉病麦毒素的限量标准,加强粮食卫生管理;③去除或减少粮食中的病粒或毒素。

(二)霉变甘蔗中毒

甘蔗保存不当容易发生霉变。霉变甘蔗质软,瓤部呈浅棕色、棕褐色或灰褐色,断面有白色絮状或绒毛状菌丝,闻之有轻度酸霉味、酒糟味或辣味。引起霉变甘蔗中毒的致病物质,主要是节菱孢霉产生的3-硝基丙酸,为神经毒,主要损害中枢神经系统。中毒常发生于我国北方地区的初春季节。

1. 临床特点　潜伏期短,最短仅十几分钟,重度中毒者多在2h内发病。最初表现为一时性消化道功能紊乱,恶心、呕吐、腹痛、腹泻、黑便;随后出现神经系统症状,头晕、头痛、眼前发黑和复视;重者可出现阵发性抽搐,发作时四肢强直,屈曲内旋,手呈鸡爪状,眼球向上、偏侧凝视,瞳孔散大,继而进入昏迷状态。患者可死于呼吸衰竭,幸存者则留下严重的神经系统后遗症,丧失独立生活的能力,导致终生残疾。

2. 预防措施　①甘蔗应在成熟后收割,不成熟的甘蔗容易霉变;②甘蔗在贮存过程中应防止霉变,防捂、防冻,存放时间不能过长,并定期对甘蔗进行感官检查,已霉变的甘蔗禁止出售;③加强宣传教育,教育群众不买、不吃霉变甘蔗。

四、有毒动植物食物中毒

有毒动植物食物中毒可发生于下列情况:误食在外形上与食品相似的有毒动植物(毒蕈);将天然含有毒成分的动植物或制品当作食品(桐油、大麻油、河鲀);贮存过程中产生了大量有毒成分的可食动植物食品(发芽马铃薯、鲐鱼);加工烹调过程中未能破坏或除去有毒成分的植物性食物(木薯、苦杏仁)。

(一)河鲀中毒

河鲀是一种味道鲜美但含有剧毒的海生鱼类。在我国主要产于沿海及长江下游。

1. 毒性　河鲀的有毒物质是一种神经毒素,即河鲀毒素(tetrodotoxin,TTX)。TTX几乎存在于鱼体的所有组织,其中卵巢、肝脏含毒素最多,肾、血液、眼睛和皮肤次之。TTX对热稳定,盐腌、日晒均不能破坏,但在pH>7时不稳定。

2. 中毒机制　TTX可阻断神经肌肉间的传导,使随意肌发生进行性麻痹,对骨骼肌纤维和感觉神经有阻断作用;可导致外周血管扩张及动脉压急剧降低;出现中枢神经系统兴奋性障碍,对呼吸中枢有特殊抑制作用。

3. 临床特点　一般在食后0.5~3h即发病,早期出现手指、口唇和舌刺痛感,同时出现恶心、呕吐、腹痛、腹泻等胃肠道症状;继之出现以麻痹为特征的症状,四肢肌肉麻痹,身体摇摆、共济失调;严重者全身麻痹、瘫痪、语言障碍、呼吸困难、血压下降、昏迷,最后多死于呼吸衰竭。

4. 防治措施

(1)急救治疗:目前无特效解毒剂,一旦发现必须迅速抢救,以去除毒物和对症治疗为主。呼吸困难者给予呼吸兴奋剂及氧气吸入,肌肉麻痹者可给予肌内注射盐酸士的宁,血压下降者可给予强心剂或升压药。

(2)预防措施:开展宣传教育,使群众了解河鲀有毒并能识别其形状,以防误食。捕获的河鲀禁止零售,必须统一收购、集中加工,去头、去内脏、去皮后,充分放血、肌肉反复冲洗,加2% $NaHCO_3$ 处理24h,清水洗净,制成鱼干或罐头,经鉴定合格后方可销售。在出售海杂鱼前,应经过严格挑选;挑出的河鲀及加工废弃的鱼皮、内脏等必须销毁,不得随便扔弃。

(二) 毒蕈中毒

蕈类又称蘑菇,属大型真菌类,种类繁多。我国食用蕈有300多种,毒蕈80多种。毒蕈外形与食用蕈不易区别,常因采摘鲜蘑误食而中毒。

1. 毒素及中毒特征　毒蕈有毒成分复杂,一种毒蕈可含多种毒素,也可多种毒蕈含同一种毒素。根据毒蕈毒素成分及中毒症状,可分为四种类型。

(1)胃肠毒型:毒素为类树脂类、甲酚类化合物等。潜伏期10min到6h,主要症状为剧烈腹泻、腹痛、呕吐等。病程短,预后良好。

(2)神经精神型:毒素为毒蝇碱、蟾蜍素、幻觉原等。潜伏期6~12h,中毒特征为胃肠炎症状和多汗、流涎、脉缓、瞳孔缩小等自主神经兴奋症状,可出现精神错乱、幻视、幻听等。病程1~2d,无后遗症。

(3)溶血型:毒素为鹿花蕈素、毒伞十肽。潜伏期6~12h,除胃肠炎症状外,可有黄疸、血尿、肝脾大等。严重者可致死亡。

(4)脏器损害型:毒素为毒伞肽和毒肽类,此型中毒严重、病死率高。潜伏期6h至数天,多数10~24h发病。初期出现胃肠炎症状,称为胃肠炎期;1~2d后进入假愈期,无明显临床症状,仅有乏力、食欲减退等,轻度中毒者由此进入恢复期;重度中毒者则进入脏器损害期,出现黄疸、肝功能异常、肝坏死、肝性脑病,侵犯肾脏出现尿毒症、肾衰竭等;此后进入精神症状期,患者烦躁不安、惊厥、昏迷。经积极治疗的患者,于2~3周后,可进入恢复期。

2. 防治措施

(1)急救治疗:①立即采取催吐、洗胃、清肠等措施,尽快去除有毒物质;②合理使用药物治疗:神经精神型用阿托品治疗,溶血型可给予肾上腺皮质激素及输血等,脏器损害型早期给予保肝治疗,同时可用巯基解毒药物等;③对症治疗和支持治疗。

(2)预防措施:主要是加强宣传教育,提高对毒蕈的识别能力,防止误采、误食。目前除分类学和动物试验外,尚无可靠的鉴别方法,最好不要采集和食用无法区分有毒或无毒的蘑菇。此外,应注意食用方法,烹调中设法去除水溶性毒素,切勿凉拌或急火快炒。

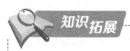

常见有毒植物

很多人追求绿色食品,喜欢吃各种野菜,还有一些植物也可能引发食物中毒,不要随意采摘食用。

曼陀罗又称洋金花,种类很多,大多是野生,全株有毒,主要成分是莨菪碱、阿托品及东莨菪碱等生物碱。根、茎、叶、花、果实含毒量不等,以种子含毒量最高,小儿内服3~8个种子即可发生曼陀罗中毒。毒性作用是对中枢神经先兴奋、后抑制,阻断乙酰胆碱反应。

滴水观音,属于观赏植物,全株有毒,茎干毒性最大,人体皮肤接触滴水观音的汁液就会出现瘙痒,眼睛与汁液接触会导致失明,误食茎或叶会引起舌、喉发痒,肿胀,流涎,甚至会出现肠胃烧痛、恶心、呕吐、腹泻、出汗、惊厥,严重者甚至会窒息,心脏麻痹而亡。

新鲜黄花菜,含秋水仙碱,人体摄入后会被氧化,生成二秋水仙碱这种剧毒物质,会毒害人体胃肠道、泌尿系统,严重威胁健康。防止出现鲜黄花菜中毒,可将鲜黄花菜在沸水中稍煮片刻,再用清水浸泡,就可将大部分水溶性秋水仙碱去除,也可将鲜黄花菜煮熟、煮透,再烹调食用。

常春藤,有毒部位在果实、种子和叶子,误食会引起腹痛、腹泻等症状,严重时会引发肠胃发炎、昏迷乃至呼吸困难等。

五、化学性食物中毒

化学性食物中毒在我国属常见的一类食物中毒,且近年有上升趋势。其发病率和病死率均较高,但发病无明显的季节性和地区性。

(一)亚硝酸盐中毒

亚硝酸盐来源广泛,天然存在于水及蔬菜中,也可来自化工产品。其中毒多为散在性发生,以儿童最易出现,多发生于农民家庭或集体食堂。

1. 中毒原因 误将亚硝酸盐当食盐加入食品;食品加工中过量加入或超范围使用亚硝酸盐;大量食用硝酸盐、亚硝酸盐含量较高的蔬菜,如腌制不充分的蔬菜或储存过久的不新鲜蔬菜。此外,个别地区井水含硝酸盐较多,当用此水煮饭并存放过久时,亚硝酸盐的含量会增加。

2. 中毒机制 亚硝酸盐为强氧化剂,进入机体后,短期内可使血中低铁血红蛋白氧化成高铁血红蛋白,从而失去携氧功能,引起组织缺氧,出现发绀。亚硝酸盐对平滑肌尤其是小血管平滑肌有松弛作用,可致血管扩张、血压下降。

3. 临床特点 潜伏期一般1~3h,主要症状为口唇、指甲以及全身皮肤出现发绀等组织缺氧表现,并有头晕、头痛、心率过速、胸闷、嗜睡或烦躁不安、呼吸急促等症状。严重中毒者起病急、病情重,若不及时抢救,可因呼吸困难、缺氧窒息或呼吸麻痹、循环衰竭而死亡。

4. 防治措施

(1)急救治疗:对患者须及时抢救,迅速催吐、洗胃、导泻,促使未吸收毒物的排出;特效治疗可采用1%亚甲蓝,小剂量口服或缓慢静脉注射,亚甲蓝、维生素C和葡萄糖合用效果更佳。

(2)预防措施:严格管理亚硝酸盐,防止其污染食品或误食误用;保持蔬菜新鲜,勿食存放过久的变质蔬菜以及腌制不充分的蔬菜;肉制品及肉类罐头的亚硝酸盐使用量、残留量,应严格执行国家标准;加强水质监测,不饮用硝酸盐和亚硝酸盐含量高的井水。

(二)砷化物中毒

砷和砷化物在工业、农业和医药上用途很广,无机砷化物一般均有剧毒。最常见的是三氧化二砷,俗称砒霜,为无臭、无味的白色粉末。成人的中毒剂量为5~50mg,致死量为60~300mg。

1. 中毒原因 急性中毒主要为误食引起,如误把砒霜当成面碱、盐食用或误食其拌过的种子、毒死的畜禽肉。滥用含砷杀虫剂喷洒果树及蔬菜,造成水果、蔬菜中砷的残留量过高;喷洒含砷农药后不洗手即直接进食;食品工业用原料或添加剂质量不合格,使食品中砷含量超过食品卫生标准;盛放过砷的容器、用具污染了食物等,都可引起中毒。

2. 中毒机制 ①砷与酶的疏基有很强的亲和力,使酶失去活性,细胞代谢发生障碍,并由此引起神经系统症状;②麻痹血管运动中枢和直接作用于毛细血管,使胃肠黏膜及各个脏器淤血及出血,内脏毛细血管麻痹、扩张,血压下降;③对消化道的直接腐蚀作用,引起消化道的糜烂、溃疡和坏死。

3. 临床特点 潜伏期数分钟至数小时。发病初期表现为咽干、口渴、流涎、口中金属味、咽喉及上腹部烧灼感;随后出现恶心、反复呕吐,甚至吐出黄绿色胆汁,重者呕血;腹泻初为稀便,后呈米泔样便并混有血液。症状加重时全身衰竭、脱水、体温下降、意识消失。重症患者出现神经系统症状,如头痛、狂躁、抽搐、昏迷等,抢救不及时可因呼吸循环衰竭而死亡。

4. 防治措施

(1)急救治疗:①催吐、洗胃及导泻,尽快去除毒物。洗胃必须彻底,因砷化物常为颗粒状,易残留于胃黏膜皱襞上不易排出,故即使中毒后4h,洗胃仍有效;②洗胃后口服解毒剂氢氧化铁,防止砷化物吸收并保护胃黏膜;③尽早使用特效解毒剂,一般首选二巯基丙磺酸钠;④对症治疗,注意纠正水与电解质紊乱及酸碱失衡。

(2)预防措施:健全农药管理制度,实行专人专库保管,严禁农药与食品混放、混装;盛装含砷杀虫剂的容器、用具、包装材料应有明显标记,并不得再盛装食品或改制为炊具;砷化物毒死的畜禽应深埋销毁,严禁食用;含砷杀虫剂用于防治果树、蔬菜的害虫时,应符合国家农药安全使用准则,以防蔬菜、水果农药残留量过高;食品加工用的原料和添加剂的砷含量不得超过国家允许标准。

六、食物中毒调查与处理

在我国现行的卫生管理体制下,对食物中毒的调查、处理应以国家有关法律、法规和标准进行,如《食物中毒诊断标准及技术处理总则》(GB 14938—94)等。食物中毒调查处理的主要目的是:尽快确定中毒食物,控制中毒食物,阻止中毒事态的扩大;查清中毒原因,预防同类食物中毒的再次发生;对中毒者实施针对性抢救与治疗;加强食品卫生管理和监控。

收治患者的医疗机构要负责患者的救治和向卫生行政部门的报告,做好患者呕吐物、排泄物、血样等样品的采集和保存工作,配合卫生监督机构和疾病预防控制机构做好食物中毒事故的调查取证。

(一) 食物中毒的诊断

1. 食物中毒诊断原则　食物中毒诊断标准主要以流行病学调查资料及患者的潜伏期和中毒的特有表现为依据,实验室诊断是为了确定中毒的病因而进行的。食物中毒的确定应尽可能有实验室诊断资料,但由于采样不及时或已用药或其他技术、学术上的原因而未能取得实验室诊断资料时,可根据明确的流行病学和中毒的临床表现特点,判定为原因不明食物中毒,必要时可由3名副主任医师以上的食品卫生专家进行评定。

2. 食物中毒患者的诊断由食品卫生医师以上(含食品卫生医师)专业人员诊断确定。

3. 食物中毒事件的确定由食品卫生监督机构根据食物中毒诊断标准及处理总则确定。

(二) 食物中毒处理原则

1. 及时报告　当地卫生行政部门根据《食物中毒事故处理办法》规定,发生食物中毒或疑似食物中毒事故的单位、接收患者进行治疗的单位,有责任及时向当地卫生行政部门报告食物中毒事故的发生。中毒人数超过30人应当于6h内报告同级人民政府和上一级人民政府卫生行政部门;超过100人以上集体性食物中毒或者有死亡病例的重大食物中毒要求及时逐级上报,并在6h报至国家卫生健康委员会。

2. 对患者采取紧急处理　①停止食用可疑中毒食品;②采取患者血液、尿液、吐泻物等标本,以备送检;③进行急救处理,包括催吐、洗胃和清肠,对症治疗与特殊治疗,如纠正水和电解质失衡,使用特效解毒剂,防止心、脑、肝、肾损伤。

3. 对中毒食品控制处理　①保护现场,封存中毒食品或可疑中毒食品;②采取剩余可疑中毒食品,以备送检;③追回已售出的中毒食品或可疑中毒食品;④对中毒食品进行无害化处理或销毁。

4. 对中毒场所消毒处理　根据不同的中毒食品,对中毒场所采取相应的消毒处理。

(三) 食物中毒现场调查处理程序

1. 初步调查　通过初步调查和检查,尽快确定事件的性质和类别,同时积极救治患者。

2. 现场调查　通过对患者和进食者的个案调查以及对可疑中毒食品加工过程、中毒场所和环境的调查,初步确定中毒原因。

3. 样品采集与检验　根据初步的病因假设,有针对性地采集食物样品、中毒者的生物样品以及相关的环境样品,并且尽快送实验室进行检验;对可疑中毒食物样品可采用简易动物试验的方法进行现场毒性(力)鉴定。

4. 采取控制措施　对患者的救治措施;对同一饮食史人群的医学观察和预防性服药;对危险因素包括对中毒食品或可疑中毒食品的控制和处理等。

5. 总结评价及责任追究　全面分析现场调查资料、临床资料及实验室检验结果,作出综合判断;依据有关法律、法规的规定,追究有关单位和个人的法律责任;撰写食物中毒调查总结报告,指出存在的隐患,提出具体改进意见和预防措施,防止中毒事件再次发生。

本章小结

食品安全属于综合性概念,具有社会属性,食品安全彰显了法律效应;食品污染根据来源可分为生物性、化学性及物理性污染,食品污染可对人体健康造成急、慢性危害,甚至长期危害(致畸、致癌、致突变);食物中毒有细菌性食物中毒、有毒动植物食物中毒、真菌及其毒素中毒、化学性食物中毒;食物中毒的调查与处理应按国家有关法律、法规和标准执行。

案例讨论

1. 2016 年 10 月 9 日 21:13,某市疾病控制中心接到区疾控中心电话报告:10 月 9 日 18:30 接到某区卫生局通知,某市某医院急诊科 10 月 9 日接诊 2 名病例。

10 月 8 日 8:00 石某首先出现了头晕、恶心、乏力、视力模糊等症状,下午其丈夫周某也出现了头晕、恶心、乏力等症状。10 月 9 日 5:00 2 人又出现声音嘶哑、四肢无力、气短等症状,因 2 人无力起床被亲属送至某县中医院就诊,给予补液、吸氧等对症治疗,并实施心电监护,治疗过程中患者病情加重,遂建议患者转诊市某医院。患者的女儿周某曾于 10 月 7 日 15:00 左右呕吐一次,10 月 14 日晚出现类似症状。

问题:

1. 根据病情,专家诊断初步判定为疑似食物中毒,如何做出明确诊断?
2. 如何对此次事件进行调查和处理?

案例讨论 1

2. 2017 年 5 月 27 日 16:20,某市疾控中心接区疾控中心电话报告:市某医院接诊 3 名患者,怀疑为食物中毒。接通知后市疾控中心立即将此事件上报市卫计委相关科室领导。

徐某(丈夫),57 岁。卢某(妻子),57 岁。徐某(儿子),32 岁,某区村民。2017 年 5 月 27 日午餐后,徐某一家 3 人出现中毒症状,最重的出现面部及耳郭发红、口渴、乏力、意识不清、烦躁等,继而口唇及耳郭出现发绀,15:00 由朋友及亲戚送市某医院急诊科就诊治疗。入院后临床表现有意识不清、烦躁、肢体抽搐等。查体:体温 37.5℃,心率加快(132 次 /min),血压升高(155/81mmHg),瞳孔散大,对光反应迟钝,四肢肌力、肌张力不能配合,双侧腱反射不能配合,双侧巴氏征(+)。

问题:

1. 如何做出初步诊断?
2. 如何对此次事件进行调查和处理?

案例讨论 2

(段爱旭)

扫一扫,测一测

思考题

1. 何谓食源性疾病? 食源性疾病的特征有哪些?
2. 简述食品污染物对人体健康的危害。
3. 简述食品添加剂的使用原则。
4. 食物中毒的特征有哪些? 如何对食物中毒进行调查和处理?

学习目标

1. 掌握：营养、营养素、合理营养、平衡膳食、必需氨基酸、必需脂肪酸、膳食纤维、微量元素的概念；膳食营养素参考摄入量的概念；中国居民膳食指南与平衡膳食宝塔的要求。

2. 熟悉：各类营养素及能量的功能、膳食来源及参考摄入量；蛋白质、脂类营养价值的评价方法；常见营养缺乏病、营养过剩性疾病及营养状况的评价指标；患者的基本膳食和治疗膳食的适用对象。

3. 了解：影响钙、铁、锌吸收的因素；特殊生理阶段（孕妇、乳母、婴幼儿、学龄前儿童及老年人）人群的营养指导；营养调查的内容与方法。

4. 能针对人群及个体进行营养调查，并结合营养调查结果进行评价，提出合理意见与建议；运用营养学知识开展人群健康教育，积极开展临床营养预防与治疗。

食物是人类赖以生存和繁衍的物质条件。随着国民经济的快速发展和人民生活水平的不断提高，"民以食为天"的内涵已不再是能否吃饱，而是吃的是否合理。合理的膳食营养可以保证机体正常的生理功能，促进健康和生长发育，有利于预防疾病，增强体质，若营养失调会引起疾病。

第一节　营养的基本概念

一、营养与营养素

1. 营养（nutrition）　指机体摄取、消化、吸收和利用食物中的营养物质，以满足机体生理需要的生物学过程。

2. 营养素（nutrients）　是指食物中可为人体提供能量、构成机体成分和修复组织以及调节生理功能的化学物质。人体所需的营养素可概括为六类：蛋白质、脂类、碳水化合物、矿物质、维生素和水。也有专家将膳食纤维从碳水化合物中单列出来，称为第七大营养素。

二、膳食营养素参考摄入量

为了科学地指导人们合理获取均衡的营养，衡量人群的营养状况，为食品的生产、加工、调配以及人群的基础营养教育提供依据，需了解和制订营养素的需要量和供给量。

（一）营养素的需要量

营养素的需要量（nutritional requirement）是机体为维持正常生理功能及良好的健康状态，在一定时期内必须平均每天吸收该营养素的最低量，有时也称为"生理需要量"。个体对某种营养素的需要量受年龄、性别、生理特点、劳动状况等多种因素的影响。低于或高于需要量，都将对机体健康产生不利影响。

（二）营养素的供给量

营养素的供给量（recommended dietary allowance，RDA）指为满足机体营养需要，每日必须由膳食供给的各种营养素的数量。它是在需要量的基础上考虑了人群的安全性、饮食习惯、食物生产、社会条件及经济条件等因素而制定的适宜数值。供给量是针对群体而言，是在营养素需要量的基础上，为确保满足群体中绝大多数个体需要而提出的一个较安全的数量。由于存在个体差异，供给量一般略高于需要量。短期内摄入量低于供给量，并不一定会危及健康。

（三）膳食营养素参考摄入量

膳食营养素参考摄入量（dietary reference intakes，DRIs）是在RDA基础上发展起来的一组每日平均膳食营养素摄入量的参考值。制定DRIs的目的不但要预防营养缺乏性疾病的发生，还强调预防营养过剩性疾病的发生，如肥胖症、心脑血管疾病、骨质疏松症、恶性肿瘤等。重点介绍DRIs中4个营养水平指标。

1. 平均需要量（estimated average requirement，EAR）　是某一特定性别、年龄及生理状况群体中对某营养素需要量的平均值，是根据个体需要量的研究资料制订的。摄入量达到EAR水平时可以满足群体中50%个体对该营养素的需要，而不能满足另外50%个体的需要。EAR是制定RNI的基础。

2. 推荐摄入量（recommended nutrient intake，RNI）　相当于传统使用的RDA，是可以满足某一特定群体中绝大多数（97%~98%）个体营养素需要量的摄入水平。长期摄入RNI水平，可以满足身体对该营养素的需要，并保证健康和维持组织中有适当的储备。RNI的主要用途是作为个体每日摄入该营养素的目标值。

RNI是以EAR为基础制订的。如果已知EAR的标准差，则RNI为EAR加两个标准差。

3. 适宜摄入量（adequate intake，AI）　在个体需要量的研究资料不足，不能计算EAR，因而不能求得RNI时，可设定AI来代替RNI。AI是通过观察或实验获得的健康人群某种营养素的摄入量。AI的准确性远不如RNI，可能高于RNI。AI是个体摄入该营养素的目标值，同时用作限制过多摄入的标准。当健康个体摄入量达到AI时，出现营养缺乏的危险性很小，如长期摄入超过AI值，则有可能产生毒副作用。

4. 可耐受最高摄入量（tolerable upper intake level，UL）　可耐受最高摄入量是平均每日摄入营养素的最高限量，这个量对一般人群中的几乎所有个体都不至于产生不良反应。其主要用途是防止个体摄入量过高，避免发生中毒。UL可用于指导营养素强化食品和膳食补充剂的安全消费。

人体每天都需要从膳食中获得一定量的各种必需营养成分。当人群的平均摄入量达到EAR水平时，人群中有半数个体的需要量可以得到满足；当摄入量达到RNI水平时，几乎所有个体都没有发生缺乏症的危险。摄入量在RNI和UL之间是一个安全摄入范围，一般不会发生缺乏也不会中毒。摄入量超过UL水平再继续增加，则产生毒副作用的可能性随之增加。

第二节　人体必需的营养素

人类从胚胎期开始至生命终止，为了维持生命活动，每天都需要摄入各种营养素和能量。其中，蛋白质、脂类和碳水化合物的摄入量较大，称为宏量营养素，又因它们在体内代谢中释放能量，又被称为产能营养素；维生素和无机盐的需要量相对较小，被称为微量营养素。各种营养素以不同的形式存在于各种食物中，共同维持人类健康。

一、宏量营养素与能量

(一) 蛋白质

蛋白质(protein)是一切生命的物质基础,是构成人体组织的基本材料,也是一种产能营养素,没有蛋白质就没有生命。蛋白质与人类的生长发育和健康有着密切关系,在人类营养中占有非常重要的地位。

1. 必需氨基酸(essential amino acid, EAA) 构成人体蛋白质的 20 种氨基酸中,有 8 种(婴儿为 9 种)是人体不能合成或合成速度不能满足机体需要,必须从食物中直接获得,称为必需氨基酸,包括亮氨酸、异亮氨酸、赖氨酸、蛋氨酸、色氨酸、苏氨酸、苯丙氨酸、缬氨酸和组氨酸(婴儿必需)。其余为非必需氨基酸,可在人体由其他氨基酸转变而来。在人体合成蛋白质时,非必需氨基酸与必需氨基酸同等重要。

2. 氮平衡(nitrogen balance) 是指氮的摄入量和排出量的关系。由于碳水化合物和脂肪中仅含碳、氢、氧,不含氮,因此蛋白质是人体氮的唯一来源。大多数蛋白质的含氮量相当接近,平均约为 16%。通常采用测定生物样品中的含氮量,乘以 6.25,就可推算蛋白质含量。

当摄入氮和排出氮相等时为零氮平衡,健康成年人应维持零氮平衡并富余 5%。如摄入氮多于排出氮则为正氮平衡,见于生长发育期的儿童、青少年和孕妇、乳母,疾病恢复期的患者,以及运动、劳动等需要增加肌肉的人群。若摄入氮少于排出氮则为负氮平衡,见于饥饿、衰老和消耗性疾病患者。蛋白质如长期摄入不足,能量供给不足,或活动量过大或应激状态,都可促使机体趋向负氮平衡,使机体出现生长发育迟缓、体重减轻、贫血、免疫功能低下、易感染、智力发育障碍,严重者可引起营养性水肿等。

3. 蛋白质的功能

(1)构成和修复组织:人体任何组织器官,都以蛋白质作为重要组成成分,因此人体在生长过程中,就包含了蛋白质不断地更新与增加,这是蛋白质最重要的生理功能。

(2)构成多种重要生理活性物质,参与调节生理功能:蛋白质是酶、抗体和某些激素的主要成分。酶能催化体内一切物质分解和合成;抗体能抵御外来微生物及其他有害物质入侵;激素使内环境稳定,并调节许多生理过程;细胞膜和血液中的蛋白质担负着各类物质的运输与交换;蛋白质还参与体内渗透压和酸碱平衡的维持,在记忆、遗传和解毒等方面也起到重要作用;此外,血液凝固、视觉形成、人体运动等都与蛋白质有关。蛋白质是生命的物质基础,是生命存在的形式。

(3)供给能量:当机体需要时,蛋白质可以被代谢分解,释放出能量。1g 食物蛋白质在体内约产生 16.7kJ(4.0kcal) 能量。

4. 食物蛋白质的营养价值评价 各种食物的蛋白质组成不同,其营养价值也就不一样。具体评价指标主要有:

(1)蛋白质含量(protein content):评定一种食物蛋白质的营养价值,应以含量为基础。蛋白质含氮稳定,可通过凯氏定氮法测定食物中总氮量并乘以 6.25 来表示食物的蛋白质含量。

(2)蛋白质消化率(digestibility, D):指一种食物蛋白质可被消化酶分解的程度,即蛋白质在消化道内被吸收的蛋白质占摄入蛋白质的百分比,是反映食物蛋白质在消化道内被分解和吸收程度的一项指标。蛋白质消化率越高,被机体吸收利用的可能性越大,营养价值也越高。

食物蛋白质消化率受到蛋白质性质、膳食纤维、多酚类物质和酶反应等因素影响。由于植物性食物的蛋白质被纤维素包裹,与消化酶接触程度较差,故其消化率较动物性食物低,如鸡蛋和牛奶蛋白质的消化率分别为 97% 和 95%,而玉米和大米蛋白质的消化率分别只有 85% 和 88%,土豆为 74%。但植物性食物通过加工烹调可提高消化率,如黄豆整粒食用时,其蛋白质消化率只有 65%,加工成豆腐后可提高到 90% 以上。

(3)蛋白质利用率:反映蛋白质利用率最常用的指标是蛋白质生物学价值(biological value, BV),简称生物价,表示蛋白质吸收后在体内被利用的程度。蛋白质生物学价值的高低取决于必需氨基酸的含量和比值。食物蛋白质的必需氨基酸比值与人体组织蛋白质中氨基酸比值越接近,该食物蛋白质生物学价值越高。各种食物蛋白质生物学价值均不同,一般动物性食物比植物性食物要高。常见食物蛋白质生物学价值见表 4-1 和表 4-2。

表 4-1　常见食物蛋白质生物学价值

蛋白质	生物学价值	蛋白质	生物学价值	蛋白质	生物学价值
鸡蛋黄	96	牛肉	76	玉米	60
全鸡蛋	94	白菜	76	花生	59
牛奶	90	猪肉	74	绿豆	58
鸡蛋白	83	小麦	67	小米	57
鱼	83	豆腐	65	生黄豆	57
大米	77	熟黄豆	64	高粱	56

表 4-2　几种食物混合蛋白质互补作用后的生物价

食物名称	单独食用 BV	混合食用所占比例（%）	
小麦	67	—	31
小米	57	40	46
大豆	64	20	8
玉米	60	40	—
牛肉干	76	—	15
混合食用 BV	—	73	89

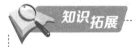

知识拓展

氨基酸模式与蛋白质互补作用

氨基酸模式（amino acid pattern）是指某种蛋白质中各种必需氨基酸的构成比例。只有当食物蛋白质的氨基酸模式与人体蛋白质接近，才能被人体充分利用，其营养价值相对也越高。如肉、奶、蛋、鱼等动物蛋白质及大豆蛋白质，与人体蛋白质的氨基酸模式就很接近，被称为优质蛋白质。其中鸡蛋蛋白质的氨基酸组成与人体蛋白质氨基酸模式最为接近，被称为参考蛋白质（reference protein）。而在植物蛋白质中，赖氨酸、蛋氨酸、苏氨酸和色氨酸含量相对较低，所以营养价值也相对较低。在膳食中将多种食物混合食用，可使必需氨基酸互通有无、互相补充，使氨基酸模式更接近人体的需要，提高蛋白质的生物学价值，这种作用称为蛋白质互补作用（complementary action）。养成良好的饮食习惯，不偏食、不挑食，尽量杂食，有利于提高食物蛋白质的营养价值。如果平时饮食单调，节假日大吃大喝，对于发挥蛋白质的互补作用不利。

5. 蛋白质的食物来源与参考摄入量

（1）蛋白质的食物来源：蛋、肉、鱼、乳类是优质蛋白质的良好来源；粮谷类是我国居民膳食蛋白质的主要来源；大豆是植物中优质蛋白质的良好来源，蛋白质含量最高，且含赖氨酸较多，对粮谷类蛋白质有较好的互补作用。

（2）蛋白质的推荐摄入量：成人蛋白质摄入占总能量的 10% ~12%，儿童、青少年为 12% ~14%。

6. 缺乏与过量　蛋白质长期摄入不足，成人会逐渐消瘦、易疲倦、体重减轻，儿童和青少年则表现为发育迟缓、贫血、抵抗力下降、易继发感染而患病，严重缺乏者可发生蛋白质 - 能量营养不良（protein energy malnutrition，PEM）。蛋白质摄入过多则会增加肾脏的负担。

（二）脂类

脂类（lipids）指生物体内不溶于水而易溶于有机溶剂的一大类有机物，包括中性脂肪和类脂。中性脂肪又称三酰甘油或甘油三酯,由一分子甘油和三分子脂肪酸组成,脂肪酸可分为饱和脂肪酸、单不饱和脂肪酸和多不饱和脂肪酸。营养学上特别重要的类脂有磷脂和固醇。

1. 生理功能

(1)供给机体能量:脂肪是机体内产生能量最高的营养素,1g脂肪在体内完全氧化能产生37.7kJ(9kcal)能量。

(2)构成机体组织和重要物质:脂肪约占体重的10%~20%,多分布于皮下、腹腔、脏器周围及肌间隙等处;细胞膜含有大量脂肪酸,是细胞维持正常结构和功能所必不可少的重要成分;磷脂和固醇也是构成细胞的主要原料,脑髓和神经组织中含有丰富的磷脂和糖脂。所有生物膜的结构和功能与所含脂类成分有密切关系,膜上许多酶蛋白需要与脂类结合而存在并发挥作用。胆固醇则是机体合成胆汁酸和类固醇激素的必需物质。

(3)促进脂溶性维生素的吸收:食物脂肪含有脂溶性维生素,如鱼油和肝油脂含丰富的维生素A和维生素D;植物油富含维生素E和维生素K等。脂肪不仅是这类脂溶性维生素的重要食物来源,同时还可以促进脂溶性维生素在肠内吸收。

(4)供给必需脂肪酸:人体必需脂肪酸,主要靠食物脂肪提供。

(5)改善食物感官性状、促进食欲及增加饱腹感:油脂烹调食物可以改善食物的色、香、味、形等感官性状和口感,促进食欲;同时,脂肪由胃进入十二指肠,刺激产生肠抑胃素,使肠蠕动受抑,延迟胃的排空,增加饱腹感。

(6)维持体温,支持和保护脏器关节,并具有隔热保温作用。

2. 必需脂肪酸(essential fatty acid,EFA)　是指人体不能合成,必须由膳食供给的多不饱和脂肪酸,现在认为人类的必需脂肪酸是亚油酸和α-亚麻酸两种。

必需脂肪酸是人体不可缺少的营养素,主要有以下生理功能。

(1)构成磷脂重要组成成分:磷脂是细胞膜的主要结构成分,因此必需脂肪酸与细胞膜的结构和功能直接相关。必需脂肪酸缺乏可导致线粒体肿胀、细胞膜结构和功能改变及膜透性和脆性增加。

(2)合成前列腺素的前体:前列腺素有多种生理功能,如使血管扩张和收缩、神经刺激的传导、作用肾影响水的排泄,母乳中的前列腺素还可防止婴儿消化系统损伤等。

(3)促进胆固醇的转运和代谢:在高密度脂蛋白(high-density lipoprotein,HDL)中,胆固醇与亚油酸形成亚油酸胆固醇酯,然后被转运往肝脏而被代谢分解。

(4)参与动物精子的形成:膳食如长期缺乏必需脂肪酸,动物可出现不孕症,授乳过程也发生障碍。动物实验证明必需脂肪酸缺乏还会使动物生长发育受阻。

(5)预防辐射损害:必需脂肪酸对X射线引起的皮肤损害有保护作用。

(6)保护视力:机体内由α-亚麻酸衍生的DHA是视网膜受体中最丰富的多不饱和脂肪酸,为维持视紫红质正常功能所必需,对增强视力有良好作用。

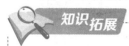

EPA 和 DHA

n-3系列的多不饱和脂肪酸除α-亚麻酸外,还有二十碳五烯酸(EPA)、二十二碳六烯酸(DHA)。其主要作用有:①降低炎症反应;②降压作用;③DHA是大脑及视网膜的组成成分,可以促进胎儿大脑及视网膜的发育;④EPA、DHA可以抑制血小板凝集、防止血栓形成,降低血脂,防治冠心病。

3. 膳食脂肪营养价值评价

(1)脂肪的消化率:与其熔点密切相关,熔点越低,越容易消化。脂肪酸的饱和程度越高、碳链越长,脂肪的熔点越高。动物脂肪主要由饱和脂肪酸组成,植物脂肪则含不饱和脂肪酸较多,故植物脂肪的消化率一般高于动物脂肪。

(2)必需脂肪酸的含量:一般植物油中亚油酸含量高于动物脂肪,其营养价值优于动物脂肪,但有例外,如椰子油、棕榈油,其亚油酸含量很低,饱和脂肪酸含量高。

（3）脂溶性维生素含量：一般脂溶性维生素含量高的脂肪，营养价值也高。动物的肝脏脂肪含维生素A和维生素D丰富，以鲨鱼肝油的含量为最多，奶油次之，猪油内不含维生素A和维生素D，所以营养价值较低。植物油特别是麦胚芽油，富含维生素E。

（4）脂类的稳定性：稳定性的大小与不饱和脂肪酸的多少和维生素E的含量有关。不饱和脂肪酸不稳定，容易氧化、酸败。维生素E有抗氧化作用，可防止脂类酸败。

4. 膳食脂类食物来源及脂肪参考摄入量

（1）脂类的食物来源：脂肪主要来源于动物的脂肪组织、肉类和植物种子；亚油酸在植物油中、α-亚麻酸在豆油和紫苏子油中含量多，n-3长链多不饱和脂肪酸主要来自海产品、深海鱼油；含磷脂丰富的食物为蛋黄、肝脏、大豆、麦胚和花生等；胆固醇含量高的食物是动物脑、肝、肾等内脏及蛋类、肉类和奶类也含有一定量的胆固醇。

（2）膳食脂肪适宜摄入量：成年人脂肪供热占膳食总能量的20%～30%，亚油酸的摄入量，应不少于总能量的4%。亚麻酸的摄入量应不低于高能量的0.6%。

5. 过量与缺乏　摄入脂肪过多易引起肥胖及与肥胖相关的疾病，如高脂血症、高血压、冠心病、胆石症及癌症等，甚至影响寿命。脂肪摄入过少，有可能引起必需脂肪酸、脂溶性维生素和能量等不足，也会影响人体健康。

（三）碳水化合物

碳水化合物（carbohydrate）又称糖类，是由碳、氢、氧3种元素组成的化合物。碳水化合物是人类最廉价而安全的能量来源，也是食物中的主要成分之一。碳水化合物一般分为单糖、双糖、寡糖和多糖。多糖包括淀粉和非淀粉多糖，后者主要由纤维素、半纤维素、果胶等膳食纤维组成。

1. 生理功能

（1）贮存和供给能量：碳水化合物是人体最重要、最经济的能量来源，在体内氧化迅速，供能快，是神经系统和心肌的主要能源。每1g碳水化合物在体内氧化可提供16.7kJ（4kcal）的能量。

（2）构成机体的重要成分：如结缔组织中的黏蛋白，神经组织中的糖脂，细胞膜表面具有信息传递功能的糖蛋白，都是寡糖复合物。此外，核糖是遗传物质DNA和RNA的重要组成成分。

（3）节约蛋白质作用：当体内碳水化合物供给充足时，蛋白质可执行其特有的生理功能而避免被作为能量消耗。由于脂肪不能转变成葡萄糖，当碳水化合物缺乏时，机体就要动用体内蛋白质，甚至是组织器官（如肌肉、肝、肾、心脏等）的蛋白质，久了就会对人体造成损害。过度节食减肥的危害性即与此有关。

（4）抗生酮作用：脂肪在体内彻底被代谢需要葡萄糖的协同作用。若碳水化合物不足，脂肪酸不能被彻底氧化而产生酮体，过多的酮体会引起酮血症，影响酸碱平衡。体内有充足的碳水化合物，可起到抗生酮作用。人体至少需50～100g/d碳水化合物才能防止酮血症的产生。

（5）解毒作用：碳水化合物经糖醛酸途径代谢生成的葡萄糖醛酸，是体内重要的结合解毒剂，在肝脏中能与许多有害物质如细菌毒素、酒精、砷等结合，从而起到解毒作用。

2. 膳食纤维（dietary fiber）　是指食物中不能被人体消化吸收利用的多糖类物质，主要来自植物性食物。根据膳食纤维的水溶性可分为可溶性纤维和不溶性纤维。前者包括果胶、树胶和黏胶等，后者包括纤维素、半纤维素和木质素等。

因膳食纤维具有重要营养价值，故又称为"第七营养素"。膳食纤维具有以下主要生理功能：

（1）改善肠道功能：膳食纤维能促进肠蠕动，并具有较强的吸水性，使粪便保持柔软并增加粪便体积，有利于排便。此外，膳食纤维及发酵产物可促进肠道有益菌生长繁殖，有益于维持肠道正常菌群平衡。因此膳食纤维对预防肠道疾病和结肠癌等肿瘤具有重要意义。

（2）降低血糖和血浆胆固醇：可溶性纤维如果胶、树胶等可吸附胆酸，减少胆酸的重吸收，从而促进胆固醇转化为胆酸排出，降低血浆胆固醇，尤其是可降低低密度脂蛋白胆固醇。可溶性纤维可减少小肠对糖吸收，使血糖不至于因进食而快速升高，也就可减少胰岛素的释放。而胰岛素可刺激肝脏合成胆固醇，所以胰岛素释放减少也有助于降低血浆胆固醇水平。因此膳食纤维对防治心脑血管疾病、糖尿病和胆石症有良好作用。

（3）控制体重和减肥：膳食纤维，特别是可溶性纤维，可减缓食物由胃进入肠道的速度和吸水作用，从而产生饱腹感而减少能量摄入,达到控制体重和减肥作用。

(4)吸附作用:膳食纤维能吸附某些食品添加剂、残留农药、洗涤剂等有害物质,减少对人体的伤害。

膳食纤维的 AI 为 15~30g/d。过多摄入膳食纤维会造成腹部不适,增加肠蠕动和产气量,造成大便次数增多,影响人体对蛋白质、脂肪、某些脂溶性维生素和钙、镁、锌、铁等矿物质的吸收。

3. 碳水化合物的食物来源与参考摄入量

(1)食物来源:碳水化合物主要来源于粮谷类、豆类和根茎类,还可来自于各种精制糖;奶和奶制品中的乳糖,是婴儿主要的能量来源;蔬菜、水果含有少量单糖和大量纤维素、果胶,是膳食纤维的主要来源。

(2)参考摄入量:膳食碳水化合物的摄入量占总能量的 50%~65%。精制糖占总能量的 10% 以下。

4. 过量与缺乏 碳水化合物摄入量过多可致肥胖和高甘油三酯血症;摄入量过少可致生长发育迟缓,体重减轻。

(四) 能量

人体为维持生命活动和从事体力、脑力活动,每天都需要一定的能量(energy)。人体所需的能量是由碳水化合物、脂肪和蛋白质在体内代谢产生的,故这三类营养素又称为生热营养素。

1. 能量单位与能量系数 能量单位用千焦(kJ)、兆焦(MJ)或千卡(kcal)表示。

$$1kcal = 4.184kJ \qquad 1kJ = 0.239kcal$$

碳水化合物、脂肪和蛋白质在体内氧化实际产生可利用的能量值称为能量系数(或热能系数)。食物中生热营养素产能多少按下列能量系数分别进行换算:1g 碳水化合物和蛋白质均为 16.7kJ(4.0kcal),1g 脂肪为 36.7kJ(9.0kcal)。

2. 人体的能量消耗 人体能量的消耗主要用于基础代谢、食物特殊动力作用和体力活动三个方面。健康成年人的能量摄入量与消耗量应保持动态平衡,如果出现不平衡,摄入的能量过多或过少,会引起超重、肥胖或体重减轻,影响人体健康。人体处于特殊生理状况下的能量需求会有所增加,如儿童、青少年应包括生长发育的能量需要;孕妇包括子宫、乳房、胎盘、胎儿的生长及体脂储备;乳母则需要合成乳汁;创伤等患者康复期间也需要补充能量。

(1)基础代谢(basal metabolism,BM):是指人处于空腹、静卧、室温 18~25℃ 及清醒状态下维持体温、心跳、呼吸等最基本生命活动所必需的能量消耗。单位时间内人体每平方米体表面积所消耗的基础代谢能即为基础代谢率(basal metabolism rate,BMR)。基础代谢约占每日总能量消耗的 60%~75%。

影响基础代谢的因素有:①体表面积与体型;②年龄与性别;③环境温度与气候;④内分泌等。

(2)体力活动:是影响人体能量消耗的主要因素之一。肌肉越发达,体重越重者,做相同活动所消耗的能量越多;劳动强度越大,持续时间越长,工作越不熟练,其所消耗的能量也就越多。其中以劳动强度影响最为明显,所以成年人的热能需要量,常依据劳动强度来确定。

我国营养学会 2000 年建议将我国人民的劳动强度分为三级。劳动强度分级见表 4-3。

表 4-3 建议中国成人劳动强度分级

劳动强度	职业工作时间分配	工作内容举例
轻	75%时间坐或站立 25%时间站着活动	办公室工作、修理电器钟表、售货员、酒店服务员、化学实验操作、讲课等
中	25%时间坐或站立 75%时间特殊职业活动	学生日常活动、机动车驾驶、电工安装、车床操作、金工切削等
重	40%时间坐或站立 60%时间特殊职业活动	非机械化农业劳动、炼钢、舞蹈、体育运动、装卸、采矿等

(3)食物特殊动力作用(specific dynamic action,SDA) 又称为食物热效应(thermic effect of food,TEF):是指机体因摄取食物引起的额外能量消耗。不同成分的食物热效应各有差异,摄入蛋白质可使能量消耗增加 30%,碳水化合物增加 5%~6%,脂肪增加 4%~5%。混合性膳食的食物热效应相当于

基础代谢的 10%。

3. 能量的供给　根据我国人民以植物性食物为主、动物性食物为辅的饮食习惯,三大产能营养素占总能量百分比分别为:蛋白质 10% ~20%,脂肪 20% ~30%,碳水化合物 50% ~65%。

4. 缺乏与过量　能量摄入量(进食量)与消耗量(运动量)应保持平衡,使体重维持在适宜范围。能量长期摄入不足,可致体力下降、怕冷、头晕、工作效率低下。能量摄入不足还造成继发蛋白质缺乏,出现营养不良性水肿、机体适应能力和抗病能力下降、幼儿生长发育迟缓。反之,能量摄入过多,易导致肥胖,增加高血压、高胆固醇血症、冠心病、糖尿病、关节炎、癌症等疾病的发病风险。

二、微量营养素

(一) 维生素

维生素(vitamin)是维持人体正常生理功能、物质和能量代谢所必需的低分子有机化合物。维生素在体内既不供给热能,也不构成人体组织。人体每日需要量很少,但体内不能合成或合成的数量不能满足生理需要,必须由食物供给。

当机体缺乏某种维生素时可表现其特有的维生素缺乏症。维生素缺乏的常见原因有:①膳食中维生素含量不足,或加工时破坏过多;②体内吸收障碍,如胃肠疾病使维生素的吸收利用降低;膳食中脂肪过少、纤维素过多也会减少维生素的吸收等;③需要量增加,如婴幼儿、孕妇、乳母、疾病恢复期患者对维生素的需要量增高而未能及时补充;④不合理的饮食习惯,如偏食、挑食等。

维生素的亚临床缺乏(也称维生素边缘缺乏)是营养缺乏的一个主要问题,表现为体内维生素营养水平处于低下状态,降低了机体对疾病的抵抗力而出现一些症状。由于这些症状不明显易被忽视,应引起重视。

维生素的种类很多,根据其溶解性分为脂溶性维生素(维生素 A、维生素 D、维生素 E、维生素 K)和水溶性维生素(维生素 B_1、维生素 B_2、维生素 B_6、维生素 B_{12}、维生素 C、维生素 PP 等)两大类。脂溶性维生素可溶于脂肪而难溶于水,脂类吸收障碍时,脂溶性维生素的吸收将大为减少,甚至会引起继发性缺乏。过量摄取易在体内蓄积而引起中毒,如摄入不足可缓慢出现缺乏症状。水溶性维生素溶解于水,在体内仅有少量储存,较易从尿中排出。摄取过多时,多余的维生素可从尿中排出,一般不会因摄取过多而中毒。若摄入过少,可较快地出现缺乏症状。

1. 维生素 A(视黄醇)　是指含有视黄醇结构,并具有其生物活性的一类物质,包括动物性食物来源的维生素 A_1、维生素 A_2 和植物性食物来源的维生素 A 原(β- 胡萝卜素、α- 胡萝卜素、γ- 胡萝卜素等)。天然的维生素 A 和胡萝卜素溶于脂肪及有机溶剂;对酸、碱、热稳定,但易氧化或受紫外线破坏,油脂酸败时可致其破坏。

(1)生理功能:参与视网膜内视紫质的合成与再生,维持正常的视觉;参与糖蛋白合成,维持上皮组织结构的完整和功能,抑制皮肤角化;促进机体的正常生长发育;有增加机体抗感染、抗氧化和抗癌作用。

(2)缺乏与过量:维生素 A 缺乏早期症状为暗适应能力下降,严重者可致夜盲;眼结膜和角膜上皮组织变性,球结膜出现泡状银灰色 Bitot 斑,角膜干燥、软化、溃疡、穿孔甚至失明;皮肤干燥,毛囊角化;儿童生长发育迟缓,易发生呼吸道感染。大量摄入维生素 A 可引起中毒,主要表现为头痛、呕吐、易激动、皮肤瘙痒、皮疹、脱皮、长骨变粗和疼痛、肝脾大;妊娠早期每日大量摄入维生素 A 可引起胎儿畸形;膳食中胡萝卜素过多可出现高胡萝卜素血症。

(3)食物来源和供给量:维生素 A 最好的来源是各种动物肝、鱼肝油、鱼卵、全奶、奶油、蛋黄等;维生素 A 原的良好来源是深色蔬菜和水果,如菠菜、胡萝卜、空心菜、芹菜、豌豆苗、红心甜薯、青辣椒及芒果、杏、柿子、橘子等。

中国营养学会制订的 RNI 为成年男性 770μg RAE/d,女性为 660μg RAE/d。

视黄醇当量(retinol activity equivalents,RAE)换算:1μg RE=3.33IU 维生素 A=6μg β- 胡萝卜素。

由于胡萝卜素在体内利用率不很稳定,建议儿童及成人供给量中至少应有 1/3 来自动物性食物。因我国人民膳食中动物性食物摄入偏少,维生素 A 摄入不足较为常见。

2. 维生素 D　以维生素 D_2(麦角钙化醇)和维生素 D_3(胆钙化醇)最常见,分别由酵母细胞中的麦角固醇和人体皮肤中的 7- 脱氢胆固醇经紫外线照射转化而成。维生素 D 性质稳定,在中性和碱性溶液中耐热,不易被氧化,一般烹调加工不会损失,但脂肪酸败可致其破坏。

(1)生理功能:维生素 D 在肝脏被氧化为 25-$(OH)D_3$,再于肾脏中转化为 1,25-$(OH_2)D_3$ 后才有生理活性。其主要生理功能是促进钙、磷吸收,并与甲状旁腺激素共同调节血钙平衡;促进骨与软骨及牙齿的钙化;调节基因转录和免疫功能,提高机体抗感染能力。

(2)缺乏与过量:维生素 D 缺乏的后果主要是骨化不全,在婴幼儿期发生佝偻病,在成人发生骨软化症,在老年人发生骨质疏松。维生素 D 摄入过多可在体内蓄积,引起中毒,主要表现为多尿、烦渴、血液和尿液中钙磷增高、软组织钙化及肾结石。

(3)食物来源和供给量:维生素 D 主要来自动物肝脏、鱼肝油、蛋黄等。奶类含量不高,故 6 个月以下以奶为主食的婴儿,要适量补充,但不可过量。我国不少地区使用维生素 A、D 强化牛奶,使维生素 D 缺乏症得到有效控制。成年人若能经常接受日晒,日常膳食条件下无需补充。对婴儿和儿童来说,经常晒太阳是机体获取维生素 D_3 的重要途径。

维生素 D 供给量必须与钙、磷供给量同时考虑。中国营养学会建议,维生素 D RNI,儿童、青少年与成年人为 10μg/d,65 岁及以上老年人为 15μg/d。

3. 维生素 B_1　也称硫胺素(thiamin),抗神经炎因子、抗脚气病因子。易溶于水,故米在淘洗或捞煮时,常随水流失。在酸性环境下较稳定,在中性和碱性条件下遇热易破坏,所以烹调时在食物中加碱,如蒸馒头、煮稀饭、炸油条等,会造成维生素 B_1 损失。二氧化硫、亚硫酸盐在中性及碱性介质中能加速维生素 B_1 的分解破坏,故在保存含维生素 B_1 较多的谷物、豆类时,不宜用亚硫酸盐作为防腐剂,或以二氧化硫熏蒸谷仓。

(1)生理功能:构成辅酶,参与物质代谢和能量转化;维持神经、肌肉的正常功能;与心脏活动、食欲、胃肠蠕动、消化液分泌有关。

(2)缺乏与过量:维生素 B_1 缺乏早期症状不典型,可有疲乏、淡漠、食欲缺乏、恶心、下肢麻木、心电图异常等。严重者可发生脚气病。干性脚气病以多发性神经炎症状为主;湿性脚气病以水肿和循环系统症状为主;混合型脚气病两类症状均有;婴儿脚气病多发生于 2~5 月龄,发病急,主要表现为呕吐、心率快、烦躁不安、水肿、心力衰竭等。维生素 B_1 过量中毒罕见,超过 RNI 100 倍以上的剂量可出现头痛、惊厥、心律失常。

(3)食物来源和供给量:维生素 B_1 广泛存在于各类食物中,其良好来源有全谷类、豆类、坚果类、酵母、蛋类和动物内脏及瘦肉。谷类的维生素 B_1 主要存在于谷粒外周部分,如加工碾磨过精,易造成维生素 B_1 的损失。

维生素 B_1 需要量与能量摄入量有密切关系,成人维生素 B_1 的供给量为 0.5mg/1000kcal,孕妇、乳母和老年人较成人高,为 0.5~0.6mg/1000kcal。中国营养学会建议,维生素 B_1 RNI,成年男性为 1.4mg/d、女性为 1.2mg/d,孕中期女性为 1.4mg/d,孕晚期女性及乳母为 1.5mg/d。

4. 维生素 B_2　又称核黄素(riboflavin),微溶于水;酸性溶液中稳定,碱性条件下易破坏;游离型维生素 B_2 对光敏感,在紫外线照射下易分解破坏。

(1)生理功能:构成黄素酶的辅酶,传递电子,参与生物氧化和能量代谢;参与维生素 B_6、尼克酸及某些药物的代谢;与铁的吸收与贮存、视网膜感光作用、生长发育有关;体内抗氧化防御系统的重要成员。

(2)缺乏与过量:维生素 B_2 缺乏常表现为口腔与生殖器官炎症变化,故有"口腔 – 生殖综合征"之称,可出现口角炎、舌炎、唇炎、脂溢性皮炎、阴囊炎、睑缘炎及角膜血管增生等;还可影响儿童生长发育,导致缺铁性贫血;妊娠期缺乏维生素 B_2 可致胎儿骨骼畸形;维生素 B_2 缺乏常与其他 B 族维生素缺乏共同存在,临床上应注意鉴别。酗酒是维生素 B_2 缺乏的主要原因之一。

(3)食物来源和供给量:维生素 B_2 是我国膳食中最容易缺乏的营养素之一,应注意补充。良好食物来源有动物心、肝、肾、蛋黄和奶类,其次是豆类和绿叶蔬菜,如菠菜、韭菜、油菜等;粮谷类含量较低。

中国营养学会建议,维生素 B_2 RNI,成年男性为 1.4mg/d、女性为 1.2mg/d,孕中期女性为 1.3mg/d,孕晚期女性为 1.4mg/d,乳母为 1.7mg/d。

5. 烟酸　又名尼克酸、维生素PP,性质稳定,能溶于水,对酸、碱、光、热稳定,一般烹调损失极小。

(1)生理功能:在体内以尼克酰胺的形式参与构成辅酶Ⅰ和辅酶Ⅱ,是组织呼吸过程中极其重要的递氢体,与蛋白质、脂肪和碳水化合物代谢中能量的释放有关;有维护皮肤和神经系统正常的功能,并有降低血胆固醇和扩张血管的作用。此外,维生素PP还是葡萄糖耐量因子重要成分,具有增强胰岛素效能的作用。

(2)缺乏与过量:维生素PP缺乏症又称癞皮病(pellagra),主要损害皮肤、口、舌、胃肠道黏膜及神经系统,典型症状是皮炎(dermatitis)、腹泻(diarrhea)和痴呆(depression)等,即"3D"症状。因此维生素PP又称为抗癞皮病因子(pellagra preventive factor)。目前尚无食物维生素PP过量引起中毒的报道。

(3)食物来源和供给量:维生素PP广泛存在于动植物性食物中,良好来源有动物肝、肾、瘦肉、鱼类、乳类、全谷类、豆类等。谷类加工越精细,维生素PP丢失越多。玉米含量并不低,但因玉米中的维生素PP为结合型,不能被人体直接吸收利用,故以玉米为主食的人群易发生癞皮病。

烟酸的推荐摄入量用烟酸当量(nicotinic equivalence,NE)表示。烟酸的RNI为成年男性15mg NE/d,女性12mg NE/d,乳母为16mg NE/d,婴幼儿及青少年要相对高于成年人。

6. 维生素C　又称抗坏血酸(ascorbic acid),极易溶于水,洗煮、挤菜汁、烹调过程中损失较多;极易氧化,空气、热、光、碱性物质及痕量铜铁等金属离子均可促进其氧化破坏。植物中的多酚类化合物,尤其是类黄酮对维生素C的氧化有保护作用。

(1)生理功能:参与体内羟化反应,促进体内胶原合成,维持牙齿、骨骼和血管的正常功能,促进伤口愈合,与儿茶酚胺、肉碱、酪氨酸、肾上腺皮质激素等的合成及胆固醇羟化有关;抗氧化作用,清除自由基;促进铁、叶酸吸收;提高对疾病的抵抗力,阻断亚硝胺的体内合成,改善心肌功能;与铅、苯、汞、砷等金属离子络合而减少其毒性作用。

(2)缺乏与过量:维生素C缺乏表现为毛细血管脆性增高,牙龈肿胀出血、牙齿松动,伤口愈合不良,皮下、肌肉、关节出血,甚至发生维生素C缺乏病(曾称坏血病)。大量摄入维生素C,可因尿中代谢产物草酸增加而形成结石,还可出现腹痛、腹泻,并发生对维生素C的依赖性。

(3)食物来源和供给量:维生素C主要存在于蔬菜和水果中,植物种子(粮谷、豆类)不含维生素C。绿色蔬菜含量高于其他颜色蔬菜,叶菜高于根茎类和瓜茄类。水果含量较高的有柑橘、柠檬、青枣、山楂、草莓等,某些野果如猕猴桃、刺梨、沙棘等含量也很高。

中国营养学会推荐18岁以后成年人维生素C的RNI为100mg/d,孕中期和晚期女性为115mg/d,乳母为150mg/d。

(二) 矿物质和微量元素

存在于人体中的各种元素,除碳、氢、氧、氮以有机物形式存在外,其余统称为矿物质或无机盐。钙、镁、钾、钠、硫、磷、氯7种元素的含量大于体重的0.01%,称为常量元素或宏量元素。其他元素在体内的含量极少,低于体重的0.01%,称为微量元素,如铁、铜、锌、硒、铬、碘、锰、氟、钴、钼等。

无机盐在人体内不能产生与合成,必须从食物和饮水中摄取。在我国人群中比较容易缺乏的是钙、铁和锌,在特殊地理环境或其他特殊条件下,也可造成碘、硒的缺乏。有些元素也可因摄入过量而发生中毒。

1. 钙(calcium)　是人体含量最多的无机元素,正常成人体内含钙总量约为1000~1200g,约占体重的2%。其中约99%集中在骨骼和牙齿中,是构成骨骼与牙齿的主要成分,主要以羟磷灰石形式存在;其余1%的钙,一部分与柠檬酸螯合或与蛋白质结合,另一部分则以离子状态分布于软组织、细胞外液和血液中,统称为混溶钙池。混溶钙池的钙与骨骼钙保持着动态平衡,为维持体内所有的细胞正常生理状态所必需。

(1)生理功能:构成骨骼和牙齿;维持神经与肌肉的活动;促进某些酶的活性;参与凝血过程、激素分泌,维持体内酸碱平衡及毛细血管渗透压、生物膜正常通透性,并与受体结合及信号传导有关。

(2)缺乏与过量:钙缺乏主要影响骨骼的发育和结构;可因神经肌肉兴奋性增高而致低钙性手足搐

搐症;出现血液凝固障碍等。过量摄入钙可使肾结石患病的危险性增加,甚至发生乳碱综合征,表现为高血钙、碱中毒和肾功能障碍,还可因降钙素分泌增多而致骨硬化。

(3)影响钙吸收的因素

1)妨碍肠内钙吸收的主要因素:谷类、蔬菜等植物性食物中的草酸、植酸、磷酸,可与钙形成难溶的盐类,阻碍钙的吸收;脂肪摄入过多,未被消化的脂肪酸与钙形成脂肪酸钙盐也可影响钙的吸收;此外,膳食纤维、一些碱性药物,如苏打、小檗碱、四环素等也影响钙的吸收。

2)促进肠内钙吸收的因素:维生素 D 是促进钙吸收最重要的因素之一;蛋白质消化过程中释放的某些氨基酸,如赖氨酸、色氨酸、组氨酸等可与钙形成可溶性钙盐而促进钙的吸收;乳糖经肠道菌发酵产酸,与钙形成乳酸钙复合物可增强钙的吸收。

(4)食物来源与供给量

1)食物来源:奶及奶制品含钙丰富且吸收率高,是理想钙源;虾皮、海带、坚果类、芝麻酱含钙也很高。豆类及其制品及油料种子和某些绿色蔬菜(如花椰菜、甘蓝菜)含钙丰富且含草酸少,也是钙的良好来源。

2)供给量:成年人钙的 RNI 为 800mg/d。婴幼儿、青春期前后的儿童少年、孕妇、乳母及老年人对钙的需要量增加,应适当增加钙的供给量。

2. 铁(iron) 是人体含量最多的必需微量元素,成人体内约含铁 4~5g,其中 70% 存在血红蛋白、肌红蛋白中(功能性铁),30% 以铁蛋白和含铁血黄素形式存在于肝、脾与骨髓中(贮存铁)。

(1)生理功能:参与氧和二氧化碳的转运、交换和组织呼吸;与红细胞形成和成熟有关;参与抗体产生、嘌呤与胶原合成、脂类转运及药物解毒等。

(2)缺乏与过量:缺铁可引起缺铁性贫血(iron-deficiency anemia,IDA),是常见的营养缺乏病,婴幼儿、青少年、孕妇、乳母及老年人更易发生。缺铁还可导致工作、学习能力下降、抗感染能力降低。可出现烦躁、疲劳、头晕、神经精神功能紊乱等症状,还可出现心慌、气短、眼花、注意力不集中等。长期过量摄入铁会积存在肝脏,引起肝硬化。铁过量还可干扰机体对锌的吸收。

(3)影响铁吸收的因素:膳食中的铁分为血红素铁和非血红素铁两种形式。血红素铁主要存在于动物性食物中,可直接被肠黏膜上皮细胞吸收,吸收率较高。非血红素铁主要存在于植物性食物中,在吸收前必须与结合的有机物分离,并转化为亚铁后才能吸收,并受植酸盐、草酸盐、碳酸盐、磷酸盐等因素影响而吸收率较低。另外,胱氨酸、赖氨酸、组氨酸等氨基酸及乳糖、维生素 C 等可促进铁的吸收;由于生长发育、月经、妊娠等原因,机体对铁的需要量增加也可促进铁的吸收。

(4)食物来源与供给量

1)食物来源:含铁丰富的食物来源为动物肝脏和全血,其次是瘦肉、鱼类等。蛋黄中的铁受卵黄高磷蛋白的影响,吸收率只有 3%。牛奶为贫铁食物。植物性食物以豆类、黑木耳、芝麻酱含量丰富。

2)供给量:中国营养学会建议,铁的 RNI,成年男性为 12mg/d,18~49 岁成年女性为 18mg/d,65 岁以上女性为 15mg/d,孕中期女性为 25mg/d,孕晚期女性为 29mg/d,乳母为 24mg/d。

3. 锌(zinc) 属于人体必需微量元素,成人体内含锌量约为 2~2.5g,分布于人体所有的组织器官,以肝、肾、肌肉、视网膜、前列腺内的含量为高。血液中 75% ~85% 的锌分布在红细胞中,3% ~5% 在白细胞中,其余在血浆中。

(1)生理功能:锌是体内许多酶的组成成分。参与蛋白质、核酸的合成与代谢;促进生长发育与组织再生,促进器官和性功能的正常发育;维持正常的味觉,促进食欲;促进维生素 A 代谢及生理作用,对视觉和皮肤有保护作用;参与免疫功能。

(2)缺乏与过量:儿童缺锌可以导致食欲减退、味觉异常或迟钝甚至丧失,生长发育迟缓、性器官发育不良;还可表现为皮肤干燥粗糙、面部痤疮及复发性口腔溃疡、创伤不易愈合及易感染、暗适应能力下降等;先天性锌吸收不良可引起肠病性肢端皮炎;孕妇缺锌可以不同程度地影响胎儿的生长发育,胎儿畸形率增高。过量补锌或食用镀锌容器污染的食物、饮料可引起锌过量或锌中毒,表现为腹痛、腹泻、恶心、呕吐等症状。

(3)影响吸收的因素:锌由小肠吸收,吸收率为 20% ~30%,植物性食物中的植酸、鞣酸和膳食纤维等均不利于锌的吸收;铁也可抑制锌的吸收。而动物性食物中锌的生物利用率较高;维生素 D 能促进锌的吸收。

（4）食物来源与供给量

1）食物来源:锌的良好食物来源是牡蛎等贝类海产品、红色肉类、动物内脏。谷类胚芽、花生、黄豆、燕麦、奶酪等富含锌,但吸收率较低。

2）供给量:锌的 RNI 为成年男性 12mg/d,女性 8.5mg/d,孕妇在孕期增加到 10.5mg/d,乳母 13mg/d。

第三节　合理营养与膳食指导

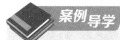

近年来,"洋快餐"的快餐店数量在我国各地迅速增加,因其方便、快捷、饱腹等特点成为大众尤其是年轻人最流行的食物之一。

问题:

1. 请从食品营养角度分析"洋快餐"对人体健康有何利弊?

2. 联系自己或周围的事例,谈谈应如何科学的选择食物。

一、合理营养与平衡膳食

(一) 合理营养与平衡膳食的概念

合理营养（rational nutrition）是指膳食中提供的热能和营养素种类齐全、数量充足、比例恰当,并能被机体充分地消化、吸收和利用,以满足机体的需要。平衡膳食（balanced diet）又称合理膳食,是指由多种食物合理搭配并能全面达到营养需求的膳食。合理营养是健康的物质基础。平衡膳食是实现合理营养的根本途径。

(二) 合理营养与平衡膳食的要求

1. 提供适量的能量及种类齐全、数量充足、比例适宜的营养素　除了母乳能满足 6 个月内的婴儿营养需要以外,没有一种天然食物能够完全满足人体的营养需要。因此,必须将多种食物进行合理搭配,做到食物多样化,以达到营养素种类齐全。同时平衡膳食应满足不同个体或群体的营养需要,一般按膳食营养素参考摄入量来衡量。另外,应保持营养素之间比例适当,才能使每种营养素在人体内充分消化、吸收和利用。

2. 科学加工与烹调　烹调加工有利于食物的消化吸收,还可改善食品的感官性状,增进食欲,同时还能杀灭病原微生物,保证食用安全。但是,不合理地加工烹调会导致食物中营养素丢失。故食物加工烹调时,应尽可能减少各种营养素的损失,并提高其消化吸收率。

3. 合理的膳食制度　合理的膳食制度是指将全天的食物定时、定量地分配食用的一种制度。这样有利于形成条件反射,促进消化液分泌,促进食物的消化、吸收和利用。成人一般一日三餐,每餐间隔 5~6h。三餐能量分配,早餐应占 25%~30%、午餐占 30%~40%、晚餐占 30%~35%。

4. 保证食物安全　食物一方面可为我们提供所需的能量和营养素,另一方面,如果食物中存在对人体有害的物质,则可对人体带来危害,如急、慢性中毒和"三致"作用等。由此,在食物的选购、加工处理和烹调过程中必须确保符合安全、无毒、无害的卫生要求。

二、膳食指南与平衡膳食宝塔

膳食指南（dietary guideline）又称膳食指导方针,是营养学家根据营养科学原理,结合居民的实际情况及人群中存在的营养问题而提出的一组以食物为基础的建议性陈述。膳食指南是平衡膳食的基本规范,通俗易懂、简明扼要、具有可操作性。

《中国居民膳食指南(2022)》由一般人群膳食指南、特定人群膳食指南和平衡膳食宝塔三部分组成。

(一) 一般人群膳食指南

1. 食物多样,合理搭配　食物多样是平衡膳食模式的基本原则。每天的膳食应包括谷薯类、蔬菜水果类、畜禽鱼蛋奶类、大豆坚果类等食物。建议平均每天摄入 12 种以上食物,每周 25 种以上。谷类为主是平衡膳食模式的重要特征,每天摄入谷类食物 200~300g,其中全谷物和杂豆类 50~150g,薯类 50~100g;膳食中碳水化合物提供的能量应占总能量的 50%以上。

2. 吃动平衡,健康体重　体重是评价人体营养和健康状况的重要指标,吃和动是保持健康体重的关键。体重过低和过高均易增加疾病的发生风险。推荐每周应至少进行 5d 中等强度身体活动,累计 150min 以上;坚持日常身体活动,平均每天主动身体活动 6000 步;尽量减少久坐时间,每小时起来动一动,动则有益。

3. 多吃蔬果、奶类、全谷、大豆　蔬菜、水果、奶类和大豆及制品是平衡膳食的重要组成部分,坚果是膳食的有益补充。蔬菜和水果是维生素、矿物质、膳食纤维和植物化学物的重要来源,奶类和大豆类富含钙、优质蛋白质和 B 族维生素,对降低慢性病的发病风险具有重要作用。餐餐有蔬菜,推荐每天摄入 300~500g 蔬菜,深色蔬菜应占 1/2。天天吃水果,推荐每天摄入 200~350g 的新鲜水果,果汁不能代替鲜果。吃各种奶制品,摄入量相当于每天液态奶 300g。经常吃豆制品,每天相当于大豆 25 g 以上,适量吃坚果。

4. 适量吃鱼、禽、蛋、瘦肉　鱼、禽、蛋和瘦肉可提供人体所需要的优质蛋白质、维生素 A、B 族维生素等,有些也含有较高的脂肪和胆固醇。动物性食物优选鱼和禽类,鱼和禽类脂肪含量相对较低,鱼类含有较多的不饱和脂肪酸;蛋类各种营养成分齐全;吃畜肉应选择瘦肉。过多食用烟熏和腌制肉类可增加肿瘤的发生风险,应当少吃。推荐每周吃鱼 300~500g,畜禽肉 300~500g,蛋类 300~350g,平均每天摄入鱼、禽、蛋和瘦肉总量 120~200g。

5. 少盐少油,控糖限酒　我国多数居民目前食盐、烹调油和脂肪摄入过多,这是高血压、肥胖和心脑血管疾病等慢性病发病率居高不下的重要因素,因此应当培养清淡饮食习惯,成人每天食盐不超过 5g,每天烹调油 25~30g。过多摄入添加糖可增加龋齿和超重发生的风险,推荐每天摄入糖不超过 50g,最好控制在 25g 以下。儿童少年、孕妇、乳母不应饮酒,成人如饮酒,一天饮酒的酒精量不超过 15g。

6. 规律进餐,足量饮水　合理安排一日三餐,定时定量,每天吃早餐,规律进餐、饮食适度,不暴饮暴食、不偏食挑食、不过度节食;足量饮水,少量多次。在温和气候条件下,低身体活动水平,成年男性每天喝水 1700ml,成年女性每天喝水 1500ml;推荐喝白水或茶水,少喝或不喝含糖饮料,不用饮料代替白水。

7. 会烹会选,会看标签　认识食物,选择新鲜的、营养素密度高的食物;学会阅读食品标签,合理选择预包装食品;学习烹饪、享受食物天然美味。

8. 公筷分餐,杜绝浪费　选择新鲜卫生的食物,不食用野生动物;食物制备生熟分开,熟食二次加热要热透;讲究卫生,从分餐公筷做起;珍惜食物,按需备餐;做可持续食物系统发展的践行者。

(二) 特定人群的膳食指南

特定人群包括孕妇、乳母、婴幼儿、学龄前儿童、青少年以及老年人,根据这些人群的生理特点和营养需要特制定相应的膳食指南,其中 6 岁以上各特定人群的膳食指南是在一般人群膳食指南的基础上进行增补形成的。

(三) 平衡膳食宝塔

中国居民平衡膳食宝塔(以下简称膳食宝塔)是根据《中国居民膳食指南(2022)》的核心内容,结合中国居民膳食的实际情况,把平衡膳食的原则转化成各类食物的重量,便于人们在日常生活中实行。膳食宝塔提出的是一个比较理想的膳食模式,同时注意了运动的重要性,并以直观的宝塔形式表达出来,见文末彩图 4-1。

1. 膳食宝塔结构　膳食宝塔共分 5 层,包含每天应摄入的主要食物的种类及其数量。

(1)谷类、薯类及杂豆:主要提供碳水化合物、蛋白质、膳食纤维及 B 族维生素。

(2)蔬菜、水果:主要提供膳食纤维、矿物质、维生素 C、胡萝卜素、维生素 K 及有益健康的植物化学物质。

(3)鱼、禽、肉、蛋等动物性食物:主要提供优质蛋白质、脂肪、矿物质、维生素 A、B 族维生素和维生素 D。

（4）奶类和大豆类食物：奶类主要提供优质蛋白质、维生素 A、维生素 B_2 和钙；大豆类可以提供优质蛋白质、脂肪、膳食纤维、钙、B 族维生素和维生素 E。

（5）烹调油和食盐：每天烹调油不超过 25g 或 30g，食盐不超过 5g。

2. 膳食宝塔的说明　膳食宝塔建议的各类食物摄入量是一个平均值，不必每天严格按照其建议的量吃，但一定要经常遵循膳食宝塔各层中各类食物的大体比例；各类食物摄入量是指食物可食部分的生重，是一类食物的总量，某种具体食物的重量可以在"食物互换表"中查询。

3. 中国居民平衡膳食宝塔的应用

（1）确定适合自己的能量水平，根据自己的能量水平确定食物需要。

（2）食物同类互换，调配丰富多彩的膳食。

（3）合理分配三餐食量。

（4）因地制宜充分利用当地资源。

（5）养成习惯，长期坚持。

第四节　特殊人群的营养指导

特殊人群是指特定的生理或病理状况以及特殊生活和工作环境下的人群，其对营养的需要不同于一般人群。本节主要讨论特殊生理阶段人群的营养指导及患者的基本膳食与几种治疗膳食。

 案例导学

某男婴，6 个月，全母乳喂养，近期夜间经常哭闹。乳母明显消瘦，乳汁较前减少。

问题：

1. 请分析母子出现这种临床症状可能的原因。

2. 乳母和婴儿的饮食该如何调整？

一、孕妇与乳母营养

（一）孕妇的营养

妊娠是一个复杂的生理过程，孕妇在妊娠期间需进行一系列生理调整，以适应胎儿在体内的生长发育和本身的生理变化。孕期营养状况的优劣对胎儿生长发育直至成年后的健康都会产生重要的影响。孕期营养不良可使胎儿脑发育受损、体格发育迟缓、低出生体重及围生期死亡率增加。而孕期食物摄入过量，则可能引起体重增长过多，增加难产、妊娠糖尿病和出生巨大儿的风险。

1. 孕期的营养需要　妊娠期的特殊能量需求包括母体生殖器官及胎儿的生长发育，以及用于产后泌乳的脂肪储备。妊娠早期增重较少，对能量供给无特殊要求。妊娠中期后能量 RNI 在非妊娠基础上增加 0.84MJ/d（200kcal/d）；妊娠早、中、晚期膳食蛋白质 RNI 增加值分别为 5g/d、15g/d、20g/d，同时保证优质蛋白质的摄入至少占 1/3 以上；孕期对营养素需要的增加大于对能量需要的增加，应尽量选择摄入营养素密度高的食物，控制单纯能量食物。

妊娠期对矿物质的需要量增加，妊娠期妇女易于缺乏的矿物质有钙、铁、锌、碘等。妊娠中期妇女钙的 AI 为 1000mg/d，妊娠晚期为 1200mg/d；妊娠早期妇女碘 RNI 为 200μg/d，建议妊娠期可每周进食一次富含碘的海产品。

孕妇对维生素的需要量普遍增加，但维生素的过量补充也可能给胎儿带来不利影响。孕妇对各种维生素的推荐摄入量参见《中国居民膳食营养素参考摄入量》。

2. 孕期的膳食营养原则

(1)根据体重变化,适当增加能量。

(2)充足的蛋白质,满足孕妇及胎儿生长发育对优质蛋白质的需要。

(3)丰富的微量营养素,尤其是钙、铁、锌、碘及维生素。

3. 孕期膳食指南

(1)孕前期:多摄入富含叶酸的食物或补充叶酸;常吃含铁丰富的食物;保证摄入加碘食盐,适当增加海产品的摄入;戒烟、禁酒。

(2)孕早期:膳食清淡、适口;少食多餐;保证摄入足量富含糖类的食物;多摄入富含叶酸的食物或补充叶酸;戒烟、禁酒。

(3)孕中、末期:适当增加鱼、禽、蛋、瘦肉、海产品的摄入量;适当增加奶类的摄入;常吃含铁丰富的食物;适量身体活动,维持体重的适宜增长;戒烟、禁酒,少吃刺激性食物。

(二) 乳母的营养

哺乳期营养需要增加,一方面是分泌乳汁、哺育婴儿的需要;另一方面要逐步补偿妊娠、分娩所损耗的营养素储备,促进各器官、系统功能的恢复。乳母的营养状况直接影响乳汁分泌量和乳汁的营养素含量,从而影响婴儿的生长发育与健康状况。

1. 营养需要　乳母在妊娠期所增长的体重中约有 4kg 为脂肪,可为泌乳提供约 1/3 的能量,另外的 2/3 需由日常膳食提供。乳母能量 RNI 要在非孕育龄妇女的基础上增加 2092kJ/d(500kcal/d);应增加鱼、禽、蛋、瘦肉和海产品的供给,保证动物性食品提供的蛋白质至少占 1/3 以上;建议每日饮奶 500ml,以补充约 600mg 的钙;婴儿微量营养素的储备通常较低而需要相当多,必须依赖母乳提供,因此乳母膳食中应摄入充足的微量营养素,包括维生素 A、维生素 B_1、维生素 B_2、维生素 B_6、维生素 B_{12}、碘、锌等。

2. 哺乳期的膳食营养原则

(1)以泌乳量与母亲体重为依据,保证充足能量。

(2)足够的优质蛋白质。

(3)适量脂肪,尤其是多不饱和脂肪酸,满足婴儿中枢神经系统发育及脂溶性维生素吸收等需要。

(4)保证钙、铁、锌、碘和多种维生素的供给。

3. 哺乳期妇女膳食指南　增加鱼、禽、蛋、瘦肉及海产品摄入;适当增饮奶类,多喝汤水;产褥期食物多样,不过量;忌烟酒,避免喝浓茶和咖啡;科学活动和锻炼,保持健康体重。

二、婴幼儿及学龄前儿童营养

婴幼儿(0~3 岁)及学龄前儿童生长发育迅速,是一生中身心发育的重要时期,合理营养将为其一生的体力和智力发育打下良好基础,并对某些成年或老年疾病的发生起到预防作用。

(一) 婴幼儿期的生理特点及营养需要

1. 生理特点

(1)婴儿期:出生到 1 岁为婴儿期,是一生中生长发育最迅速的阶段,也是大脑和智力发育的关键时期。此期的生理特点主要是:①体重增长至出生时的 3 倍,身长为出生时的 1.5 倍,脑重接近成人脑重的 2/3 ;②婴儿消化系统正在发育,消化功能与生长发育的生理需要存在着供需矛盾;③营养素储备量较少,适应能力低;④对食物耐受性低,若喂养不当,易发生腹泻而导致营养素丢失。婴儿常见的营养缺乏性疾病主要有维生素 D 缺乏引起的佝偻病、缺铁性贫血以及生长迟缓。

(2)幼儿期:1~3 岁为幼儿期,是养成饮食习惯的重要阶段,也是影响儿童食物嗜好的重要时期。此期的生理特点主要是:①生长发育速率仍然较快;②牙齿处于生长过程,咀嚼功能尚未发育完善,消化吸收能力仍较差;③活泼好动,出汗较多,肾脏功能不完善,容易出现缺水;④胃肠道抵抗感染的能力极为薄弱,易发生肠道细菌和病毒感染以及寄生虫感染;⑤模仿性增强,易兴奋,注意力不易集中。幼儿容易发生的营养缺乏性疾病包括维生素 A 缺乏、维生素 D 缺乏、钙缺乏、缺铁性贫血等。

2. 婴幼儿期的营养需要　婴幼儿期的生理特点决定了其营养需要的特殊性。①足量的优质蛋白质:以保障生长所需的蛋白质合成与更新,但因肾脏及消化器官尚未发育完全,过高的蛋白质摄入又会对机体产生不利影响;②单位体重所需能量高:生长与组织合成、排泄均需消耗能量;③脂肪供能比高:神经髓鞘的形成和大脑及视网膜光感受器的发育和成熟需要必需脂肪酸、DHA 及胆固醇;④充足的钙、铁、碘、锌等矿物质和维生素:这些微量营养素对生长发育非常重要,供给不足则容易发生缺乏症和生长迟缓。

(二) 婴幼儿的合理喂养

一方面婴幼儿时期生长发育迅猛,代谢旺盛,需要足量优质的营养素;另一方面婴幼儿的消化吸收功能尚不够完善,限制了营养素的吸收和利用。故应结合婴幼儿的特点,确定科学的喂养方式,做到合理营养与平衡膳食。

1. 母乳喂养

(1)母乳喂养的优点有:①母乳中营养素齐全,能满足婴儿生长发育的需要;②母乳具有增进婴儿免疫力的作用;③母乳喂养经济、方便、卫生;④母乳喂养有利于增进母婴间情感交流,促进婴儿的智力发育及母体的恢复。

(2)母乳喂养的方法:①越早开奶越好,正常足月新生儿出生半小时内就可让母亲喂奶,既可防止新生儿低血糖又可促进母乳分泌,还能让新生儿得到更多的初乳;②提倡母婴同室,母子接触不仅可以增进母婴感情,还可有效刺激泌乳系统,增进乳汁的分泌;③不定时喂奶,按需供给;④正确的哺乳姿势,注意哺乳细节,应双侧乳房轮流喂哺,待一侧乳房吸空后再换另一侧。在哺乳完毕后应将婴儿抱起,轻拍其背,防止溢乳。

2. 合理添加辅食　随着婴儿月龄的增加,婴儿对营养素的需求量增加,而母乳的质和量却逐渐下降,母乳已不能完全满足婴儿生长发育的需要。同时,小儿的消化系统日趋成熟,已能适应乳汁外的其他食物,因此,婴儿从 4~6 月龄后应逐渐减少哺乳次数而合理添加辅食。

辅食的添加应遵循以下原则:①逐步适应:一种辅食应经过 5~7d 的适应期,再添加另一种食物。一般先添加谷类及其制品,然后是蔬菜、水果、蛋黄、鱼类,再后是肉类、全蛋、豆类等;②添加的数量由少到多;③食物应由细到粗、由稀到稠,口味应低盐少糖;④应保证食物清洁卫生、无毒无害,不含食品添加剂;⑤添加时间以在哺乳之后或在两次哺乳的间隙进行为宜;⑥若在添加过程中发现婴儿有消化不良的现象,应调整食物的数量或品种,待大便正常后再慢慢添加;⑦因人而异:婴儿的生长发育有较大的个体差异,辅助食品的添加也应随之而异。

3. 幼儿合理膳食

(1)以谷类为主的平衡膳食:幼儿膳食应以谷类为主,还应包括肉、鱼、蛋、奶类和豆类及其制品,以保证优质蛋白的供给。奶及奶制品不少于 250ml/d。每周应安排食用 1 次动物肝和动物血及至少 1 次海产品。

(2)合理烹调:食物应碎、软、烂,以蒸煮为宜,尽量少用煎炸的烹调方式。食物应具有良好的感官性状,不宜添加味精等调味品,以原汁原味为好。

(3)合理膳食制度和饮食习惯:可选用三餐两点的方式,加餐的品种可多用牛奶、水果、坚果类食品,少用含糖高的食物。三餐分配要合理,晚饭后除了水果或牛奶外应逐渐养成不再进食的良好习惯。定时定量,不挑食、偏食,合理进食零食。

(三) 婴幼儿及学龄前儿童膳食指南

1. 0~6 月龄婴儿喂养指南　纯母乳喂养;产后尽早开奶,初乳营养最好;尽早抱婴儿到户外活动或适当补充维生素 D;给新生儿和 1~6 个月龄婴儿及时补充维生素 K;不能用纯母乳喂养时,宜首选婴儿配方食物喂养;定期监测生长发育状况。

2. 6~12 月龄婴儿喂养指南　奶类优先,继续母乳喂养;及时合理添加辅食;尝试多种多样的食物,膳食少糖、无盐、不加调味品;逐渐让婴儿自己进食,培养良好的进食行为;定期监测生长发育状况;注意饮食卫生。

3. 1~3 岁幼儿喂养指南　继续给予母乳喂养或其他乳制品,逐步过渡到食物多样;选择营养丰富、易消化的食物;采用适宜的烹调方式、单独加工制作膳食;在良好环境下规律进餐,重视良好饮食习惯的培养;鼓励幼儿多做户外游戏与活动,合理安排零食,避免过瘦与肥胖;每天足量饮水,少喝含糖高的饮料;定期监测生长发育状况;确保饮食卫生,严格餐具消毒。

4. 学龄前儿童膳食指南 食物多样,谷类为主;多吃新鲜蔬菜和水果;经常吃适量的鱼、禽、蛋、瘦肉;每天饮奶,常吃大豆及其制品;膳食清淡少盐,正确选择零食,少喝含糖高的饮料;食量与体力活动要平衡,保证正常体重增长;不挑食、不偏食,培养良好饮食习惯;吃清洁卫生、未变质的食物。

三、老年人营养

合理营养可延缓衰老进程、防治各种老年常见病,达到健康长寿和提高生命质量的目的,老年人的生理特点决定老年人营养需求及膳食有其特殊性。

1. 营养需要 老年人的能量需求随年龄和体力劳动情况而不同,但整体相差幅度不大;老年人体内分解代谢加强,如果摄入蛋白质的质与量难以满足要求,容易发生负氮平衡;脂肪在全日总能量中的百分比宜为20%~30%,食物胆固醇含量不宜多于300mg/d;老年人碳水化合物的摄入量应适当增多,粗细搭配;宜多吃水果、蔬菜等富含膳食纤维的食物,增强肠蠕动,防止便秘。

老年人户外活动减少,缺乏日照,肝肾功能衰退,活化维生素D的功能下降,对钙的吸收利用能力下降,同时体力活动的减少又可增加骨钙的流失,使老年人(尤其是女性)出现钙的负平衡,以致骨质疏松症较常见;老年人对铁的吸收利用能力下降,易出现缺铁性贫血。老年人需要充足的各种维生素以促进代谢、延缓衰老及增强抵抗力,老年人对动物内脏及蔬菜摄入量较少,常易发生维生素A缺乏;B族维生素对老年人非常重要,维生素B_{12}、叶酸、维生素B_6的不足可引起高同型半胱氨酸血症,是动脉粥样硬化的危险因素;维生素C可促进胶原蛋白的合成,有效防止老年血管硬化,并可降低胆固醇、增强免疫力。

2. 合理膳食 老年人各器官的生理功能会有不同程度的减退,活动量也相应减少,故应结合老年人的生理特点,对膳食作适当调整。老年人的合理膳食原则包括:

(1)提高膳食质量,预防营养不良:应保证充足的食物摄入,以提供所需的能量和优质蛋白质,大豆及其制品是老年人最佳的选择之一,不但可以提供丰富的蛋白质和钙,其丰富的生物活性物质大豆异黄酮和大豆皂苷,还可抑制体内脂质过氧化,增加冠状动脉和脑血流量,预防和治疗心脑血管疾病和骨质疏松症,对老年妇女尤为重要。

(2)粗粮细作,少吃多餐:老年人最好每天能摄入100g粗粮,膳食需制作柔软,便于咀嚼、吞咽和消化、吸收,粗粮细作既可以增加膳食纤维和B族维生素摄入量,又不会给老年人的消化功能带来不良影响;老年人胃肠功能减退,一次进食过多会造成消化不良和腹部不适,建议正餐之间,添加点心、水果和乳制品。

(3)膳食清淡,烹调合理:选择用油少的烹调方式,以蒸、煮、炖、炒为主,以适应老年人的脂质代谢能力,减少高血脂、高胆固醇血症发生率,防治心血管疾病;老年人食用油以植物油为宜,菜子油、玉米油、大豆油及花生油等可混合食用,海洋鱼类含有多种脂类,也适宜老年人食用。

(4)调整膳食结构,保证微量营养素:老年人要适当增加动物性食物的摄入,应选择血红素铁含量高的动物肝脏、瘦肉、牛肉等,还应多食用富含维生素C的蔬菜、水果,以利于铁的吸收。蔬菜是维生素C等多种维生素的重要来源;水果的果胶、果酸、半纤维素等膳食纤维的摄入可增进肠蠕动,预防老年便秘;番茄中的番茄红素对老年男性常见的前列腺疾病有一定的防治作用。

(5)适量活动,维持理想的体重:老年人基础代谢下降,容易发生超重或肥胖;老年人对营养素的利用能力下降,又易出现营养不良,体重减轻、消瘦。因此,老年人应该合理调整进食量,积极参加适宜的体力活动或适量运动,保持能量代谢平衡,维持理想的体重。

四、患者营养

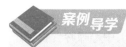

随着现代生活水平的提高和饮食结构的改变,近年来高尿酸血症及痛风患病率总体呈增长趋势,且随年龄增长而增高,男性高于女性,城市高于农村,沿海高于内陆。痛风是由单钠尿酸盐沉积至关节所致的一种代谢性疾病,归根结底与嘌呤代谢紊乱和(或)尿酸排泄减少直接相关。

问题:

1. 高尿酸血症及痛风患者应如何进行合理膳食?

2. 低嘌呤膳食有哪些?

患者营养是研究人体处于各种病理状态下的营养需求和营养输注途径,又称临床营养。疾病的营养治疗是现代综合治疗的重要组成部分,它是根据疾病的诊断、病情、患者的营养状况等,在正常生理需要量的基础上,制订符合疾病不同时期特征的营养治疗方案和膳食配方,以达到治疗、辅助治疗或诊断的目的。

（一）患者膳食

医院患者的膳食可分为基本膳食、治疗膳食及试验膳食。

1. 基本膳食

(1)普通膳食(normal diet):简称普食,达到平衡膳食的要求,与健康人的膳食基本相同。主要适用于消化道功能正常、无发热、无腹泻患者和产妇以及恢复期患者。

(2)软食(soft diet):由半流质膳食向普食过渡的中间膳食,比普食更易消化,提供的各种营养素符合平衡膳食要求。其特点是含膳食纤维少,便于咀嚼,易于消化。主要适用于轻度发热、消化不良、肠道疾病恢复期、口腔疾病患者及咀嚼不便的幼儿和老人等。

(3)半流质膳食(semi liquid diet):介于软食与流质膳食之间的膳食,能量稍低,其他营养素按正常量供给。其特点是外观呈半流体状态,易于咀嚼和消化,水分含量多,限量、多餐次的进餐形式。主要适用于发热较高、消化道疾病、咀嚼吞咽困难、手术前后的患者和身体虚弱的患者及刚分娩的产妇。

(4)流质膳食(liquid diet):不平衡膳食,所供给的能量、蛋白质及其他营养素均较缺乏,需辅以肠外营养。其特点是含水分多,呈液体状态或在口腔中能溶化为液体,含渣少,易消化,易吞咽。主要适用于高热、急性传染病、消化道出血、吞咽咀嚼极度困难、手术前后或病情危重的患者。

2. 治疗膳食　某些疾病与营养关系密切,可采用治疗膳食,在平衡膳食的基础上调整某种营养素或能量,以改善健康状况或治疗疾病。治疗膳食的种类很多,此处介绍3种。

(1)低蛋白膳食:特点是控制膳食中的蛋白质含量,一般每日蛋白质总量在20~40g之间,尽量选用优质蛋白质,以减少含氮代谢产物,减轻肝、肾负担。适用对象为急性和慢性肾炎、急性肾衰竭、慢性肾衰竭、肾病综合征、尿毒症及肾透析、肝功能衰竭及各期肝性脑病。

(2)低盐膳食:是限制食盐的摄入,实际上是限制钠的摄入,1g食盐中含钠395mg。调整膳食中的钠盐摄入量,纠正水、钠潴留,以维持机体水、电解质的平衡。适用对象为高血压病、心力衰竭、急性和慢性肾炎、先兆子痫以及肝硬化等各种原因引起的水、钠潴留患者。

(3)低嘌呤膳食:低嘌呤膳食的特点是限制高/中嘌呤膳食的摄入,减少外源性嘌呤的来源,降低血清尿酸的水平;增加水分的摄入量,促进尿酸排出体外,防治急性痛风的发作。适用对象为痛风、高尿酸血症、尿酸性结石患者。

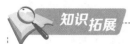

低嘌呤食物

根据食物中嘌呤含量,把食物分为低嘌呤食物(每 100g 食物含嘌呤 < 25mg)、中等嘌呤食物(每 100g 食物含嘌呤 25~150mg)和高嘌呤食物(每 100g 食物含嘌呤 150~1000mg)。其中低嘌呤的食物主要有主食类、奶类、蛋类、蔬菜、水果类以及各种油脂、花生酱、果酱、干果等。

3. 试验膳食(pilot diet) 是指在临床诊断或治疗过程中,短期内暂时调整患者的膳食组成,以配合与辅助临床诊断或观察疗效的膳食。如葡萄糖耐量试验膳食、胆囊造影检查膳食、潜血试验膳食、钙磷代谢膳食等。

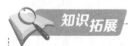

潜血试验膳食

潜血试验膳食用于大便潜血试验的准备,以协助诊断有无消化道出血。试验期为 3d,试验期间禁止食用易造成潜血试验假阳性结果的食物,如肉类、肝脏、动物血、含铁丰富的药物、食物以及绿色蔬菜。可进食牛奶、豆制品、土豆、白菜等非绿色蔬菜以及米饭、面条、馒头等。第 3、4 天开始留取粪便做潜血试验。

(二)临床营养支持途径

1. 肠内营养(enteral nutrition,EN) 也称管饲营养,是指经鼻胃(鼻肠)管或经胃肠造瘘管将液状的食物或要素制剂送入胃肠道的方法,也可经口摄入。

(1)肠内营养的优点:①有利于保持胃肠道的生理结构和功能,加速胃肠道功能与形态的恢复;②营养物质选择范围大,在消化道尚有部分功能时可取得与肠外营养相同的效果,在一定程度上对于营养素的利用更为有效;③节省费用,较安全,易监护,较少引起感染和代谢性的并发症。

(2)肠内营养的适应证:肠内营养适用于不能自行经口进食或经口摄食不足的胃肠道疾病、吞咽困难和头颅部行放射治疗及昏迷的患者,术前或术后营养补充以及心血管疾病、肝功能与肾衰竭、先天性氨基酸代谢缺陷病等。但完全肠梗阻、肠麻痹、严重腹泻及重度吸收不良者,不能进行肠内营养。

2. 肠外营养(parenteral nutrition,PN) 是指通过肠道以外的途径输注能量和各种营养素的方法,一般采用静脉输注,包括周围静脉和中心静脉输注,故又称静脉营养。如果人体需要的全部营养素都经过静脉输入提供,则称为完全胃肠外营养或全静脉营养。

肠外营养主要适用于暂时或永久不能经消化道进食、进食后不能吸收或胃肠道需要充分休息的患者,如短肠综合征、长期严重腹泻、顽固性呕吐、急性胰腺炎、消化道出血、溃疡性结肠炎、胃肠瘘、胃肠道梗阻、大面积烧伤、昏迷患者、肿瘤放疗或化疗引起的胃肠道反应、严重营养不良或低体重早产儿。

第五节 营养调查与评价

一、营养调查与评价的概念

居民营养状况调查,简称营养调查,是指运用各种科学的手段准确了解某一人群及个体各种营养指标的水平,以发现其膳食与营养问题,提出改进营养状况的措施的重要方法。

营养评价是指根据营养调查的结果,结合相应的标准进行全面的营养状况和健康状况评定。

二、营养调查的内容

完整的营养调查应该包括膳食调查、营养状况体格检查和人体营养水平生化检验(实验室检查)三部分。

1. 膳食调查　是营养调查的重要组成部分,也是进行营养调查的基础。是调查用膳对象每人每日各类食物的摄入量,再利用食物成分表计算出每人每日摄入的热能和各种营养素的量,与《中国居民膳食营养素参考摄入量》进行比较,以此来评定其营养需要的满足程度。常用的调查方法有下列三种:

(1)称重法:是指将被调查单位在调查期间(一般 3~7d)每天每餐各种食物的消耗量,包括生重、熟重和每餐剩余食物的量准确记录,计算出每人每天各种营养素的平均摄入量的调查方法。该法适合于集体单位如全托幼儿园、敬老院等调查。其缺点是需较多的人力、物力和时间,且需要有关单位密切配合,不适合大规模的营养调查。

(2)记账法(或查账法):是指对建立有伙食账目的集体食堂,通过查阅过去一定时期内各种食物的库存量、购进量和剩余量,并根据同一时期的就餐人日数,粗略计算出平均每人每天各种营养素的平均摄入量的调查方法。该法优点是方法简便,节省人力,可用于大样本调查。缺点是结果不够精确。

(3)询问法:通过询问被调查者每日所摄取食物的种类、饮食习惯等情况,了解食物消耗量的膳食调查方法。询问法的结果不够准确,一般在无法用称重法和查账法的情况下才使用。

2. 营养状况体格检查　不仅检查被调查者有无营养缺乏病的体征,还要观察身体发育状况及与营养过剩有关的肥胖问题。常用的指标有体重、身高、皮褶厚度等。

(1)体重:可反映一定时间内营养状况的变化。评定时将实际体重与理想体重比较进行评价。

$$成人理想体重(kg)= 身高(cm)-105$$

实际体重在理想体重 ±10% 为正常范围,±(10% ~20%)为超重或瘦弱,±20% 以上为肥胖或极瘦弱。

(2)身高:与遗传有密切关系,但在一定程度上又受到营养状况的影响,可反映较长时期营养状况的变化。比较适合于儿童营养状况的检测。

(3)皮褶厚度:是估计体内脂肪含量的项目,采用皮脂计进行测量。测量皮脂厚度的常用部位有肱三头肌部、肩胛下部和脐旁。标准值为男 12.5mm,女 16.5mm。

(4)体质指数(BMI):BMI= 体重(kg)/ [身高(m)]^2

我国 BMI 正常值为 18.5~23.9。BMI<18.5 为消瘦,24~27.9 为超重,≥ 28 为肥胖。

(5)营养缺乏症体格检查:检查项目、症状、体征及相应缺乏的营养素见表4-4。

表 4-4　营养缺乏体格检查

部位	体征	缺乏的营养素
全身	消瘦或浮肿,发育不良	热能、蛋白质、锌
	贫血	蛋白质,铁,叶酸,维生素 B_2、维生素 B_6、维生素 B_{12}、维生素 C
皮肤	干燥,毛囊角化	维生素 A
	毛囊四周出血点	维生素 C
	癞皮病皮炎	烟酸
	阴囊炎,脂溢性皮炎	维生素 B_2
头发	稀少,失去光泽	蛋白质,维生素 A
眼睛	毕脱氏斑,角膜干燥,夜盲	维生素 A
唇	口角炎,唇炎	维生素 B_2
口腔	齿龈炎,齿龈出血,齿龈松肿,舌炎,舌猩红	维生素 C,维生素 B_2,烟酸,锌

续表

部位	体征	缺乏的营养素
指甲	舟状甲	铁
骨骼	颅骨软化,方颅,鸡胸,串珠肋,"O"形腿,"X"形腿	维生素 D,钙
神经	肌肉无力,四肢末端蚁行感,下肢肌肉疼痛	维生素 C,维生素 B_1

3. 实验室检查 主要是测定被检者的体液或排泄物中所含的各种营养素或代谢产物的量。所用样品多为血、尿、头发等。还可进行营养素耐量试验或负荷试验。人体营养状况检查指标及参考值可查阅其他相关书籍。

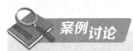 本章小结

营养是指机体摄取、消化、吸收和利用食物中的营养物质,以满足机体生理需要的生物学过程。人类为了维持生命活动及健康,需要每天摄入一定数量的各种营养素和能量。其中,蛋白质、脂类和碳水化合物称为宏量营养素或产能营养素,维生素和矿物质称为微量营养素。这些营养素和能量的摄入量要合理,否则会出现各种营养相关性疾病。合理营养是健康的物质基础,而平衡膳食是实现合理营养的根本途径。膳食指南和平衡膳食宝塔是指导群众平衡膳食的基本规范,便于人们在日常生活中实行。特殊人群是指特定的生理或病理状况以及特殊生活和工作环境下的人群,其对营养和膳食的需要不同于一般人群。营养调查与评价是运用科学方法对某一人群及个体进行全面的营养和健康状况的评定,发现存在的膳食与营养问题,提出改进营养和健康状况的意见及措施。

 案例讨论

从 2003 年开始,安徽阜阳 100 多名婴儿陆续患上一种怪病,脸大如盘、四肢短小,被称为"大头娃娃"。据调查,罪魁祸首竟是奶粉。充斥安徽阜阳农村市场的劣质奶粉因蛋白质、脂肪以及维生素和矿物质含量远低于国家相关标准,被人们称为"空壳奶粉"。据统计,2003 年 5 月以来,因食用劣质奶粉出现营养不良的婴儿共 171 例,死亡 13 例。安徽阜阳劣质奶粉残害婴幼儿事件震惊全国。2004 年 4 月 19 日,由国家质检总局、卫生部、国家工商总局组成的调查组奔赴阜阳,就此事进行调查。经调查证实,不法分子用淀粉、蔗糖等价格低廉的食品原料全部或部分替代乳粉,再用奶香精等添加剂进行调香调味,制造出劣质奶粉,长期食用这种劣质奶粉会导致婴幼儿营养不良、生长停滞、免疫力下降,进而并发多种疾病甚至死亡。

问题:
1. 引起"大头婴儿"事件的原因是什么?
2. 蛋白质－能量营养不良的表现有哪些?
3. 蛋白质－能量营养不良综合征应如何治疗?

(张谦)

扫一扫,测一测

0401 案例讨论

 笔记

思考题

1. 什么是平衡膳食？膳食指南对我国人民有何实际指导意义？

2. 试用中国居民平衡膳食宝塔为健康人群设计一份一日食谱。

3. 维生素 A、维生素 D、维生素 B_1、维生素 B_2、维生素 C 的生理功能有哪些？分别列举 3~5 种富含这些维生素的食物。

学习目标

1. 掌握：临床预防服务和健康管理的概念、临床预防服务的内容与实施原则；健康危险因素评估、健康维护计划的概念；健康教育与健康促进的概念，健康咨询的基本模式；控烟的策略及措施。

2. 熟悉：健康危险因素评估的优先顺序和危险因素资料收集方法；健康维护计划制订的原则、主要内容；健康行为和健康危险行为。

3. 了解：临床预防服务与健康管理的意义；健康教育与健康促进的区别；行为与健康的关系；烟草使用和二手烟的概念及其危害，烟草依赖疾病的概念。

4. 能进行临床预防服务与健康管理；为服务对象制订健康维护流程表和健康危险因素干预计划；使用 5A 模式来开展临床健康咨询；进行临床戒烟指导。在临床场所与患者及家属进行沟通，开展健康教育；与相关医务人员进行专业交流与协作。

5. 具有以健康为中心的观念和严谨求实的作风。

第一节　健康管理概述

生物医学模式的突出贡献是人类在急性传染病和急性感染性疾病防治方面取得了技术上的突破。人类疾病谱、死因谱发生了重大变化，心脑血管疾病、糖尿病、恶性肿瘤等慢性非传染性疾病（简称慢性病）成为人类健康的主要威胁，同时在医学社会化、人类对自身健康需求普遍提高的大背景下，形成了"生物－心理－社会"医学模式。现代医学模式要求医学服务形式从医疗型向医疗、预防、保健、健康管理型转变。

一、健康管理的概念与特点

1. 健康管理（health management）的概念　20 世纪 60 年代，美国的保险业最先提出健康管理的概念。健康管理是指对个体和群体的健康状况进行全面监测、分析、评估，提供有针对性的健康咨询和指导，并制订相应的健康管理计划，协调个人、组织和社会的行动，针对各种健康危险因素进行干预和管理的全过程。健康管理服务对象为健康人群、亚健康人群(亚临床人群)及慢性病早期或康复期人群，它一般不涉及疾病的诊断和治疗过程。健康管理的目的是调动个体、群体及整个社会的积极性，有效地利用有限的资源达到最大的健康效果。

2. 健康管理的特点

（1）标准化：具体服务内容和工作流程必须依据循证医学、循证公共卫生的标准，以及学术界公认的预防和控制指南、规范等来确定和实施。

（2）可量化：采用流行病学和统计学方法，可定量和定性地进行健康危险因素的评估及干预效果评价。

（3）个体化：能确定被管理的目标人群，并能按照健康危险因素的种类、数量进行人群分类，分别实施有针对性的干预措施。

（4）系统化：健康评估和干预的结果既要针对个体和群体的特征和健康需求，又要注重服务的可重复性和有效性，以现代信息学、计算机软件和互联网为手段，强调多平台合作提供服务。

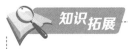

健康管理的目标

健康管理目标包括：①完善健康和福利；②减少健康危险因素；③预防高危人群患病；④易化疾病早期诊断；⑤增加临床效用效率；⑥避免可预防的疾病相关并发症的发生；⑦消除或减少无效或不必要的医疗服务；⑧对疾病结局作出度量并提供持续的评估和改进。

二、健康管理的意义

1. 有助于控制慢性病和减少医疗费用　慢性病病程长且病情迁延不愈，极易出现并发症，对全球公共健康已经构成重大威胁。这类疾病晚期的姑息治疗成为临床医护人员、医院、急诊室以及家庭护理的主要工作，而且治疗所用的医疗高科技设备和技术费用昂贵，需要投入大量资金，导致了医疗费用的加速增长，我国慢性病导致的疾病负担已超过总疾病负担的70%。健康管理将疾病的第一级预防与第二级预防密切结合，减少可控危险因素的危害，降低个体健康风险和控制疾病的发生发展，从而达到有效控制慢性病、降低医疗费用的目的。2011年世界银行在一份报告中推算：2010~2040年间，如果中国每年能将心血管疾病死亡率降低1%，其产生的经济价值相当于2010年国内经济生产总值的68%，多达10.7万亿美元。

2. 有助于延长健康寿命和提高生命质量　慢性病的特点是病程长、预后不可逆转，造成多器官、多系统的损害，病后常留下功能障碍。我国目前确诊的慢性病患者已超过2.6亿，因慢性病死亡占我国居民总死亡的构成已上升至86.6%。脑卒中类疾病每年新发约200万例，约90%为55岁以上的中老年人，幸存者约75%~80%留有不同程度的残疾，其中重度残疾超过40%，生活质量严重下降。应用重点人群筛检、生活方式管理和需求管理，在健康人群中发现无症状患者，有针对性地进行医患沟通，去除多种病因或危险因素，对于降低发病率和病死率、减少伤残率都具有重要意义。

3. 有助于解决卫生服务面临的矛盾和挑战　随着医学科学技术的进步，人工关节、心脏支架、人工晶体、器官移植及各种新药等治疗手段越来越广泛地应用于临床，使很多疾病得到了有效治疗。但慢性病的发病率并不能得到有效控制，而且新技术的昂贵费用使多数患者在经济上无法承受，看病贵的问题日益突出，贫富之间在卫生服务利用上的差距愈加增大。社会在医疗保健资源方面的投入与人群实际得到的改善不相符，治愈疾病与改善生命质量的期望不可兼得，减少疾病残疾率与患病率之间存在矛盾，造成了临床治疗服务的两难局面，医学的目的受到了严峻的挑战。健康管理能有效地调动个体改善不良行为与生活方式的积极性和主动性，有利于管理个体的健康状况，早期发现疾病并及时治疗，减少各种慢性病及其并发症的发生。

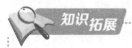

健康管理在美国的应用

1. 政府制订了全国健康管理计划"健康人民"。该计划2000年启动,每十年一次,计划、执行、评价、循环反复。包括两个主要目标、28个重点领域和467项健康指标。两个主要目标:提高健康生活质量,延长健康寿命;消除健康差距。在467项健康指标中有10项重点指标:运动;超重及肥胖;烟草使用;药物滥用;负责任的性行为;精神健康;伤害与暴力;环境质量;计划免疫;医疗保健覆盖率。

2. 企业、医疗机构和健康管理公司帮助个人控制疾病危险因素,改善健康状况,以减少疾病发生的概率和减少医疗费用的负担。

3. 健康保险或医疗保险。健康风险评价和健康管理技术的发展,可以早期鉴别确认高危人群,可有效地进行早期预防性费用控制。

三、健康管理的服务流程

健康管理的常用服务流程一般由以下5部分组成。

1. 健康监测 主要是通过体检,收集服务对象的健康信息,建立健康档案,监测健康危险因素,及早发现和评估健康问题。①健康管理体检:是以人群的健康需求为基础,按照早发现、早干预原则来选定体格检查的项目。检查的结果对后期的健康干预活动具有明确的指导意义。健康管理体检项目可以根据个人的年龄、性别、工作特点等进行调整;②健康相关信息调查:调查收集与健康有关的生活方式、社会环境因素等资料,为寻找影响健康的原因提供依据;③电子健康档案的建立:把健康体检和健康相关信息调查的资料录入到计算机系统,并不间断、连续地记载与健康有关的所有信息,即建立实时可跟踪的电子健康档案。

2. 健康评估 可以通过分析个人健康信息,包括个人健康史、家族史、体格检查结果、医学检验检查结果、生活方式、精神状况等资料,形成个人总体健康评估报告及各项具体项目的评估报告等。

3. 个人健康管理咨询 完成上述两个步骤后,个人可以得到不同层次的健康咨询服务。可以是个人到健康管理服务中心进行咨询,也可以通过电话、电子邮件、网络在线实时咨询等方式与健康管理师进行沟通。咨询内容包括解释健康数据和评估结果及其对健康的影响,为咨询者制订个性化的健康管理方案、提供健康指导及跟踪随访服务方案等。

4. 个人健康管理后续服务 后续服务内容可以根据服务对象的需求确定,服务形式可以是通过互联网等现代通信技术设备,为个人提供健康信息查询、跟踪监测、健康指导,以及定时向个人发送健康资讯和健康维护提醒等个性化的健康服务。监督随访是后续服务的一个常用手段。随访的主要内容是检查健康管理计划的实施状况,并检查(或测量)主要危险因素的变化情况。健康教育课堂也是后续服务的重要措施,在营养改善、生活方式改变与疾病控制方面有很好的效果。

5. 专项的健康及疾病管理服务 除了常规的健康管理服务外,还可根据具体情况为个体和群体提供专项的健康管理服务。这些服务的设计通常会按患者及健康人来划分。对已患有慢性病的个体,可选择针对特定疾病或疾病危险因素的服务,如糖尿病管理、心血管疾病及相关危险因素管理、精神压力缓解、戒烟、运动、营养及膳食咨询等。对没有慢性病的个体,可选择的服务也很多,如个人健康教育、生活方式改善咨询、疾病高危人群的教育及维护项目等。

四、健康管理的基本策略

健康管理的策略就是通过评估和控制健康风险,达到维护和促进健康的目的。其内容主要包括生活方式管理、需求管理、疾病管理、灾难性病伤管理、因工残疾管理和综合的群体健康管理等形式。

1. 生活方式管理 是指通过健康教育和健康促进措施来改变人们的不良行为,以减少各种危险因素对健康的损害。目前对我国人群进行生活方式管理的重点是膳食、运动、吸烟、饮酒、精神压力等。

(1)生活方式管理的特点:①以个体为中心,强调个体的健康责任和作用;②以预防为主,有效整合三级预防;③常与其他健康管理策略联合开展。

(2)生活方式的干预技术:在健康管理实践中,有四种干预技术常用于促进人们改变生活方式。①教育:传递知识,确立态度,改变行为;②激励:通过正面强化、反复强化、反馈促进、惩罚等措施进行行为矫正;③训练:通过一系列参与式训练与体验,培训个体掌握行为矫正的技术;④营销:利用社会营销技术推广健康行为,营造健康的大环境促进个体改变不健康的行为。

2. 需求管理 是通过帮助健康消费者维护自身健康和寻求恰当的卫生服务,控制卫生成本,促进卫生服务的合理利用。其目标是减少昂贵的、并非临床必需的医疗服务,同时改善人群的健康状况。常用的手段有寻找手术的替代疗法、帮助患者减少特定的危险因素并采纳健康的生活方式、鼓励自我保健或干预等。常用的方法有24h电话就诊分流服务、转诊服务、服务预约、健康课堂、基于互联网的卫生信息数据库等。

3. 疾病管理 是指以疾病发展的自然过程为基础的、综合的、一体化的保健和费用支付体系。疾病管理包括人群识别、循证医学的指导、医生与服务提供者协调运作、患者自我管理教育、过程与结果的预测和管理,以及定期的报告和反馈等。疾病管理有以下特点:目标人群是患有特定疾病的个体;关注个体或群体连续性的健康状况与生活质量;医疗卫生服务及干预措施的综合协调至关重要。

4. 灾难性病伤管理 是疾病管理的一个特殊类型,它关注的是“灾难性”的疾病或伤害。此处的“灾难性”是指对健康的危害十分严重的病伤,或指医疗服务花费巨大的病伤,如恶性肿瘤、肾衰、严重外伤等。良好的灾难性病伤管理常具备以下特征:转诊及时;能综合考虑各方面因素,制订出一套适宜的医疗服务计划;有一支包含多种医学专科及综合业务能力的服务队伍,能有效应对可能出现的多种医疗服务需要;最大程度地帮助患者进行自我管理;患者及其家人满意。

5. 因工残疾管理 是针对因工作导致的伤残人员进行评估以及体能和心理恢复的过程。具体目标是:防止残疾恶化;注重功能性能力;设定实际康复和返工的期望值;详细说明限制事项和可行事项;评估医学和社会心理学因素;与患者和雇主进行有效沟通;有需要时要考虑复职情况;要实行循环管理。

6. 综合的群体健康管理 是指通过协调和综合上述几种不同的健康管理策略对一个确定的群体提供更为全面的健康管理。这些策略都是以人的健康需要为中心而发展起来的,有的放矢。医务人员和健康管理师在健康管理中,都应该尽量采取综合的群体健康管理模式。

第二节 临床预防服务

案例导学

李某,男,40岁,大学教师。在一次常规体检时发现身体多处淋巴结肿大、无痛感。其母亲曾于46岁诊断患有乙状结肠癌,并在48岁时因该病去世;其兄曾于42岁时诊断患有直肠癌,手术治疗后进行化疗,目前病情稳定。否认其他系统疾病,无药物过敏史。吸烟史17年,每天约15支;饮酒史20年,每天2两白酒或1瓶啤酒;喜欢吃肥肉;体重超标,不爱运动。

问题:

1. 你认为该教师应如何选择主要的筛查项目?

2. 请按健康维护计划制订的原则,为该教师制订健康维护计划的近期目标。

一、临床预防服务的概念与意义

1. 临床预防服务的概念 临床预防服务是指医务人员在临床场所对健康者和无症状“患者”的病伤健康危险因素进行评估,实施个性化预防措施来预防疾病和促进健康。临床预防服务的提供者为临床医务人员,服务地点是在临床场所,服务对象为健康者和无症状“患者”,服务内容是把第一级和第二级预防相结合,推行临床与预防一体化的卫生服务,强调以个人和家庭的健康意识、生活方式与个人行为等健康危险因素为干预重点。从事临床预防服务的人员同时也应参加社区、职业和其他人群的健康危险因素的干预规划。

临床预防服务是健康管理的一部分,两者的核心思想都是以健康为中心,通过对影响健康的各种相关危险因素进行评估、干预和控制,变被动的疾病治疗为主动的健康干预,以最大程度地促进健康。临床预防服务由医务人员在临床场所来实施,强调临床与预防的结合,而健康管理则更注重以管理学和经济学的思维理念与方法,对健康危险因素的监测、评估和干预的系统管理过程,并涉及疾病预防、保健、临床诊疗、康复等多个领域,健康管理工作者除医务人员外,还有健康管理师等。

2. 临床预防服务的意义　治疗与预防一体化服务的方式是当今最佳的医学服务模式。其意义在于:一是整个卫生队伍多数是临床医务人员,且人群中约78%的人每年至少要去看医生1次,平均一年3次。如果他们都能在健康促进和疾病预防中发挥作用,其收益将很大。二是医生以其特殊的方式与患者接触,会比其他的医务人员能直接接触更多的个体,并能通过随访了解患者健康状况和行为与生活方式改变的情况,及时提出针对性地预防保健建议。三是患者对医生的建议或忠告有较大的依从性,例如求医者戒烟、进行乳腺检查等的决定常常是在医生的鼓励下作出的。四是许多预防服务,如宫颈脱落细胞涂片、乙状结肠镜检查、雌激素替代疗法等,只有临床医生才能开展。全科医生是临床预防服务的最佳人选。

二、临床预防服务的内容

临床预防服务在选择具体措施时,应是医务人员能够在常规临床工作中提供的第一级预防和第二级预防服务。其服务内容主要有:对求医者的健康咨询(health counseling)、健康筛检(health screening)、免疫接种(immunization)、化学预防(chemoprophylaxis)和预防性治疗(preventive treatment)等。

1. 求医者的健康咨询　求医者的健康咨询是通过收集服务对象的健康信息,查找危险因素,与服务对象共同制订改变不健康行为的计划并督促落实,促使他们自觉地采纳有益于健康的行为和生活方式,消除或减少危险因素,降低疾病和外伤发生的可能性,从而预防疾病、促进健康、提高生活质量。临床场所适宜开展的咨询项目主要有:劝阻吸烟、倡导有规律的适量运动、增进健康饮食、保持正常体重、预防意外伤害和事故、预防艾滋病病毒感染以及其他性传播疾病等。

2. 健康筛检　指运用快速、简便的体格检查或实验室检查等手段,在健康人中发现未被识别的患者或有健康缺陷的人。目前常用的较为有效的筛检项目及实施原则:①定期测量血压:建议18岁以上成年人既往血压(收缩压/舒张压)在130/85mmHg以下者,每2年测量1次血压;血压在(130~139)/(85~89)mmHg之间者,每年测量1次;≥140/90mmHg并确诊为高血压者纳入规范化管理;其他原因就诊者、个体体检、家庭访问应常规测量血压;②称量体重:建议成年人每两年至少测量1次身高、体重和腰围。体重指数(BMI)≥24为超重,应进行减肥。超重并且男性腰围≥90cm或女性腰围≥80cm者,发生并发症的危险性增加;③胆固醇的测定:建议35~65岁男性、45~65岁女性定期测定血清胆固醇;④视敏度筛检:建议对3~4岁幼儿进行1次弱视和斜视检查,对65岁以上老年人进行青光眼筛检;⑤子宫颈癌筛检:建议有性生活的妇女每1~3年进行1次脱落细胞涂片检查(pap smear,又称巴氏涂片),如果检查结果正常,可以到65岁停止检查;⑥乳腺癌筛检:建议40岁以上的妇女每年接受1次乳房临床物理检查;有条件时50~75岁妇女每1~3年进行1次乳腺X线摄影检查;若有一级亲属绝经前患乳腺癌史,建议在40岁前就应接受乳房临床物理检查;⑦结肠、直肠癌筛检:建议所有50岁以上人群每年进行1次大便隐血试验,或不定期乙状结肠镜检查,或两者同时采用;⑧听力测试:定期询问老年人的听力以及发现老年人听力损害的情况;⑨口腔科检查:建议定期(每年1次)到口腔科医生那里进行检查,清除牙齿表面浮渣,以减少牙病的发生。

3. 免疫接种　指将抗原或抗体注入机体,使人体产生对某些疾病的特异性抵抗力,从而保护易感人群,预防传染病发生。我国目前所有无禁忌证的儿童均实行计划免疫,同时建议高危人群进行相应的免疫接种,如乙型肝炎疫苗接种,详见第七章。

4. 化学预防　指对无症状者使用药物、营养素、生物制剂或其他天然物质进行第一级预防,以提高人群抵抗疾病的能力。已出现症状的患者以及有既往病史的人使用上述物质治疗疾病不属于化学预防。常用的化学预防方法主要有：①对育龄、怀孕妇女或幼儿补充含铁物质降低发生缺铁性贫血的危险；②孕期妇女补充叶酸降低神经管缺陷患儿出生危险；③绝经后妇女使用雌激素预防骨质疏松和心脏病；④服用阿司匹林预防心脏病、脑卒中；⑤在缺氟地区补充氟化物降低龋齿的发生。化学预防必须在医务人员的指导下进行，使用雌激素或阿司匹林尤其应注意其禁忌证和副作用。

5. 预防性治疗 指通过使用治疗的手段，预防某种疾病从一个阶段进展到更为严重的阶段，或预防某种较轻疾病发展为另一较重疾病的方法。例如，对糖尿病患者早期采取饮食和身体活动干预以及药物治疗等血糖控制，预防以后可能出现的更为严重的并发症；手术切除肠息肉，预防可能发展为严重的大肠癌等。

三、临床预防服务实施的原则

1. 收集个人健康相关信息要全面翔实 临床预防服务的基础是全面收集个人健康相关信息，识别个体存在的健康危险因素和健康问题，在此基础上进行危险因素以及危险度评估，以便制订个体化的健康维护计划。因此，个人健康相关信息的全面性和可靠性是全部工作的基石。

2. 服务对象参与制订临床预防服务计划 临床预防服务需要充分调动个人、家庭和社会的积极性，通过健康行为的培养和不良行为的纠正、膳食营养指导、心理健康和精神卫生辅导等实现促进健康的目的。健康维护计划实施的效果很大程度上取决于服务对象积极参与和配合的程度。所以，在制订健康维护计划时，需要服务对象参与并了解预期达到的目的、计划执行过程中可能遇到的困难和需要解决的问题，鼓励服务对象自觉自愿改变不利于健康的行为生活方式，使健康维护计划具有可操作性。

3. 突出健康教育和健康咨询的先导作用 通过健康教育和健康咨询鼓励服务对象自觉采纳健康的行为生活方式，这是第一级预防的主要措施，而且成本效益最佳。如为了预防高血压，可劝阻有高血压家族史、喜食腌制品、经常食用动物内脏的人们不吸烟、不酗酒，控制食盐摄入量、多食新鲜蔬菜水果、减少摄入动物脂肪，鼓励他们有规律地适量运动、保持理想体重、劳逸结合等。通过健康咨询，可说服高危险服务对象定期测量血压，以便早期发现、早期诊断和早期治疗高血压，达到第二级预防的目的。

4. 强化个体健康自我管理意识 不良的行为生活方式是人们经常性的并固定为习惯的一种生存方式，是长期积累的结果。临床预防服务人员不可能全天候实施监控，所以服务对象对自身健康的关心程度和自我约束能力显得特别重要。因此，在临床预防服务措施的实施中，一定要强化个体健康自我管理意识，强调个体对自身健康实行自我管理的重要性。

5. 临床预防服务要具有针对性 不同性别、不同年龄的服务对象，同一个服务对象不同时期所面临的影响健康的危险因素不同，如青春期比较常见的健康问题是意外伤害、青少年妊娠、网络成瘾和心理问题等；青年和中年时期，因工作和社会压力导致的身心健康问题，与生活行为方式密切相关的慢性病比较突出。所以，临床预防服务必须根据不同的年龄阶段、不同性别以及不同危险因素，提供个性化服务。

四、健康危险因素评估

克雷格·文特的基因检测报告

2007年9月4日，基因研究先驱克雷格·文特在《科学公共图书馆·生物学》杂志上首次对外公布自己最完整的个人基因组图谱。图谱披露了文特今后可能罹患的疾病，如他的ABCC11基因序列表明，文特耳朵可能产生潮湿的耳垢；他的APOE序列和SORL1基因表明，他患老年性痴呆病和心血管疾病的风险可能性较大。

问题：

1. 基因检测结果反映的是哪类健康危险因素？

2. 根据基因检测结果能否进行健康风险评估并对相应疾病预防提出指导建议？

（一）健康危险因素的概念与分类

健康危险因素（health risk factors）是指能使疾病和死亡发生的可能性增加的因素，或者是使健康不良后果发生概率增加的因素。健康危险因素包括四大类。

1. 环境危险因素 分为自然环境危险因素和社会环境危险因素。自然环境危险因素包括：①生物因素：细菌、病毒、寄生虫等病原微生物和生物毒素等，是传染病、寄生虫病的直接致病原；②物理、化学因素：物理因素有噪声、震动、电磁辐射、紫外线、电离辐射等；化学因素有各种毒物、粉尘、农药、汽车排放的尾气等。社会环境危险因素中最突出的是经济落后带来的贫困问题。贫困造成人们生活条件、生活环境差，医疗、卫生设施不足，受教育机会减少，并在此基础上导致社会地位低下、精神压抑、社会隔离、就业困难等生存压力，进而影响健康。

2. 行为危险因素 是指由于自身不良的行为生活方式而产生的健康危险因素，又称为自创性危险因素。研究表明，在慢性病危险因素中，生物遗传因素占15%、社会因素占10%、气候因素占7%、医疗条件占8%、个人生活方式占60%，不良行为生活方式已成为危害人类健康的首要因素。吸烟、酗酒、不良饮食习惯、不洁性行为、缺乏体力活动等，是诱发各种疾病的行为危险因素。

3. 生物遗传危险因素 随着分子生物学和遗传基因研究的进展，遗传特征、家族发病倾向、成熟老化和个体敏感差异学说等都有了新的科学依据。许多传染病、慢性非传染性疾病的发生与遗传致病基因有关，而绝大多数疾病的发生都是遗传因素和环境因素共同作用的结果。

4. 医疗卫生服务中的危险因素 卫生服务中影响健康的危险因素是指卫生系统中存在的各种不利于保护和增进健康的因素。例如，卫生资源配置不合理，公共卫生体系不健全，疫苗的生产、保藏及使用不当，医生开大处方和不必要的辅助检查、误诊漏诊、滥用抗生素和激素、医疗事故和医院内感染、医疗保健制度不完善等。

在环境、行为生活方式、生物遗传和卫生服务四大健康相关因素中，也存在着对健康起保护作用的因素，例如平衡膳食、坚持体育锻炼等。

（二）健康危险因素的作用特点

1. 潜伏期长 是指人群长期反复接触危险因素之后才发生疾病，而且潜伏期的长短与健康危险因素的数量、性质密切相关。例如，肺癌患者的吸烟史往往长达数十年，高盐、高脂肪饮食需二三十年时间引发高血压、心血管疾病等。潜伏期长会使危险因素与疾病间的因果关系不容易确定，也容易使人忽视其危害，给疾病防治工作带来一定困难。但正是由于潜伏期长，才有了对疾病实施预防干预的时间和机会。

2. 联合作用明显 在慢性病的发展过程中，往往存在多种危险因素的联合作用，使其致病危险性增强。如吸烟者同时接触石棉或有害金属粉尘，肺癌的发生概率要比单纯吸烟者增加几倍或十几倍；长期体力活动不足、喜食油炸食品、肥胖可对动脉硬化起联合作用。

3. 特异性弱 是指一种危险因素可能与多种疾病相关联，一种慢性病可能是多因素共同作用的结果。如长期紧张和心理压力与心脏病、胃溃疡、恶性肿瘤等多种慢性疾病有关；缺乏体力活动、长期大量饮酒、肥胖等均是冠心病的危险因素。

4. 广泛存在 危险因素广泛存在于人们的日常生活中，从人类的胚胎期直到死亡，无时不在受着健康危险因素的影响。由于其危害作用往往是潜在的、非特异的、渐进和长期的，增加了人们认识危险因素的难度，有些不良行为形成习惯便难以改变，因此必须加强健康教育和健康促进活动，使人们自觉远离各种危险因素，才能有效地控制或减少危险因素对健康的损害作用。

（三）健康危险因素评估的优先顺序

健康危险因素评估（health risk factors appraisal，HRA）是研究危险因素与慢性病发病及死亡之间数量依存关系及其规律性的一种技术方法。它研究人们生活在有危险因素的环境中发生死亡的概率，以及当改变不良行为、消除或降低危险因素时，可能延长的寿命。评估的目的是促使人们改变不良行为，降低危险因素，提高生活质量和改善人们健康水平。

由于健康危险因素的多样性以及实际操作和理论发展上的局限性，在进行健康危险因素评估时，应首先识别服务对象存在的主要危险因素，并有重点地选择危险因素进行评估。在确定健康危险因素评估的优先顺序时，应从以下几方面综合考虑。

1. 危险因素所致特定疾病的严重性 危险因素所致特定疾病对人群健康威胁的严重程度,是衡量该因素是否应该优先评估的重要依据。反映疾病严重程度的指标常用发病率、死亡率、存活率、两周患病天数、失能率、残障率等。

2. 危险因素的危险程度 用相对危险度或特异危险度来反映某因素导致疾病发生的风险大小,估计危险因素与疾病的关联强度,详见第九章。

3. 危险因素的分布情况 危险因素在人群中的分布如检出率、发生率,可作为是否需要优先评估的判断标准之一。人群中分布稀少的危险因素一般不列入常规筛检,但如果危险因素在人群中分布广泛,即便其危险度相对较弱,仍然有必要筛检或评估。

4. 危险因素实施干预措施后的效果 若有研究证明针对某危险因素在人群中施加干预措施后,该人群由该危险因素所致疾病的发病率降低或该人群的健康水平普遍提高,则该危险因素应优先评估。

5. 危险因素与个体其他健康问题综合比较 个体的危险因素和疾病并不是独立存在的。在决定是否将有限的时间和资源投入到特定的危险因素或健康问题干预时,医务人员要根据专业知识,结合服务对象个体的其他危险因素和健康问题进行综合判断。如建议轻度脂肪肝的服务对象限制脂肪摄入量是最重要的,但综合考虑该服务对象的健康状况,与其达成共识,坚持 30min/d 的体力活动、增加膳食纤维、戒烟、限酒、定期体检,则更有利于健康促进。

(四)健康危险因素的信息收集

1. 危险因素询问的主要内容 可通过问卷调查、健康体检和筛查、实验室检查获得,也可通过门诊、住院病历的查阅获得。在临床场所,医生为每个门诊患者的服务时间平均约 17min 或者更少,大部分时间用于了解患者症状和体征检查,不可能有充裕的时间评估患者的危险因素。因此,在初次与患者接触时,一般通过门诊询问获得,且有必要确定危险因素询问的主要内容,以便建立患者的危险因素档案。首次就诊经常询问的问题见表 5-1,主要用于重要健康危险因素的初筛。

表 5-1 重要健康危险因素询问的初筛问题

1. 您吸烟吗?
2. 您每天有多少时间进行体力活动?
3. 最近 24h 内您吃过哪些食品?
4. 您的朋友中有婚外性生活的人吗? 您是否有这种行为? 您使用什么避孕措施?
5. 您差不多每天喝酒吗? 您的朋友中有吸海洛因或鸦片的吗? 您吸过吗?
6. 您一直遵守交通规则吗? 您曾经骑自行车猛拐、抢道吗? 您曾经酒后驾车吗? 您是否曾乘坐由酒醉司机驾驶的汽车?
7. 您在户外活动时,是否采用防晒措施?
8. 您每天刷牙吗? 或隔多久刷一次牙? 您的牙出过血吗? 您最近一次看牙医是什么时间?
9. 近来您的情绪怎样?
10. 您曾经被医生诊断患有心脏病、癌症、糖尿病或哪种传染病吗?
11. 您是否有心脏病、癌症或糖尿病的家族史?
12. 您目前从事何种工作? 过去曾从事过什么工作?
13. 您到过其他地方或其他国家吗? 或正准备去什么地方或国家吗?
14. 您最近一次参加体检是什么时间? 检查了哪些项目?
15. 您最近一次接受免疫接种是什么时间? 接种的是什么疫苗?
16. 您服用雌激素吗? 您每天服用阿司匹林吗?

2. 危险因素询问的主要技巧 由于就诊患者会存在多个健康危险因素,而第一次与患者接触不可能询问所有问题,为提高询问的效率和效果,应制订一个系统的方案,包括巧妙安排询问的时间、开始询问的方式、询问时的语言表达等。若只有问一个问题的时间,应该询问患者是否吸烟;如果患者是儿童或青少年,还要询问他们的父母是否吸烟。对于当时没有时间询问的危险因素,应制订在随访时询问的计划。

(1)询问的时间安排:一般危险因素问题的询问可在问诊过程中或本次就诊即将结束时。如患者主诉咳嗽、痰多等症状时,可询问患者是否吸烟;体征检查结束时,对患者的情况进行简明扼要的总结,可以说:"好了,现在检查完了,对您的病情、症状我已经了解,一会儿给您开处方,现在想询问与健康有关的其他问题。您吸烟吗?"这样患者感觉到被尊重,会积极配合。若时间允许,可继续询问"每天吸多少支烟""吸烟有多长时间了"等问题。

(2)询问时的语言表达:医生应注意自身的语言表达方式、表情和动作,以让患者听懂并乐于配合为原则,避免使用直接的或含有判断性意味的语句。例如,对于疑似性病患者,若直接问"你有婚外性行为吗""你有不洁性交经历吗",会使患者担心暴露隐私而不真实回答。可以向患者表明理解其回答问题时心存顾虑,但作为医生有职业道德规范,会保守任何患者的秘密和隐私,然后阐述性病主要通过性行为传播,也可通过公共浴池或消毒不彻底的宾馆被褥等传播,让患者客观回答,以利于治疗。

(3)开始询问的方式:对于有过诊疗经历的患者,医生应简单复习病史记录,了解哪些危险因素在以前诊疗中已经讨论过,回顾患者在减少危险因素方面成功与失败的尝试,确定本次就诊时要注意的危险因素。对于已成功改变了某个危险因素的患者,医生应给予鼓励并积极提供强化措施,核实有无反复。然后识别尚未询问的其他危险因素,确定本次就诊中最重要的危险因素。在诊疗过程中,若突然转变话题,突兀提问危险因素问题,患者可能不知所措或不配合回答。应注意应用一些婉转的词语过渡。例如,一名40岁男性高血压患者,通过病史记录了解其能够遵循医嘱按时服用药物,且改变了高盐饮食的习惯,本次诊疗给予了鼓励和适当调整用药,患者感觉满意。可以进行如下询问:"王先生,您很有毅力,您的血压会控制在正常值水平的。但是,您也知道,很多慢性病是多种原因共同作用所致,为了更好地维护健康,我想问一些与您健康有关的其他问题,可以吗?"

(五)健康危险度评估

健康危险度评估(health risk appraisal,HRA)又称健康风险评估,是通过所收集的个人健康信息,分析建立健康危险因素与健康状态之间的量化关系,预测个人在一定时间内发生某种特定疾病(生理疾病或心理疾病)或因为某种特定疾病导致死亡的可能性,及对个人健康状况及未来患病或死亡危险性的量化评估。这种分析过程的目的是估计特定时间发生某种疾病的可能性,而不是做出明确的诊断。

在健康危险度评估的实际应用中,常以某种特定疾病为基础对健康危险因素进行评价,其基本步骤为:采集健康信息,计算健康危险度,进行结果评价。

1. 采集健康相关信息　通过询问病史、家族史、行为生活方式、现患疾病以及实验室检查结果,收集服务对象存在的健康危险因素,尤其要注意收集与将来健康有关的、潜在的危险因素(详见上述健康危险因素的信息收集)。

2. 计算健康危险度　危险度的计算主要有两种方法。

(1)单因素加权法:是建立在单一危险因素与发病率基础上的单因素加权法,即将这些单一因素与发病率的关系以相对危险度表示其强度,得出的各相关因素的加权分数即为患病的危险性。此方法简单实用,不需要大量的数据分析。例如,常用的危险分数转换法,详见本书配套教材预防医学实训与学习指导,主要用于个体健康危险度的评估。该法具体步骤为:①将危险因素转换成危险分数;②计算组合危险分数;③计算存在死亡或患病风险。

(2)多因素模型法:是建立在多因素数理分析基础上的多因素模型法,即采用统计学概率理论的方法得出患病危险性与危险因素之间的关系模型。所采用的数理方法有logistic回归、Cox回归和神经网络方法等,提高了评价的准确性高,但计算较复杂。

目前国内许多机构以互联网为平台,应用计算机软件技术开发了健康风险评估信息系统。一般信息系统包括健康相关信息资料库的建立、资料收集、整理和资料管理。将采集的所有管理对象的健康信息输入计算机,通过互联网可使不同的医疗机构实现信息共享,累积患者各方面的资料并能进行健康风险评估,且能进行人群水平的分析并应用专家系统提高评估与干预水平。

3. 结果评价　医生根据各种危险因素的相对危险度和健康危险度评分,综合考虑服务对象的情况,形成评估报告,向服务对象说明其存在的健康风险,提出降低或减少危险因素的建议,劝告其积极参与自身健康维护计划的制订。

五、健康维护计划的制订与实施

健康维护计划(health maintenance schedule)是指在特定的时期内,依据服务对象的年龄、性别以及具体的危险因素等而计划进行的一系列干预措施。计划应明确服务的内容和起止时间。

(一)健康维护计划的制订

1. 选择适宜的干预措施 健康维护计划的制订,需要根据服务对象的性别、年龄、健康危险度评估结果等信息,确定具体的干预措施。按照临床预防服务的内容,干预措施一般包括:健康咨询指导、疾病的早期筛查、免疫接种、慢性病管理以及随访等。不同性别、不同年龄段的个体干预措施有所不同。婴幼儿以及儿童时期以免疫接种、生长发育测量、营养、口腔卫生、体育活动、预防外伤与中毒为主;成人以经常性的健康指导,血压、体重、血清胆固醇检测,牙齿检查,女性乳房 X 线摄片、宫颈巴氏涂片为主。在制订健康维护计划时,一定要根据个体存在的主要危险因素,结合专业知识,合理推荐每种预防保健服务的间隔时间以及应增加的预防保健服务项目。例如,对于糖尿病患者,应增加眼、足部检查;对于超重、肥胖患者,应定期进行血糖检查。

2. 确定干预和随访的频率 在确定了适宜的干预措施后,应考虑间隔多久进行一次干预,即干预措施实施的频率。对于多数免疫接种措施,适宜的干预频率已被广泛认同并实施。而健康咨询如体重控制、预防意外伤害,并没有一个公认的、操作性强且有助于促进健康的时间间隔。对于多数疾病,筛检频率过高会增加费用、产生假阳性结果的概率增加;筛检间隔时间太长又会增加重要疾病漏诊的风险。因此,要在健康危险度评估的基础上,根据拟筛检疾病的灵敏度和疾病的发生发展情况,确定较为合适的筛检频率。

健康维护随访是指在计划制订后,医务人员督促并了解服务对象执行的情况、执行过程中出现的问题和要求等,以便及时纠正或调整计划。一般情况下,健康维护计划执行 3 个月后就需要进行定期随访,随访时间间隔因服务对象的具体情况而有所不同。一般 50 岁以下健康成年人,每两年随访 1 次;50 岁以上者,每年随访 1 次。若出现某一健康问题,随访应根据该健康问题的管理要求来确定。

(二)健康维护计划的实施

为了便于健康维护计划的实施与监督,而且更有利于让服务对象按计划消除或减少健康危险因素的危害,在健康维护计划具体实施前,应建立流程表和单项健康危险因素干预计划。

1. 建立流程表 成年人健康维护流程表(表 5-2)有编号、年份和年龄等一般项目,主要内容包括3 个部分:①健康指导:表格给出了最常接触到的主要危险因素,医生根据服务对象的具体情况,确定要指导的项目,并做好统一标记。在具体实施过程中,医生要填写日期和健康指导项目的代码。②疾病筛检:左侧两栏为筛检项目和不同年龄组的检查频率,医生在具体实施过程中填写右侧空栏。确定需要检查的时间后,将日期栏右上方的○涂为●,作为下一次检查的提示标记。检查后填写上日期和结果代码。③免疫接种:左侧两栏是免疫接种的项目和频率,医生在具体实施过程中填写右侧空栏。确定需要接种的时间后,将日期栏右上方的○涂为●。接种完成后,填写日期和疫苗的生产商及批号。每一部分都留有空白的项目,以便医务人员根据患者的具体情况确定其他需要开展的项目并做记录。一般要求为每个服务对象制订一张健康维护流程表。

表 5-2 成人健康维护流程表

姓名:＿＿＿＿＿　　出生年月:＿＿＿＿＿　　编号:＿＿＿＿＿

健康指导

代码	(1)	(2)	(3)	(4)	(5)	(6)
项目	吸烟	饮酒	营养与饮食	运动	损伤	性行为
代码	(7)	(8)	(9)	(10)		
项目	计划生育	职业卫生	心理卫生	吸毒		

健康指导	年份									
	年龄									
	日期 项目代码									
	日期 项目代码									
	日期 项目代码									

疾病筛检

疾病筛检	项目	频率 / 年龄(岁)	日期 结果代码	○	○	○	○
	体检	每3年1次 / <50	日期 结果代码	○	○	○	○
		每年1次 / ≥50	日期 结果代码	○	○	○	○
	血压	每2年1次	日期 结果代码	○	○	○	○
	胆固醇	每5年1次 / 35~60	日期 结果代码	○	○	○	○
	大便隐血试验	每年1次 / ≥50	日期 结果代码	○	○	○	○
	听力	每2年1次 / ≥65	日期 结果代码	○	○	○	○
	乳房检查	每3年1次 / <40	日期 结果代码	○	○	○	○
		每年1次 / ≥40	日期 结果代码	○	○	○	○
	乳腺X线拍片	每年1次 / ≥50	日期 结果代码	○	○	○	○
	巴氏涂片	每3年1次 / 18~65	日期 结果代码	○	○	○	○
			日期 结果代码	○	○	○	○
			日期 结果代码	○	○	○	○

说明:结果代码 N—正常,A—异常,R—拒绝,E—其他地方已做;把日期右上角"○"涂成"●"提示下次检查的时间

免疫接种

免疫接种	项目	频率	日期 厂商与批号	○	○	○	○
				○	○	○	○
				○	○	○	○

2. 单项健康危险因素干预计划 在已建立的健康维护项目的基础上,为了更有针对性地纠正高危人群的行为危险因素,一般还要与服务对象共同制订一份单项健康危险因素干预计划,如静坐生活方式者的体力活动促进计划、吸烟者的戒烟计划、肥胖者的体重控制计划等。由于不良行为生活方式是一种较稳定的习惯,改变不良行为需要一定的时间和过程,需要克服一定的困难,是对临床预防服务人员和服务对象的意志和毅力的考验,为使其具有可接受性,纠正不良行为危险因素最好分步实施,从最容易纠正的行为开始,成功后再纠正另一个行为。要根据服务对象的具体情况制订目标,不能要求一步到位,应在近期通过努力就可达到,使他们相信通过努力可以改变不良的行为习惯,享受成功的喜悦,从而能长期坚持,达到维护健康的效果。

第三节 健康相关行为干预

行为与生活方式因素对疾病的发生发展具有重要影响。基于它与疾病发生发展的关系及其可改变性的特点,及时采取干预措施改善服务人群的健康相关行为,是当前医务人员的重要任务。

一、行为与健康

(一) 行为与健康概述

1. 行为的概念 行为是个体对内在刺激和外部条件的响应或反应,这种反应可能是外显的,也可能是内隐的。预防医学中,把人类个体或群体与健康和疾病有关的行为统称为健康相关行为(health related behavior)。按行为对行为者自身和他人健康的影响,健康相关行为分为两类,即促进健康的行为和危害健康的行为。

2. 行为对健康的影响 流行病学研究证实,人类的行为与多数慢性病的发生密切相关,如25%的癌症可能是由于吸烟所致;一些感染性疾病、意外伤害和职业危害的预防控制需要人们自觉培养良好的行为或改变不良的行为,如禁止酒后驾车、系好安全带是预防车祸的保护行为,交叉使用注射器和不安全性行为是艾滋病致病的行为危险因素;在卫生服务提供及利用方面,也应有良好的行为,如不开大处方、遵医行为、求医行为等。

行为因素对健康影响的共同特点是自创性的、可以改变的。行为影响人群健康,促使人们的行为向着有益于健康的方向转化,能有效地降低行为相关疾病的发病率。

(二) 促进健康的行为

促进健康的行为(health behavior)是指个体或群体表现出的、客观上有益于自身和他人健康的一组行为。促进健康的行为可分为5类。

1. 基本健康行为 指日常生活中一系列有益于健康的基本行为,如积极的休息与适量睡眠、合理营养与平衡膳食、适度运动锻炼、饭前便后洗手等行为。

2. 戒除不良嗜好 不良嗜好是指对健康有危害的个人偏好,如吸烟、酗酒、药物滥用等。戒烟、戒酒等属于戒除不良嗜好行为。

3. 预警行为 指对可能发生的危害健康的事件预先给予警示,从而预防意外事故发生并能在事故发生后正确处置的行为,如驾车系安全带、遇险后自救和他救行为。

4. 避开环境危害 以积极或消极的方式避开对健康有害的各种环境因素所致的危害,这类行为亦是促进健康的行为。如避免吃农药残留超标的蔬菜、积极应对引起心理应激的紧张生活事件等。

5. 合理利用卫生服务　指有效、合理利用现有卫生服务,以实现三级预防、维护自身健康的行为,包括从接受预防服务(预防接种、定期健康查体等)到手术或住院治疗(遵从医嘱等)。

（三）危害健康的行为

危害健康的行为(risky behavior)是指偏离个人和他人乃至社会的健康期望、客观上不利于健康的一组行为。危害健康的行为可分为4类。

1. 不良生活方式与习惯　不良生活方式是一组习以为常的、对健康有害的行为习惯,如高脂和（或）高盐饮食、缺乏运动、吸烟、酗酒、吃饭过快和（或）过饱等。

2. 致病行为模式　是导致特异性疾病发生的行为模式,国内外研究较多的是 A 型行为模式和 C型行为模式。A 型行为模式是一种与冠心病密切相关的行为模式,其特征往往表现为雄心勃勃、争强好胜、有时间紧迫感、敌对意识强、具攻击性。C 型行为模式是一种与肿瘤发生有关的行为模式,其核心行为表现为情绪过分压抑和自我克制、爱生闷气。

3. 不良疾病行为　疾病行为是指个体从感知自身患病至疾病康复的全过程所表现出来的一系列行为。不良疾病行为可发生在疾病发生、发展、治愈过程的任何阶段,常见的表现形式有:疑病、恐惧、瞒病、讳疾忌医、不及时就诊、不遵从医嘱、迷信等。

4. 违反社会法律和道德的危害健康行为　吸毒、性乱属于此类行为,这些行为既直接危害行为者自身健康,又严重影响社会健康与正常的社会秩序。如吸毒可直接产生成瘾行为,导致吸毒者身体的极度衰竭,而静脉注射毒品还可能感染乙型肝炎和艾滋病;性乱易感染性传播疾病和艾滋病。

二、健康教育与健康促进

健康教育与健康促进的首要任务是通过改善人们的健康相关行为预防和控制疾病,是临床预防服务工作的重要组成部分。

（一）健康教育与健康促进概述

1. 健康教育与健康促进的概念

(1) 健康教育(health education):是指通过有计划、有组织的社会和教育活动,以促使人们自觉地采纳有益于健康的行为和生活方式,消除或减轻影响健康的危险因素,预防疾病、促进健康和提高生活质量。健康教育的核心问题是促进个体或群体改变不良的行为与生活方式,以行为改变、习惯养成和生活方式的进步为教育的具体目标。健康教育活动可以是社会活动,也可以是教育活动。健康教育的社会活动主要是争取领导和社会的支持,动员广大居民积极参与,激发人们自愿改善自己的行为与生活方式;健康教育的教育活动是按一定的目的要求,采取相应的健康教育方法和策略,向受教育者提供行为改变所必需的知识、技术与服务,使人们对待自己的健康问题有能力作出行为抉择。健康教育的基本策略是信息传播、行为干预和社区组织。

(2) 健康促进(health promotion):健康促进的研究内涵不断扩展,目前国际上比较公认的定义有:① 1986 年第一届国际健康促进大会上发表的《渥太华宪章》所阐述:健康促进是促使人们提高、维护和改善他们自身健康的过程,是协调人类与环境的战略,它规定个人与社会对健康各自所负的责任。②美国健康教育学家格林(Lawrence W.Green)提出:健康促进是指一切能促使行为和生活条件向有益于健康改变的教育与环境支持的综合体。支持是指相关政策、法规、组织、财政各种手段的综合。③ 1995 年 WHO 西太平洋地区办事处在其《健康新视野》中提出:健康促进是指个人与其家庭、社区和国家一起采取措施,鼓励健康的行为,增强人们改进和处理自身健康问题能力的活动。该定义强调了改进健康相关行为的问题是一个社会问题,个人和政府在健康促进中应承担责任,健康促进必须在个人、家庭和社区这几个层面上进行。

2. 健康教育与健康促进的区别　健康教育是以健康为中心的全民教育,通过社会人群的参与,改变其认知态度和价值观念,从而使其自觉采取有益于健康的行为和生活方式;健康促进是在健康教育的基础上,进一步从组织、政治、经济和法律等方面提供支持性环境,使对行为改变的作用比较持久并带有约束性。健康促进活动领域宽广,是新的公共卫生方法的精髓,健康促进不仅是卫生部门的事业,更是全社会参与、多部门合作的社会工程。

（二）健康促进的实施

在适宜场所对不同年龄段的个体和人群开展有针对性的健康教育与健康促进活动，实施干预措施，是健康促进有效实施的关键。

1. 健康促进实施的场所 干预场所是将干预策略付诸实施的有效途径与渠道。在干预措施实施前，应根据健康教育和健康促进项目目标和计划，合理确定干预场所，以便使干预措施效果达到最佳。

（1）社区：社区健康教育与健康促进是从整体上对社区人群的健康相关行为和生活方式以及影响社区人群健康的自然环境、社会环境因素进行干预，其范围和内容涉及妇女、儿童、老年人和残疾人等重点人群以及家庭、普通居民身心健康，贯穿于人生各个阶段。在社区开展健康教育与健康促进活动，既可促进居民对社区预防服务的利用，又能促进社区预防服务质量的提高，对创建和谐、健康社区环境具有积极促进作用。

（2）学校：包括幼儿园、中小学、职业学校、大专院校，是进行健康教育效果最好、时机最佳的理想场所，它为整个健康教育提供了一个创造健康未来的机会，可视为促进国家健康水平的重要资源。同时，学生与家庭和社会的关系密切，教育效果能向社会人群辐射。

（3）医院：具有人才密集、对象集中等优势，患者及其家属容易接受健康教育与健康促进的建议，是开展针对性健康教育的重要场所。充分发挥健康知识与技能资源的优势，向患者、患者家属和社区居民开展健康教育与健康促进，是提高居民健康意识和自我保健能力、防治疾病、提高医疗质量的重要策略。

（4）工作场所：为健康教育与健康促进提供了良好的环境，尽管劳动者的年龄、性别、社会背景各不相同，但他们是有组织的人群，几乎每天都聚集在同一地点且沟通良好，比较容易组织集体活动，因此在工作场所实施行为干预、环境改变和制订有关政策等一系列的教育和社会活动，会取得较好的干预效果。

（5）公共场所：街道、商场、公园、车站、机场、港口等公共场所具有社会性、公益性和服务性。这类场所人群流动性大、背景复杂，适宜开展对各类人群都有普遍意义的项目，如应急性健康防护知识、各类传染病的预防常识等。

（6）居民家庭：家庭环境直接影响个体的身心健康。家庭成员的健康信念、就医行为容易相互影响；家庭也是疾病治疗的良好场所，来自家庭内部的支持对慢性疾病和残疾的治疗与康复起积极作用。因此，在家庭开展健康教育与健康促进容易取得良好的效果。

2. 健康促进的主要途径 实施健康教育和健康促进策略，主要途径是信息传播、行为互动和技能培训等具体活动。信息交流和传播的途径包括大众传播媒介（报纸、杂志、电视、广播、公益广告等）、新型媒介（互联网网站、网络互动平台、手机微信、手机短信、手机 QQ 等）、小组专题讨论、印刷和分发宣传资料、音视频资料、专题知识讲座等。行为互动是健康促进的有效方法，包括小范围（10~15 人）的专题培训活动、经验交流会、行为展示会等，以听众和讲演充分的交流为特点，伴随小型的实验和表演，使参与的个体在行为方式方面有身临其境的感受。技能培训包括举办技能培训讲座、举办报纸和电视专题知识竞赛、举办社区有奖竞赛、组织调查研究和观摩学习、设计示范家庭和示范学校等。

3. 人生三个阶段的健康促进 根据生命各个阶段的健康需要，提出健康目标、内容和策略，实施健康促进。

（1）生命培育阶段的健康促进：生命培育阶段是指从胎儿出生到 18~20 岁。此阶段机体发育速度快、变化多、易受伤害，健康需要水平高。生命培育阶段的健康促进旨在提高儿童的生存能力，促进体质发展。该阶段的目标：①确保每位母亲在适当的时间并以适当的间隔怀孕，确保母亲享受到国家规定的产前保健，得到合理的营养，有安全分娩的环境；②通过改善环境卫生、加强免疫接种和传染病的管理，降低婴儿死亡率和发病率；③加强对儿童和青少年的健康教育，创造有利于健康安全的环境，支持青少年健康生活方式的发展，从而养成终生受益的良好习惯。

（2）生命保护阶段的健康促进：生命保护阶段是指从成年到老年之前的阶段，此阶段以中年人为重点对象。旨在让成年人尽可能以经济、有效、公平的方式，保护和延长成年期富有创造力的、健康的、没有残疾的生命，帮助中年人顺利度过更年期这一特殊的生理阶段。该阶段的目标：①制定和实施综合的国家健康政策，如控制吸烟、安全生产等，保持健康的生活方式；②控制主要传染病的传播，降低其发病率和死亡率;③预防和延缓包括职业病在内的非传染性疾病和意外损伤的发生,最大限度地使人们在老年阶段免受残疾困扰;④促进有利于环境的技术,有效地预防和管理与环境卫生有关的疾病和残疾;⑤保障妇女生育健康,改善妇女更年期保健,预防和减少生殖道感染等妇女常见疾病;⑥预防包括失明、失聪在内的残疾,并为身体缺陷、体弱和残疾者提供康复治疗,提高人们的生活质量。

(3)晚年生活质量阶段的健康促进:晚年生活质量阶段,重点是指 65 岁以上的老年人。在此阶段健康促进的目的是使老年人保持有创造力、提高生命质量所必需的身体、精神和社会适应能力。该阶段的目标:①动员全社会关心和帮助老年群体,改善老年人的健康状况和生活质量;②确保卫生系统提供有组织的、持续的、所有人都可获得并负担得起的卫生服务;③提高老年慢性病患者、残疾人及其赡养者利用治疗、保健、康复资源的能力;④确保每个老年人都有权利享受高质量的生活,促进平等拥有达到理想健康状况所必需的资源;⑤提供能改善生活质量的自然环境和社会环境。

(三) 健康咨询的基本模式与原则

健康咨询是临床场所尤其是社区卫生服务场所帮助个体及家庭改变不良行为最常用的一种健康教育方式,可帮助人们了解到自己可通过哪些努力来避免疾病的发生和提高生活质量。健康咨询既可以作为治疗咨询的一部分,也可以是疾病预防和健康促进的重要手段之一。通过健康咨询进行行为干预是临床预防服务的主要内容,也是临床预防服务最为重要的干预措施。

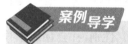

王某,女,34 岁,职业经理,性生活活跃,初次性体验 18 岁,社会活动及各种应酬频繁,经常饮酒,吸烟量 3 包 / 周,本次来访目的是咨询避孕方法。

问题:

1. 请指出来访者存在的主要危害健康的行为。

2. 你认为临床医生应如何对来访者进行健康指导?

1. 健康咨询的基本模式——5A 模式　由于咨询对象的健康危险因素及个人文化背景存在差别,咨询者所运用的方法会有所不同,但总体来讲,健康咨询会遵循基本的模式。许多国家的临床预防服务指南均建议临床医生使用 5A 模式来开展健康咨询。5A 模式是帮助 / 协助服务对象改变行为的一系列步骤,是指导医务工作者如何进行健康咨询的一套程序。5A 模式即:①评估(ask/assess):包括行为、健康状态、知识、技能、自信心;②劝告(advise):提供有关健康危害的相关信息、行为改变的益处等;③达成共识(agree):根据服务对象的兴趣、能力共同设定一个改善健康 / 行为的目标;④协助(assist):帮助服务对象分析行为改变可能遇到的问题,协助制订正确的策略、解决问题的技巧及获得社会支持;⑤安排随访(arrange):明确随访的时间、方式与行动计划。

医务工作者运用 5A 模式进行行为改变的健康咨询时,应针对不同行为实施不同内容的干预措施。另外,由于人们的行为可处于行为改变的不同阶段,因此实施 5A 模式的步骤不是固定从"评估"开始,以"安排随访"结束,可以从 5A 的任何一个适当阶段开始,也可以在任何一个步骤完成健康咨询服务。对患者的健康咨询,可采用事先印刷好的表格、计算机、电话等不同工具来完成。

2. 健康咨询的原则　健康咨询主要有个别咨询、集体咨询、门诊咨询、电话咨询、街头咨询等形式,其基本原则主要包括以下几个方面。

(1)建立良好关系原则:咨询者应关心和爱护寻求咨询的对象,让来访者感到咨询人员是可以信赖、真诚和有能力的,乐意与咨询人员谈论自己的问题。

(2)针对性原则:咨询人员要根据来访者的具体情况,了解问题的背景,有针对性地采用合适的咨询方法,切忌在咨询过程中,只见问题而不"见"人。

(3)情感中立原则:咨询人员应站在当事人的角度去看待问题,理解和接受对方的情感,但不能使自己的情感随着来访者的情绪变化而转移。

(4)保密性原则:尊重来访者的隐私是咨询人员最基本的职业道德。保密性原则包括:①不能在任何场合谈论来访者的隐私,包括与专业人员和非专业人员谈话;②除非征得来访者的同意,不能向来访者的亲属、朋友、同事、领导等谈及来访者的隐私；③除本部门确定的专业人员外,不允许任何人查阅咨询档案；④除来访者触犯法律并经公检法机关认定出具证明外,任何机构和个人不得借阅心理咨询档案。

(5)参与适度原则:咨询人员根据来访者的健康信息,查找危险因素,提供各种消除或减少健康危害的选择。一个好的咨询者应该努力让咨询对象明白自身存在的问题及可能的影响因素,并鼓励人们找出最适合他们自己的解决问题的办法。

三、烟草使用行为的干预

1. 烟草使用的概念　烟草使用是指通过口吸、咀嚼和鼻吸等方式使用烟草制品,主要指口吸烟草(吸烟)。按照吸食过程是否产生烟雾,烟草制品可分为两大类,即有烟烟草和无烟烟草。有烟烟草是指使用时需要点燃并吸入烟草烟雾,是最普遍的烟草使用方式,烟草使用者主要是吸入烟草所产生的烟气;无烟烟草是不需点燃而直接用口或鼻子吸用的烟草产品,无烟烟草中最常见的为鼻烟和咀嚼烟草。值得注意的是,所有形式的烟草制品都会危害健康。

二手烟(second-hand smoking,SHS)指从卷烟或其他烟草制品燃烧端散发的烟雾,且通常与吸烟者散发的烟雾混杂在一起。二手烟雾已被美国环保署和国际癌症研究署确定为 A 类致癌物质。与吸烟者本人吸入的烟雾相比,二手烟雾的许多致癌和有毒化学物质的浓度更高。

2. 烟草使用的危害　烟草依赖是一种慢性高复发性和成瘾性疾病,是指带有强迫性的使用与觅求烟草,并于戒断后不断产生再次使用倾向的行为方式,其本质是尼古丁依赖。世界卫生组织已将烟草依赖作为一种疾病列入国际疾病分类(ICD-10,F17.2),确认烟草是目前人类健康的最大威胁。卷烟、雪茄、烟斗燃烧所产生的烟雾以及无烟烟草中均含有尼古丁,吸烟是将尼古丁摄入身体的迅速、有效的方式,吸烟者对尼古丁产生依赖后,躯体上表现为耐受性增加和戒断症状,行为上表现为失去控制。

吸烟是导致成人失能和早死的主要原因。吸烟可能引发肺、喉、肾、胃、膀胱、结肠、口腔和食管等部位的肿瘤,以及慢性阻塞性肺疾病(COPD)、缺血性心脏病、脑卒中、流产、早产、出生缺陷、阳痿等其他疾病。世界前八位致死疾病中有六种疾病(缺血性心脏病、脑血管病、下呼吸道感染、慢性阻塞性肺疾病、结核和肺癌)与吸烟有关。我国每年死于与烟草相关疾病的人数为 100 万,超过因艾滋病、结核、交通事故以及自杀死亡人数的总和,占全部死亡人数的 12%。吸烟导致发病率上升,有效工作日减少,医疗需求增加。吸烟量越大、起始吸烟年龄越小、吸烟的烟龄越长对健康的危害越大。吸烟不仅使本人受害,还危及他人及全社会的健康。二手烟可使成人和儿童患多种疾病,如二手烟可增加成人患肺癌、心血管疾病和慢性阻塞性肺病的风险,增加哮喘的发病风险,损害肺功能;胎儿期母亲吸烟或吸二手烟以及婴儿出生后吸二手烟均能使婴幼儿患多种疾病,如婴儿猝死综合征、急慢性呼吸系统疾病、急慢性中耳疾病,诱发或加重哮喘,并且能影响儿童的肺功能发育。在公众场所弥漫的烟雾是许多重金属污染物、多环芳烃、亚硝胺等有害物质的载体,引起被动吸烟者血氧含量下降、免疫功能改变,诱发癌症。吸烟也是导致火灾等恶性意外事件的原因之一。

3. 吸烟行为的控制

(1)全球控烟趋势:吸烟被认为是目前最主要的、可预防的健康危险因素。WHO 特别强调,吸烟是可以通过健康教育和健康促进干预并取得显著成效的不良行为生活方式。自 1969 年全球开始大力推动控烟活动以来,以“烟草与健康”为主题通过了 17 个决议;自 1980 年起,WHO 将每年的 5 月 31日定为“世界无烟日”。我国每年围绕世界无烟日展开一次反吸烟宣传活动;1994 年通过的广告法,明令禁止在公众媒体和公共场所做吸烟广告;同年宋庆龄基金会向全国 3 亿青少年发出号召:“不吸烟、不买烟、不卖烟;劝告身边每一位亲人戒烟或少吸烟;在有禁烟标志场所发现有人吸烟,要勇敢上前劝阻”;1997 年北京第十届世界健康和烟草大会上,我国政府向世界作出“大力劝阻吸烟、完善控烟法规、促进人民健康”的庄严承诺。2003 年底全球签署了权威的《国际控烟框架公约》,我国作为成员国之一,制定了一系列有关控烟的更为详细的措施,如 2007 年发布了《中国临床戒烟指南(试行)》,2009 年又修订发布《中国临床戒烟指南》,在此基础上,参考近年来国际临床戒烟领域最新的证据和已取得的临床试验结果,再次修订发布了《中国临床戒烟指南(2015 年版)》。2009 年卫生部等联合下发《关于 2011 年起全国医疗卫生系统全面禁烟的决定》,要求中国医疗卫生机构于 2011 年实现全面禁烟的目标。

(2)控烟策略与措施:①执行有关政策和创建控烟的社区环境,如执行公共场所禁止吸烟的法规,限制向青少年售烟,扩大无烟场所;②加强健康教育,包括进行大众传媒宣传、控烟动态报道、发送宣传材料、学校控烟教育、控烟知识竞赛等;③改变个人行为和提高个人技能,包括介绍戒烟技巧、相关人员开展控烟技能教育;④开展社区活动,争取政府和非政府组织(爱国卫生委员会、媒体、教育、税务、商业、医疗和行业组织)支持,争取有影响力的公众人物以及社会各界人士的广泛支持和参与,开展无烟家庭、无烟单位、无烟场所、世界无烟日等活动。

(3)临床场所戒烟干预方法:吸烟因其成瘾性而被看作是一种慢性病,需要提供反复的干预服务。医生应询问就医者的吸烟状况,评估吸烟者的戒烟意愿,根据吸烟者的具体情况提供恰当的干预方法。目前常以"5R"法增强吸烟者的戒烟动机,用"5A"法帮助吸烟者戒烟。

1)对于暂时无戒烟意愿的吸烟者,采取"5R"干预措施增强其戒烟动机。"5R"包括:①相关(relevance):使吸烟者认识到戒烟与其自身和家人的健康密切相关;②危害(risk):使吸烟者认识到吸烟的严重健康危害;③益处(rewards):使吸烟者充分认识到戒烟的健康益处;④障碍(roadblocks):使吸烟者知晓和预估戒烟过程中可能会遇到的问题和障碍,同时,让他们了解现有的戒烟干预方法(如咨询和药物)可以帮助他们克服这些障碍;⑤反复(repetition):对吸烟者进行上述戒烟动机干预。

医生要首先了解吸烟者的感受和想法,把握其心理。医生应对吸烟者进行引导,强调吸烟的严重危害、戒烟的目的和意义,解除其犹豫心理,使之产生强烈的戒烟愿望并付诸行动。

2)对于有戒烟意愿的吸烟者,一般采取快速干预和强化干预的策略及措施。①快速干预戒烟的策略及措施就是遵循"5A"戒烟法:询问(ask),即在临床场所,医生应询问和记录所有就医者的吸烟情况;建议(advise)或称为劝阻,即以明确、强烈以及个体化的话语建议所有吸烟者戒烟;评估(assess)吸烟者的戒烟意愿;帮助(assist)尝试戒烟,通过帮助愿意戒烟者确定戒烟日、制订戒烟进程计划表、提供实用的戒烟咨询及戒烟技巧、推荐使用戒烟药物、帮助戒烟者获得有效的外部支持等,促使吸烟者尝试戒烟;安排(arrange)随访,确定随访时间表,吸烟者开始戒烟后的第一周至少随访1次。应安排随访至少6个月,6个月内随访次数不宜少于6次。随访的形式可以是要求戒烟者到戒烟门诊复诊或通过电话了解其戒烟情况。②强化干预的措施包括咨询及行为干预、药物治疗。研究证实,戒烟干预的强度与戒烟效果之间存在明显的剂量–反应关系,强度越大的干预其效果越好。因此,医务人员应尽量为愿意戒烟者提供戒烟强化干预服务,强化干预的标准:为吸烟者提供≥4次的干预服务(咨询、行为干预、药物等),每次持续10min以上,与吸烟者接触的总时间在30min以上。

(4)常用戒烟药物:戒烟药物可以缓解戒断症状,辅助有戒烟意愿的吸烟者提高戒烟成功率。对于存在药物禁忌或使用戒烟药物后疗效尚不明确的人群(如非燃吸烟草制品使用者、少量吸烟者、孕妇、哺乳期妇女以及未成年人等),目前尚不推荐使用戒烟药物。①一线临床戒烟用药,目前我国已被批准使用的包括两种尼古丁替代疗法(nicotine replacement therapy,NRT)戒烟药(尼古丁咀嚼胶、尼古丁贴片,为非处方药)和两种非尼古丁类戒烟药(盐酸安非他酮缓释片、伐尼克兰,为处方药),一线戒烟药能有效增加长期戒烟效果。联合使用一线药物可提高戒断率,联合药物治疗包括:长程尼古丁贴片(>14周)+其他NRT类药物(如咀嚼胶);尼古丁贴片+盐酸安非他酮(证据等级为A)。②二线戒烟药物,包括可乐定和去甲替林,目前这两种药在临床上很少应用。在条件允许的情况下,应同时使用戒烟药物治疗及戒烟劝导和咨询措施。

(5)常用戒烟技巧:①推迟:若戒烟者有吸烟的想法,尽可能推迟吸烟的时间;②躲避:看到别人吸烟时,尽可能避开;③回避:回避吸烟的动机;④分散:分散注意力;⑤支持:争取周围同事、朋友、家庭和社会的支持。

四、酗酒行为的干预

1. 酗酒的危害　酒精是一种常见的社会性成瘾物质,过量的、无节制的饮酒称为酗酒,其对健康的危害分为急性和慢性两类。急性危害可导致乙醇中毒、损伤、车祸、斗殴和意外死亡等;慢性危害有乙醇慢性中毒综合征、肝硬化、心血管病和神经精神疾病等。长期酗酒引起的酒精性肝炎、肝硬化、脑血管疾病以及酗酒同时大量吸烟的协同性致癌作用是导致成年人死亡的重要原因。酗酒还可导致营养素摄入不足及生殖器官的直接毒性。酗酒者的病态行为是构成社会治安恶化、家庭暴力、违法乱纪、交通事故的重要原因。

2. 酗酒的预防 充分利用多种媒体，广泛宣传酗酒对家庭、社会、自己、他人的危害；改变饮酒的态度和不良习惯，如借酒浇愁、逼人饮酒等；如果不能避免饮酒，则尽可能坚持"低危饮酒标准"：每天饮酒不超过两标准杯（每杯酒精含量10g），每周至少有两天滴酒不沾，在驾驶、机器操作、怀孕、哺乳、服药期间不能饮酒。为减少酒精所产生的危害，建议饮用低度酒。

五、吸毒行为的干预

1. 吸毒的危害 吸毒属于滥用药物，是指不在医生指导下随意或不适当使用心理激动（致幻）剂，直至产生成瘾或有成瘾趋势的一类行为。吸毒对健康的危害主要表现在两方面：①严重损害吸毒者的健康：长期摄入毒品会引起大脑器质性病变，形成器质性精神障碍；一次大剂量吸入毒品导致中枢神经系统过度兴奋而衰竭或过度抑制而麻痹，严重者可导致死亡。②吸毒成为重要传播途径：静脉注射吸毒者因共用注射器，导致艾滋病、乙型肝炎等传染性疾病在吸毒人群中高发。

2. 禁止和预防吸毒 吸毒在我国是明令禁止的违法行为。我国不断完善禁毒政策和法律，加强国际合作，坚持禁吸、禁贩、禁种、禁制，从根本上解决毒品问题。同时强化"三级预防"措施，有效预防和控制吸毒的发生及复吸。

（1）第一级预防：通过加强社区、学校预防毒品的健康教育，讲授毒品知识和毒品危害，教育青少年自重自爱，培养科学健康的行为习惯和生活方式，增强青少年和社区普通人群的防毒、拒毒意识。

（2）第二级预防：包括第一级预防的内容，宣传吸毒者常见的外部特征或迹象，树立全民的吸毒监测意识，对吸毒行为早发现、早干预、早控制，促使吸毒者尽早脱离毒品，同时防止吸毒行为进一步扩散。第二级预防的对象是非主流青少年、待业者、无业游民、刑满释放而表现仍差者及低文化层次者等高危人群。

（3）第三级预防：包括第一级、第二级预防的内容，针对已经吸毒的人群，主要目的是降低对毒品的需求。第三级预防是吸毒者在戒除对毒品的身体依赖性后，为进一步使其恢复正常的生理、心理和社会功能，并帮助他们回归社会、自觉抵制毒品、不再复吸而采取的措施。

六、静坐生活方式的干预

1. 静坐生活方式（physical inactivity）的危害 静坐生活方式是指在工作、家务、交通行程期间或在休闲时间内，不进行任何体力活动或仅有非常少的体力活动。静坐少动和缺乏体力活动是三大不良生活方式之一。

静坐生活方式者如果同时又进食高脂肪膳食，最直接的后果就是引起体重增加和代谢紊乱，进而导致肥胖、高胆固醇血症及血糖升高，后者作为主要危险因素明显增加心脑血管疾病、糖尿病、乳腺癌、结肠癌等慢性病的发生风险。研究显示，静坐少动的生活方式对健康的危害相当于每天吸20支烟或超过理想体重的20%（轻度肥胖）；22%的冠心病、11%的缺血性卒中、14%的糖尿病、10%的乳腺癌、16%的大肠癌是由于缺乏体力活动所致；全球每年大约有200万人的死亡是静坐少动所致。此外，缺乏体力活动还会导致骨质疏松、情绪低落、关节炎等疾病，也会引起生活质量下降、缩短寿命等后果。

2. 体力活动促进的策略与措施 针对人们参加体力活动可改变的决定因素，通过倡导全社会支持、采取综合性措施进行静坐生活方式的第一级预防，已证实成本－效益很好。根据美国社区预防服务专家组的建议，有效促进体力活动行为的策略及措施有3个方面。

（1）信息策略及措施：①开展全社区信息宣传运动；②在楼梯口、电梯旁定点宣传，鼓励人们爬楼梯。

（2）行为与社会策略及措施：①加强学校体育课程；②社区内建立社会支持干预（如建立锻炼小组或彼此签订锻炼合约来完成一定量的体力活动）；③个体化的健康行为改变。

（3）环境、政策干预：创造或促使人们能方便使用体力活动场所及获得相关信息。

在社区内进行增加体力活动的干预能够帮助社区所有人群普遍提高体力活动水平，是预防静坐生活方式的主要场所。上述干预措施中，有些内容单一（如鼓励爬楼梯、学校体育锻炼课程、建立社区体力活动支持资源、个体化的体力活动行为改变),有些则是综合性措施,例如,全社区信息宣传运动通常包括大众媒体及社区健康巡展,工作场所危险因素筛检,群组健康教育课程等其他传播媒体的多种策略;建立及提高居民对体力活动场所使用也是综合性的,可包括建立自行车道、步行街、安装锻炼器材、免费开放体育锻炼场所等。

由于各种措施及策略之间有相互促进作用,一般建议社区开展体力活动促进时,应开展多策略、多措施的综合性干预项目为首选。

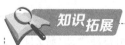 **知识拓展**

促进健康的体力活动

1996 年,美国运动医学会、美国国家 CDC 设计了一种理想、循序渐进并按周安排的促进健康的体力活动,值得借鉴。第一步,要求静坐生活者起始目标是一日内有常规的 30min 生活运动;第二步,增加规则的文娱和闲暇的体力活动,如走路、慢跑、体操等,每周 3~5 次;第三步,柔韧和力量性的训练,每周 2~3 次,此阶段包括定期开发新的活动,制订坚持一生运动的计划,尽量减少静坐状态生活(如看电视、手机和电脑工作等)。

有氧运动是人体在氧气充分供应的情况下进行的体育锻炼。衡量的标准是心率保持在 150 次 /min。常见的有氧运动项目有:步行、快走、慢跑、滑冰、游泳、骑自行车、打太极拳、跳健身舞、跳绳、做韵律操等。有氧运动特点是强度低、有节奏、不中断和持续时间长。

 本章小结

健康管理和临床预防服务是通过对健康人群和无症状"患者",在常规临床工作中提供诸如健康咨询、健康筛检、免疫接种、化学预防和预防性治疗等第一级预防和第二级预防服务,并制订相应的健康维护计划,协调个人、组织和社会的行动,针对各种健康危险因素进行系统干预和管理,强调以个人和家庭的健康意识、生活方式与个人行为等健康危险因素为干预重点。基于生活方式与行为因素与慢性疾病发生发展的密切关系及其可改变性的特点,及时采取健康促进、控烟、防酗酒、禁止吸毒和体力活动促进等干预措施改善服务人群的健康相关行为,是医务人员的首要任务,此举能够有效控制慢性病和大大减少医疗费用,有助于延长人们的健康寿命,提高生命质量以及解决卫生服务面临的矛盾和挑战。

 案例讨论

某女,50 岁,某公司高级管理人员,硕士研究生,离异。有城镇职工医疗保险和商业保险,有甲型病毒性肝炎史,父母无慢性病史,工作之余喜欢瑜伽、游泳。近年来,因工作忙碌,运动明显减少,因工作应酬每周至少 5 次饮酒,饮酒量为每次 500g 以上红酒,无吸烟史,近年来体检结果血压 130/88 mmHg,体重指数为 25(kg/m²),空腹血糖 6.8 mmol/L,餐后 2h 血糖 8.1mmol/L,低密度脂蛋白胆固醇 4.2mmol/L。

问题:
1. 结合本案例分析制订个性化健康维护计划的主要内容有哪些?
2. 结合本案例分析制订个性化健康维护计划的步骤。
3. 制定个性化健康维护计划需要注意的问题?
4. 根据该女士情况需要做哪些健康筛检,应采用何种筛检方式?
5. 根据该女士的具体情况制定相应的运动处方。

案例讨论

笔记

(刘明清)

扫一扫，测一测

思考题

1. 临床预防服务的主要内容包括哪些？
2. 健康咨询的 5A 模式是什么？
3. 什么是健康维护计划？如何制订健康维护计划？
4. 促进健康的行为和危害健康的行为有哪些？
5. 健康教育与健康促进有何区别？

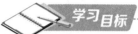

1. 掌握：人群健康与社区卫生的基本概念；社区基本公共卫生服务的主要内容；居民健康档案管理；居民健康问题的描述方法；社区公共卫生服务的实施与管理。

2. 熟悉：社区卫生及其实施的原则；社区基本公共卫生服务的目的。

3. 了解：建立社区居民健康档案的目的；社区居民健康档案的内容。

4. 能运用社区诊断等方法了解社区居民的健康问题及卫生需求；针对性地开展社区公共卫生服务；灵活运用健康问题的描述方法（SOAP），建立完善的个人健康档案，做好档案的保存管理，并且根据国家基本公共卫生服务项目里的相关要求，努力提高卫生服务能力。

第一节　人群健康与社区卫生

一、人群健康的基本概念和基本要素

1. **人群健康的基本概念**　世界卫生组织于 1977 年提出"人人健康"（health for all）这一目标。1989 年加拿大高等研究所（Canadian Institute for Advanced Research，CIAR）首次正式提出了人群健康的概念，但至今仍没有一个比较公认的定义。一些专家倾向于将人群健康按字面意思解释，看作是一个目标——使某特定人群的健康水平获得显著改善，并缩小不同群组间健康水平的差异。体现这种观点的定义是"人群健康为某人群的健康结局（health outcome）及其在不同群组间的分布"。该定义强调，判断国家的政策、资源分配是否合理，要以其是否改善了某人群的健康结局，是否缩小了人们之间健康水平差距为标准，而不以其投入多少为考核标准。另一些人则将人群健康看作是一个策略，强调重视社会、经济因素及生物、环境因素对整个群体健康的决定作用，从个体和社会等多个水平上采用综合性的干预措施来提高人群的健康。经过多年的辩论和实践，目前建议既关注健康结局的测量，又重视各种健康决定因素的作用才是最合理的。

1997 年，加拿大人群健康顾问委员会（Advisory Committee on Population Health，ACPH）对人群健康下了最新的定义。他们指出：人群健康指的是受社会、经济、环境、个体行为和生物遗传等因素决定的，可以量化的整个人群的健康。由该定义可见，人群健康策略强调两点：①注重分析在生命全程中影响人群健康的全部的决定因素，而不仅仅重视与特定疾病相关的危险因素或临床病因；②重视促进全体人群的健康，而不仅仅关注那些患病者或高危个体。

人群健康概念的提出,体现了人们对"健康观"的新认识,即承认健康是人生存和进行更高追求的资源和条件之一,这是我们正确理解和应用人群健康策略来促进全人群健康的基础。由此我们才会理解和承认健康的多维决定因素,特别是来自卫生保健系统或部门之外的诸多因素都会显著影响健康,并在促进人群健康的实践中体现这些认识。

2. 人群健康的基本要素 1994 年加拿大人群健康顾问委员会在一份名为《人群健康策略:为加拿大居民健康投资》的报告中总结和提炼了用来促进人群健康的八大要素:①关注全体人群的健康;②分析健康的各种决定因素及它们之间的相互作用;③强调循证决策;④增强对上游领域的投资;⑤采用多元健康促进策略;⑥加强部门和组织间的合作;⑦调动公众的广泛参与;⑧建立人群健康改善的责任制。

关注全体人群健康指的是应以提高整个人群健康状况为目的,一切行动都应针对全部或部分人群,而不是以个体为对象。人群健康策略强调使用循证决策,是要通过定性与定量的研究方法来获得有关人群健康决定因素的证据,并鉴定出需优先解决的问题及优选出能改善人群健康的最佳策略。投资"上游"领域指的是健康投资应投向对人群健康改善有巨大潜力和影响的方面,即在预防方面、因果链的源头因素的控制方面投入越多、投入越早对人群健康改善的潜力越大。应用多元策略来干预健康决定因素指的是基于我们对人群健康全部决定因素的了解和分析,人们已认识到复杂、多样的健康决定因素需要多种健康促进的策略、联合多部门、在不同场所进行干预才能改变。强调多部门、多组织合作是要让我们认识到社会各部门对改善全体人群健康的共同责任。只有各部门都认识到自己的责任,与其他卫生与非卫生部门建立伙伴关系进行有效的合作,才能使各项政策、服务发挥作用,最大限度地改善人群健康。调动居民的广泛参与是让我们在开展健康促进的实践时,应为全体居民积极创造机会让他们积极投入到寻找需优先解决的健康问题、制订干预/服务策略和具体措施、评估干预/服务效果的全部活动中去。建立对健康的责任制指的是让社会各个部门要重视健康促进工作的成效,不要只重形式,要通过科学的评估来了解人群健康的改善情况。

在这八大要素中,要素①和要素②,如同人群健康的定义所反映的一样,强调了解全体人群的健康状况和影响全体人群健康的各种影响因素;要素③至要素⑧主要提示在促进人群健康的实践中应注意的原则。若真能采用人群健康策略,则收获的不仅仅是全人群健康状况的改善,一个更健康的人群将对整个社会发展作出更大贡献,节省卫生保健和社会支持方面的开支,并使整个社会更能可持续发展。

二、社区与社区卫生

为了使人群健康的策略实施的更有针对性,许多人群健康的措施都落实在社区。

(一) 社区的概念

社区(community)是指若干社会群体(家庭、氏族)或社会组织(机关、团体)聚集在某一地域里所形成的一个生活上相互关联的大集体。社区不完全等同于"行政区域"。两者有联系,也有区别。有联系的是,有的行政区域与社区在地域上可能是重合的,如我国城市街道和农村的镇,因为它既是行政区域,又由于它的主要社会生活是同类型的,所以,我国常把它们称为社区。但行政区域是为了实施社会管理,依据政治、经济、历史文化等因素人为划定的,边界比较清楚。而社区则是人们在长期共同的社会生产和生活中自然形成的,其边界比较模糊。有时同一社区可划分为不同的行政区,而同一个行政区也可以包含多个社区。

社区是个人及其家庭日常生活、社会活动和维护自身健康的重要场所和可用资源,也是影响个人及其家庭的重要因素。就预防工作来讲,针对的群体一般都是以周围人群为对象的,有它特定的服务半径和范围。许多疾病的传播和流行常带有地域性,当地环境条件的优劣直接影响人的健康;从文化上讲,一定区域有着特定的风土人情,直接影响着人的健康行为等。所以,以社区为范围开展健康促进和疾病防治就有非常明确的针对性。从卫生服务来讲,以社区为范围,则便于医患交往,便于家庭、亲属对患者的照顾。对卫生资源消费来说,加强社区公共卫生服务也有利于节约和减轻患者的负担。更为重要的是,通过社区服务网络,能有组织地动员群众参与,依靠社区群众自身的力量,改善社区的卫生环境,加强有利于群体健康发展的措施,达到提高社会健康水平的目的。在社区内还可依靠群众的互助共济解决个人无力承担的疾病问题,这既反映着我国民族的优良传统,也是健全社会健康保障体系的有效手段。

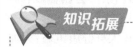

社区一词的由来

社区一词,是费孝通教授在学生时代,与一些燕京大学学生从英文 community 翻译而来的,后来成为中国社会学的通用术语。费孝通教授在《略谈中国的社会学》一文中写道:"我们称这种着重实地调查和比较研究的社会学为'社区研究',这也有个来历。当派克教授离华时,我们这些学生出一本论文集以示纪念。在派克的理论中,人际关系可以分两个层次,基层是共存关系,与其他动植物一样通过适应竞争,也就是利害关系,另外一个层次,性质不同于前者,就是痛痒相关、荣辱与共的道义关系,前者形成的群体是 community,而后者形成的团体是 society,翻译时也必须用两个不同的名词。社会一词保留给 society,对于 community 我们创立了个新词'社区',好的community 必须由地区为基础,如邻里、村寨、乡镇、城郊甚至民族、国家都可以用社区来表示。"

(二)社区卫生及其实施的原则

社区卫生(community health)是医学中的一个主要研究领域,其重点是维护、保护和改善人口群体和社区的健康状况,而不是个别患者的健康。它是人群健康的策略和原则在社区水平上的具体应用,强调了解社区全体居民的健康和疾病,通过确定优先项目、消除不同群体间健康的不平等来促进健康和提高生活质量。社区全体居民健康的改善和维护应突出强调社区预防,强调通过社区公共卫生服务,针对社区需要优先解决的健康问题,以全体社区居民为对象开展疾病预防和健康促进活动来促进社区的整体健康。按照人群健康策略的八大要素,在促进社区全体居民健康的实践中应遵循以下原则:

1. 以健康为中心 人群健康策略的第一要素是关注人群的健康。确定社区公共卫生服务以人的健康为中心,要求我们的服务应超越疾病治疗的范畴,用更宽广的眼光去关注人群的健康问题。另外,健康不仅是卫生部门的责任,也是全社会的共同责任,所有部门都要把自己的工作和社区居民的健康联系起来,树立"健康为人人,人人为健康"的正确观念,努力维护和增进健康,促进社会的发展。对卫生部门来讲,必须将工作重点从疾病治疗转移到预防导致疾病的危险因素上来,促进健康和预防疾病,在扮演的角色上也应从卫生服务的提供者转换为卫生服务的参与者。

2. 以人群为对象 强调社区公共卫生服务应以维护社区内的整个人群的健康为准则。如以改变不良健康行为,提高社区人群的健康意识为特点的社区健康教育、社区计划免疫、妇幼和老年保健、合理营养等,都是从整体社区人群的利益和健康出发的。

3. 以需求为导向 这里所指的需求是由需要转化而来的需求。社区公共卫生服务以需求为导向,强调了服务的针对性和可及性。针对性是因为每个社区都有其自己的文化背景和环境条件,社区公共卫生服务应针对社区本身的实际情况和客观需要,确定居民所关心的健康问题是什么,哪些是他们迫切想解决的问题,然后确定应优先解决的健康问题,寻求解决问题的方法,并根据居民的收入水平以及社区自己所拥有的资源,发展和应用适宜的技术为居民提供经济有效的卫生服务;另外,通过社区诊断,制订适合于本社区特点的社区公共卫生服务项目,在执行项目过程中加强监测和评价,这样就符合社区本身的需求。坚持以需求为导向的原则,就要一切从实际出发,自上而下,克服"长官意志"和"专家说了算"的传统思维模式。从关心居民的需求着手,应用社会市场学去开辟服务的领域。

4. 多部门合作 在社会经济高速发展的今天,许多相互关联的因素如环境污染、不良生活行为习惯、社会文化背景等共同影响着人们的健康。比如,要降低社区内孕产妇死亡率,除需要社区内医护人员做好产前检查,教会孕产妇自我保健知识外,家庭的经济收入、夫妻双方的文化程度、社会医疗保健制度、医院的远近都与孕产妇死亡有密切的关系。解决这些问题涉及各个不同的部门,如仅靠卫生部门是不够的。再者,社区内许多部门如民政、教育、体育、商业等都在从事与健康有关的工作。由于可利用的资源总是有限的,只有通过建立有效的合作机制,明确各自的职责、避免重复,才能提高效率,产生更优的效果。因此,解决社区的任何一个健康问题都需要打破部门的界限,社区内民政、教育、环卫、体育、文化、公安等部门都要增进沟通,明确职责,齐心协力,优势互补,共同促进社区卫生和人群健康工作。卫生部门在社区卫生的职责体系中,承担组织、协调和管理的功能,对社区公共卫生服务中心和各站点的设置标准、技术规范、人员配备等进行业务指导和监督。

5. 人人参与　社区健康的重要内涵是支持社区确定他们自己的卫生需求,帮助群众解决自己的健康问题。因此,动员全社区的参与是社区公共卫生服务的关键环节。要群众参与首先要让群众自己明确与他们切身利益相关的健康问题,行使自己的权利去改造环境,控制与健康有关的因素以确保健康的生活和促进健康。人人参与不仅是要社区居民开展与自己健康有关的事情,还应让他们参与到确定的社区的健康问题、制订社区公共卫生服务计划和评价等决策活动中来。这样既能有效地提高服务的水平和扩大服务的覆盖面,同时又能激发个人和社区对促进和改善健康的责任感,以及提高社区居民促进健康和自我保健的能力,起到"授人以渔"的良性循环的效果。

第二节　社区公共卫生服务

一、社区公共卫生服务的概念与目的

社区公共卫生服务是以健康为中心、社区为范围、全人群为对象的综合性健康促进与疾病预防服务。它是人群健康落实到社区卫生工作的具体体现,所以又称为社区预防服务。其特点是以社区全人群而不是以个体为服务对象,强调社区内多部门的合作和社区的参与,目的是促进健康、预防伤害、疾病、失能和早逝。

社区基本公共卫生服务是指由疾病预防控制机构、城市社区卫生服务中心、乡镇卫生院等城乡基本医疗卫生机构向全体居民提供的公益性的公共卫生干预措施,主要起疾病预防控制作用。其具体的服务内容取决于国家基本公共卫生服务项目内容和社区的人群健康特征。基本公共卫生服务是社区卫生服务中不可或缺的重要内容。

国家基本公共卫生服务项目是国家根据居民的主要健康问题及其危险因素,按照干预措施的投入产出比、经济社会发展状况和国家财力等来筛选确定的、主要通过城乡基层医疗卫生机构向全体居民提供的公共卫生服务项目,是促进基本公共卫生服务均等化的重要内容。基本公共卫生服务均等化有三方面含义:一是城乡居民,无论年龄、性别、职业、地域、收入等,都享有同等权利,二是服务内容将随着社会经济发展、公共卫生服务需要和财政承受能力等因素不断调整,三是以预防为主的服务原则与核心理念。

二、社区基本公共卫生服务的主要内容

2017 年 2 月国家卫生计生委印发了《国家基本公共卫生服务规范(第三版)》,此版规范是针对《国家基本公共卫生服务项目(2016 年版)》中的服务项目进行的规范。2017 年 8 月国家卫生计生委、财政部、国家中医药管理局联合印发了《关于做好 2017 年国家基本公共卫生服务项目工作的通知》(国卫基层发〔2017〕46 号),其中确定了《国家基本公共卫生服务项目一览表(2017 年版)》,服务内容由 2016 版的 12 类增加至 14 类,增加了免费提供避孕药具和健康素养促进两个项目。其主要类别、服务对象和项目内容如下:

1. 建立居民健康档案　服务对象为辖区内常住居民,包括居住半年以上的户籍及非户籍居民。项目内容包括建立健康档案、对健康档案的维护管理。

2. 健康教育　服务对象为辖区内常住居民。项目内容包括提供健康教育资料、设置健康教育宣传栏、开展公众健康咨询服务、举办健康知识讲座、开展个体化健康教育。

3. 预防接种　服务对象为辖区内 0~6 岁儿童和其他重点人群。项目内容包括预防接种管理、预防接种、疑似预防接种异常反应处理。

4. 儿童健康管理　服务对象为辖区内常住的 0~6 岁儿童。项目内容包括新生儿家庭访视、新生

儿满月健康管理、婴幼儿健康管理、学龄前儿童健康管理。

5. 孕产妇健康管理　服务对象为辖区内常住的孕产妇。项目内容包括孕早期健康管理、孕中期健康管理、孕晚期健康管理、产后访视、产后 42d 健康检查。

6. 老年人健康管理　服务对象为辖区内 65 岁及以上常住居民。项目内容包括生活方式和健康状况评估、体格检查、辅助检查、健康指导。

7. 慢性病患者健康管理(高血压 /2 型糖尿病)　服务对象为辖区内 35 岁及以上常住居民中原发性高血压患者 / 辖区内 35 岁及以上常住居民中 2 型糖尿病患者。项目内容包括检查发现、随访评估和分类干预、健康体检。

8. 严重精神障碍患者管理　服务对象为辖区内常住居民中诊断明确、在家居住的严重精神障碍患者。项目内容包括患者信息管理、随访评估和分类干预、健康体检。

9. 结核病患者健康管理　服务对象为辖区内确诊的常住肺结核患者。项目内容包括筛查及推介转诊、第一次入户随访、督导服药和随访管理、结案评估。

10. 中医药健康管理　服务对象为辖区内 65 岁及以上常住居民和 0~36 个月儿童。项目内容包括老年人中医体质辨识、儿童中医调养。

11. 传染病和突发公共卫生事件报告和处理　服务对象为辖区内服务人口。项目内容包括传染病疫情和突发公共卫生事件风险管理、传染病和突发公共卫生事件的发现和登记、传染病和突发公共卫生事件相关信息报告、传染病和突发公共卫生事件的处理。

12. 卫生计生监督协管　服务对象为辖区内居民。项目内容包括食源性疾病及相关信息报告、饮用水卫生安全巡查、学校卫生服务、非法行医和非法采供血信息报告、计划生育相关信息报告。

13. 免费提供避孕药具　项目内容包括省级卫生健康部门作为本地区免费避孕药具采购主体依法实施避孕药具采购,省、地市、县级计划生育药具管理机构负责免费避孕药具存储、调拨等工作。

14. 健康素养促进行动　项目内容包括健康促进县(区)建设、健康科普、健康促进医院和戒烟门诊建设、健康素养和烟草流行监测、12320 热线咨询服务、重点疾病、重点领域和重点人群的健康教育。

三、社区公共卫生服务的实施与管理

社区公共卫生服务是根据以需求为导向的原则,强调社区要根据各自居民的需求来确定重点的健康问题,寻求解决问题的方法,并根据自己所拥有的资源制订适合于自己社区特点的服务项目,在执行项目过程中加强监测和评价。无论拟开展的社区公共卫生服务项目的大小如何,其计划制订与实施的基本步骤、过程、基本要求、基本理念都是一致的,都包括从"社区动员""社区诊断""服务计划的制订""计划实施"到"监测与评价"五个连续的步骤 / 阶段。这其中任何步骤 / 阶段都离不开"社区参与",它贯穿于社区公共卫生服务计划的始终。

(一) 社区动员

1. 社区动员的概念　社区动员(community mobilization)是指通过发动社区群众的广泛参与,让他们依靠自己的力量实现特定社区健康发展目标的群众性运动。群众的参与和支持,是任何一项社区公共卫生服务成功的基础。因此,要解决社区的主要健康问题,首先要宣传动员那些在社区和家庭起关键作用的人,让他们了解社区公共卫生服务项目的意义,然后通过自身的积极参与,来促进社区健康的发展。

2. 社区动员的目的　①使社区人群主动参与社区公共卫生服务项目的整个管理过程,包括需求评估、计划、实施、评价的过程;②获得社区公共卫生服务工作所需要的资源;③建立强有力的行政和业务技术管理体系。社区动员的意义在于使社区公共卫生服务成为社区的一个有机部分,获得社区的支持,使社区公共卫生服务具有可持续性的发展。社区动员虽然始于社区公共卫生服务项目的第一阶段 / 步骤,但应让其贯穿于社区公共卫生服务项目的全过程,使其成为一个持续的、不断进行的行动。

3. 社区动员的对象　社区动员的主要对象为社区领导、社区的关键人物或"舆论领袖"(如成功的企业家、知名的明星、劳动模范、部队的首长、在政府任职的官员、德高望重的长者、孩子王等)、医务人员、非政府组织、普通居民等。进行动员时应根据不同对象采用有针对性的交流技巧和形式。常见的社区动员技巧包括:组织和行政方式、社会市场学技术、传播学技术、培训、组织管理技巧等。

（二）社区诊断

1. 社区诊断的概念 社区诊断（community diagnosis）是借用了临床上"诊断"这个名词,指的是社区卫生工作者通过一定的定性与定量的调查研究方法,收集必要的资料,通过科学、客观地分析确定并得到社区人群认可的该社区主要的卫生问题及社区现有资源状况,为社区公共卫生服务计划的制订提供科学依据。

社区诊断是在开展社区公共卫生服务工作中非常重要的一步。首先摸清本社区人群的需解决的基本健康问题,制订切实可行和富有成效的社区公共卫生服务计划,治理社区卫生问题,最终达到促进全社区人群健康的目的。总之,社区诊断是制订社区公共卫生服务计划和开展社区公共卫生服务工作的基础与前提。

2. 社区诊断的目的 ①确定社区的主要公共卫生问题;②寻找造成这些卫生问题的可能原因和影响因素;③确定本社区公共卫生服务要解决的健康优先问题与干预重点人群及因素;④为社区公共卫生服务效果的评价提供基线数据;⑤为社区其他工作打下基础。

3. 社区诊断的步骤:①确定所需要的信息;②收集信息;③分析信息;④做出诊断。

（三）制订社区公共卫生服务计划

社区诊断可以帮助社区医疗人员确定社区的主要健康问题有哪些。社区公共卫生服务计划的制订就是以社区诊断所获得的信息为基础,先确定其中需优先解决的健康问题,然后制定出解决优先问题的目标、策略和方法。

1. 明确社区重要问题及优先顺序 有了社区诊断的信息之后,社区医疗人员很容易得到一张有关社区迫切需要解决的重要问题的清单。这时社区医疗人员将面临新的问题:先解决哪个或哪些问题? 以什么原则来确定这些问题的优先顺序呢? 一般的做法是分析各种问题的"重要性""普遍性""紧迫性""可干预性"和"效益性",从而做出综合判断。

2. 设定服务目标 目标（objectives）的确定对确定策略、选择干预措施、制订具体行动计划、评估方案及评价健康社区公共卫生服务计划实施后的影响非常关键。目标是为了减少或消除某社区问题所制订的预期要达到的标准。目标至少包括三大要素（指标、时限、变化量）:某指标（what）应该在何时（when）对谁（whom）产生多大（how much）的改变?

一个好的目标应该具有 5 个特征,这 5 个特征的英文首字母缩写为 SMART:specific（明确、具体）、measurable（可测量）、appropriate（现实、恰当）、reasonable（合理）、timed（特定的时间框架）。例如,"到 2020 年（时限）老年居民（谁）中,每天能坚持锻炼 30min 的比例（指标）增加 20%（改变多大）"就是一个好目标。知道目标的要素和特征后,今后设定卫生服务项目目标时就再也不会出现诸如"高血压患者随访率达 100%"这种含糊而不切实际和"居民生活质量明显提高"这种无明确时限、无法评价的目标了。

3. 找出实现目标的策略和措施 策略是为实现既定的目标而采取一系列措施的原则。措施或行动指的是根据问题发生的每一原因和制订的策略提出减少和消除问题的具体的、可操作的活动。明确的策略和措施是接下来制订详细的行动计划并实施的关键。

实现目标的策略、措施一般根据问题的可能原因、社区的资源和现状来提出。至少有四点应注意:①集思广益（brain storm）找到可能的策略。通过大家集思广益、多方的共同参与讨论来回答"为了实现某个目标,根据健康促进的要求应该怎么做?"。②选择最佳策略及具体措施。针对上述每个目标,在分析问题的决定因素的基础上,选出可能的策略及最佳策略。并找出每个最佳策略指导的具体行动措施（谁将执行什么行动）。③回顾社区现有的措施,找出哪些措施可以继续、哪些措施要取消、哪些措施需要改进、还需要增加哪些新的措施。④回顾社区现有的资源,找出"需要的资源"与"已有资源"之间的差距,然后考虑用什么办法去获得所需的资源。

（四）社区公共卫生服务计划的实施

社区公共卫生服务计划的实施由于涉及人员广泛、需落实到细致的活动,包括资金、人力、时间、设备等许多东西的管理,因此,实施往往是对社区工作者的巨大挑战。特别是当实施过程中要求机构内部现有服务模式或机构之间原有关系发生巨大改变时,更是如此。尽管有许多影响因素,但根据已积累的经验,也有许多方法、工具、建议可帮助我们尽量做到最好。例如:①一旦具体行动计划制订完成,及时分发给相关负责人/团体,用醒目颜色标出他们应承担的特定任务,让每个负责人/团体按他们所承诺的去做;②确保行动计划中每个行动的时间表清楚、明确、即时;③让每个负责人记录及审查各自活动的进程;④定期向每个相关个人/团体了解计划进展;⑤对相关人员尽量给予鼓励。

社区公共卫生服务项目只有针对人不同生命周期、不同年龄阶段的特点在不同的场所(家庭、幼儿园和学校、工作场所、社区居住场所)实施综合性的社区预防性服务措施,才能保证整个社区人群在人生的不同生命阶段获得有效的、有针对性的公共卫生服务,也不造成不必要的重复或遗漏,达到促进人群健康既高效又节省的目的。

(五)社区公共卫生服务的评价

社区公共卫生服务项目的监测和评价是整个项目的一个重要组成部分,它贯穿于项目的每一个阶段之中,其目的是通过监测了解各阶段活动的进展情况,通过评价了解干预/服务的效果,进行信息反馈,这对调整不符合实际的计划,保证社区公共卫生服务项目的成功是非常重要的。评价主要包括三种类型:

1. 形成评价(formative evaluation)　主要关注正在设计中的服务项目。主要用于计划设计阶段,以确保所制订的服务计划是基于各相关人员的需求,所选择的干预策略、措施和干预材料有效且适合所在社区的实际情况。

2. 过程评价(process evaluation)　过程评价关注的是已在实施的项目,关注项目实施本身。检验计划所设计的干预服务、任务是否真的提供给了应提供的人。

3. 总结评价(summative evaluation)　关注的是正在实施或已经完成了的项目。它调查的是服务项目的作用(无论是预期的,还是非预期的)。总结评价又可分为影响评价(impact evaluation)和结局评价(outcome evaluation)两部分,它们主要为回答"各具体干预措施产生了什么作用?"(影响评价)以及"服务项目是否实现了它既定的目的和目标?"(结局评价)。

评价本身不是目的,而是通过评价进一步改进和调整项目的活动,用成功的信息鼓励参与者,使更多的人投入到干预活动中来。因此,评价结果的解释与传播,即对分析结果做出合理解释,向有关人员和部门报告结果与他们一起分享这些结果,也是评价工作的一项重要内容。只有将这些评价结果用于指导社区公共卫生服务项目的进一步改进和提高,才能使之更广泛、更有效地持续开展。

第三节　社区居民健康档案管理

一、建立健康档案的目的

健康档案(health records)是记录居民健康状况的系统性文件,包括个人健康问题记录、健康检查记录、各年龄阶段的保健记录及患者个人和家庭一般情况记录等。它除了对患者健康状况及诊疗情况进行记录外,还对患者的家庭、医生所服务社区的一般状况及影响健康的相关因素进行记录。在我国,一般将健康档案的内容分成三个部分,即个人健康档案、家庭健康档案、社区健康档案。在国外,健康档案,主要是指患者的病历记录,但其内容涵盖了患者家庭及其成员的基本资料。

建立健康档案的重要性,已经为广大医务界人士所认同。一个好的健康档案,会在医学的教学、服务、科学研究、医疗质量管理以及法律层面,占有十分重要的地位。社区医生在其服务中建立健康档案,其目的主要在于:

1. 掌握居民的基本情况和健康现状　系统完整的健康档案可为社区医生提供患者全面的基础资料,是医生全面了解患者个体及其家庭问题,作出正确临床决策的重要基础。

2. 提供合理配置医疗资源的依据　系统完整的健康档案包含居民的详细信息,让医生不但能够了解居民个人和家庭存在的问题,还能够掌握个人和家庭所具有的可利用资源,如个人的社会关系、家庭成员的亲密程度等。这些都有助于医生合理有效地配置卫生资源。

3. 为医学教育和科研提供信息资料　对于社区医生来说,居民健康档案是良好的参考资料,以问题为中心的健康记录,重视背景资料的作用,反映了心理社会方面的问题具有整体性和逻辑性,有利于培养医学生的临床思维和处理患者的能力,所以规范、完整、系统的健康档案是最好的教学资料和科研资料。

4. 评价社区公共卫生服务质量与水平 健康档案记录的内容和形式可克服以往门诊病历过于简单、不规范、医疗及法律效力差等缺点,成为社区公共卫生服务领域内重要的医疗法律文书。健康档案的完整性和科学性,也反映了社区医生工作的质量与水平。

5. 有利于社区实施预防医学措施 通过长期管理和照顾患者,医生有更多的机会发现早期患者和居民存在的健康危险因素,这有利于为社区居民提供预防保健服务。

二、社区居民健康档案的内容

传统的健康档案(病历记录)是以疾病或医生为导向的记录方式,而目前多采用以问题或患者为导向的记录方式。鉴于我国基本公共卫生服务项目中对居民健康档案的形式内容、服务流程做了要求,故本节重点介绍上述两种记录方式在建立个人健康档案中的应用。

(一) 以问题或患者为导向的记录方式

以问题或患者为导向的记录方式(problem/patient-oriented medical record,POMR)是由 Weed 于1969 年首先提出,1970 年由 Bjorn 添加了暂时性问题目录,1997 年 Grace 等人又添加了家庭问题目录。由于用该记录方式所收集的资料具有简明、条理清楚、重点突出、便于统计和同行间交流等优点,在美国引起了同行的关注和推崇,后在美国家庭医学住院医师培训中被广泛采用。目前,世界各地的基层医疗和大医院的病历记录广泛使用此种方式。在社区医疗中,它不仅用于个人健康档案,也用于家庭健康档案。

我国自 1986 年逐步推行了以问题或患者为导向的病历记录方式,但就目前的实际情况看,仍存在着许多问题和不足。

POMR 的一般内容包括:患者的基础资料、问题目录、问题描述、病程流程表等项内容。其中问题目录和问题描述是以问题为导向记录模式最主要的内容。

1. 患者的基础资料 基本资料一般包括:

(1)人口学资料:如年龄、性别、教育程度、职业、婚姻状况、种族、社会经济状况、家庭状况及家庭重大事件等。

(2)健康行为资料:如吸烟、酗酒、运动、饮食习惯、就医行为等。

(3)临床资料:如患者的主诉、过去史、家族史、个人史(药物过敏史、月经史、生育史等)、各种检查及结果以及心理精神评估资料等。

2. 问题目录 所谓"问题"是指需要诊断或处理的任何健康问题、患者的任何不适或患者感受到会干扰其生活质量的事情。问题目录常制作成表格的形式,将确认后的病症归为不同的问题,并给予编号。问题名称可以是确诊的某疾病的病名,也可以是某种症状、手术、社会或家庭问题、行为问题、异常的体征或化验检查结果等。当然,如果通过最后明确诊断后,应及时更正为确切的诊断名称。

问题目录通常置于健康档案的前面。设立问题目录的目的,是为了便于社区医生或其他医师能在短时间内对病历进行快速有效的回顾,迅速知晓患者过去和现在的问题所在,掌握患者总体的健康情况,使医生在照顾患者时不仅要照顾患者某种特定的问题或疾病,而且要照顾患者整体的健康。

问题目录可以按照问题的性质,分为主要问题目录、暂时性问题目录和长期用药清单;也有将问题目录分为慢性问题(病)和急性问题(病)两类。目前多采用前一种。

(1)主要问题目录:所记录的问题一般指过去影响了、现在正在影响或将来还会影响个人健康的异常情况。内容包括已明确诊断的慢性生理或心理疾病、手术、社会或家庭问题、行为问题、异常的体征或化验检查结果、难以解释的症状或反常态度、健康危险因素等。

(2)暂时性/自限性问题目录:一般指急性或短期问题;对暂时性问题的记录,可帮助社区医生及时发现可能的重要线索。

(3)长期用药清单:在主要问题和暂时性问题目录的后面,常有长期用药清单,如患者长期使用激素替代治疗,应把药物的名称、用量、起止时间等记录下来,以利于提醒医生进行药物副作用的随访和监测。

3. 问题描述(problem statements) 也可称为接诊记录,是指将问题目录里所列的问题或新接诊的问题,依问题的编号逐一针对该问题进行描述,所采用的形式为SOAP。

SOAP中的四个字母分别代表不同的含义:S代表主观资料、O代表客观资料、A代表对健康问题的评价、P代表问题处理计划。这是POMR的核心部分,社区医生在每一次接诊的过程中都采用该形式对患者的就诊过程进行记录。

S即主观资料(subjective data):是由就医者所提供的主诉、症状、患者对不适的主观感觉、疾病史等。医生对以上情况的描述要求尽量贴近患者对问题的表述,避免将医疗者的看法加诸其中。

O即客观资料(objective data):观察者(一般指医生)用各种方法获得的各种真实的资料。包括体检发现、生理学方面的资料、实验室检查结果、心理行为测量结果,以及医生观察到的患者的态度、行为等。

A即评价(assessment):是问题描述中的最重要的一部分,也是最难的部分。一个完整的评价应包括诊断、鉴别、问题的轻重程度及预后等。"评价"不同于以往的以疾病为中心的诊断,其内容可以是生理上的疾病、心理问题、社会问题,未明确原因的症状和(或)主诉。所评价问题的名称须按统一使用的分类系统来命名。由于基层医疗问题涉及生物、心理、社会各方面的问题,使用国际疾病分类系统(ICD)往往难以涵盖,最好采用世界家庭医生学会(WONCA)于1997年修订的"基层医疗国际分类(ICPC)"系统或"基层医疗中健康问题的国际分类(ICHPPC2)中的问题名称"。

P即计划(plan):是针对问题而提出的,体现以患者为中心、预防为导向,以及生物-心理-社会医学模式的全方位考虑,而不仅限于开出药方。计划内容一般应包括诊断计划、治疗策略、对患者的教育等预防措施。

患者教育是社区医生的基本职责之一,医疗记录中要求社区医生要写明健康教育的计划和内容,如糖尿病患者的饮食控制计划。对于长期接受医疗照顾的慢性患者,健康教育是相当重要的,要让患者知道医生所期望的治疗结果、药物可能发生的副作用及药物的交互作用、在什么情况下必须马上就医等。

4. 病情流程表 是对某一健康问题的进展情况进行跟踪的动态记录,多用于慢性患者的病情记录。它是将患者长期追踪的一个或多个问题、检查结果或治疗指标制成一张表格的形式。

因为在一张表上记录,可以方便医生对患者整个跟踪问题的了解及处理。该表格的内容一般事先设定好,可包括症状、体征、实验室检查、用药、转归、转会诊结果等,也可根据医师的意愿进行特定内容设计。

在实际工作中,通过使用流程表,可以减少记录重复和潦草的手写字体。若对此类表格进行定期的小结,可以看出所随访问题进展的清晰轮廓,有利于对病情发展和干预效果做出及时的评估。同时,流程表可以当成警告系统,当所追踪的资料有所变化时,能迅速发现即将发生的问题,有利于医生自学并加强临床经验积累,也利于临床教学和科研。

(二) 以疾病或医生为导向的记录方式

以疾病或医生为导向的记录方式(disease/doctor oriented system,DOS),是传统上最常用的医疗记录方式,这样的记录方式使得病历上所记录的资料是依不同的来源分开记录,造成针对某一个健康问题的资料比较分散,在实际工作中常暴露以下缺点:①病历内容繁杂,不容易迅速掌握患者的病情;②资料分散,不容易集中考虑和判断个别问题;③无一定格式和规范,不同医师间难以相互理解其内容和思维方式,造成同行交流困难。

随着医学的进步和居民对医疗保健需求的不断增加,使得以往较简单的、以生物学问题诊断为主的诊疗思维系统,变得越来越复杂;患者的病情趋向多重性和复杂性,更显露出以疾病或医生为导向的记录方式所存在的问题,因此,现今已由以问题或患者为导向的记录方式取代了原来的记录方式。

三、社区居民健康档案管理的要求

2017年《国家基本公共卫生服务项目规范(第三版)》中,对社区医疗诊所的健康档案的书写和管理有了详细的要求。

由于社区公共卫生服务的连续性、综合性、协调性服务特点,决定了其健康档案是对患者一生中所有医疗资料的记录。社区医生在健康档案的管理上应注意以下几点:

1. 社区医生书写健康档案时,必须做到书写适当、准确、真实的资料,而且这些记录资料必须能够被其他医生或相关医疗照顾者读懂。

2. 对健康档案中一些内容进行定期的总结和整理,如转会诊、住院、手术、首次诊断的慢性病等。通过阶段性总结,梳理健康问题管理的临床思路,并作出今后一段时间的管理计划。

3. 任何医疗记录必须保证具有法律效力,既往法律中的诉讼案件对严谨规范的医疗记录起了很大的促进作用。因此在建立社区医疗健康档案时,要考虑法律对记录内容严谨程度的期望。

4. 根据原卫生部制定的"医疗机构病历管理规定",社区医疗健康档案使用完毕之后要保留在社区医疗诊所里,放在诊所安全可靠的地方,由专人保管。由于健康档案所记录的内容可能会涉及患者的隐私,所以特别强调健康档案保管的可靠性。诊所中需要有专门的档案柜,个人健康档案按照编号放置;如果一个家庭中有两人或以上在本诊所就诊,则可以在个人健康档案前面使用家庭健康档案号,以使一个家庭里的成员的健康档案放置在一起,查找方便。由于我国的医疗付费制度直接影响城市居民的就医地点选择,使得一些家庭中的成员不能在社区得到医疗照顾,因此,社区医生应按照当地居民的实际就医情况为居民建立个人和家庭健康档案。

5. 如果使用电子病历系统,必须设置审计跟踪功能,使所有进入和对资料更改的操作者进行记录或认可(没有得到允许的人不应随便进入计算机记录系统,更不能做任何修改)。电子病历易于被修改和泄露,目前仍缺乏法律保障。

本章小结

社区公共卫生服务是保障人群健康的重要医疗服务形式。社区公共卫生服务机构在完成国家基本公共卫生服务项目的基础上,结合本社区实际情况开展社区诊断,了解社区需要解决的卫生问题和居民的健康需求,从而制订和实施社区公共卫生服务计划,并对计划的实施进行管理。社区基本公共卫生服务项目中居民健康档案建立,是社区公共卫生服务机构掌握社区居民健康状况的基本资料,通过建立完善的居民健康档案,社区医生能够了解居民健康的变化趋势,发现已存在的健康问题,预测可能会出现的健康问题,这样才能为居民提供长期个性化的医疗卫生服务。

案例讨论

患者周某,女,32岁,已婚,纺织工人。主诉低热、乏力、腰酸、夜尿增多1周。患者3~4年来有尿路感染反复发作史。父亲死于糖尿病。查体:体温37℃,血压148/90mmHg,双侧肾区轻度叩击痛,心肺及腹部检查无异常发现,全身无水肿。实验室检查:血红蛋白110g/L,红细胞数3.5×10^{12}/L,白细胞总数7.4×10^9/L,尿红细胞6~8个/HP,白细胞(+),蛋白定性(+),白细胞管型(+),血清尿素氮6.2mmol/L,血清肌酐83μmol/L。

问题:

本案例中SOAP内容分别有哪些?

(李彦国)

案例讨论

扫一扫,测一测

笔记

思考题

1. 居民健康档案管理的内容包括哪些？
2. 社区卫生的项目实施与管理的步骤／阶段是什么？
3. 简述 SOAP 的主要内容。

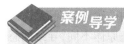

学习目标

1. 掌握：传染病的概念；传染病发生的基本条件；传染病流行过程的三个环节；传染病预防控制的措施；计划免疫的概念；慢性非传染性疾病的防治策略。

2. 熟悉：影响传染病流行过程的因素；传染病预防控制的策略；免疫规划程序；疫苗的效果评价；慢性病自我管理。

3. 了解：预防接种的种类；常见预防接种异常反应及处理；慢性非传染性疾病的流行现状；疾病管理的概念。

4. 能进行疫苗效果评价；识别和处理常见的预防接种异常反应；有针对性地对慢性病患者开展健康教育，提供健康咨询；能够开展对心脑血管病、糖尿病、恶性肿瘤及慢性阻塞性肺部疾病等慢性病患者的管理服务和康复指导等工作；协助慢性病患者进行自我管理。

第一节　传染病的预防与控制

案例导学

　　2017 年 8 月以来，湖南省桃江县某中学发现肺结核疫情，至 2017 年 11 月 17 日，已发现肺结核确诊病例 29 例。2017 年 10 月至 11 月，桃江县某职业学校又先后发现 8 例肺结核确诊病例。截至 2017 年 11 月 24 日 20 ：30，桃江县某中学共报告肺结核确诊病例 81 例、疑似病例 7 例；桃江县某职业学校共报告肺结核确诊病例 9 例、疑似病例 3 例。其中，2017 年 11 月 17 日公布的桃江县某中学的 5 例疑似病例和 38 例预防性服药学生中，41 例更正为确诊病例，2 例排除。

问题：

1. 以上事件是否属于暴发？

2. 试分析出现这种情况的主要原因是什么？

3. 针对以上疾病，试讨论我们该如何做好预防措施？

　　传染病（communicable diseases）是指由病原体感染人体后产生的具有传染性，在一定条件下可在人群中传播的疾病。病原体（或它们的毒性产物）可以通过感染的人、动物或储存宿主直接或间接地传染给易感宿主。

笔记

感染性疾病(infectious diseases)是指由病原体感染引起的所有人类疾病,包括传染病和非传染性感染性疾病。

传染病防治工作关系到人民群众的身体健康和生命安全,关系到社会发展和国家稳定。近年来,我国高度重视传染病防治工作,将其纳入国民经济和社会发展规划,使传染病防治法得到了较好贯彻实施,传染病防治工作取得明显成效。尽管如此,传染病仍然在不断危害人类健康,传染病防治形势依然严峻。

一、传染病的流行过程

传染病的流行过程(epidemic process)是指传染病在人群中发生、发展和转归的过程,表现为群体发病的特点。

(一) 传染病发生的基本条件

1. 病原体(pathogen) 是指能够引起宿主致病的各种生物体,包括细菌、病毒、真菌和寄生虫等。病原体侵入人体后能否致病,主要取决于病原体的特征、数量、变异及侵入门户等因素。

(1)病原体的特征:①传染力(infectivity):指病原体侵入宿主机体后,定居、繁殖、引起感染的能力;②致病力(pathogenicity):指病原体侵入宿主机体后引起临床疾病的能力,致病力的大小,取决于病原体在体内繁殖的速度、组织损伤的程度及病原体产生的特异性毒素;③毒力(virulence):指病原体感染机体后引起疾病严重程度的能力。致病力与毒力的区别在于,致病力强调的是感染后发生临床疾病的能力,可用感染者中发生临床病例的比例来描述;毒力强调的是感染导致疾病的严重程度,可用病死率或总病例中出现重症病例的比例来描述。

(2)病原体的变异:病原体可因环境因素或遗传因素的影响,而引起遗传基因的改变,发生变异。与流行病学有关的病原体变异主要有抗原性变异、耐药性变异、毒力变异。病原体的变异,对传染病的流行、预防和治疗具有重要意义。如甲型流感病毒表面抗原变异频繁,每发生一次大的变异,就会形成一个流感病毒新亚型,人群会因缺乏相应的免疫抗体而发生流感流行。

(3)病原体的侵入门户:是指病原体侵入宿主机体的最初部位。病原体一般都有严格的侵入门户,同时需要到达宿主体内特殊的部位进行生长、繁殖,称为特异性定位。例如甲型肝炎病毒必须经口感染,定位于肝脏。有些病原体可有多种侵入门户或多处定位。

2. 宿主(host) 是指在自然条件下被病原体寄生的人或动物。当宿主具有充分的抵抗力和免疫力时,病原体则难以入侵,或入侵后被排除和消灭,不能导致感染或疾病。

3. 感染过程及感染谱

(1)感染过程(infectious process):指病原体进入机体后,病原体与机体相互作用的过程,即感染发生、发展、结束的整个过程,是在个体中发生的现象。

(2)感染谱(spectrum of infection):指宿主感染病原体后,呈现出轻重程度不同的感染表现形式,一种传染病可在不同的宿主中导致不同的感染表现形式。不同的传染病,由于其病原体不同,导致的感染谱也不相同;同一种传染病,由于宿主的个体差异,在不同的群体(如老年、青年、儿童)中也可能会有不同的感染谱:①以隐性感染为主,感染者机体内有病原体的存在,但没有该疾病的临床表现,如流行性乙型脑炎、脊髓灰质炎等;②以显性感染为主,感染者有明显的临床表现,如麻疹、水痘等;③隐性感染与显性感染的比例接近,如流行性腮腺炎;④大部分以严重病例或死亡为结局,如狂犬病。

(二) 传染病流行过程的三个环节

传染病在人群中流行必须同时具备三个基本条件,即流行过程的三个环节,包括传染源、传播途径和易感人群。三个环节互相依存、互相联系,缺少其中的任何一个环节,传染病的流行就不会发生或终止。

1. 传染源(source of infection) 是指体内有病原体生长繁殖,并能排出病原体的人或动物。感染者排出病原体的整个时期,称为传染期(communicable period)。传染期是决定传染病患者隔离期限的重要依据,同时,也可影响疾病的流行特征。传染源主要有以下几种:

(1)患者(case):即显性感染者,可以通过咳嗽、呕吐、腹泻等方式排出病原体,是最重要的传染源。患者作为传染源的意义主要取决于其患病的类型、活动范围及排出病原体的数量和频度。

(2)隐性感染者(latent infection):由于无明显症状,不易被发现,所以在一些传染病中是重要的传染源。如脊髓灰质炎、流行性脑脊髓膜炎、流行性乙型肝炎及艾滋病等。

(3)病原携带者(carrier):是没有任何临床表现而能排出病原体的人,常分为三类,包括:潜伏期病原携带者、恢复期病原携带者和健康病原携带者。病原携带者作为传染源的意义取决于其排出病原体的数量、携带病原体的时间长短、携带者的职业、社会活动范围、个人卫生习惯,环境卫生条件及防疫措施等。

(4)受感染的动物:动物作为传染源的意义主要取决于人与受感染动物接触的机会和密切程度,动物传染源的种类和密度,以及环境中是否有适宜该疾病传播的条件等。

2. 传播途径(route of transmission) 是指病原体由传染源排出后,侵入新的易感宿主之前,在外环境中所经历的全部过程。一种传染病可通过一种或多种传播途径传播,常见的传播途径有:

(1)经空气传播(air-borne infection):通过飞沫、飞沫核和尘埃传播,是呼吸道传染病的主要传播途径。其流行特征为:①季节性明显,冬春季高发;②传播广泛,发病率高;③少年儿童多见;④未经免疫预防的人群中有周期性升高;⑤受居住条件和人口密度的影响。

(2)经水传播(water-borne infection):通过污染的饮用水或疫水传播,是许多肠道传染病和某些寄生虫病的常见传播途径。①经饮用水传播的传染病的流行特征为:病例分布与供水范围一致,患者有饮用同一水源史;在水源经常受到污染处,病例可常年不断;一次大量污染,可出现暴发或流行;除单纯母乳喂养的婴儿外,发病无年龄、性别、职业的差别;停用污染水源或采取消毒、净化措施后,暴发或流行即可平息。②经疫水传播,通常是由于人们接触疫水时,病原体经过皮肤、黏膜侵入机体,引起感染。如血吸虫病、钩端螺旋体病等。其流行特征为:有疫水接触史;有地方性、季节性或职业性;大量易感人群进入疫区接触疫水时,可呈暴发或流行;加强疫水管理及个人防护,可控制疾病发生。

(3)经食物传播(food-borne infection):食物本身含有病原体,或在生产、加工、运输、储存及销售等各个环节中被病原体污染,可引起传染病的传播。经食物传播的传染病包括许多肠道传染病和某些寄生虫病。其流行特征为:①患者有食用同一食物史,不食者不发病;②一次大量污染食物可引起暴发;③停止供应污染食品,暴发可平息。

(4)接触传播(contact transmission):①直接接触传播,是指传染源与易感者直接接触、没有任何外界因素参与的传播,如狂犬病、性传播疾病等;②间接接触传播,又称为日常生活接触传播,是指易感者接触了被传染源的排泄物或分泌物污染的日常生活用品后造成的传播,肠道传染病、体表传染病及某些人畜共患传染病可通过间接接触传播。其流行特征为:一般呈散发,家庭成员和同住者之间接触多、易传播、续发率高;无明显季节性;个人卫生习惯不良和卫生条件较差的地区发病较多;加强对传染源的管理及严格执行消毒制度,可减少病例的发生。

(5)经媒介节肢动物传播(arthropod-borne transmission):①机械性传播,如苍蝇、蟑螂等节肢动物可携带伤寒、痢疾等病原体,通过接触、反吐、粪便等方式排出病原体,污染食物或餐具,使接触者感染;②生物学传播,病原体必须进入节肢动物体内经过发育或繁殖,才能传给易感者,如疟疾、流行性乙型脑炎通过蚊等传播,其流行特征为:具有一定的地区性,局限于有传播该病的节肢动物的分布地区;具有明显的季节性和职业性;老疫区发病有年龄差别,以儿童为主,新疫区各年龄组无差异;人与人之间一般不直接传播。

(6)经土壤传播(soil-borne transmission):易感者因接触了被病原体污染的土壤所致的传播。经土壤传播的传染病与病原体在土壤中的存活时间、个体与土壤接触的机会和个人卫生条件有关。如土壤中破伤风、炭疽杆菌的芽孢可经破损的皮肤引起感染。

(7)医源性传播(iatrogenic transmission):指在医疗与预防工作中,由于未能严格执行规章制度和操作规程,而人为地造成某些传染病的传播。主要见于:①由于医疗器械和设备被污染或消毒不严引起的传播;②使用被污染的生物制品或药品引起的传播。

(8)垂直传播(vertical transmission):指在围生期病原体通过母体传给子代的传播,又称围生期传播或母婴传播。主要传播方式:①经胎盘传播,受感染孕妇机体内的病原体经胎盘血液传给胎儿,使之受到感染,如风疹病毒、乙型肝炎病毒、HIV等;②上行性传播,病原体从孕妇阴道上行,到达绒毛膜或胎盘引起胎儿感染,如葡萄球菌、单纯疱疹病毒、白色念珠菌等;③分娩时传播,分娩过程中胎儿通过严重污染的产道时受到的感染,如疱疹病毒、淋球菌等。

3. 易感人群(susceptible population)　是指对某种疾病或传染病缺乏特异免疫力的人群。人群作为一个整体对传染病的易感程度称为人群易感性(herd susceptibility)。人群易感性与群体免疫力是一个事物的两个方面,群体免疫水平高,则人群易感性低。人群易感性的高低取决于该人群中易感人口(非免疫人口)所占的比例。

(1)影响人群易感性升高的主要因素包括:①新生儿增加;②易感人口迁入;③免疫人口的免疫力自然消退;④免疫人口死亡等。

(2)影响人群易感性降低的主要因素包括:①计划免疫;②传染病流行后免疫人口的增加;③人群一般抵抗力的提高等。

(三)影响传染病流行过程的因素

传染病的流行既是生物现象,也是社会现象。在一定的自然因素和社会因素作用下,传染病流行过程的三个环节相互联系影响传染病的流行。

1. 自然因素对流行过程的影响　诸多自然因素中,对流行过程影响最明显的是气候因素和地理因素。

(1)对传染源的影响:对野生动物的传染源有明显影响,因为自然疫源地的形成有赖于一定的地理和气候因素。

(2)对传播途径的影响:以节肢动物媒介作为传播途径时,受自然因素影响明显。有些地区的地理环境和气候条件适宜病原体生长繁殖或有利于媒介节肢动物的生长和活动,如森林脑炎经吸血节肢动物蜱叮咬传播,有明显的地区性和季节性。

(3)对易感人群的影响:自然因素能够影响机体抵抗力及人体受感染的机会,使传染病呈现时间分布的特点。如冬季寒冷,人们多在室内活动,增加了飞沫传播的机会,同时冷空气刺激呼吸道黏膜,使血管收缩抵抗力下降,导致某些呼吸系统传染病的发病率增高。

2. 社会因素对流行过程的影响　社会因素既可以促进流行过程及扩大传染病的流行,也可以阻止传染病的发生、蔓延,甚至消灭传染病。

(1)对传染源的影响:实行严格的国境卫生检疫,防止检疫传染病传入;加强对传染源的隔离和治疗,消除其传染性,控制传染病的传播;旅游业的发展、战争、动乱、难民潮,使人口迁徙流动,容易引起传染病的传播和流行;滥用抗生素使病原体耐药性增强,传染源不易被消除。

(2)对传播途径的影响:社会因素对传播途径的影响尤为明显。通过改善饮水质量,加强消毒和杀虫措施,可以切断传播途径,如我国不断加大的城市安全饮用水系统的建立及规范化监督检测管理,使介水传播的肠道传染病在城市很好地控制;某些宗教信仰、社会习俗使传播途径易于实现,如在印度恒河流域生活的人以恒河水沐浴等生活习惯易造成传染病的流行与扩散。

(3)对易感人群的影响:通过预防接种可以提高人群免疫力,控制传染病的流行,如我国实施儿童计划免疫程序,使脊髓灰质炎、麻疹、白喉等传染病得到很好的控制。

二、传染病预防控制的策略与措施

随着世界卫生事业的发展,传染病的威胁得到了遏制。然而,近年来传染病的发病率大幅度回升,一些被认为早已得到控制的传染病卷土重来,同时,又新发现了艾滋病、传染性非典型肺炎、甲型H1N1流感和人感染H7N9禽流感等数十种传染病。使传染病的防治形势变得更加复杂和艰巨,因此,我们仍然要高度重视传染病的预防和控制。

(一)传染病的预防控制策略

1. 预防为主与社会预防　国家对传染病防治实行预防为主的方针,防治结合、分类管理、依靠科学、依靠群众。加强人群免疫、开展健康教育、改善卫生条件、群策群力、因地制宜、发展三级预防保健网,采取综合性防治措施是我国多年来传染病预防策略的概括。

2. 加强传染病监测　我国的传染病监测包括常规报告和哨点监测。传染病监测内容包括传染病的发病和死亡情况,病原体型别、特性,媒介昆虫和动物宿主种类、分布和病原体携带状况,人群免疫水平及人口资料等。

3. 建立传染病预警制度　我国建立了传染病预警制度,即国务院卫生行政管理部门和各省、自治区、直辖市人民政府根据传染病发生、流行趋势的预测,发出传染病预警同时予以公布。县级以上人民政府应当制定传染病预防、控制预案,并报上一级人民政府备案。

4. 传染病的全球化控制　传染病的全球化流行趋势日益严重,世界各国要密切合作、共同预防控制传染病,全球化控制传染病策略的效果日益突现。1980 年全球消灭天花,1988 年 WHO 启动了全球消灭脊髓灰质炎行动,2001 年 WHO 发起了"终止结核病"合作伙伴的系列活动,2003 年全世界通力合作战胜了传染性非典型肺炎。

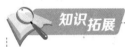

知识拓展

我国突发急性传染病防治工作取得的成就

十余年来,我国成功应对了 2003 年传染性非典型肺炎、2005 年四川人感染猪链球菌病、2009 年甲型 H1N1 流感大流行、2013 年人感染 H7N9 禽流感疫情、2015 年中东呼吸综合征输入疫情以及鼠疫、人感染 H5N1 和 H5N6 高致病性禽流感等多起重大突发急性传染病疫情。特别是经受住了 2014 年西非埃博拉出血热疫情的严峻考验,成功组织实施了中华人民共和国成立以来规模最大、持续时间最长的医疗卫生援外行动,夺取了国内疫情防范应对"严防控、零输入"和援非抗疫工作"打胜仗、零感染"的双重胜利,得到了党中央、国务院充分肯定和广大人民群众的一致好评,赢得受援国政府、人民以及国际社会的广泛赞誉。

(二) 传染病的预防控制措施

传染病的预防控制措施包括传染病报告和针对传染源、传播途径、易感人群采取的多种预防措施。

1. 传染病报告　是国家的法定制度,是监测、控制和消除传染病的重要措施,也称为疫情报告。

(1)报告病种与类别:随着新的传染性疾病的出现和流行,法定报告传染病病种也在不断调整。《中华人民共和国传染病防治法》规定,法定报告传染病分为甲、乙、丙三类。

《中华人民共和国传染病防治法》(2013 年修正)中的传染病如下:①甲类传染病,鼠疫、霍乱;②乙类传染病,传染性非典型肺炎、人感染 H7N9 禽流感、艾滋病、病毒性肝炎、脊髓灰质炎、人感染高致病性禽流感、麻疹、流行性出血热、狂犬病、流行性乙型脑炎、登革热、炭疽、细菌性和阿米巴性痢疾、肺结核、伤寒和副伤寒、流行性脑脊髓膜炎、百日咳、白喉、新生儿破伤风、猩红热、布鲁氏菌病、淋病、梅毒、钩端螺旋体病、血吸虫病、疟疾;③丙类传染病,流行性感冒、流行性腮腺炎、风疹、急性出血性结膜炎、麻风病、流行性和地方性斑疹伤寒、黑热病、棘球蚴病、丝虫病,除霍乱、细菌性和阿米巴性痢疾、伤寒和副伤寒以外的感染性腹泻病、手足口病。

国务院卫生行政部门根据传染病暴发、流行情况和危害程度,可以决定增加、减少或者调整乙类、丙类传染病病种并予以公布。

经国务院批准,2008 年 5 月 2 日,卫生部发布公告将手足口病列入规定的丙类传染病进行管理;2009 年 4 月 30 日,卫生部发布公告将甲型 H1N1 流感纳入规定的乙类传染病,并采取甲类传染病的预防、控制措施;2013 年 10 月 28 日,国家卫生计划生育委员会发布通知将人感染 H7N9 禽流感纳入法定乙类传染病,将甲型 H1N1 流感从乙类调整为丙类,并纳入现有流行性感冒进行管理,解除对人感染高致病性禽流感采取的传染病防治法规定的甲类传染病预防、控制措施;2020 年 1 月 20 日,国家卫生健康委员会发布公告将新型冠状病毒肺炎纳入乙类传染病,并采取甲类传染病的预防、控制措施。2022 年 12 月 26 日,国家卫生健康委员会发布的《全力做好新型冠状病毒感染疫情防控工作》的公告指出:将新型冠状病毒肺炎更名为新型冠状病毒感染。经国务院批准,自 2023 年 1 月 8 日起,解除对新型冠状病毒感染采取的《中华人民共和国传染病防治法》规定的甲类传染病预防、控制措施。2023 年 9 月 15 日,国家卫生健康委员会发布公告,自 2023 年 9 月 20 日起将猴痘纳入乙类传染病进行管理,采取乙类传染病的预防、控制措施。

(2)责任疫情报告人:任何人发现传染病患者或疑似传染病患者时,都有义务及时向附近的医疗保健机构或者疾病控制机构报告。2006 年卫生部制定的《传染病信息报告管理规范》中明确规定:各级各类医疗机构、疾病预防控制机构、采供血机构均为责任报告单位;其执行职务的人员和乡村医生、个体开业医生均为责任疫情报告人。传染病报告实行属地化管理。传染病报告卡由首诊医生或其他执行职务的人员负责填写。

(3)报告时限:①责任报告单位和责任疫情报告人发现甲类传染病和乙类传染病中的肺炭疽、传染性非典型肺炎、脊髓灰质炎的患者或疑似患者时,或发现其他传染病和不明原因疾病暴发时,应于2h内将传染病报告卡通过网络报告;未实行网络直报的责任报告单位应于2h内以最快的通信方式(电话、传真)向当地县级疾病预防控制机构报告,并于2h内寄送出传染病报告卡;②对其他乙、丙类传染病患者、疑似患者和规定报告的传染病病原携带者在诊断后,实行网络直报的责任报告单位应于24h内进行网络报告;未实行网络直报的责任报告单位应于24h内寄送出传染病报告卡;③县级疾病预防控制机构收到无网络直报条件责任报告单位报送的传染病报告卡后,应于2h内通过网络直报;④其他符合突发公共卫生事件报告标准的传染病暴发疫情,按《突发公共卫生事件信息报告管理规范》要求报告。

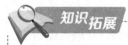

全国法定传染病疫情概况

根据国家卫生健康委员会疾病预防控制局公布数据:2017年(2017年1月1日0时至12月31日24时),全国(不含港澳台,下同)共报告法定传染病发病7 030 879例,死亡19 796人,报告发病率为509.54/10万,报告死亡率为1.43/10万。按类别统计:甲类传染病中,鼠疫报告发病1例,死亡1人;霍乱报告发病14例,无死亡,报告发病率为0.001/10万,较2016年下降50.00%。乙类传染病中,报告发病数居前5位的病种依次为病毒性肝炎、肺结核、梅毒、淋病、细菌性和阿米巴性痢疾,占乙类传染病报告发病总数的92.78%;报告死亡数居前5位的病种依次为艾滋病、肺结核、病毒性肝炎、狂犬病和人感染H7N9禽流感,占乙类传染病报告死亡总数的98.81%。丙类传染病中,报告发病数居前5位的病种依次为手足口病、其他感染性腹泻病、流行性感冒、流行性腮腺炎和急性出血性结膜炎,占丙类传染病报告发病总数的99.79%;报告死亡数的病种依次为手足口病、流行性感冒和其他感染性腹泻病,占丙类传染病报告死亡总数的100.00%。

2. 针对传染源的措施　包括针对患者、病原携带者、接触者和动物传染源的措施。

(1)患者:要做到"五早",即早发现、早诊断、早报告、早隔离、早治疗,防止传染病在人群中传播蔓延。患者一经诊断为传染病或疑似传染病,就应按照有关规定实行分级管理,具体如下:①甲类传染病患者和乙类传染病中的传染性非典型肺炎、肺炭疽患者必须实施医院隔离治疗;乙类传染病患者,根据病情可在医院或家中隔离,一般应隔离至临床或实验室证明患者痊愈为止;②甲类传染病疑似患者必须在指定场所进行隔离观察和治疗;乙类传染病疑似患者可在医疗机构指导下隔离观察和治疗。

(2)病原携带者:对病原携带者要进行登记并管理,定期随访直至其病原体检查3次阴性后,可解除管理。在托幼、饮食和服务行业工作的病原携带者要暂时离开工作岗位;久治不愈的伤寒或病毒性肝炎的病原携带者不得从事威胁性的职业;艾滋病、乙型和丙型病毒性肝炎、疟疾的病原携带者禁止做献血员。

(3)接触者:和传染源有过接触并有可能受到感染者,都应接受检疫。检疫期从最后接触日至该病的最长潜伏期,具体措施如下:

1)留验:即隔离观察,将疑似患者或接触者收留在指定的处所,实施检验、诊察和相应的治疗。甲类传染病的接触者均应留验。

2)医学观察:乙类和丙类传染病接触者可以正常工作、学习,但需要接受体检、测量体温、病原学检查和必要的卫生处理等医学观察。

3)应急接种:潜伏期较长的传染病(如麻疹),可对接触者实施预防接种。

4)药物预防:对于某些有特效防治药物的传染病,其接触者可用药物预防,如服用青霉素或磺胺药物预防猩红热,服用乙胺嘧啶或氯喹预防疟疾等。

(4)动物传染源:没有经济价值且危害作用大的动物传染源应予以消灭;危害较大的病畜或野生动物应予以捕杀、焚烧或深埋;危害不大且有经济价值的病畜可予以隔离治疗。同时要做好家畜、家禽及宠物的预防接种和检疫。

3. 针对传播途径的措施 主要是针对传染源污染的环境采取有效的措施,去除和杀灭病原体。不同的传染病,传播途径不同,采取的措施也各不相同。如肠道传染病通过粪便排出的病原体污染环境,重点措施是加强粪便管理,对患者的排泄物及污染的饮水、物品和环境进行消毒;呼吸系统传染病主要通过飞沫和空气传播,重点措施是加强通风、空气消毒及个人防护;防治虫媒传染病的有效措施则是杀虫。

(1)消毒:是用化学、物理或生物的方法杀灭或消除环境中致病性微生物的一种措施。可分为预防性消毒和疫源地消毒两类。①预防性消毒:是在没有发现明确传染源时,对可能受到病原微生物污染的场所和物品实行的消毒,属预防性措施,如饮水消毒、乳制品消毒、医疗器械消毒、浴池、游泳池、旅店、理发店的消毒等;②疫源地消毒:为了杀灭传染源排出的病原体,对现有或曾经有传染源存在的场所和物品进行的消毒,属防疫措施,根据传染源的状态可分为随时消毒和终末消毒。

(2)杀虫:是指杀灭有害昆虫,特别是传播病原体的媒介节肢动物。常用杀虫方法有物理杀虫、化学杀虫、生物杀虫及环境防治。

(3)灭鼠:方法有器械灭鼠、药物灭鼠、生物灭鼠等。①器械灭鼠:如使用粘鼠板、鼠夹或鼠笼灭鼠等,此法不适用于大面积或害鼠密度高的情况;②药物灭鼠:如使用杀鼠灵、敌鼠钠盐、毒鼠磷等,此法效果好,可大面积灭鼠,选择灭鼠剂时应选用高效、低毒、低残留、无污染和第二次中毒危险性小,不使害鼠产生耐药性的药物;③生物灭鼠:利用鼠类的天敌来控制其数量,因此应保护自然界鼠类的天敌,如猫、蛇、狐、鼬、猫头鹰等。

4. 针对易感者的措施

(1)免疫预防:传染病的免疫预防可分为主动免疫和被动免疫。计划免疫属于主动免疫;传染病流行时为易感者注射保护性抗体属于被动免疫,是保护易感者的有效措施。

(2)药物预防:药物预防在特殊条件下可作为应急措施。但是,因为药物的作用时间短、效果不巩固、易产生耐药性,具有较大的局限性,所以一般情况下不提倡使用药物预防。

(3)个人防护:针对传染病的不同传播途径所采取的个人防护措施,如戴口罩预防呼吸系统传染病;使用安全套以预防性传播疾病或 HIV 感染;接触传染病的医务人员和实验室工作人员,应严格执行操作规程,配备和使用个人防护用品。

三、计划免疫

(一) 计划免疫的概念

1. 计划免疫(planned immunization) 是根据传染病疫情监测和人群免疫状况分析,按照科学的免疫程序,有计划地对特定人群进行预防接种,从而达到提高人群免疫水平,预防、控制乃至最终消灭相应传染病的目的。

计划免疫的目标是使易感人群中相当大部分的人在生命的早期,即在可能暴露于病原微生物之前就能获得免疫力。

2. 预防接种(vaccination) 又称人工免疫,是指利用人工制备的抗原或抗体通过适宜的途径注入机体,使人体获得对某些传染病的特异性免疫力,从而保护易感人群、预防传染病的发生和流行。用于预防接种的生物制品通称为免疫制剂。

(二) 预防接种的种类

1. 人工主动免疫(artificial active immunity) 又称人工自动免疫,是指将免疫原性物质接种到机体内,使机体产生特异性免疫,从而预防传染病发生的措施。人工主动免疫制剂主要有:①减毒活疫苗,如麻疹疫苗、卡介苗;②灭活疫苗,如灭活的霍乱弧菌菌苗;③成分疫苗,如白喉类毒素疫苗;④ DNA 疫苗。

2. 人工被动免疫(passive immunization) 是将含有抗体的血清或其制剂直接注入机体,使机体立即获得抵抗某种传染病的能力的免疫方法。常用的人工被动免疫制剂为免疫血清和丙种球蛋白。

3. 被动自动免疫 兼有被动及自动免疫的优点,能使机体迅速获得特异性抗体,产生持久的免疫力。

(三) 免疫规划程序

1. 扩大免疫规划 1974 年 WHO 提出了扩大免疫规划(expanded program on immunization,EPI)以预防和控制天花、白喉、百日咳、破伤风、麻疹、脊髓灰质炎、结核病等传染病。EPI 是全球性的一项重要的公共卫生行动,我国 1980 年参加 EPI 活动。EPI 的中心内容是:①不断扩大免疫接种的覆盖面,使每个儿童在出生后都有获得免疫接种的机会;②不断扩大免疫接种疫苗种类。

2. 我国的计划免疫程序 2007年12月,卫生部印发了《扩大国家免疫规划实施方案》。方案规定:在现行全国范围内使用的乙肝疫苗、卡介苗、脊灰疫苗、百白破疫苗、麻疹疫苗、白破疫苗等6种国家免疫规划疫苗基础上,以无细胞百白破疫苗替代百白破疫苗,将甲肝疫苗、流脑疫苗、乙脑疫苗、麻腮风疫苗纳入国家免疫规划,对适龄儿童进行常规接种。在重点地区对重点人群进行出血热疫苗接种;发生炭疽、钩端螺旋体病疫情或发生洪涝灾害可能导致钩端螺旋体病暴发流行时,对重点人群进行炭疽疫苗和钩体疫苗应急接种。通过接种上述疫苗,预防乙型肝炎、结核病、脊髓灰质炎、百日咳、白喉、破伤风、麻疹、甲型肝炎、流行性脑脊髓膜炎、流行性乙型脑炎、风疹、流行性腮腺炎、流行性出血热、炭疽和钩端螺旋体病等15种传染病。具体的免疫程序见表7-1。

表7-1 免疫程序表

疫苗种类	预防传染病种类	接种时间	接种剂次	备注
乙肝疫苗	乙型病毒性肝炎	0、1、6 月龄	3	出生后24小时内接种第1剂次,第1、2剂次间隔≥28天
卡介苗	结核病	出生时	1	
脊灰疫苗	脊髓灰质炎	2、3、4 月龄,4 周岁	4	第1、2剂次,第2、3剂次间隔均≥28天
百白破疫苗	百日咳、白喉、破伤风	3、4、5 月龄,18~24 月龄	4	第1、2剂次,第2、3剂次间隔均≥28天
白破疫苗	白喉、破伤风	6 周岁	1	
麻风疫苗	麻疹、风疹	8 月龄	1	
麻腮风疫苗	麻疹、风疹、流行性腮腺炎	18~24 月龄	1	
乙脑减毒活疫苗	流行性乙型脑炎	8 月龄,2 周岁	2	
乙脑灭活疫苗	流行性乙型脑炎	8 月龄(2 剂次),2 周岁,6 周岁	4	第1、2剂次间隔7~10天
A 群流脑疫苗	流行性脑脊髓膜炎	6~18 月龄	2	第1、2剂次间隔3个月
A+C 流脑疫苗	流行性脑脊髓膜炎	3 周岁,6 周岁	2	2剂次间隔≥3年;第1剂次与A群流脑疫苗第2剂次间隔≥12个月
甲肝减毒活疫苗	甲型病毒性肝炎	18 月龄	1	
甲肝灭活疫苗	甲型病毒性肝炎	18 月龄,24~30 月龄	2	2剂次间隔≥6个月
出血热疫苗(双价)	出血热	16~60 周岁	3	接种第1剂次后14天接种第2剂次,第3剂次在第1剂次接种后6个月接种
炭疽疫苗	炭疽	炭疽疫情发生时,病例或病畜间接接触者及疫点周围高危人群	1	病例或病畜的直接接触者不能接种
钩体疫苗	钩体病	流行地区可能接触疫水的7~60岁高危人群	2	接种第1剂次后7~10天接种第2剂次

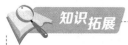

预防接种分类

1. 常规接种　是指接种单位按照国家免疫规划疫苗儿童免疫程序、疫苗使用指导原则、疫苗使用说明书,在相对固定的接种服务周期时间内,为接种对象提供的预防接种服务。

2. 临时接种　在出现自然灾害、控制疫苗针对传染病流行等情况,开展应急接种、补充免疫或其他群体性预防接种时,按应急接种、补充免疫或群体性预防接种方案,在适宜的地点和时间,设立临时预防接种点,对目标人群开展的预防接种服务。

3. 群体性预防接种　是指在特定范围和时间内,针对可能受某种传染病威胁的特定人群,有组织地集中实施的预防接种活动。补充免疫(原称为"强化免疫")是一种较常采用的群体性预防接种形式。

4. 应急接种　是指在传染病疫情开始或有流行趋势时,为控制传染病疫情蔓延,对目标人群开展的预防接种活动。

(四)疫苗的效果评价

1. 疫苗效果评价指标

(1)免疫学效果:主要是通过测定接种后人群的抗体阳转率、抗体平均滴度和抗体持续时间来评价。

(2)流行病学效果:采用随机对照双盲的现场试验,计算疫苗保护率和效果指数。

$$疫苗保护率(\%)=\frac{对照组发病率-接种组发病率}{对照组发病率}\times100\% \qquad (式7-1)$$

$$疫苗效果指数=\frac{对照组发率}{接种组发病率} \qquad (式7-2)$$

2. 计划免疫工作考核指标　包括:组织设置和人员配备、免疫规划和工作计划、计划免疫实施管理及各项规章制度、冷链装备及运转情况、人员能力建设和宣传动员、监测及疫情暴发控制等,具体考核指标如下:

(1)建卡率:以WHO推荐的群组抽样法,调查12~18月龄儿童的建卡情况,要求达到98%以上。

(2)接种率:指12月龄儿童的疫苗接种率。

$$某疫苗接种率(\%)=\frac{按免疫程序完成的接种人数}{某疫苗应接种人数}\times100\% \qquad (式7-3)$$

(3)N苗覆盖率:即N种疫苗的全程接种率。

$$N苗覆盖率(\%)=\frac{N苗均符合免疫程序的接种人数}{调查的适龄儿童人数}\times100\% \qquad (式7-4)$$

(4)冷链设备完好率。

$$冷链设备完好率(\%)=\frac{某设备正常运转数}{某设备装备数}\times100\% \qquad (式7-5)$$

(五)常见预防接种异常反应及处理

1. 预防接种异常反应判定　预防接种异常反应(abnormal reaction of vaccination)是指合格的疫苗在实施规范接种过程中或者实施规范接种后造成受种者机体组织器官、功能损害,相关各方均无过错的药品不良反应。

(1)以下情形不属于预防接种异常反应:①因疫苗本身特性引起的接种后一般反应;②因疫苗质量不合格给受种者造成的损害;③因接种单位违反预防接种工作规范、免疫程序、疫苗使用指导原则、接种方案给受种者造成的损害;④受种者在接种时正处于某种疾病的潜伏期或者前驱期,接种后偶合发病;⑤受种者有疫苗说明书规定的接种禁忌,在接种前受种者或者其监护人未如实提供受种者的健康状况和接种禁忌等情况,接种后受种者原有疾病急性复发或者病情加重;⑥因心理因素发生的个体或者群体的心因性反应。

(2)预防接种异常反应的诊断:①任何医疗单位或个人均不得做出预防接种异常反应诊断;②与预

防接种异常反应相关的诊断,必须由县级以上预防接种异常反应诊断小组做出;③预防接种异常反应的鉴定按照原卫生部、原国家药品监督管理局制定的《预防接种异常反应鉴定办法》规定执行;④因预防接种异常反应造成受种者死亡、严重残疾或者器官组织损伤的,应根据有关规定给予补偿。

2. 常见的预防接种异常反应及处理原则　常见的预防接种异常反应有过敏反应、无菌性脓肿、热性惊厥、多发性神经炎及脑炎和脑膜炎等。

(1)过敏反应:受同一种抗原(致敏原)再次刺激后出现的一种免疫病理反应,可引起组织器官损伤或生理功能紊乱,临床表现多样化,轻则一过即愈,重则救治不及时或措施不当可危及生命。它是最常见预防接种异常反应,包括局部过敏反应、过敏性休克、过敏性皮疹、过敏性紫癜、血管性水肿等。

处理原则:①支持疗法,如卧床休息、饮食富于营养,保持适宜冷暖环境等;②给予肾上腺素治疗;③抗过敏治疗;④其他对症治疗。

(2)无菌性脓肿:注射局部先有较大红晕,2~3周后接种部位出现大小不等的硬结、肿胀、疼痛。炎症表现并不剧烈,可持续数周至数月。

处理原则:①轻者用热毛巾热敷,促进吸收;②未破溃前切忌切开排脓,可用消毒注射器抽去脓液;③已破溃者则需切开排脓,必要时进行扩创,清除坏死组织及进行外科处理;④继发感染加用抗菌素等药物治疗。

(3)热性惊厥:先发热,后有惊厥,体温一般在38℃以上,惊厥多数只发生1次,发作持续数分钟,发生时间一般为发热开始12h之内、体温骤升之时。无中枢神经系统病变,预后良好,不留后遗症。

处理原则:①静卧于软床之上,防咬伤舌头,保持呼吸道通畅,必要时给氧;②止痉,紧急情况下也可针刺人中;③可用物理降温和药物治疗退热。

(4)多发性神经炎:表现为对称性的迅速上行性多发性神经炎,一般在接种疫苗后1~2周发病,通常开始为足部和小腿部肌肉无力和刺痛性感觉异常,在几日时间内逐渐累及躯干、臂部和头颈肌肉。预后较好,大部分患者完全或几乎完全恢复正常功能。

处理原则:①支持疗法,应用葡萄糖、维生素C等静脉滴注;②应用激素治疗;③如有呼吸困难,使用人工呼吸机、气管插管,保持呼吸道畅通;④其他对症治疗。

(5)脑炎和脑膜炎:一般在接种疫苗后15d内发生,常伴有发热、头痛、呕吐、烦躁不安、惊厥、嗜睡、昏迷等。如有脑膜炎者,查体可有颈项强直,克氏征和布氏征等脑膜刺激征象。

处理原则:①抗病毒治疗;②控制高热和惊厥,保持呼吸道通畅;③维持体液和电解质平衡;④积极控制脑水肿。

第二节　慢性非传染性疾病的预防与管理

赵某,女,51岁。患2型糖尿病7年,口服药治疗,血糖一直控制不理想。某日早晨因"恶心、呕吐、呼吸困难"来医院就诊。医生检查发现赵某消瘦、脱水、血压降低,经化验后诊断为酮症酸中毒,准备使用胰岛素治疗。但赵某及家属坚决拒绝胰岛素治疗,无论医生怎么解释都不能说服。最后,患者因害怕医生给她使用胰岛素而强行离院。当天晚上,患者发生昏迷,再次被送到急诊科。医生检查:患者严重酮症酸中毒,血压测不到,急性肾功能衰竭,生命垂危。经积极抢救,患者恢复健康。

问题:

1. 针对以上病例,如何做好糖尿病的预防和控制?

2. 对于本案例,你认为当患者出院后,应对其及家人如何指导,从而使患者能够实现积极的自我管理。

慢性非传染性疾病（non-communicable diseases，NCDs）简称慢性病，不是特指某种疾病，而是指以生活方式、环境危险因素为主的多种因素作用于机体引起的、发病过程缓慢、病程较长的非传染性疾病的概括性总称。主要有心脑血管疾病（冠心病、脑卒中、高血压等）、恶性肿瘤、糖尿病、慢性呼吸系统疾病等。

一、慢性非传染性疾病的流行现状

（一）全球慢性非传染性疾病现状与趋势

慢性非传染性疾病已成为全球范围内的重要致死原因，由其导致的负担在世界范围内迅速增加。根据 WHO 报告，2015 年全球共 5640 万人死亡，慢性病的致死率达到了三分之二，其中缺血性心脏病和卒中是头号杀手，2015 年共造成 1500 万人死亡；这两种疾病在过去 15 年中一直是全球的主要死亡原因。同时，高血压、糖尿病等慢性病正在给世界各国，特别是中低收入国家带来越来越沉重的负担。例如，在高收入国家，广泛进行诊断和低成本药物治疗可促使全民平均血压显著降低，并有助于减少心脏病导致的死亡；在中低收入国家，特别是在非洲，许多国家 40% 以上的成年人都患有高血压。

慢性病在不同收入等级国家的致死率分布呈现出一定的趋势。因非传染性疾病而死亡的人占总死亡人数的比率在高收入国家是 87%，在中高收入国家是 81%，在中低收入国家是 56%，在低收入国家是 36%。

随着人的平均寿命不断延长，老龄人口持续增加，慢性病的流行趋势将越来越严峻，WHO 预计，到 2030 年，全球死于非传染疾病的人口将增至 5500 万人。

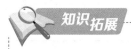

知识拓展

全球十大死因排序有变

根据世界卫生组织统计结果，在 2016 年全球 5 690 万例死亡中，半数以上（54%）由 10 个原因导致。缺血性心脏病和中风是世界最大的杀手，2016 年共造成 1 520 万例死亡。这两种疾病在过去 15 年中一直是全球的主要死亡原因。2016 年慢性阻塞性肺病夺走了 300 万人的生命，而肺癌（连同气管和支气管癌）造成 170 万人死亡。糖尿病在 2016 年导致了 160 万人死亡，而 2000 年时不到 100 万人。痴呆症导致的死亡在 2000 年至 2016 年期间增加了一倍以上，在死亡原因中的排名由 2000 年的第 14 名上升为 2016 年的第 5 名。下呼吸道感染仍然是最致命的传染病，2016 年在全世界造成 300 万人死亡。2000 年至 2016 年期间，腹泻病死亡人数减少了近 100 万，但在 2016 年仍然导致 140 万人死亡。同期，结核病死亡人数也同样有所减少，但仍是十大死亡原因之一，死亡人数为 130 万人。艾滋病毒／艾滋病不再是世界十大死因之一，2016 年死亡人数为 100 万人，而 2000 年为 150 万人。2016 年，道路交通伤害造成 140 万人死亡，其中约 3/4（74%）为男性成年和未成年人。

（二）我国慢性非传染性疾病的流行概况

慢性非传染性疾病的发生和流行与经济、社会、人口、行为、环境等因素密切相关。随着我国工业化、城镇化、人口老龄化进程不断加快，居民生活方式、生态环境、食品安全状况等对健康的影响逐步显现，慢性病发病、患病和死亡人数不断增多，群众慢性病疾病负担日益沉重。影响我国人民身体健康的常见慢性病主要有心脑血管疾病、糖尿病、恶性肿瘤、慢性呼吸系统疾病等，目前已成为影响国家经济社会发展的重大公共卫生问题。慢性病病程长、流行广、费用贵、致残致死率高，若不及时有效控制，将给我国带来严重的社会经济问题。

1. 慢性病已成为影响居民健康和死亡的首要原因　《中国居民营养与慢性病状况报告（2015 年）》显示：

（1）我国慢性病患病率上升：2012 年全国 18 岁及以上成人高血压患病率为 25.2%，糖尿病患病率为 9.7%，与 2002 年相比，患病率呈上升趋势。40 岁及以上人群慢性阻塞性肺病患病率为 9.9%。根据 2013 年全国肿瘤登记结果分析，我国癌症发病率为 235/10 万，肺癌和乳腺癌分别位居男、女性发病首位，十年来我国癌症发病率呈上升趋势。

（2）慢性病是中国居民的死亡主因：2012 年全国居民慢性病死亡率为 533/10 万，占总死亡人数的 86.6%。心脑血管病、癌症和慢性呼吸系统疾病为主要死因，占总死亡的 79.4%，其中心脑血管病死亡率为 271.8/10 万,癌症死亡率为 144.3/10 万(前五位分别是肺癌、肝癌、胃癌、食道癌、结直肠癌),慢性呼吸系统疾病死亡率为 68/10 万。

2. 慢性病患者数不断增多,相关危险因素普遍存在　据《中国国民健康与营养大数据报告》显示,我国现有血脂异常人群 1 亿多人,高血压人群超 3 亿人,糖尿病人群 1 亿多人,超重或肥胖人群 2 亿人,脂肪肝人群 1 亿多人。另外,慢性病相关危险因素在人群中普遍存在,《中国居民营养与慢性病状况报告(2015)》显示,我国约有 3 亿人吸烟,15 岁以上人群吸烟率为 28.1%,其中男性吸烟率高达 52.9%,非吸烟者中暴露于二手烟的比例为 72.4%。2012 年全国 18 岁及以上成人的人均年酒精摄入量为 3L,饮酒者中有害饮酒率为 9.3%,其中男性为 11.1%。成人经常锻炼率为 18.7%。80% 的家庭人均食盐和食用油摄入量超标,18 岁以上成人经常参加身体锻炼的比例不到 12%。吸烟、过量饮酒、身体活动不足和高盐、高脂等不健康饮食是慢性病发生、发展的主要行为危险因素。经济社会快速发展和社会转型给人们带来的工作、生活压力,对健康造成的影响也不容忽视。

3. 造成严重的疾病负担　心脑血管疾病、恶性肿瘤和糖尿病等慢性非传染性疾病具有病程长、预后差、致残致死率高的特点。因此,消耗大量的医疗费用,给家庭和社会造成沉重的经济负担。慢性病医疗费用的增加是卫生总费用增长过快的重要原因,其造成的疾病负担已占我国总疾病负担的 70% 以上。

4. 存在某些共同危险因素　慢性非传染性疾病的病因复杂,具有多因多果的特点。冠心病、脑卒中、肿瘤、糖尿病及慢性呼吸系统疾病等与吸烟、饮酒、肥胖、静坐生活方式等几种共同的危险因素有关(表 7-2)。这些危险因素在我国的流行状况不容乐观,必须实施有效干预,遏制慢性病的发展趋势。

表 7-2　主要慢性非传染性疾病的共同危险因素

危险因素	慢性非传染性疾病			
	心脑血管疾病	糖尿病	肿瘤	呼吸道疾病
吸烟	√	√	√	√
饮酒	√		√	
营养	√	√	√	√
静坐生活方式	√	√		√
肥胖	√	√	√	√
高血压	√	√		
血糖	√	√	√	
血脂	√	√	√	

二、慢性非传染性疾病的防治策略与措施

国内外经验表明,慢性非传染性疾病是可以有效预防和控制的疾病。近年来,我国各地区、各有关部门认真贯彻落实党中央、国务院决策部署,深化医药卫生体制改革,着力推进环境整治、烟草控制、体育健身、营养改善等工作,初步形成了慢性病综合防治工作机制和防治服务网络。对于遏制慢性病的高发态势,保护和增进人民群众身体健康,促进经济社会可持续发展,起到了重要作用。但慢性病影响因素的综合性、复杂性决定了防治任务的长期性和艰巨性。

2017 年 2 月国务院办公厅印发了《中国防治慢性病中长期规划(2017—2025 年)》,依照规划,今后我国防治慢性病的策略与措施是:

(一)加强健康教育,提升全民健康素质

1. 开展慢性病防治全民教育　建立健全健康教育体系,普及健康科学知识,教育引导群众树立正确健康观。充分利用主流媒体和新媒体开展形式多样的慢性病防治宣传教育,深入推进全民健康素养促进行动、健康中国行等活动,提升健康教育效果。

2. 倡导健康文明的生活方式　创新和丰富预防方式,贯彻零级预防理念,全面加强幼儿园、中小学营养均衡、口腔保健、视力保护等健康知识和行为方式教育,实现预防工作的关口前移。科学指导大众开展自我健康管理,推进全民健康生活方式行动,增强群众维护和促进自身健康的能力。

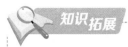

（二）实施早诊早治，降低高危人群发病风险

1. 促进慢性病早期发现　强调慢性病的二级预防，以血压、血糖、血脂、体重、肺功能、大便隐血等指标监测为重点，逐步将临床可诊断、治疗有手段、群众可接受、国家能负担的疾病筛检技术列为公共卫生措施。加强健康体检规范化管理，健全学生健康体检制度，推广老年人健康体检等，促进慢性病早期发现。

2. 开展个性化健康干预　依托专业公共卫生机构和医疗机构，逐步开展慢性病高危人群的患病风险评估和干预指导，探索开展集慢性病预防、风险评估、跟踪随访、干预指导于一体的职工健康管理服务。

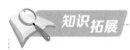

（三）强化规范诊疗，提高治疗效果

1. 落实分级诊疗制度　优先将慢性病患者纳入家庭医生签约服务范围，积极推进高血压、糖尿病、心脑血管疾病、肿瘤、慢性呼吸系统疾病等患者的分级诊疗。

2. 提高诊疗服务质量　建设医疗质量管理与控制信息化平台，加强慢性病诊疗服务实时管理与控制，持续改进医疗质量和医疗安全。全面实施临床路径管理，规范诊疗行为，优化诊疗流程，提高诊疗服务质量。

（四）促进医防协同，实现全流程健康管理

1. 加强慢性病防治机构和队伍能力建设　发挥中国疾病预防控制中心、国家心血管病中心、国家癌症中心在政策咨询、标准规范制定、监测评价、人才培养、技术指导等方面作用。地区具体的医疗机构承担对辖区内慢性病防治的技术指导。二级以上医院要配备专业人员，履行公共卫生职责，做好慢性病防控工作。基层医疗卫生机构要根据工作实际，提高公共卫生服务能力，满足慢性病防治需求。

2. 构建慢性病防治结合工作机制　疾病预防控制机构、医院和基层医疗卫生机构要建立健全分工协作、优势互补的合作机制。加强医防合作，推进慢性病防、治、管整体融合发展。

3. 建立健康管理长效工作机制　明确政府、医疗卫生机构和家庭、个人等各方在健康管理方面的责任，完善健康管理服务内容和服务流程。探索通过政府购买服务等方式，鼓励企业、公益慈善组织、商业保险机构等参与慢性病高危人群风险评估、健康咨询和健康管理，培育以个性化服务、会员制经营、整体式推进为特色的健康管理服务产业。

（五）完善保障政策，切实减轻群众就医负担

1. 完善医保和救助政策　完善城乡居民医保门诊统筹等相关政策，完善不同级别医疗机构的医保差异化支付政策，推动慢性病防治工作重心下移、资源下沉。发展多样化健康保险服务，开展各类慢性病相关保险经办服务。按规定对符合条件的患慢性病的人员实施医疗救助。鼓励基金会等公益

慈善组织将优质资源向贫困地区和农村延伸,开展对特殊人群的医疗扶助。

2. 保障药品生产供应 强调药品生产供应要以提高药物可及性为主要目标,通过降低药品价格、完善用药目录等,满足患者用药需求。

（六）控制危险因素,营造健康支持性环境

1. 建设健康的生产生活环境 推动绿色清洁生产,改善作业环境,整洁城乡卫生,优化人居环境。加强公共服务设施建设。坚持绿色发展理念,强化环境保护和监管。建立健全环境与健康监测、调查、风险评估制度,降低环境污染对健康的影响。

2. 完善政策环境 履行《烟草控制框架公约》,推动国家层面公共场所控制吸烟条例出台,加快各地区控烟立法进程,加大控烟执法力度。加强食品安全和饮用水安全保障工作,推动营养立法,调整和优化食物结构,倡导膳食多样化,推行营养标签,引导企业生产销售、消费者科学选择营养健康食品。

3. 推动慢性病综合防控示范区创新发展 以国家慢性病综合防控示范区建设为抓手,培育适合不同地区特点的慢性病综合防控模式。强化政府主体责任、落实各部门工作职责、提供全人群全生命周期慢性病防治管理服务。

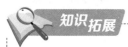

知识拓展

健康支持性环境建设项目

健康环境建设:大气污染防治、污水处理、重点流域水污染防治等环保项目,卫生城镇创建、健康城镇建设,慢性病综合防控示范区建设。

危险因素控制:减少烟草危害行动、贫困地区儿童营养改善项目、农村义务教育学生营养改善计划。

（七）统筹社会资源,创新驱动健康服务业发展

1. 动员社会力量开展防治服务 鼓励、引导、支持社会力量参与所在区域医疗服务、健康管理与促进、健康保险以及相关慢性病防治服务,创新服务模式,促进健康服务业体系发展。建立多元化资金筹措机制,拓宽慢性病防治公益事业投融资渠道,鼓励社会资本投向慢性病防治服务和社区康复等领域。

2. 促进医养融合发展 促进慢性病全程防治管理服务与居家、社区、机构养老紧密结合。支持有条件的养老机构设置医疗机构。加快推进面向养老机构的远程医疗服务试点。鼓励基层医疗卫生机构与老年人家庭建立签约服务关系,为老年人提供优先便利服务。

3. 推动互联网创新成果应用 促进互联网与健康产业融合,发展智慧健康产业,探索慢性病健康管理服务新模式。充分利用信息技术丰富慢性病防治手段和工作内容,从而提供优质、便捷的医疗卫生服务。

（八）增强科技支撑,促进监测评价和研发创新

1. 完善监测评估体系 整合单病种、单因素慢性病及其危险因素监测信息,实现相关系统互联互通。健全死因监测和肿瘤登记报告制度,建立国家、省级和区域慢性病与营养监测信息网络报告机制,逐步实现重点慢性病发病、患病、死亡和危险因素信息实时更新,定期发布慢性病相关监测信息。

2. 推动科技成果转化和适宜技术应用 系统加强慢性病防治科研布局,推进相关科研项目。遴选成熟有效的慢性病预防、诊疗、康复保健适宜技术,加快成果转化和应用推广。开展慢性病社会决定因素与疾病负担研究,探索有效的慢性病防控路径。在专业人才培养培训、信息沟通及共享、防治技术交流与合作、能力建设等方面积极参与国际慢性病防治交流与合作。

三、慢性非传染性疾病的预防与管理

（一）常见慢性病预防与控制

慢性病的防治工作,应贯彻三级预防的观念,坚持防治结合,以城乡全体居民为服务对象,以控制

慢性病危险因素为干预重点,以健康教育、健康促进为主要手段,采取综合措施,促进预防、干预、治疗的有机结合。

1. 心脑血管疾病 是指心脏血管和脑血管疾病的总称。在心脑血管疾病中,危害最严重的是冠心病和脑卒中,高血压又是两者最主要的危险因素。

心脑血管疾病是目前全世界范围内危害人类健康生命的第一杀手,仅在我国每年就有 300 万人死于心脑血管疾病,平均每 10s 有一人死亡,位列第一。据最新的医学资料显示,心脑血管疾病的发生在逐年上升,发病逐渐趋于年轻化,且随年龄的增长心脑血管疾病发生率也增高。《中国心血管病报告 2016》显示,我国心脑血管病患患者数约 2.9 亿,患病率仍处于持续上升阶段。其中脑卒中患患者数约 1300 万,冠心病约 1100 万。在城乡居民疾病死亡构成比中,心脑血管病仍占首位。2015 年,农村、城市心脑血管病分别占死因的 45.01% 和 42.61%,也就是说"每 5 例死亡中就有 2 例死于心脑血管病"。

(1)心脑血管疾病的危险因素

1)吸烟:是冠心病的独立危险因素。大量研究证明,开始吸烟的年龄越早、每日吸烟量越大、吸烟年数越长,患冠心病的危险越大,冠状动脉病变越严重。同时,吸烟与脑卒中存在剂量 – 反应关系,是诱发脑卒中(尤其是缺血性脑卒中)的独立危险因素,其危险度随吸烟量增加而增高。

2)饮酒:有研究认为,少量饮酒可能对高血压、冠心病、脑卒中有保护作用,但大量长期饮酒是高血压的重要危险因素,还会因增加心脏负担和血中甘油三酯以及酒精对心肌的直接损害而促进冠心病的发生。

3)不良饮食:长期进食动物性食品为主的高脂肪膳食,可使血脂(特别是胆固醇、甘油三酯)水平升高,促进动脉粥样硬化的发生和发展。流行病学研究结果显示:血胆固醇每上升 1%,冠状动脉疾病的危险性就增高 2% ~3%;高盐低钾膳食是高血压确定的危险因素。

4)缺乏体力活动:适量运动有助于促进新陈代谢,减少肥胖,能降低冠心病的发生。但已患冠心病者要避免剧烈运动和在寒冷中运动,以免诱发病情加重。

5)超重与肥胖:超重和肥胖是高血压发病的重要危险因素,也是诱发冠心病风险增加的高危因素。

6)社会心理因素:国内外研究认为,社会心理因素不仅可以产生和诱发冠心病,而且能影响病情的演变与康复。

7)遗传因素:冠心病具有家族聚集性。研究发现,一级亲属中有冠心病早发(60 岁以前)的个体发生冠心病的危险性增加 2~10 倍。双亲有高血压的子女发生高血压的危险性是双亲正常者的 5 倍;双亲血压正常的儿女,患高血压的概率只有 3%;双亲血压都高于正常的子女,患高血压的概率为 45%。

8)疾病因素:①高血压:是脑卒中和冠心病的重要危险因素之一。脑卒中发生的危险性与血压的升高程度呈明显正相关,且高血压患者最常见的并发症是脑卒中。②血脂异常:人群血清总胆固醇(TC)水平与冠心病的发病率和死亡率成正比。目前认为,低密度脂蛋白胆固醇(LDL-C)是冠心病的危险因素,而高密度脂蛋白胆固醇(HDL-C)属保护因素。③糖尿病:调查显示,糖尿病患者发生冠心病的概率不仅较正常人高 2 倍以上,且发病早、病变范围广。糖尿病也是脑卒中(特别是缺血性脑卒中)的重要危险因素之一。④心脏病:各种原因所致的心脏病是脑卒中的第 2 位危险因素。无论血压水平如何,有心脏病者患脑卒中的危险性增加 2 倍以上。

(2)心脑血管疾病的预防与控制

1)心脑血管疾病预防策略:以社区为基础,三级预防相结合,运用健康促进策略,开展综合防治。一级预防策略包括:①全人群策略:以全社会人群或全体社区居民为对象,针对心血管疾病的危险因素或病因,改变不良的生活方式、行为因素及社会、经济和环境因素,以达到普遍降低或控制全人群的危险因素水平的目标;②高危人群策略:对肥胖、血压偏高、血脂代谢紊乱、吸烟、父母有心肌梗死或脑卒中史、缺少体力活动的群体和社区居民进行健康教育和指导,预防心血管疾病的发生。

2)三级预防措施:①第一级预防:消除或减少致病的危险因素,主要措施是积极开展健康教育;提倡合理膳食,适量运动,防止超重和肥胖;禁烟限酒;保持心理平衡。②第二级预防:通过普查、筛检、定期健康体检、高危人群重点项目检查以及设立专科门诊,早期发现心血管疾病,使用科学规范化诊疗技术,防止或减少病情发展或急性复发以及并发症的发生。及时治疗与心血管疾病有关的其他疾病(糖尿病等),以减少诱发因素。③第三级预防:主要是重症抢救,合理、适当的康复治疗,预防严重并发症,降低复发率与病死率,防止伤残及促进康复。

3)社区综合防治:目的是在社区人群中实施以健康促进为主导的干预措施,引导人们选择健康的行为和生活方式,强调社会的责任,协调人与环境的关系,以提高整个人群的健康水平和生活质量。综合防治是指三级预防的综合,社区健康促进、疾病防治和社区康复的综合,高危人群策略和全人群策略的综合,卫生部门与政府其他部门的综合。

2. 糖尿病(diabetes mellitus,DM) 是由于胰岛素分泌不足或(和)胰岛素的作用障碍(靶组织对胰岛素敏感性降低)引起的以高血糖为主要特点的全身性代谢紊乱性疾病。其慢性并发症可波及全身各个系统,严重危害人们的健康。

根据 1999 年 WHO 咨询报告和国际糖尿病联盟西太区委员会提出的分型方案,糖尿病分为 4 型,即 1 型糖尿病、2 型糖尿病、妊娠期糖尿病和其他特殊类型糖尿病。

(1)糖尿病的危险因素

1)遗传因素:1 型糖尿病具有遗传易感性,近年来,已经发现一些与 1 型糖尿病遗传易感性有关的基因位点。2 型糖尿病具有更强的遗传倾向,遗传度一般高于 60%,并且相继确定了一些 2 型糖尿病的遗传基因。家系调查显示,糖尿病一级亲属的患病率较一般人群高 5~21 倍。

2)肥胖:是 2 型糖尿病最重要的易患因素之一。体质指数与 2 型糖尿病的发生呈正相关关系,向心性肥胖与糖尿病的关系更为密切。男女各年龄组中,超重者 2 型糖尿病患病率都显著高于非超重者,前者大约是后者的 3~5 倍。

3)膳食因素:一直被认为与糖尿病发生有关。高能饮食是明确肯定的 2 型糖尿病的重要膳食危险因素。动物实验证实,高脂肪饮食与胰岛素抵抗的进展有关;相反,摄取高膳食纤维可降低糖尿病的危险性。

4)体力活动不足:许多研究显示体力活动不足会增加 2 型糖尿病发病的危险。2002 年中国居民营养与健康状况调查结果显示,每日静态生活时间超过 4h 者与不足 1h 者相比,糖尿病患病率增加50%。

5)糖耐量受损(impaired glucose tolerance,IGT):是指患者血糖水平介于正常人和糖尿病之间的一种中间状态。IGT 是 2 型糖尿病的高危险因素,IGT 在诊断后 5~10 年复查时,大约有 1/3 的人发展为糖尿病。

6)高血压:许多研究发现,高血压患者发展为糖尿病的危险比正常血压者高,可能与共同的危险因素有关。

7)病毒感染:病毒一直被认为是有可能引发 1 型糖尿病的启动因子,病毒感染后主要造成自身免疫性胰岛 β 细胞的损害。

8)自身免疫:90% 的 1 型糖尿病新发病例血浆中有胰岛细胞自身抗体。多数学者认为,糖尿病是由自身免疫机制导致胰岛 β 细胞破坏所引起的一种慢性疾病。

9)其他:生命早期营养及喂养方式、吸烟行为、社会心理因素、文化程度、服药史等,在糖尿病的发生中都有一定的意义。

(2)糖尿病的预防与控制

1)第一级预防:针对一般人群,预防和延缓易感高危人群和高危社区发生糖尿病。积极开展健康教育和健康促进,以提高对糖尿病危害的认识;养成健康的生活方式,加强体育锻炼和体力活动;摄入平衡膳食,多吃新鲜蔬菜和水果,防止能量的过度摄入;戒烟限酒、限盐;预防和控制超重与肥胖;治疗高血压,改善血脂异常。

2)第二级预防:针对高危人群,通过筛检及早发现 IGT 和糖尿病病例,进行积极的饮食、药物和心理治疗,预防糖尿病及其并发症的发生和发展。

3)第三级预防:针对已诊断的糖尿病患者进行管理,除了控制血糖,同时还要控制心血管疾病的其他危险因素,如血压、血脂等。患者应进行血糖的自我监测,通过规范的治疗控制血糖,减少并发症,提高生命质量。对于已发生并发症的患者采取对症和康复治疗,防止病情恶化和伤残,降低糖尿病的死亡率、病死率。

3. 恶性肿瘤 一般统称为癌症(cancer),是严重威胁人类健康的疾病。据 WHO 专家预测到 2050

年,估计发达国家和发展中国家的恶性肿瘤新发病例将分别达 407 万和 1 193 万。恶性肿瘤给个人、家庭和社会都造成了巨大的负担。

(1)恶性肿瘤的危险因素

1)行为生活方式:①吸烟、饮酒:吸烟与多种癌症有关。研究表明,吸烟与肺癌有显著的剂量 – 反应关系;吸烟年龄越早,数量越多,发生肺癌的风险越大。饮酒与口腔癌、咽癌、喉癌、食管癌、直肠癌、肝癌有一定联系。②膳食因素:一般认为食物粗糙、长期缺乏微量元素和维生素 C 者发生食管癌与胃癌的危险性增加;过多摄入精制食品或能量、脂肪、蛋白质摄入过多和食物纤维摄入过少,发生结肠癌的危险性显著增高。食物中的硝酸盐、亚硝酸盐多,食品煎炸、烟熏、烘烤等烹调加工过程产生的 B(a)P、杂环胺等,与人类肝癌、食管癌、胃癌的发生也有一定关系。③社会心理、精神因素:特殊的感情生活史、个体的性格特征以及长期紧张、忧郁、绝望和难以解脱的悲哀等,与癌症的发生有一定关系。

2)环境因素:一般认为,化学因素在各种环境致癌因素中占首位。环境中的化学致癌物可来自烟草、食品、药物、饮用水以及工业、交通和生活污染等。生物性致癌因素有病毒、真菌、寄生虫等。

3)药物:如己烯雌酚可诱发阴道癌、子宫内膜癌;长期使用睾酮可诱发肝癌;烷化剂药物,如环磷酰胺可诱发膀胱癌等。

4)遗传因素:肿瘤遗传易感性的生物机制可能与癌基因、抑癌基因、DNA 修复基因和影响致癌物代谢的基因多态性有关。目前已明确的遗传性肿瘤有 I 型神经纤维瘤、家族性结肠息肉等,而胃癌、卵巢癌、白血病、乳腺癌、肝癌、肠癌等常见肿瘤,则有家庭聚集现象。

(2)恶性肿瘤的预防与控制

1)第一级预防:加强防癌健康教育,改变不良的行为和生活方式,鼓励戒烟限酒,以达到减少致癌危险因素的目的。提倡合理膳食,多吃新鲜蔬菜及富含维生素 A、维生素 E、维生素 C 和膳食纤维的食物;减少食物中的脂肪含量;控制盐腌、烟熏和亚硝酸盐处理的食物;不食霉变、烧焦或过热的食品。控制环境污染、加强职业性致癌因素的控制与消除。控制感染,对于与生物因素有关的恶性肿瘤,可采用接种疫苗预防感染的措施。例如,接种乙肝疫苗,对控制肝癌的发病具有重要意义。

2)第二级预防:应用简便可靠的筛检和诊断方法,对高危人群进行预防性筛检,积极治疗癌前病变,阻断癌变发生,做到“三早”。早期筛检是达到早期检出的有效手段,国际公认的比较有效的筛检包括:宫颈脱落细胞涂片筛检宫颈癌;乳腺自检、临床检查及 X 线摄影检查乳腺癌;大便潜血、肛门指诊、乙状结肠镜和结肠镜检查结肠直肠癌;血清前列腺特异性抗原检测前列腺癌。对经常接触职业致癌因素的职工,要定期体检,及时诊治;开展防癌宣传,警惕癌前症状。

3)第三级预防:对于恶性肿瘤患者,要提供规范化诊治方案和康复指导,通过综合治疗,防止手术后残疾和肿瘤细胞的转移,并尽可能解除患者痛苦,延长患者生命,提高生存率和生存质量,对晚期患者施行止痛和临终关怀。

4. 慢性阻塞性肺部疾病(chronic obstructive pulmonary disease,COPD) 简称“慢阻肺”,是以气流受限为特征,并且气流受限不能完全逆转的一类疾病,是一种常见、多发、高致残率和高致死率的慢性呼吸系统疾病。

(1)慢性阻塞性肺部疾病的危险因素

1)吸烟:吸烟是引起 COPD 最主要的危险因素,吸烟可以增高气道阻力,造成气道阻塞性损害,使肺通气功能下降,而且吸烟越多、烟龄越长、气道损害的程度越重。

2)空气污染:流行病学资料表明,空气污染使呼吸系统疾病发病率增高。职业或环境中的有机 / 无机粉尘、烟尘等是支气管的慢性刺激物,而家务劳动时厨房的煤烟、石油液化气及烹调的烟雾和喷洒的杀虫剂、除臭剂等亦是不能被忽略的常见诱因之一。

3)反复感染:童年时期频发呼吸系统感染是 COPD 的危险因素之一。我国 80% 的慢性支气管炎起因于上呼吸道感染,并因上呼吸道感染而复发、加重病情及增加 COPD 的死亡率。

4)遗传因素:α_1 – 抗胰蛋白酶缺乏是目前唯一被证实与 COPD 相关的遗传因素。

5)其他:特异体质、气道高反应性、过敏史、气候因素(高原寒湿、温差大)、饮食中的维生素 C 缺乏、ABO 血型中的 A 等位基因及社会经济状况等对 COPD 的发病有一定影响。

(2)慢性阻塞性肺部疾病的预防与控制

1) 第一级预防:加强防治 COPD 的健康教育,劝告人们改变不良的行为和生活方式,以达到减少 COPD 危险因素的目的。戒烟是最有效、成本效益最佳的降低发生 COPD 风险并延缓其进展的干预措施。同时,要消除大气污染,加强职业性危险因素的控制与管理,注意改善室内居住条件,减少室内空气污染。平时注意加强耐寒锻炼和运动,以增强体质。

2) 第二级预防:早发现、早诊断并积极治疗早期 COPD 是防治的关键。

3) 第三级预防:指导 COPD 患者积极防治上呼吸道感染,对易感者注射流感疫苗,避免与呼吸道感染患者接触,提高抗病能力和预防复发。通过综合治疗,达到延缓疾病的进展、提高自理能力、改善生命质量和延长寿命的目的。

(二) 疾病管理的概念

疾病管理(disease control)是一个协调医疗保健干预和与患者沟通的系统,强调患者自我保健的重要性,支撑医患关系和保健计划,运用循证医学和增强个人能力的策略来预防疾病的恶化,以持续性地改善个体或人群健康为基准来评估临床、人文和经济方面的效果。

医疗卫生服务及干预措施的综合协调至关重要。慢性非传染性疾病的管理是通过改善医生和患者之间的关系,建立详细的医疗保健计划,以循证医学方法为基础,对于疾病相关服务提出各种针对性的建议、策略来改善病情或预防病情加重,从而达到不断改善目标人群健康的目的。

(三) 慢性非传染性疾病管理的原则

1. 强调在社区及家庭水平上降低常见慢性病的主要危险因素,进行生命全程预防。以人群为基础,重视疾病发生发展的全程管理。

2. 三级预防并重,采取以健康教育、健康促进为主要手段的综合措施,把慢性病作为一类疾病来进行共同的防治。

3. 全人群策略和高危人群策略并重。

4. 传统卫生服务内容、方式向包括鼓励患者共同参与、促进和支持患者自我管理、加强患者定期随访、加强与社区和家庭合作等内容的新型慢性病保健模式发展。

5. 强调预防、保健、医疗等多学科合作,提倡资源早利用,减少非必需的发病之后的医疗花费,提高卫生资源和资金的使用效率。

6. 改变行为危险因素预防慢性病时,应以生态健康促进模式及科学的行为改变理论为指导,建立以政策及环境改变为主要策略的综合性社区行为危险因素干预项目。

(四) 慢性病自我管理

由于绝大多数慢性病可以治疗却无法治愈,因此慢性病的管理更注重健康状况的持续性改善过程,其目的不是治愈疾病,而是帮助患者稳定病情,提高健康功能和生活质量,预防并发症以及减少卫生费用。

在解决因患者行为和环境因素作用所致的慢性病问题时,传统的医疗保健系统和医疗保健服务的费用昂贵、作用有限,慢性患者的预防性干预和卫生保健活动通常必须长期在社区和家里执行。因此,患者及其家人将不可避免地成为预防和管理慢性病的主要责任承担者,即慢性病的自我管理者。

1. 慢性病自我管理的定义 慢性病自我管理(chronic disease self management, CDSM)是指在卫生保健专业人员的协助下,个人承担一些预防性或治疗性的卫生保健活动,达到控制慢性病的目的。它通过系列健康教育课程教给患者自我管理所需的知识、技能、信心以及和医生交流的技巧,来帮助慢性患者在得到医生更有效的支持下,主要依靠自己解决慢性病给日常生活带来的各种躯体和情绪方面的问题。

2. 慢性病自我管理的任务 包括医疗或行为的管理、角色的管理以及情绪上的控制。

(1)医疗或行为管理的任务:根据情况进行医疗管理,例如按时服药、就诊、加强锻炼等。

(2)角色管理的任务:保持、改变或者担当新的有意义的生活角色。

(3)情绪控制的任务:处理好各种不良情绪,如愤怒、焦虑、挫折感等。

3. 慢性病自我管理的基本技能 包括五个方面:解决问题的技能、决策技能、建立良好医患关系的技能、获取信息资源的技能以及设定目标与采取行动的技能。

(1)解决问题的技能:包括定义问题、形成可能的解决方案、实施解决方案、评估结果。例如,高血压患者能够自我监测血压并将变化情况报告给医师。

(2)决策技能:决策是以足够而且适用的信息为基础的,患者必须知道如何做出决策。例如,糖尿病患者制订饮食和锻炼计划等。

(3)建立良好医患关系的能力:患者应当知道如何与医师交流,准确地报告疾病的发病趋势和频率,与医疗专家一起探讨并妥善选择治疗方案等。

(4)获取信息资源的能力:患者应当具有利用网络、图书馆、社区卫生服务中心等渠道获取所需资源的能力。

(5)目标设定及制订行动计划的能力:例如,设定降低体重的目标并制订实施计划等。

本章小结

　　传染病的预防与控制是针对传染病发生的基本条件、流行过程的三个基本环节及影响因素,提出传染病预防控制的策略与措施;计划免疫是预防控制传染病的重要措施,熟悉免疫规划程序及常见接种异常反应及处理,进行疫苗效果的评价,能识别和处理常见的预防接种异常反应是做好计划免疫的关键。慢性病的预防与控制是当前预防工作的重点,掌握慢性病的流行趋势和常见慢性病心脑血管病、糖尿病、恶性肿瘤、慢性呼吸系统疾病的主要危险因素,有利于制订切实有效的防治措施;加强慢性病的自我管理,协助慢性患者掌握自我管理技能,能全面提高慢性病的防治效果。

案例讨论

　　张某,女,20岁,偶尔吸烟,爱吃肉,平时喜欢玩手机,每天长时间坐着,不喜欢锻炼,体重超重,其母亲有糖尿病。

问题:

1. 请问张某将来比别人更容易得的病是什么?

2. 针对以上疾病,张某应该如何预防?

3. 一旦发生以上疾病,是否可以进行自我管理? 什么是慢性病自我管理? 慢性病自我管理的基本技能有哪些?

案例讨论

(王改霞)

扫一扫,测一测

思考题

1. 传染病的预防控制策略有哪些?

2. 慢性非传染性疾病的防治策略有哪些?

3. 慢性病自我管理的任务和基本技能有哪些?

第八章　人群健康研究的统计学方法

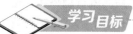

第一节　统计学概述

一、统计学的意义

统计学(statistics)是研究数据的收集、整理、分析和推断的原理和方法的一门应用性科学,是帮助我们正确认识事物客观存在规律的重要工具。人群健康受诸多因素的影响,如环境因素、生物因素、人的行为、生活方式及心理因素等。哪些因素对人群健康有益,哪些因素可能促使疾病的发生、发展,是人们关心的问题。统计学就是通过错综复杂的偶然现象,揭示健康或疾病现象的发生、发展规律,为预防疾病、促进健康提供客观依据的一门方法学。

二、统计学中的几个基本概念

(一)同质与变异

同质(homogeneity)是根据研究目的所确定的观察单位,这些观察单位要求性质相同,条件相似,即被研究指标的影响因素相同。由于各观察单位间存在个体差异,并受诸多难以控制的、甚至是未知的因素影响。因此,在实际工作中只有在同质的基础上进行研究,所得的统计学结论才更具有说服力。

变异(variable)指同质基础上各观察单位之间的个体差异。医学研究的对象是有机的生命体,其机能非常复杂,不同的个体在相同条件下,对外界因素会产生不同的反应,如同性别、同年龄、同民族、同地区健康儿童的身高有高有低。又如在临床治疗中,用同一种药物治疗病情相同的患者,疗效也不全相同。正因为有变异的存在,才使得统计学的研究必不可少。

同质是相对的,变异是绝对的。统计学的任务就是在同质的基础上,对个体变异进行分析研究,揭示由变异所掩盖的同质事物内在的本质和规律。

(二) 总体与样本

总体(population)是指根据研究目的确定的同质观察单位的全体,即同质的所有观察单位某种观察值(变量值)的集合。总体分为有限总体(finite population)和无限总体(infinite population),有限总体指明确了一定时间、一定空间的有限观察单位,如某地 2016 年全部健康成年男性的红细胞数就构成一个有限总体。无限总体指没有时间和空间范围限制,导致观察单位数是无限的或不易确定的,如某药治疗高血压的疗效。

样本(sample)指从总体中随机抽取的有代表性的部分观察单位,其测量值(或变量值)的集合。由于一般总体包含的观察单位数太多,研究时需要耗费很大的人力、物力和财力,因此,实际研究中,常常是从总体中随机抽取样本,根据样本信息来推断总体特征。例如,欲了解某地某年健康成年男性的血红蛋白含量,可从该总体中随机抽取 200 名健康成年男性,分别测定其血红蛋白含量值,组成样本。

(三) 变量与变量值

变量(variable)指根据研究目的确定的观察单位的某些特征或现象。如调查某地某年 5 岁正常儿童的生长发育状况,性别、身高、体重等都可视为变量。

变量值(value of variable)是指变量的测量值,也称为观察值(observed value)。变量值可以是定量的,如身高的 cm 数;也可以是定性的,如性别为男或女。

(四) 参数与统计量

参数(parameter)是指描述总体特征的统计指标。如某年某地健康成年男性的平均血红蛋白值,又如某年全国在校健康大学生的血型分布等。

统计量(statistic)是指描述样本特征的统计指标。如从某年某地健康成年男性中抽取一部分人的平均血红蛋白值,又如从某年全国在校健康大学生中抽取一部分研究对象观察血型分布等。

习惯上总体参数用希腊字母表示,例如 μ 表示总体均数,σ 表示总体标准差,π 表示总体率等;统计量用拉丁字母表示,例如 $\bar{X}$ 表示样本均数,S 表示样本标准差,p 表示样本率等。一般情况下,参数是未知的,需要用统计量去估计。抽样研究的目的之一就是用样本统计量来推断总体参数。

(五) 误差

误差(error)泛指测量值与真实值之差。根据误差的性质和来源,统计工作中产生的误差主要有以下三种类型:

1. **系统误差(systematic error)**　收集资料过程中,由一些固定因素如仪器设备、标准试剂、判定标准等不准确,实验对象选择不合理等,使测定结果偏高或偏低,这种误差称为系统误差。系统误差的大小通常恒定或按一定规律变化,具有倾向性,如果能查明原因,及时校正,可以避免。

2. **随机测量误差(random error of measurement)**　收集资料的过程中,即使避免了系统误差,但由于各种偶然因素造成的测量值与真实值不完全一致,这种误差称为随机测量误差。随机测量误差没有大小和方向,但具有一定的统计规律,不可避免。

3. **抽样误差(sampling error)**　指由于随机抽样所引起的样本统计量与总体参数之间的差异以及各样本统计量之间的差异。在抽样研究中,即使避免了系统误差,并把随机测量误差控制在允许的范围内,但由于总体中的个体之间存在变异,样本统计量与总体参数不可能完全相同,从同一总体中随机抽取多个例数相同的样本,其样本统计量也各不相等。

一般来说,样本含量越大,则抽样误差越小,样本统计量与总体参数越接近,越能说明总体分布的规律;反之,样本含量越小,则抽样误差相应的越大。

(六) 概率

概率(probability)是描述某随机事件发生可能性大小的量值,常用符号 P 表示。随机事件的概率在 0~1 之间,即 $0 \leqslant P \leqslant 1$,常用小数或百分数表示。$P$ 越接近 1,表明某事件发生的可能性越大;P 越接近 0,表明某事件发生的可能性越小。在统计学上,习惯将 $P \leqslant 0.05$ 或 $P \leqslant 0.01$ 的事件称为小概率事件,表示该事件发生的可能性很小,可以认为在一次抽样中几乎不可能发生。

三、统计资料的类型

医学统计资料按研究指标的性质一般分为以下两种类型。

(一)数值变量资料

数值变量资料(numerical variable data)又称定量资料(quantitative data)或计量资料(measurement data),指变量的观测值是定量的,表现为既有数值大小,又有度量衡单位。如身高(cm)、体重(kg)、血压(kPa)、血红蛋白(g/L)、血磷(mmol/L)等均属此类资料。

(二)分类变量资料

分类变量资料(categorical variable data)又称定性资料(qualitative data),是将观察单位按某种属性或类别进行分组,并计算各组观察单位的例数所得的资料。根据属性或类别之间是否有程度或顺序的差异又可分为两种情形:

1. 无序分类(unordered categories)　无序分类变量资料亦称计数资料(enumeration data)。各类别之间有性质上的不同,但无程度上的差异。包括:①二项分类,如性别分为男和女;②多项分类,如血型分为 A 型、B 型、O 型、AB 型。

2. 有序分类(ordered categories)　又称半定量资料(semi quantitative data)或等级资料(ranked ordinal data)。各类别之间有程度上的差异且排列有序,给人以"半定量"的概念。如病情分为轻、中、重度三个等级,临床疗效分为治愈、显效、好转、无效四个等级,化验结果分为 –、±、+、++、+++ 五个等级。

统计分析方法的选择,与资料类型密切相关。根据分析的需要,各类资料间可以互相转化。如血红蛋白值为数值变量资料;如果将血红蛋白值分为正常与异常两类,则转化成了二项分类变量资料;如果将其分为正常、轻度贫血、中度贫血和重度贫血四个级别时,又转化成了等级资料。

四、统计工作的基本步骤

统计工作有四个基本步骤,即统计设计、收集资料、整理资料和分析资料。这四个步骤密切联系,任何一个步骤的缺陷和失误,都会影响统计分析结果。

(一)统计设计

统计设计(statistical design)是根据研究目的,按照统计学原理,制定出总的研究方案。它是统计工作的第一步,也是关键的一步,是提高研究效率,确保研究结果准确可靠的重要保证。统计设计包括明确研究目的、研究对象、研究内容、抽样方法、样本含量估算、研究方法与技术路线、统计指标与分析方法、质量控制、预期结果、经费预算、人员安排和进度等。以上问题都要周密考虑,统筹安排,力争以较少的人力、物力和时间取得较好的效果。

(二)收集资料

收集资料(collection of data)是根据研究的目的、统计设计的要求,及时获取完整、准确并具有代表性的原始资料(raw data),是统计分析结果准确、可靠的重要保证。医疗卫生工作中的统计资料主要来自四个方面:①统计报表:如医院工作基本情况报表、疫情报表等,是根据国家规定的报告制度,由医疗卫生机构定期逐级上报。这些报表提供了较全面的居民健康状况和医疗卫生机构的主要数据,是总结、检查和制定卫生工作计划的重要依据。②报告卡:如传染病报告卡、职业病发病报告卡、出生和死亡报告卡等,将这些资料结合环境、气象、经济等现象的发展变化进行分析,可以得出非常有用的信息。③日常医疗卫生工作记录:如医院各科的门诊和住院病历、健康体检记录、卫生监测记录等,这些资料的分析可对医疗卫生管理提供科学依据。④专题调查:若前面三个方面的资料都不能满足研究的需要,则需要进行有针对性的调查或实验研究,以获取第一手资料。

(三)整理资料

整理资料(sorting of data)是将收集到的原始资料进行反复核查,纠错,分组汇总,使其系统化、条理化,以便进一步计算和分析。主要包括净化数据和分组汇总两个步骤。

1. 净化数据 检查核对原始数据有无错漏,并进行逻辑检查。对原始记录的检查核对,应在调查现场完成,而整理资料的过程则是从不同角度、用不同方法进一步净化数据。

2. 分组汇总 将完整准确的原始资料,按照资料的性质和特征分组,以反映事物的特点。常用的分组方法有两类。

(1)质量分组:即将观察单位按其性质、类别或属性分组,这种方法多适用于计数资料或等级资料。如按性别、职业、血型等分组。

(2)数量分组:即将观察单位按其数值的大小分组,这种方法多适用于计量资料。如按年龄的大小、药物剂量的大小等分组。

分组后的资料要按照设计的要求进行汇总,整理成统计图表。原始资料较少时,用手工汇总;原始资料较多时,可使用计算机汇总。

(四) 分析资料

分析资料(analysis of data)是对整理后的资料,根据设计的目的、要求、资料类型和分布特征,选择正确的统计方法进行分析,并结合专业知识,作出科学合理的解释。统计分析主要包括两个方面:

1. 统计描述(statistical description) 指选用恰当的统计指标、合适的统计图表,对资料的数量特征及其分布规律进行更简单、更明了、更形象的表达。

2. 统计推断(statistical inference) 指如何在一定的可信度下由样本信息推断总体特征。包括参数估计(estimation parameters)和假设检验(hypothesis test),参数估计是由样本的统计量来推断总体的参数,而假设检验是由样本差异来推断总体之间是否存在差异。

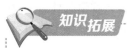

SPSS 统计软件

统计产品与服务解决方案(statistical product and service solutions,SPSS)是目前医学统计学的主要应用软件之一。由美国斯坦福大学的三位研究生于1968年研发成功,同时成立了SPSS公司,2009年SPSS公司被IBM公司收购,更名为IBM SPSS,目前已更新至SPSS25.0版本。

SPSS软件集数据录入、整理、分析功能于一身,以操作界面极为友好,输出结果美观漂亮为突出特点,已在我国的社会科学、自然科学的各个领域发挥了巨大作用。该软件还被应用在经济学、数学、统计学、物流管理、生物学、心理学、地理学、医疗卫生、体育、农业、林业、商业等各个领域。

第二节 统计表和统计图

统计表和统计图是统计描述的重要工具,在整个统计工作中,经常会用统计表和统计图代替冗长的文字叙述,来表现资料的数量特征及分布规律,使资料更形象、更易懂、更便于计算、分析。目前,统计表和统计图的制作主要使用统计软件。

一、统计表

统计表(statistical table)是将统计分析资料及其指标用表格列出,它可以代替冗长的文字叙述,便于计算、分析和对比。

(一) 统计表的编制原则和结构

1. 统计表的编制原则

(1)重点突出,简单明了:一张表一般只表达一个主题或一个中心内容。如果内容过多,可分别制成多张表格。

(2)主谓分明,层次清楚:统计表虽是表格形式,但其内涵是若干完整的语句,因此,主谓语的位置要准确。一般来说,主语放在表格左边的横标目内,谓语放在表头右边的纵标目内,数据放在横标目与纵标目交叉的格子内,从左向右读,每行都是一个完整的句子。标目的安排要求层次清楚、符合逻辑,便于分析比较。

(3)数据表达规范,文字和线条尽量从简。

2. 统计表的结构

统计表主要由标题、标目(包括横标目、纵标目)、线条、数字和备注5部分构成,如表8-1。

表 8-1 某地某年不同年龄组男性老年人口的死亡率和死亡百分比

年龄组(岁)	死亡率(‰)	死亡百分比(%)
60~	19.61	16.60
65~	23.64	17.51
70~	50.28	19.44
75~	76.05	20.94
80~	115.45	25.51

(1)标题:是统计表的总名称,放在表的上方中间位置,简明扼要概括表中的主要内容,包括时间、地点、内容等。如果资料有多张统计表时,应在标题前加注表号,如表8-1、表8-2等。若表中所有数据指标的度量衡单位一致时,可将其放在标题后面,并加括号。

(2)标目:是用来说明表内数字含义的文字,标目有横标目与纵标目之分,横标目位于表的左侧,一般指区分事物的标志或特征,说明各行数字的含义。纵标目位于标目线的上端,一般指统计指标,说明各列数字的含义,如标题中未注明度量衡单位,应加注。标目要尽可能简单、明了,指标单位清楚,统计学符号规范。

(3)线条:力求简洁,除顶线、底线、标目线、合计线、复合表中的分标目线(分标目线之间应有间断)外,其余线条均可省略,切忌在表中使用竖线和斜线。顶线和底线较粗,标目线和合计线较细,复合表中的分标目线最细。

(4)数字:一律用阿拉伯数字,位数对齐,同一指标的数字小数位数要一致。表内不留空格,数字为零时用"0"表示,无数字时用"—"表示,暂缺或未记录用"…"表示。

(5)备注:表中数据区域一般不插入文字或其他说明,需要说明的某一区域用"*"号或其他符号标出,将说明的内容写在表格的下方。

(二)统计表的种类

1. 简单表 只按一个特征或标志分组的统计表称为简单表,如表8-1。

2. 复合表 将两个或两个以上的特征或标志结合起来分组的统计表称为复合表。一般将其中主要的或分项较多的一个作为横标目,其余的作为纵标目,如表8-2。

表 8-2 某地某年城乡各年龄组人群乙型肝炎病毒的阳性率

年龄组(岁)	城市			乡村		
	检查人数	阳性数	阳性率(%)	检查人数	阳性数	阳性率(%)
<20	42 438	2784	6.56	9945	482	4.85
20~	282 067	24 653	8.74	14 776	1334	9.03
25~	243 589	27 477	11.28	8223	1295	15.75
30~	231 624	34 952	15.09	5409	868	16.04
35~	76 924	13 546	17.61	4102	861	20.98
≥ 40	23 913	3152	13.18	1508	318	21.07
合计	900 555	106 545	11.83	43 963	5158	11.73

（三）统计表的检查与修改

统计表的制作，要求满足制表原则、结构合理、能清晰地表达资料的统计学意义，但实际应用中常常会见到标题不明确、标目设计不合理、线条过多、数字区域文字和数字混用等问题，见例8-1和例8-2。

例8-1 某医院用麦芽根糖浆治疗急慢性肝炎患者161例，疗效资料见表8-3，指出其缺点并加以改正。

表8-3 麦芽根糖浆治疗急慢性肝炎疗效观察（原表）

效果 / 总例数	有效						无效	
	小计		近期痊愈		好转			
	例	%	例	%	例	%	例	%
	108	67.1	70	43.5	38	23.6	53	32.9

该表主要目的是表达用麦芽根糖浆治疗急慢性肝炎的疗效情况，但由于标题过于简单，标目主谓安排不合理，线条使用不规范，导致统计表意思表达不清楚。可进行如下修改，见表8-4。

表8-4 某年某医院用麦芽根糖浆治疗急慢性肝炎的疗效观察（修改表）

疗效	例数	构成比（%）
无效	53	32.9
好转	38	23.6
近期痊愈	70	43.5
合计	161	100.0

二、统计图

统计图（statistical graph）是用点、线、面等几何图形表达统计资料的特征及其变化趋势，使统计资料更形象、直观、一目了然。

（一）统计图的种类

医学研究中常用的统计图有：线图、直条图、直方图、圆图和百分条图、散点图、箱式图和统计地图等。

（二）统计图的制作

1. 统计图的制作原则

（1）正确选用统计图：必须根据资料的性质和分析的目的，选用适当的统计图，因为统计图不能精确地显示数据大小，所以经常需要与统计表一起使用。

（2）一图一主题：一个统计图只能表达一个中心内容或主题，即一个统计指标，否则，主题太多，会导致结构混乱，主题不明确。

（3）准确、美观、清晰：绘制统计图时应注意定点准确、线条粗细适当，比例适宜，不同事物用不同线条或颜色进行区分。

2. 统计图的结构

统计图通常由标题、图域、标目、图例、刻度5部分构成。

（1）标题：简明扼要地说明资料的时间、地点和内容，位于图的下方中央，其前加附编号。

（2）图域：即制图空间，除圆图外，一般用直角坐标系第一象限的位置作为图域，为了使图形更美观，长宽之比以7∶5为宜。

（3）标目：统计图有纵标目和横标目，纵标目放在图的左侧，横标目放在图的下方，并注明单位，说明纵轴和横轴数字刻度的意义。

（4）图例：对图中不同颜色或图案代表的指标进行注释。

（5）刻度：即纵轴与横轴上的坐标，纵轴自下而上，横轴自左至右，刻度一律由小到大。绘图时根据统计指标数值的大小，适当选择坐标原点和刻度的间隙。

（三）常用统计图及其绘制方法

1. 直条图（bar graph）　是以等宽直条（柱）的长短来表示各指标数值的大小和他们之间的对比关系。适用于指标为各自独立的分类变量资料。常用的有单式直条图和复式直条图两种，绘制时以横轴作为各直条的基线，在横轴下方注明各直条所代表的事物的名称。以纵轴表示各指标的值，注明标目和单位。纵轴尺度必须从"0"开始，而且要等距。各直条的宽度应相等，直条之间的间隔距离也要相等，间隔距离一般与直条宽度相等或略小。

（1）单式直条图：只有一个分组因素，一个统计指标，如例8-2。

例8-2　将表8-5某地某年主要死因的死亡率资料用直条图来表示（图8-1）。

表8-5　某地某年四种主要死因死亡率

主要死因	死亡率（1/10万）
恶性肿瘤	103.8
脑血管疾病	87.9
心脏病	68.5
肺结核	25.2

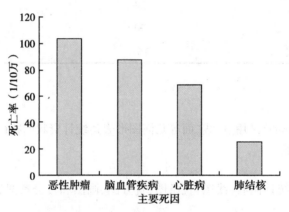

图8-1　某地某年四种主要死因死亡率

（2）复式直条图：只有一个统计指标，两个分组因素，如例8-3。

例8-3　将表8-6的资料绘制成直条图（图8-2）。

表8-6　某年某县医院住院科室病床使用率

科别	病床数	实际使用率（%）	标化后的使用率（%）
内科	30	42.1	43.7
外科	41	76.3	80.5
妇科	27	69.8	73.5
儿科	34	54.5	61.6
传染科	15	60.2	69.0
康复科	6	30.6	32.4

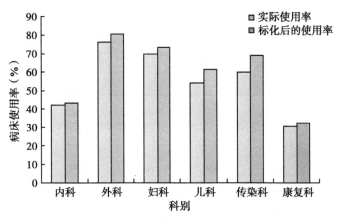

图 8-2　某年某县医院住院科室病床使用率

2. 构成图(constituent ratio chart)　表示事物各组成部分在总体中所占的比重。适用于按性质分类,能计算构成比的资料。构成图可分为圆图和百分条图。

(1)圆图:以整个圆的面积来表示事物的全部,圆内各扇形的面积表示各部分的构成比,以圆的总面积表示 100%,各部分的构成比乘以 3.6°,以 12 点的位置为起点,按顺时针方向,以数据大小或自然顺序排列各扇形,各构成部分用不同的图案或颜色予以区分,并加以图例说明。图例顺序应与各构成部分的排列顺序一致。

例 8-4　用表 8-7 的资料绘制圆图(图 8-3)。

表 8-7　某年某基层医院各科室住院病例构成

科室	人数	构成比(%)
内科	6260	36.14
外科	1986	11.46
妇产科	2361	13.63
儿科	5983	34.54
传染病科	732	4.23

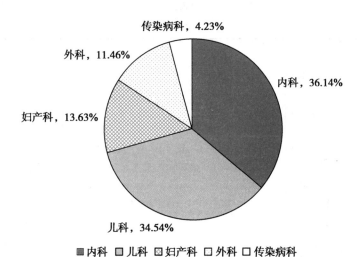

图 8-3　某年某基层医院住院病例病种构成

(2)百分条图:是用矩形条的总长度表示 100%,用其中分割的各段长度表示各组成部分的构成比。

例 8-5　用表 8-7 的资料绘制百分条图(图 8-4)。

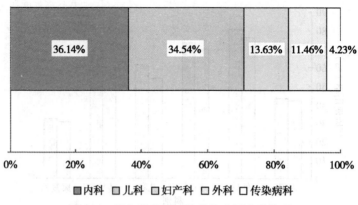

图8-4 某年某基层医院住院病例病种构成

3. 线图 (line graph) 用线段的升降来表示某事物(某现象)随时间或条件而变化的趋势。适用于连续性资料。通常用横轴表示时间或组段,纵轴表示统计指标,纵、横坐标均为算术尺度,可以不从"0"开始。图中只有一条线条的称为单式线图,有两条或以上线条的称为复式线图,复式线图应绘图例。同一图内线条不宜过多。

例8-6 用表8-8的资料绘制线图(图8-5)。

表8-8 某地某年食管癌不同性别与年龄别的发病率

年龄	发病率(1/10 万)	
	男	女
40~	4.4	2.1
45~	7.2	3.3
50~	7.3	4.5
55~	6.9	5.5
60~	19.3	6.7
65~	50.2	16.4
70~	68.5	12.5
75~	86.2	19.9
80~	97.0	15.2

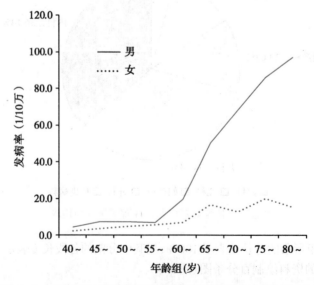

图8-5 某地某年食管癌不同性别与年龄别的发病率(1/10 万)

4. 直方图（histogram）　又称频数分布图，是以各矩形的面积表示各组段的频数，各矩形面积的总和为总频数，适用于表示连续性资料的频数分布。绘制时以横轴表示连续变量，纵轴表示频数，纵轴尺度应从"0"开始，各矩形间不留空隙，使直方图成为密闭的图形。

例 8-7　某单位某年 100 名职工体检资料显示血清总蛋白（g/L）的测量结果如表 8-9，用其绘制直方图（图 8-6）。

表 8-9　某单位某年 100 名职工血清总蛋白（g/L）的频数分布

组段（g/L）	频数
48~	1
52~	2
56~	5
60~	16
64~	28
68~	22
72~	18
76~	6
80~84	2

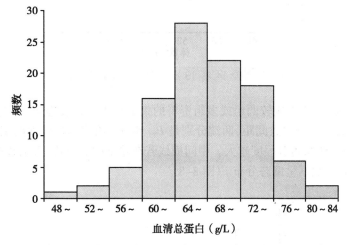

图 8-6　某单位某年 100 名职工血清总蛋白（g/L）的频数分布直方图

5. 散点图（scatter diagram）　散点图是用点的密集程度和变化趋势来表示两指标间的相关关系。适用于双变量资料，均具有连续性变化的特征。

例 8-8　用表 8-10 的资料绘制散点图（图 8-7）。

表 8-10　某年某高校 14 名 19 岁女大学生体重与肺活量

编号	体重（kg）	肺活量（L）
1	47	2.4
2	47	2.2
3	48	2.5
4	51	2.7
5	51	2.9

续表

编号	体重(kg)	肺活量(L)
6	54	3.1
7	54	2.9
8	54	3.4
9	54	3.3
10	55	3.5
11	55	3.6
12	56	3.2
13	56	3.5
14	58	3.4

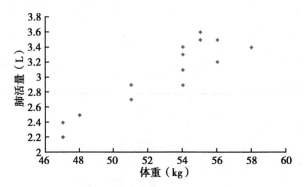

图 8-7 某年某高校 14 名 19 岁女大学生体重与肺活量散点图

6. 箱式图(box plot) 用于比较两组或多组资料的集中趋势和离散趋势,箱式图的中间横线表示中位数,箱子的长度表示四分位数间距,两端分别是 P_{75} 和 P_{25},箱式图最外面两端连线表示最大值和最小值。箱子越长表示数据离散程度越大。中间横线若在箱子中心位置,表示数据分布对称,中间横线偏离箱子正中央,表示数据呈偏态分布。(图 8-8)。

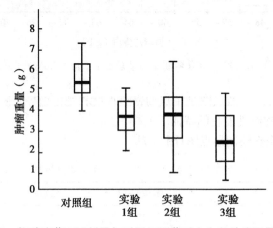

图 8-8 抑肿瘤药不同剂量与对照组用药后小白鼠肿瘤重量的比较

第三节 数值变量资料的统计分析

数值变量资料的统计分析包括统计描述和统计推断两个方面。统计描述是用统计图、统计表和统计指标描述资料的分布特征。统计推断是用样本的统计量来推断总体的参数。

一、数值变量资料的统计描述

(一)频数分布

通过调查、实验等方式获得的原始数据,如果是数值变量资料且观察例数较多时,可以对数据进行分组,制作频数表或绘制频数分布图,显示数据的分布规律。所谓频数就是变量值(观察值)的个数,频数分布就是变量在其取值范围内各组段的分布情况。

1. 频数表的编制 现结合例8-9说明数值变量资料频数表的编制方法和注意事项。

例8-9 某地随机抽查了120名正常成年男子的血清总胆固醇含量(mmol/L),资料如表8-11,试编制频数分布表。

表8-11 某地120名正常成年男子的血清总胆固醇含量(mmol/L)

4.87	4.43	3.92	4.78	3.91	3.66	3.59	3.26	4.34	3.5	4.84	4.41
2.73	4.63	2.88	4.75	3.9	4.19	4.6	4.52	2.74	4.91	2.7	4.61
3.21	3.7	3.84	4.83	3.94	4.15	3.92	4.8	4.61	3.41	3.18	3.68
4.15	3.97	4.5	5.08	3.91	5.35	3.59	3.6	3.9	3.51	4.12	3.95
4.09	3.09	4.2	3.55	3.56	3.52	4.84	4.5	3.9	3.96	4.06	3.07
2.38	4.23	5.32	3.32	4.16	2.78	4.14	3.58	4.32	4.34	2.35	4.21
4.53	3.29	3.16	4.52	4.58	3.98	3.76	4.26	4.19	3.63	4.5	3.27
3.9	5.73	4.7	3.3	4.16	3.78	5.14	3.6	4.63	3.93	3.87	5.71
3.81	4.01	4.25	4.48	4.05	5.25	5.27	5.03	4.04	3.51	3.78	3.99
3.89	3.04	4.3	3.7	3.28	4.15	3.26	4.95	4.46	3.56	3.86	4.53

(1)计算全距:全距(range)也称为极差,用R表示,即资料的最大值与最小值之差。本例R=5.73-2.35=3.38mmol/L

(2)确定组数、组距:组数的多少主要根据样本含量的大小确定,组数不宜过多或过少,一般分为8~15组。组距是指相邻两组之间的距离,用i表示,常以全距除以组数来估计,一般用等距。本例$R/12$=0.28,可以取i=0.3。

(3)划分组段:每个组段的起点称为该组段的"下限",终点称为"上限"。连续性资料,为避免混淆,常常只列出组段的下限,即各组段从本组段的下限开始,不包含本组段的上限,最后一个组段要同时写出下限和上限。第一组段要包括资料的最小值,最后一个组段要包括资料的最大值。

(4)列表划记:将表8-11中的120个观察值用划记法归入相应的组段,得到各组段的频数,构成频数分布表(表8-12)。

表8-12 某地120名正常成年男子的血清总胆固醇含量

组段(mmol/L)	划记	频数
2.30~	丁	2
2.60~	疌	3
2.90~	正丁	7
3.20~	正正丁	12
3.50~	正正正正	20
3.80~	正正正正正	25
4.10~	正正正丁	18

续表

组段（mmol/L）	划记	频数
4.40~	正正正	14
4.70~	正正	10
5.00~	正	5
5.30~	丁	2
5.60~5.90	丁	2
合计		120

2. 频数分布图 除了频数分布表,数值变量资料还可以用频数分布图来描述。常见的频数分布图是直方图。根据表 8-11 和表 8-12 资料,以各组段的正常成年男子的血清总胆固醇含量为横坐标,以各组段的频数为纵坐标,可绘制频数分布图,如图 8-9 所示。

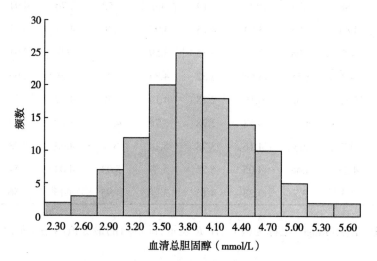

图 8-9 某地 120 名正常成年男子的血清总胆固醇(mmol/L)含量频数分布图

3. 频数分布的特征 从频数表和频数分布图可以看出频数分布有两个特征,即集中趋势和离散趋势。集中趋势是指一组数据向某一集中位置靠拢的程度;离散趋势是指变量值偏离集中位置的趋势。两者结合可全面描述数值变量资料的分布规律。

4. 频数分布的类型 频数分布可分为对称分布和偏态分布两种类型。

(1)对称分布:是指集中位置在频数分布的中间,以频数最多的组段为中心左右两侧频数大体对称。如表 8-12 和图 8-9 所示,某地 120 名正常成年男子的血清总胆固醇(mmol/L)含量频数分布就是对称分布。

(2)偏态分布:是指集中位置偏向一侧,频数分布左右不对称。如果集中位置偏向左侧,称为正偏态分布。如果集中位置偏向右侧,称为负偏态分布。

统计分析时,针对不同类型的频数分布资料,应选用不同的统计方法。

5. 频数表和频数分布图的用途

(1)作为陈述资料的形式,可以代替原始资料,便于进一步的统计分析。

(2)揭示频数的分布特征和分布类型。

(3)便于发现资料中某些特大或特小的可疑值。如果频数表中连续出现几个组段为 0 的频数后,又出现了一些频数就值得怀疑,应进行检查与核对,以便及时纠正错误。

(二)集中趋势指标

平均数(average)是描述数值变量资料集中趋势或平均水平的统计指标,它常作为一组数据的代表值用于统计分析和进行组间的比较。常用的平均数有算术均数、几何均数和中位数等。

1. **算术均数**（arithmetic mean） 简称均数（mean）,常用于描述对称分布尤其是正态分布资料的平均水平或集中趋势,总体均数用 μ 表示,样本均数用 $\overline{X}$ 表示。均数的计算方法有直接法和加权法两种。

（1）直接法:当观察例数较少（如样本含量 n 小于 30）时,宜选择直接法。公式为:

$$\overline{X} = \frac{X_1 + X_2 + \dots + X_n}{n} = \frac{\sum X}{n} \qquad (式8-1)$$

式中 $X_1, X_2, \dots X_n$ 为所有观察值,$\sum$ 为求和符号,读作 sigma,n 为观察值个数。

例8-10 测得 12 人的血红蛋白含量（g/L）分别为 121,118,130,120,122,118,116,124,127,129,125,132,求血红蛋白平均含量。

代入式8-1,得平均血红蛋白平均含量为:

$$\overline{X} = \frac{121 + 118 + \dots + 132}{12} = \frac{1482}{12} \approx 124 (g/L)$$

（2）加权法:适用于频数表资料。其公式为:

$$\overline{X} = \frac{f_1 x_1 + f_2 x_2 + \dots + f_n x_n}{f_1 + f_2 + \dots + f_n} = \frac{\sum fx}{\sum f} \qquad (式8-2)$$

式中 $f_1, f_2, \dots f_n$ 为各组段的频数,$x_1, x_2, \dots x_n$ 为各组段的组中值。

例8-11 利用表8-13 的数据,用加权法计算某地 120 名正常成年男子的血清总胆固醇含量（mmol/L）。

表8-13 某地 120 名正常成年男子血清总胆固醇含量（mmol/L）

组段	频数（f）	组中值（x）	fx	fx^2
2.30~	2	2.45	4.90	12.00
2.60~	3	2.75	8.25	22.68
2.90~	7	3.05	21.35	65.10
3.20~	12	3.35	40.20	134.64
3.50~	20	3.65	73.00	266.40
3.80~	25	3.95	98.75	390.00
4.10~	18	4.25	76.50	325.08
4.40~	14	4.55	63.70	289.80
4.70~	10	4.85	48.50	235.20
5.00~	5	5.15	25.75	132.60
5.30~	2	5.45	10.90	59.40
5.60~5.90	2	5.75	11.50	66.12
合计	120	—	483.30	1999.02

$$\overline{\chi} = \frac{\sum fx}{\sum f} = \frac{483.30}{120} = 4.03 (mmol/L)$$

该地 120 名正常成年男子的血清总胆固醇含量为 4.03mmol/L。

2. **几何均数**（geometric mean） 常用符号 G 表示,适用于等比资料或呈对数正态分布的资料。医学上的血清抗体滴度和血清凝集效价等宜用几何均数描述其集中趋势。其常用计算方法有直接法和加权法。

（1）直接法:适用于小样本资料,直接将 n 个变量值的乘积开 n 次方。其公式为

$$G = \sqrt[n]{X_1 X_2 \cdots X_n} = \lg^{-1}\left(\frac{\lg X_1 + \lg X_2 + \cdots + \lg X_n}{n}\right) = \lg^{-1}\left(\frac{\sum \lg X}{n}\right) \qquad (式8-3)$$

例8-12 设有 5 人的血清抗体效价为 1:10,1:100,1:1000,1:10000,1:100000,求平均血清抗

体效价。

$$G = \lg^{-1}\left(\frac{\lg 10 + \lg 100 + \lg 1000 + \lg 10\,000 + \lg 100\,000}{5}\right) = \lg^{-1} 3 = 1000$$

所以平均血清抗体效价为 1:1000。

(2)加权法:适用于相同观察值较多时或频数表资料。其公式为

$$G = \lg^{-1}\left(\frac{\lg x_1 + \lg x_2 + \cdots + \lg x_n}{f_1 + f_2 + \cdots + f_n}\right) = \lg^{-1}\left(\frac{\sum f \lg x}{\sum f}\right) = \lg^{-1}\left(\frac{\sum f \lg x}{n}\right) \qquad (\text{式 8-4})$$

例 8-13 某地 107 名儿童接种某疫苗后,测定抗体滴度如表 8-14 第(1)、(2)栏,求该疫苗的平均抗体滴度。

表 8-14 某地 107 名儿童抗体滴度的加权法计算

抗体滴度 (1)	频数 f (2)	滴度倒数 (3)	$\lg x$ (4)	$f \lg x$ (5)
1:10	4	10	1.0000	4.0000
1:20	6	20	1.3010	7.8060
1:40	10	40	1.6021	16.0210
1:80	35	80	1.9031	66.6085
1:160	38	160	2.2041	83.7558
1:320	9	320	2.5051	22.5459
1:640	5	640	2.8062	14.0310
合计	107	—	—	214.7682

$$G = \lg^{-1}\left(\frac{\sum f \lg x}{\sum f}\right) = \lg^{-1}\left(\frac{\sum f \lg x}{n}\right) = \lg^{-1}\left(\frac{214.7682}{107}\right) = 102$$

所以该疫苗的平均抗体滴度是 1:102。

计算几何均数对观察值的要求是不能同时有正值和负值,数值不能为 0。若全为负值时,先按正值运算,得出结果后再加负号。

3. 中位数(median) 将一组观察值按从小到大的顺序排列,位于中间位置的变量值即为中位数,用 M 表示。中位数适用于描述各种分布,尤其是偏态分布资料、分布一端或两端没有确定数据、分布情况不明的资料。由于中位数不是由全部观察值计算出来的,因此不受少数特大或特小值的影响。对于正态分布或对称分布的资料,理论上中位数等于均数。

中位数的计算有直接法和频数表法两种。

(1)直接法:当观察值个数较少时,可按此法计算。先将观察值从小到大按顺序排列,再按公式计算

n 为奇数时

$$M = X_{\frac{n+1}{2}} \qquad (\text{式 8-5})$$

n 为偶数时

$$M = \frac{1}{2}\left(X_{\frac{n}{2}} + X_{\frac{n}{2}+1}\right) \qquad (\text{式 8-6})$$

例 8-14 某病 7 名患者的平均潜伏期(d)分别为 4、5、6、7、7、10、11,求平均潜伏期。

本例 $n=7$ 为奇数,所以 $M = X_{\frac{n+1}{2}} = X_4 = 7(\text{d})$,平均潜伏期为 7d。

(2)频数表法:当观察值例数较多时,先将观察值整理成频数表,并分别计算累计频数和累计频率,再按公式计算中位数。

$$P_X = L + \frac{i}{f_X}\left(nX\% - \sum f_L\right) \qquad (\text{式 8-7})$$

式中,L 为中位数所在组段的下限,i 为所在组段的组距,f_x 为所在组段的频数,$\sum f_L$ 为小于 L 的各组段的累计频数,n 为总例数。

4. 百分位数(percentile) 用 P_x 表示,读作第 x 百分位数。将一组观察值按从小到大的顺序排列,分成 100 等份,则第 x 百分位次对应的数值即为第 x 百分位数。很显然中位数就是第 50 百分位数,即 P_{50}。百分位数常用于制定偏态分布资料的参考值范围。多个百分位数结合应用时,可以较全面地概括观察值的分布特征。百分位数的计算有直接法和频数表法两种。

例 8-15 某地 102 名链球菌咽喉炎患者的潜伏期(h)频数分布资料见表 8-15 第(1)、(2)栏,求平均潜伏期及 P_5、P_{75}。

表 8-15 某地 102 名链球菌咽喉炎患者潜伏期的频数分布

潜伏期(h) (1)	频数 (2)	累计频数 (3)	累计频率(%) (4)
12~	3	3	2.94
24~	16	19	18.63
36~	34	53	51.96
48~	21	74	72.55
60~	15	89	87.25
72~	7	96	94.12
84~	4	100	98.04
96~108	2	102	100.00
合计	102	—	—

先计算出第(3)栏累计频数,再计算出第(4)栏累计频率,从而找出中位数、P_5、P_{75} 所在的组段分别是 36~、24~、60~。代入公式 8-7 得

$$M = 36 + \frac{12}{34}\left(102 \times 50\% - 19\right) = 47.29(\text{h})$$

$$P_5 = 24 + \frac{12}{16}\left(102 \times 5\% - 3\right) = 25.58 \ (\text{h})$$

$$P_{75} = 60 + \frac{12}{15}\left(102 \times 75\% - 74\right) = 62.00 \ (\text{h})$$

(三)离散趋势指标

一组数值变量资料观察值的描述,不仅需要用平均数来描述其集中趋势,还要用一些统计指标来描述其离散趋势。

例 8-16 三组健康成年男性的红细胞数($\times 10^{12}$/L)资料如下,分析其集中趋势和离散趋势。

甲组 4.4 4.6 4.8 5.0 5.2
乙组 4.2 4.5 4.8 5.1 5.4
丙组 4.4 4.7 4.8 4.9 5.2

三组健康成年男性的红细胞数均数都是 $\overline{X}=4.8 \times 10^{12}$/L,但明显看出各组内数据参差不齐的程度不同,即三组数据的离散程度不同。常用的描述离散趋势的指标包括全距、四分位数间距、方差、标准差和变异系数。

1. 全距(range) 也称为极差,是一组观察值中最大值与最小值之差,用 R 表示,用于反映观察值变异的范围大小。全距大,离散程度大,反之,离散程度小。

如例 8-16,$R_{甲}=0.8 \times 10^{12}$/L,$R_{乙}=1.2 \times 10^{12}$/L,$R_{丙}=0.8 \times 10^{12}$/L。三组比较,乙组的全距最大,说明乙组的红细胞数最为分散,离散程度最大。

用全距表示离散程度的大小,简单明了。但全距的计算仅用到了最大值和最小值,不能反映组

内其他数据的离散程度,同时容易受特大值或特小值的影响,所以样本含量相差悬殊时不宜用全距比较。

2. 四分位数间距(quartile interval)　用符号 Q 表示,$Q=P_{75}-P_{25}$,即四分位数间距为上四分位数与下四分位数之差。P_{75} 为第 75 百分位数,P_{25} 为第 25 百分位数,Q 就是中间一半变量值的全距。Q 越大,表示资料的离散程度越大,Q 越小,表示资料的离散程度越小。Q 适用于偏态分布资料,尤其是分布一端或两端没有确定数据的资料。用 Q 来说明资料的离散程度,比全距稳定,但仍未考虑到每个变量值的离散程度。

3. 方差(variance)　为了全面考虑每个观察值的离散程度,可计算每个观察值与总体均数的差值 $(X-\mu)$,称为离均差,由于离均差有正有负,$\sum(X-\mu)=0$,将离均差平方后再相加,称为离均差的平方和 $\sum(X-\mu)^2$。离均差的平方和的均数称为方差,总体方差用 σ^2 表示,σ^2 越大,说明资料的离散程度越大。其公式为:

$$\sigma^2 = \frac{\sum(X-\mu)^2}{N} \tag{式 8-8}$$

在实际工作中,总体均数 μ 和总体例数 N 一般都是未知的,通常是根据样本均数 $\overline{X}$ 和样本例数 n 计算出样本方差,用样本方差估计总体方差。但按式 8-8 计算出的结果比实际值小,统计学家提出用 $n-1$ 代替 N 来校正,即样本方差 S^2。其计算公式为:

$$S^2 = \frac{\sum\left(X-\overline{X}\right)^2}{n-1} \tag{式 8-9}$$

式中 $n-1$ 称为自由度(degree of freedom),用希腊字母 ν 表示。自由度是统计术语,是指能自由取值的变量值个数。

方差适用于描述对称分布,尤其是正态分布资料的离散趋势。方差越大,说明资料的离散程度越大;方差越小,说明资料的离散程度越小。

4. 标准差(standard deviation)　方差虽然能说明资料的离散程度,但单位是原单位的平方,为了用原单位表示观察值的离散程度,故将方差开方恢复成原度量单位,从而得到总体标准差和样本标准差。其计算公式为:

总体标准差
$$\sigma = \sqrt{\frac{\sum(X-\mu)^2}{N}} \tag{式 8-10}$$

样本标准差
$$S = \sqrt{\frac{\sum\left(X-\overline{X}\right)^2}{n-1}} \tag{式 8-11}$$

标准差的计算方法有直接法和加权法两种。

(1)直接法:适用于小样本资料。数理统计已经证明:

$\sum\left(X-\overline{X}\right)^2 = \sum X^2 - \frac{\left(\sum X\right)^2}{n}$,故式 8-11 可以演变为

$$S = \sqrt{\frac{\sum\left(X-\overline{X}\right)^2}{n-1}} = \sqrt{\frac{\sum X^2 - \frac{\left(\sum X\right)^2}{n}}{n-1}} \tag{式 8-12}$$

求例 8-16 中三组健康成年男性红细胞数的标准差。

甲组:

$$\sum X = 4.4+4.6+4.8+5.0+5.2 = 24$$

$$\sum X^2 = 4.4^2+4.6^2+4.8^2+5.0^2+5.2^2 = 115.6$$

$$S_{甲} = \sqrt{\frac{115.6-\frac{24^2}{5}}{5-1}} = 0.316(\times 10^{12}/L)$$

乙组：

$$\sum X = 4.2 + 4.5 + 4.8 + 5.1 + 5.4 = 24$$

$$\sum X^2 = 4.2^2 + 4.5^2 + 4.8^2 + 5.1^2 + 5.4^2 = 116.1$$

$$S_{乙} = \sqrt{\frac{116.1 - \frac{24^2}{5}}{5-1}} = 0.474(\times 10^{12}/L)$$

丙组：

$$\sum X = 4.4 + 4.7 + 4.8 + 4.9 + 5.2 = 24$$

$$\sum X^2 = 4.4^2 + 4.7^2 + 4.8^2 + 4.9^2 + 5.2^2 = 115.54$$

$$S_{丙} = \sqrt{\frac{115.54 - \frac{24^2}{5}}{5-1}} = 0.292(\times 10^{12}/L)$$

由计算结果可以看出,丙组资料的离散程度最小,其次是甲组,乙组资料的离散程度最大。

(2)加权法:适用于频数表资料。其计算公式为:

$$S = \sqrt{\frac{\sum fx^2 - \frac{(\sum fx)^2}{n}}{n-1}}$$ （式8-13）

例8-17 对例8-11资料用加权法求标准差。

由表8-13可得 $\sum fx = 483.30$, $\sum fx^2 = 1999.02$,代入式8-13得

$$S = \sqrt{\frac{1999.02 - \frac{483.30^2}{120}}{120-1}} = 0.66(mmol/L)$$

该地120名正常成年男子血清总胆固醇的标准差为0.66mmol/L。

标准差的应用:①用于描述正态分布数值变量资料的离散程度。两组或多组资料相比较,在单位相同、均数相近的情况下,标准差大,表示变量值的离散程度大,变量值围绕均数的分布比较分散,均数的代表性比较差。反之,标准差小,表示变量值的离散程度小,变量值围绕均数的分布比较集中,均数的代表性比较好;②结合均数描述正态分布的特征,估计参考值范围;③用于计算变异系数;④用于计算标准误。

5. 变异系数(coefficient of variation) 用符号 CV 表示,标准差与均数之比用百分数来表示即为变异系数。用于比较度量单位不同或均数相差悬殊的两组或多组资料的离散程度。其公式为:

$$CV = \frac{S}{\bar{X}} \times 100\%$$ （式8-14）

例8-18 某地120名5岁男童的身高均数为107cm,标准差为5.3cm,体重均数为19.8kg,标准差为3.6kg,试比较身高与体重的变异程度。

因身高和体重的单位不同,故不能直接比较标准差,应计算各自的变异系数再进行比较。

身高 $$CV = \frac{5.3}{107} \times 100\% = 4.95\%$$

体重 $$CV = \frac{3.6}{19.8} \times 100\% = 18.18\%$$

故体重的变异程度大于身高的变异程度。

(四) 正态分布与医学参考值范围

1. 正态分布

(1)正态分布的概念:正态分布(normal distribution)也称为高斯分布,是一种重要的连续型分布,也是许多统计方法的理论基础。例8-9的直方图显示,频数分布以均数为中心,左右两侧基本对称,越靠近均数频数越多,离均数越远频数越少,形成了一个中间高,两侧逐渐降低,左右基本对称的分布。当样本含量增多,组段变小,图中的直条变窄,其顶端逐渐接近于一条平滑的曲线(图8-10),这就是正态分布曲线。正态分布在医学领域应用广泛,不少医学现象服从或近似服从正态分布。例如,测量误差,正常人某些生理、生化指标等都近似服从正态分布。

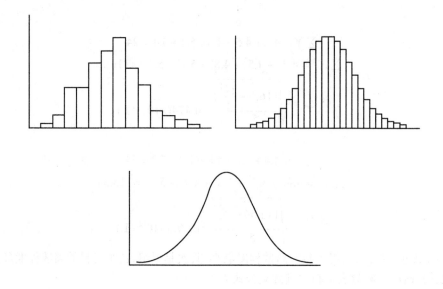

图 8-10　频数分布逐渐接近正态分布示意图

(2)正态分布的特征

1)正态分布曲线在横轴上方,且均数所在处最高。

2)正态分布以均数为中心,左右对称。

3)正态分布有两个参数:即均数和标准差。其中均数为位置参数,它决定了正态分布集中趋势的位置(图 8-11);标准差为形态参数,它决定了正态分布曲线的形状(图 8-12)。σ 越小,分布越集中,曲线形状越"高瘦";σ 越大,分布越离散,曲线形状越"矮胖"。均数为 μ 标准差为 σ 的正态分布可以表示为 $N(\mu, \sigma^2)$。任何一个正态分布,都可以通过变量变换:

$$z = \frac{X - \mu}{\sigma}$$

(式 8-15)

将一般的正态分布 $N(\mu, \sigma^2)$ 转化为 $\mu=0, \sigma=1$ 的标准正态分布 $N(0,1)$。

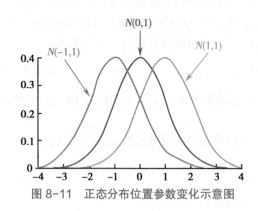

图 8-11　正态分布位置参数变化示意图

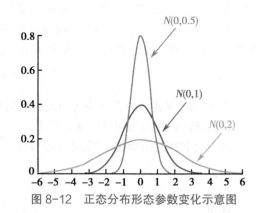

图 8-12　正态分布形态参数变化示意图

4)正态曲线下的面积分布规律:正态曲线下的面积分布有一定规律,如图 8-13、图 8-14 和表 8-16 所示。

表 8-16　正态分布和标准正态分布的面积分布规律

正态分布	标准正态分布	面积(或概率)(%)
$\mu-1\sigma \sim \mu+1\sigma$	$-1 \sim 1$	68.27
$\mu-1.96\sigma \sim \mu+1.96\sigma$	$-1.96 \sim 1.96$	95.00
$\mu-2.58\sigma \sim \mu+2.58\sigma$	$-2.58 \sim 2.58$	99.00

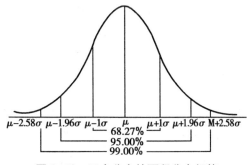

图 8-13　正态分布的面积分布规律

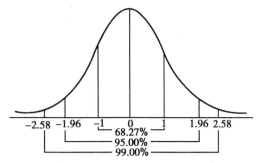

图 8-14　标准正态分布的面积分布规律

2. 医学参考值范围

(1)医学参考值范围的概念:医学参考值范围(reference range)是正态曲线下面积分布规律的具体应用之一,是指"正常人"的形态、功能和代谢产物等各种生理、生化指标波动的范围。这里所谓的"正常人",并不是一点疾病没有的人,而是指排除了影响研究指标和有关因素的同质人群。通常情况使用的是95%参考值范围。

(2)制定医学参考值范围的注意事项

1)选择足够数量的正常人作为样本:抽样时要注意以下三个方面的问题,即"正常人"要有明确的界定标准;抽取的样本含量要足够大,一般认为样本含量至少要在100例以上;随机抽样。

2)控制测量误差:对抽取的正常人进行准确的测定。

3)选择单、双侧范围:应根据专业知识确定是采用单侧还是双侧参考值范围。如白细胞数无论过高或过低均属异常,要制定双侧界值。而血铅值过高为异常,要制定单侧上限,肺活量只有过低异常,要制定单侧下限。

4)选择适当的百分范围:参考值范围是指绝大多数正常人的某指标的范围。"绝大多数"习惯上包括正常人的80%、90%、95%或99%,最常用的是95%。实际应用时应根据研究目的、研究指标的性质、数据分布特征,结合专业知识综合选择。

(3)医学参考值范围的计算:根据资料的不同分布类型,选用不同的方法计算医学参考值范围。常用的有正态分布法和百分位数法。表 8-17 给出了两种方法计算95%参考值范围的计算公式。

表 8-17　两种方法计算 95% 参考值范围

方法	双侧界值	单侧上限	单侧下限
正态分布法	$\bar{X}\pm1.96S$	$\bar{X}+1.645S$	$\bar{X}-1.645S$
百分位数法	$P_{2.5}\sim P_{97.5}$	P_{95}	P_5

例 8-19　以例 8-11 为例,制定该地正常成年男子血清总胆固醇95%的参考值范围。

从表 8-13 可以看出该资料的频数分布近似服从正态分布,可按正态分布法估计参考值范围。根据专业知识,血清总胆固醇含量过高或过低均属异常,因此应估计双侧界值。

本例 $\bar{X}$=4.03, S=0.66,故双侧95%参考值范围为

$\bar{X}-1.96S$=4.03-1.96×0.66=2.74mmol/L

$\bar{X}+1.96S$=4.03+1.96×0.66=5.32mmol/L

该地正常成年男子血清总胆固醇95%参考值范围为(2.74~5.32)mmol/L。

例 8-20　测得某地 340 名 7 岁以下儿童的血铅含量(μmol/L)如表 8-18(1)、(2)栏,计算该地7岁以下儿童血铅95%的参考值范围。

表 8-18 某地 340 名 7 岁以下儿童血铅含量分布

血铅（μmol/L） （1）	频数 （2）	累计频数	累计频率（%）
0.00~	22	22	6.47
0.25~	36	58	17.06
0.50~	23	81	23.82
0.75~	42	123	36.18
1.00~	41	164	48.24
1.25~	55	219	64.41
1.50~	36	255	75.00
1.75~	28	283	83.24
2.00~	15	298	87.65
2.25~	24	322	94.71
2.50~	6	328	96.47
2.75~	9	337	99.12
3.00~3.25	3	340	100.00
合计	340	—	—

从某地 340 名 7 岁以下儿童血铅含量频数表可以看出，血铅值呈偏态分布，用百分位数法估计参考值范围。根据专业知识，血铅含量过高才属异常，应计算单侧上限界值，即求 P_{95}。

$$P_{95} = 2.50 + \frac{0.25}{6}\left(340 \times 95\% - 322\right) = 2.54(\mu mol/L)$$

即该地 7 岁以下儿童血铅含量 95% 参考值范围的上限为 2.54μmol/L。

二、数值变量资料的统计推断

统计推断是指从总体中随机抽取一部分样本进行研究，用样本信息来推断总体特征。统计推断包括参数估计和假设检验两个方面。

（一）均数的抽样误差与标准误

1. 均数的抽样误差（sampling error of mean） 指由于抽样所引起的样本均数与总体均数之间或两个样本均数之间的差异称为均数的抽样误差。由于总体中各观察单位间存在着变异，抽样研究中抽取的样本只是总体中的一部分观察单位，因而样本指标不一定恰好等于总体指标，每个样本指标也一般不会恰好相等。例如欲了解某地健康成年男子的脉搏均数，从该地随机抽取了 120 名健康成年男子，测得脉搏均数为 72 次/min，若再从该地随机抽取 120 名健康成年男子，脉搏均数不一定恰好等于 72 次/min。

2. 均数的标准误

（1）概念：样本统计量的标准差称为标准误（standard error，SE），是反映抽样误差大小的指标。样本均数间的标准差称为均数的标准误（standard error of mean，SEM），表示均数抽样误差的大小。均数的标准误越大，说明样本均数的离散程度越大，样本均数与总体均数越远离，抽样误差越大。

（2）计算：数理统计推断和中心极限定理（central limit theorem）表明，在正态总体 $N(\mu, \sigma^2)$ 中随机抽样，其样本均数 $\bar{X}$ 服从正态分布。即使是从偏态总体中抽样，当样本含量 n 足够大时（如 $n>50$），样本均数 $\bar{X}$ 也近似服从正态分布，该正态分布的均数仍等于原总体均数 μ，样本均数的标准差即标准误用 $\sigma_{\bar{X}}$ 表示，其计算公式为：

$$\sigma_{\bar{X}} = \frac{\sigma}{\sqrt{n}}$$

（式 8-16）

式中 σ 为总体标准差，n 为样本含量。

在实际工作中，总体标准差 σ 一般是未知的，常常用样本标准差 S 作为 σ 的估计值，求得标准误的估计值 $S_{\bar{X}}$。其计算公式为：

$$S_{\bar{X}} = \frac{S}{\sqrt{n}} \qquad\qquad (\text{式 8-17})$$

由公式 8-16 和公式 8-17 可见，均数标准误的大小与标准差成正比，与样本含量 n 的平方根成反比。在实际工作中可通过增加样本量 n 来减小样本均数的标准误，从而降低抽样误差。

例 8-21　某地某年随机抽查了 126 名健康成年男性，测得其红细胞数均数为 4.83×10^{12}/L，标准差为 0.43×10^{12}/L，计算其标准误。

按式 8-17 计算，其标准误为：

$$S_{\bar{X}} = \frac{S}{\sqrt{n}} = \frac{0.43}{\sqrt{126}} = 0.038 (\times 10^{12}/\text{L})$$

（3）用途：①可用来衡量样本均数的可靠性，反映抽样误差的大小。标准误越小，说明样本均数间的离散程度越小，用样本均数估计总体均数越可靠，反之亦然。②可用来估计总体均数的可信区间。③可用于均数的假设检验。

（二）t 分布

医学研究中为了应用方便，对正态变量 X 进行 z 变换，可使一般的正态分布 $N(\mu, \sigma^2)$ 变换为标准正态分布 $N(0, 1)$。根据中心极限定理，样本均数 x 将服从 $N(\mu, \sigma_{\bar{x}}^2)$ 的正态分布。通过 Z 变换 $\left(z = \dfrac{\bar{X} - \mu}{\sigma_{\bar{x}}}\right)$ 后，z 服从 $N(0, 1)$ 的标准正态分布。在实际工作中，$\sigma_{\bar{x}}$ 往往是未知的，一般用 $s_{\bar{x}}$ 来估计，这时对正态变量 $\bar{X}$ 采用的不是 z 变换而是 t 变换，即

$$t = \frac{\bar{X} - \mu}{S_{\bar{X}}} = \frac{\bar{X} - \mu}{S/\sqrt{n}} \qquad\qquad (\text{式 8-18})$$

统计量 t 也不再服从标准正态分布 $N(0, 1)$，而服从 t 分布。t 分布曲线的形状与自由度 $v = n-1$ 有关，见图 8-15。

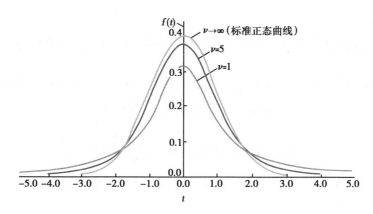

图 8-15　不同自由度下的 t 分布曲线

由图 8-15 可见，与标准正态分布相比，t 分布有以下特征：①也是单峰分布，以 0 为中心，左右对称。②t 分布曲线是一簇曲线，其形状与自由度有关。自由度 v 越小，t 分布曲线越扁平，尾部翘得越高；自由度越大，t 分布曲线越接近标准正态分布曲线，当自由度 v 趋于 ∞ 时，t 分布曲线与标准正态分布曲线吻合。

为方便应用，统计学家编制了不同自由度对应的 t 界值表（附表 6-1），即 t 分布曲线下的面积与横轴 t 值间的关系。t 界值表中，横标目是自由度，纵标目是概率。一侧尾部面积称为单侧概率，两侧尾部面积之和称为双侧概率。单侧概率对应的 t 值用 $t_{\alpha, v}$ 表示，双侧概率对应的 t 值用 $t_{\alpha/2, v}$ 表示。例如，当 $v=20$ 时，取单侧概率 $P=0.05$ 时，查表得 $t_{0.05, 20}=1.725$，表示按 t 分布的规律，当 $v=20$

时，$t \leqslant -1.725$ 或 $t \geqslant 1.725$ 的概率分别是 0.05；当 $v=20$ 时，取双侧概率 $P=0.05$ 时，查表得 $t_{0.05/2,20}=2.086$，表示按 t 分布的规律，当 $v=20$ 时，$t \leqslant -2.086$ 及 $t \geqslant 2.086$ 的概率之和为 0.05。

（三）总体均数的估计

总体均数的估计属于参数估计，所谓参数估计就是用样本指标（统计量）来估计总体指标（参数）。参数估计有点（值）估计和区间估计两种方法。

1. 点（值）估计（point estimation）　用样本统计量直接作为总体参数的估计值。其方法简单，但未考虑抽样误差的大小，无法评价参数估计的准确度，故不常用。例如，欲了解某地健康成年男性的红细胞数平均值，从该地随机抽取了 126 名健康成年男性，测得红细胞数的平均值为 $4.83 \times 10^{12}/L$。若用点值估计法，则可认为该地健康成年男性红细胞数的平均值为 $4.83 \times 10^{12}/L$。

2. 区间估计（interval estimation）　是按预先给定的概率（$1-\alpha$）估计未知总体参数的可能范围，该范围称为参数的可信区间或置信区间（confidence interval，CI）。预先给定的概率 $1-\alpha$ 称为可信度或置信度（confidence level），常取 95% 或 99%，计算的范围分别称为 95% 可信区间或 99% 可信区间。根据已知条件可选用以下不同的方法估计总体均数的可信区间。

（1）σ 已知时，按正态分布的原理，用下列公式估计总体均数的可信区间。

95% 可信区间 $$\left(\bar{X}-1.96\sigma_{\bar{X}},\ \bar{X}+1.96\sigma_{\bar{X}}\right) \tag{式 8-19}$$

99% 可信区间 $$\left(\bar{X}-2.58\sigma_{\bar{X}},\ \bar{X}+2.58\sigma_{\bar{X}}\right) \tag{式 8-20}$$

（2）σ 未知、样本含量 n 较大（$n>50$）时，按正态分布原理，用下列公式估计总体均数的可信区间。

95% 可信区间 $$\left(\bar{X}-1.96S_{\bar{X}},\ \bar{X}+1.96S_{\bar{X}}\right) \tag{式 8-21}$$

99% 可信区间 $$\left(\bar{X}-2.58S_{\bar{X}},\ \bar{X}+2.58S_{\bar{X}}\right) \tag{式 8-22}$$

（3）σ 未知、样本含量 n 较小时，按 t 分布的原理，用下列公式估计总体均数的可信区间。

95% 可信区间 $$\left(\bar{X}-t_{0.05/2,v}S_{\bar{X}},\ \bar{X}+t_{0.05/2,v}S_{\bar{X}}\right) \tag{式 8-23}$$

99% 可信区间 $$\left(\bar{X}-t_{0.01/2,v}S_{\bar{X}},\ \bar{X}+t_{0.01/2,v}S_{\bar{X}}\right) \tag{式 8-24}$$

例 8-22　计算例 8-11 中该地正常成年男子血清总胆固醇含量总体均数的 95% 可信区间和 99% 可信区间。

本例 σ 虽然未知，但 $n=120$ 属于大样本，已知 $\bar{X}=4.03$，$S=0.66$，代入公式 8-21，则 95% 可信区间为：

下限： $$\bar{X}-1.96S_{\bar{X}}=4.03-1.96\times\frac{0.66}{\sqrt{120}}=3.91$$

上限： $$\bar{X}+1.96S_{\bar{X}}=4.03+1.96\times\frac{0.66}{\sqrt{120}}=4.15$$

该地正常成年男子血清总胆固醇含量总体均数 95% 可信区间为（3.91, 4.15）mmol/L。

同理，99% 可信区间为：

下限： $$\bar{X}-2.58S_{\bar{X}}=4.03-2.58\times\frac{0.66}{\sqrt{120}}=3.88$$

上限： $$\bar{X}+2.58S_{\bar{X}}=4.03+2.58\times\frac{0.66}{\sqrt{120}}=4.18$$

该地正常成年男子血清总胆固醇含量总体均数 99% 可信区间为（3.88, 4.18）mmol/L。

例 8-23　随机抽取某地 18 岁女大学生 20 人，测得其脉搏均数 $\bar{X}$ 为 72 次/min，标准差 S 为 11 次/min，试估计该地 18 岁女大学生脉搏总体均数 95% 可信区间。

已知 $n=20$，$v=n-1=19$，查 t 界值表，得 $t_{0.05/2,19}=2.093$，代入式 8-23，则 95% 可信区间为：

下限： $$\bar{X}-t_{0.05/2,v}S_{\bar{X}}=72-2.093\times\frac{11}{\sqrt{20}}=67$$

上限：
$$\overline{X} + t_{0.05/2,\nu} S_{\overline{X}} = 72 + 2.093 \times \frac{11}{\sqrt{20}} = 77$$

该地 18 岁女大学生脉搏总体均数 95% 可信区间为 (67,77) 次 /min。

由上可知：总体均数 95% 可信区间是指估计的区间有 95% 的可能包含了总体均数 μ，5% 的可能未包含总体均数 μ。即做样本含量相同的 100 次抽样，可算得 100 个可信区间，理论上有 95 个可信区间包含了总体均数（估计正确），有 5 个可信区间不包含总体均数（估计错误），由于 5% 是小概率事件，在一次抽样中出现的可能性很小，因此就认为总体均数在所估计的可信区间之内。该结论错误的风险为 5%。

可信区间有两个要素：一个是准确度，反映在可信度 $1-\alpha$ 的大小，即区间包含总体均数的概率大小，其值越接近 1 越好。如 99% 的可信度就比 95% 的可信度好；二是精密度，反映在区间的宽度上，区间越窄说明估计越精确。在样本含量一定的情况下，两者是矛盾的。若仅考虑提高可信度，则会使估计的区间变宽，精密度降低，所以不能笼统地认为 99% 可信区间比 95% 可信区间好。一般情况下，95% 可信区间更为常用。在可信度确定的情况下，可通过增加样本含量缩小区间的宽度，提高估计的精度。

在计算和应用可信区间时，一定要和参考值范围相区别。$\overline{x} \pm 1.96S$ 与 $\overline{x} \pm 1.96S_{\overline{x}}$ 虽然只有一字之差，但两者在意义、计算、应用上是完全不同的。

(四) 假设检验的基本原理和步骤

1. 假设检验的基本原理　　假设检验（hypothesis test）亦称显著性检验（significance test），是用反证法的原理，来判断样本统计量与总体参数之间的差异，以及各样本统计量之间的差异，是由于抽样误差引起的，还是本质不同所造成的一种统计学方法。它是统计推断的又一重要内容。其基本原理和步骤用例 8-24 进行说明。

例 8-24　根据大量调查，一般健康成年男性的脉搏均数为 72 次 /min。某医生在某山区随机抽查了 25 名健康成年男性，测得其脉搏均数为 74.2 次 /min，标准差为 6.5 次 /min，能否认为山区健康成年男性的脉搏均数与一般健康成年男性的脉搏均数不同？

对例 8-24 可做如下分析：样本均数 $\overline{X}=74.2$ 次 /min 和已知总体均数 $\mu_0=72$ 次 /min 不等有两种可能性引起。第一，两个总体均数一致，即山区健康成年男性的脉搏均数与一般健康成年男性的脉搏均数相同，都是 72 次 /min，样本均数与总体均数之间的差异是由于抽样误差引起的一种假象，无本质上的差异。第二，由于受地区环境条件的影响，两个总体均数确有本质上的差异，即山区健康成年男性的脉搏均数与一般健康成年男性的脉搏均数不同。为了判断是第一种可能还是第二种可能，就要通过假设检验来作出科学的推断。

2. 假设检验的基本步骤　　以例 8-24 样本均数 $\overline{X}$ 和总体均数 μ_0 比较为例，说明假设检验的基本步骤。

(1) 建立假设，确定检验水准：检验假设有无效假设（null hypothesis）和备择假设（alternative hypothesis）两种。

无效假设亦称零假设，用符号 H_0 表示。假设两总体均数相等，样本均数 $\overline{X}$ 和总体均数 μ_0 的差异仅仅由抽样误差所致，记为 $H_0:\mu=\mu_0$。

备择假设用符号 H_1 表示。假设两总体均数不等，样本均数 $\overline{X}$ 和总体均数 μ_0 的差异是本质不同所致，记为 $H_1:\mu \neq \mu_0$。

H_0 和 H_1 都是根据统计推断的目的而提出的对总体特征的假设。在建立假设时，应根据研究目的和专业知识确定选择单侧检验（one sided test）或双侧检验（two sided test）。

建立检验假设的同时，还应确定检验水准（size of test）亦称显著性水准（significance level），用符号 α 表示，即拒绝了实际上成立的 H_0 的概率。α 通常取 0.05 或 0.01，具体应根据分析的要求确定。

(2) 选定检验方法，计算检验统计量：应根据资料的类型、研究设计方案、统计推断的目的、统计方法的适用条件来合理选定检验方法。如完全随机设计的两个小样本均数的比较，选用 t 检验，计算统计量 t 值；完全随机设计两样本率的比较，选用四格表资料的 χ^2 检验，计算统计量 χ^2 值。例 8-24 选用单样本的 t 检验，计算统计量 t 值。

(3)确定概率 P 值,做出推断结论: P 值的含义是指在 H_0 所规定的总体中进行随机抽样,获得等于及大于(或等于及小于)现有样本统计量值的概率。一般是将计算得到的检验统计量与相应界值表的临界值比较,确定 P 值。一般统计量越大, P 值越小。如 t 检验,若 $t<t_{\alpha/2,v}$,则 $P>\alpha$,按所取 α 检验水准,不拒绝 H_0 ,差异无统计学意义(统计结论);若 $t \geq t_{\alpha/2,v}$,则 $P \leq \alpha$,按所取 α 检验水准,拒绝 H_0 ,接受 H_1 ,差异有统计学意义(统计结论)。统计结论只能说明差异有或无统计学意义,不能说明专业上有或无差异。因此,统计学结论应和专业结论有机地结合,才能得出恰当的、符合客观实际的最终结论。

（五）t 检验和 z 检验

假设检验的方法通常是以选定的检验统计量来命名的。如检验统计量 t 值和 z 值分别对应于 t 检验（t-test）和 z 检验（z-test）。实际应用时应注意各种检验方法的用途、适用条件和注意事项。

t 检验的应用条件:样本例数 n 较小(如 $n<50$),样本来自于正态分布的总体,两小样本均数比较时还要求两样本的总体方差相等。但在实际工作中,与上述条件略有偏离,只要其分布为单峰且近似对称分布,对结果的影响也不大。

z 检验的应用条件:适用于总体标准差 σ 已知,或总体标准差 σ 未知但样本含量较大的情况。

1. 单样本 t 检验(one-sample t-test) 适用于样本均数 $\bar{X}$ 与总体均数 μ_0 的比较,目的是推断样本均数所代表的未知总体均数 μ 是否与已知总体均数 μ_0 相等。总体均数 μ_0 一般为理论值、标准值或经大量观察所得到的稳定值等。检验统计量 t 值的计算公式为:

$$t=\frac{X-\mu_0}{S_{\bar{X}}}=\frac{X-\mu_0}{S/\sqrt{n}} \quad v=n-1 \quad （式8-25）$$

例 8-24 检验步骤如下:

(1)建立假设,确定检验水准。

$H_0:\mu=\mu_0$,即山区健康成年男性的脉搏均数与一般健康成年男性的脉搏均数相同。

$H_1:\mu \neq \mu_0$,即山区健康成年男性的脉搏均数与一般健康成年男性的脉搏均数不同。

$\alpha=0.05$

(2)选定检验方法,计算统计量 t 值。

本例总体标准差 σ 未知, $n=25$,所以选用单样本 t 检验。

$\bar{X}=74.2,S=6.5,n=25,\mu_0=72$,代入公式 8-25 得:

$$t=\frac{\bar{X}-\mu_0}{S_{\bar{X}}}=\frac{\bar{X}-\mu_0}{S/\sqrt{n}} \quad \frac{74.2-72}{6.5/\sqrt{25}}=1.692 \quad v=n-1=25-1=24$$

(3)确定 P 值,作出推断结论。

查 t 界值表(附表 6-1),得 $t_{0.05/2,24}=2.064$,现在 $t=1.692<2.064$,故 $P>0.05$,按 $\alpha=0.05$ 的水准,不拒绝 H_0 ,差异无统计学意义,尚不能认为山区健康成年男性的脉搏均数与一般健康成年男性的脉搏均数不同。

2. 配对 t 检验(paired t-test) 适用于配对设计数值变量资料均数的比较,是指将受试对象按某些重要特征相近的原则配成对子,每对中的两个个体随机给予两种处理。在医学研究中配对设计主要有两种情况:①自身配对,是指同一受试对象处理前后的比较,目的是推断这种处理有无作用;或同一受试对象的两个部位分别接受两种不同的处理,目的是推断两种处理的效果有无差异。②异体配对,是指为消除混杂因素的影响,让两个同质受试对象分别接受两种不同的处理,目的也是推断两种处理的效果有无差异。配对设计的抽样误差较小,统计效率较高。

配对 t 检验主要关注每对观察值的差值 d 所构成的新样本,其原理是:假设两种处理的效应相同,即 $\mu_1=\mu_2$,则差值 d 的总体均数 $\mu_d=\mu_1=\mu_2=0$ (即已知总体 $\mu_0=0$),此时,即可看成差值的样本均数 $\bar{d}$ 所代表的未知总体均数 μ_d 与已知总体均数 $\mu_0=0$ 的比较。用公式 8-26 计算统计量 t 值。

$$t=\frac{d-\mu_d}{S_{\bar{d}}}=\frac{\bar{d}-0}{S_{\bar{d}}}=\frac{\bar{d}}{S_d/\sqrt{n}} \quad v=n-1 \quad （式8-26）$$

公式中 $\bar{d}$ 为差值 d 的样本均数, S_d 为差值的标准差, $s_{\bar{d}}$ 为差值均数的标准误, n 为配对样本的对子数。

例 8-25　用某新药治疗 12 例高血压患者,服药前和服药后测量各例舒张压,结果见表 8-19。分析该药是否有降压作用?

表 8-19　某新药治疗高血压患者前后的舒张压(mmHg)变化

编号	服药前	服药后	差值 d	d^2
1	118	113	5	25
2	112	107	5	25
3	110	102	8	64
4	98	90	8	64
5	100	103	−3	9
6	100	94	6	36
7	102	85	17	289
8	106	97	9	81
9	90	87	3	9
10	92	88	4	16
11	105	100	5	25
12	110	100	10	100
合计	—	—	$\sum d = 77$	$\sum d^2 = 743$

此资料为同一受试者治疗前后血压的比较,即配对数值变量资料的比较。目的是推断该药物是否有降压作用。

(1)建立假设,确定检验水准。

$H_0 : \mu_d = 0$,即服药前后舒张压相等。

$H_1 : \mu_d \neq 0$,即服药前后舒张压不等。

$\alpha = 0.05$

(2)计算检验统计量 t 值。

本例:$\bar{d} = \sum d / n = 77 / 12 = 6.42$(mmHg)

$$S_d = \sqrt{\frac{\sum d^2 - \frac{(\sum d)^2}{n}}{n-1}} = \sqrt{\frac{743 - \frac{77^2}{12}}{12-1}} = 4.76$$

$$t = \frac{\bar{d}}{S_{\bar{d}}} = \frac{\bar{d}}{S_d / \sqrt{n}} = \frac{6.42}{4.76 / \sqrt{12}} = 4.67 \qquad v = n - 1 = 12 - 1 = 11$$

(3)确定 P 值,作出推断结论。

查 t 界值表(附表 6-1),得 $t_{0.05/2,11} = 2.201$,现在 $t = 4.67 > 2.201$,故 $P < 0.05$,按 $\alpha = 0.05$ 检验水准,拒绝 H_0,接受 H_1,差异有统计学意义。可以认为该药有降压作用。

3. 两独立样本 t 检验(two-sample t-test)　亦称成组 t 检验,适用于完全随机设计的两样本均数的比较,目的是推断两样本所来自的总体均数 μ_1、μ_2 是否相等。检验统计量 t 值的计算公式为:

$$t = \frac{\bar{X}_1 - \bar{X}_2}{S_{\bar{X}_1 - \bar{X}_2}} \qquad v = n_1 + n_2 - 2 \qquad \text{(式 8-27)}$$

式中 $\bar{X}_1$ 和 $\bar{X}_2$ 分别为两个样本均数,$S_{\bar{X}_1 - \bar{X}_2}$ 为两样本均数差值的标准误,其计算公式为:

$$S_{\bar{X}_1 - \bar{X}_2} = \sqrt{S_c^2 \left(\frac{1}{n_1} + \frac{1}{n_2} \right)} \qquad \text{(式 8-28)}$$

S_c^2 为两样本的合并方差,计算公式为:

$$S_c^2 = \frac{\sum X_1^2 - \frac{(\sum X_1)^2}{n_1} + \sum X_2^2 - \frac{(\sum X_2)^2}{n_2}}{n_1 + n_2 - 2}$$　　　　（式8-29）

例8-26　将病情相似的28名Ⅱ型糖尿病患者,随机分成两组,甲组采用单纯药物治疗,乙组采用药物治疗结合饮食疗法,两个月后测定空腹血糖(mmol/L)如下,分析两种疗法的疗效是否相等?

甲组:9.5　10.8　10.5　9.7　11.3　12.6　10.3　11.2　12.0　11.9　13.8　14.2　17.5　15.4

乙组:7.2　6.8　10.4　6.5　10.6　9.3　9.8　5.4　6.2　11.3　12.8　8.5　9.8　10.4

(1)建立假设,确定检验水准。

H_0 :$\mu_1 = \mu_2$,即两种疗法的疗效相等。

H_1 :$\mu_1 \neq \mu_2$,即两种疗法的疗效不等。

$\alpha = 0.05$

(2)计算检验统计量 t 值。

$$n_1 = 14, \sum X_1 = 170.7, \sum X_1^2 = 2150.31$$
$$n_2 = 14, \sum X_2 = 125.0, \sum X_2^2 = 1178.96$$

$$\bar{X}_1 = \frac{\sum X_1}{n_1} = \frac{170.7}{14} = 12.19$$

$$\bar{X}_2 = \frac{\sum X_2}{n_2} = \frac{125.0}{14} = 8.93$$

代入公式得:

$$S_c^2 = \frac{2150.31 - \frac{170.7^2}{14} + 1178.96 - \frac{125.0^2}{14}}{14 + 14 - 2} = 5.07$$

$$s_{\bar{X}_1 - \bar{X}_2} = \sqrt{5.07\left(\frac{1}{14} + \frac{1}{14}\right)} = 0.85$$

$$t = \frac{12.19 - 8.93}{0.85} = 3.835 \qquad \nu = 14 + 14 - 2 = 26$$

(3)确定 P 值,作出推断结论。

查 t 界值表(附表6-1),得 $t_{0.05/2, 26} = 2.064$,由于 $t = 3.835 > 2.064$,故 $P < 0.05$,按 $\alpha = 0.05$ 的检验水准,拒绝 H_0,接受 H_1,差异有统计学意义。可以认为两种疗法的疗效不等。

4. 两样本的 z 检验(two-sample z-test)　适用于两个大样本(n_1 和 n_2 均 >50)均数的比较,目的是推断它们各自所代表的总体均数是否相等。检验统计量 z 值的计算公式为:

$$z = \frac{\bar{X}_1 - \bar{X}_2}{S_{\bar{X}_1 - \bar{X}_2}}$$　　　　（式8-30）

$$S_{\bar{X}_1 - \bar{X}_2} = \sqrt{\frac{S_1^2}{n_1} + \frac{S_2^2}{n_2}}$$　　　　（式8-31）

例8-27　随机抽取某地健康成人,测定红细胞数结果如下。男性:$n_1 = 120$,$\bar{X}_1 = 4.66 \times 10^{12}$/L,$S_1 = 0.47 \times 10^{12}$/L;女性:$n_2 = 115$,$\bar{X}_2 = 4.18 \times 10^{12}$/L,$S_2 = 0.45 \times 10^{12}$/L。分析该地不同性别的健康成人红细胞数是否相等?

(1)建立假设,确定检验水准。

H_0 :$\mu_1 = \mu_2$,即该地不同性别的健康成人红细胞数相等。

H_1 :$\mu_1 \neq \mu_2$,即该地不同性别的健康成人红细胞数不等。

$\alpha = 0.05$

(2)计算检验统计量 z 值。

$$s_{\bar{X}_1 - \bar{X}_2} = \sqrt{\frac{S_1^2}{n_1} + \frac{S_2^2}{n_2}} = \sqrt{\frac{0.47^2}{120} + \frac{0.45^2}{115}} = 0.06$$

$$z = \frac{\overline{X}_1 - \overline{X}_2}{s_{\overline{X}_1 - \overline{X}_2}} = \frac{4.66 - 4.18}{0.06} = 8.00$$

（3）确定 P 值，作出推断结论。

查 t 界值表中 $v = \infty$ 一栏（附表 6-1）得，$z_{0.05/2} = 1.96$，$8.00 > 1.96$，故 $P < 0.05$，按 $\alpha = 0.05$ 的水准，拒绝 H_0，接受 H_1，差异有统计学意义。可以认为不同性别的健康成人红细胞数不等。

（六）假设检验中的两型错误

假设检验是利用小概率反证法的思想作出的推断结论，无论是拒绝或不拒绝 H_0，都有可能犯错误，即 I 型错误和 II 型错误。具体见表 8-20。

表 8-20　假设检验中的两型错误

真实情况	拒绝 H_0	不拒绝 H_0
H_0 成立	I 型错误（α）	推断正确（$1-\alpha$）
H_0 不成立	推断正确（$1-\beta$）	II 型错误（β）

1. **I 型错误（type I error）**　指拒绝了实际上成立的 H_0，即"弃真"错误，医学研究中也称假阳性错误，其概率大小用 α（检验水准）表示。

2. **II 型错误（type II error）**　指不拒绝实际上不成立的 H_0，即"存伪"错误，医学研究中也称假阴性错误，其概率大小用 β 表示。

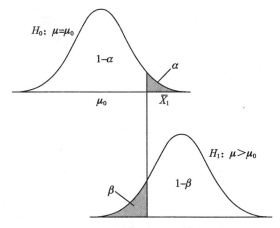

图 8-16　I 型错误与 II 型错误示意图

图中 $1-\beta$ 称为检验效能，表示当两总体确实有差异时，按规定的检验水准能发现其差异的能力。由图 8-16 可看出，α 愈小，β 愈大；反之，α 愈大，β 愈小。要想同时减小 α 与 β，只有增大样本含量。

（七）假设检验应注意的问题

1. **要有严密的研究设计**　这是假设检验结论正确的前提。样本应从同质的总体中随机抽取。资料应具有可比性，即除了要对比的主要因素外，其他可能影响结果的因素应尽可能相同或相近。

2. **不同的资料应选用相应的检验方法**　应根据研究目的、资料类型、设计类型、样本含量的大小，方法的适用条件等选用适当的假设检验方法。例如，完全随机设计的两样本均数的比较，选用成组比较的 t 检验或 z 检验，配对设计的两样本均数的比较，则选用配对比较的 t 检验。分类变量资料的假设检验可以选用 χ^2 检验等。

3. **正确理解 P 值的统计意义**　差异有无统计学意义是统计学术语。$P < \alpha$ 只说明差异有统计学意义，不说明差异的大小，差异的大小只能根据专业知识予以确定。

4. **假设检验的结论不能绝对化**　假设检验的结论具有概率性，与检验水准 α 的高低、样本含量的大小以及单双侧水准的选择有关。且无论是拒绝或不拒绝 H_0，都有可能发生错误，所以假设检验的结论不能绝对化。

5. 单双侧检验的选择　要根据研究目的和专业知识来确定选用单侧检验还是双侧检验。在同一检验水准下,单侧检验比双侧检验更容易得出差异有统计学意义的结论,不能为了得出差异有统计学意义的结论而改用单侧检验。

第四节　分类变量资料的统计分析

分类变量资料是将观察单位按某种属性或类别进行分组,并计算各组观察单位的个数所得的资料。分类变量资料的变量值是定性的,常用相对数进行描述和分析比较。

一、分类变量资料的统计描述

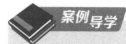

某医师对某年某地的儿童急性传染病进行比较,结果见表 8-21,该医师由此得出 10~14 岁儿童白喉、痢疾发病率明显高于 3~4 岁年龄组(3~4 岁组有 20 000 人,10~14 岁组有 40 000 人)。

表 8-21　某年某地的儿童急性传染病比较

病种	3~4 岁		10~14 岁	
	患者数	构成比(%)	患者数	构成比(%)
猩红热	2920	36.5	1070	35.2
麻疹	2640	83.0	640	21.0
百日咳	1450	18.0	140	4.6
白喉	530	6.6	580	19.1
痢疾	470	5.9	610	20.1
总计	8010	100.0	3040	100.0

问题:

1. 该结论正确吗?

2. 为什么?

(一)常用相对数

相对数(relative number)是指两个有联系的指标之比。常用的相对数指标有率、构成比和相对比。

1. 率(rate)　又称频率指标,说明某现象发生的频率或强度。总体率用希腊字母 π 表示,样本率用拉丁字母 P 表示。常以百分率(%)、千分率(‰)、万分率(1/万)或十万分率(1/10 万)等表示。计算公式为:

$$率 = \frac{实际发生某现象的观察单位数}{可能发生该现象的观察单位总数} \times K \qquad (式 8-32)$$

式中 K 为比例基数,可取 100%、1000‰,……10 万 /10 万等,主要根据习惯用法和使算得率保留 1~2 位整数而定。

2. 构成比(proportion)　又称构成指标,说明某事物内部各组成部分所占的比重或分布。常以百分数表示。计算公式为:

$$构成比 = \frac{事物内部某一组成部分的观察单位数}{同一事物各组成部分的观察单位总数} \times 100\% \qquad (式 8-33)$$

例 8-28　某年某地居民高血压患病情况如表 8-22,求各年龄段的患病率及高血压患者构成比。

表 8-22 某年某地居民高血压患病情况

年龄组	检查人数	患者数	患病率（%）	构成比（%）
20~	800	57	7.1	12.4
30~	1210	139	11.5	30.2
40~	950	149	15.7	32.4
50~	540	115	21.3	25.0
合计	3500	460	13.1	100.0

20~ 年龄组的高血压患病率 $= \dfrac{57}{800} \times 100\% = 7.1\%$

同理,可求出 30~、40~、50~ 年龄组的高血压患病率分别为 11.5%、15.7%、21.3%。可以看出 50~ 年龄组高血压的患病率最高。

20~ 年龄组的高血压患者数占总患者的构成比 $= \dfrac{57}{460} \times 100\% = 12.4\%$。同理,可求出 30~、40~、50~ 年龄组的高血压患者数占总患者的比例分别为 30.2%、32.4%、25.0%。可以看出在全部患者中,40~ 年龄组患者所占比重最大。

3. 相对比(relative ratio) 指两个有关指标之比,说明一个指标是另一个指标的几倍或百分之几。常以倍数或百分数表示。计算公式为:

$$相对比 = \frac{A}{B}\ (或 \times 100\%) \tag{式 8-34}$$

A、B 两指标可以是相对数、绝对数或平均数等。两个指标可以性质相同,也可以性质不同。

例 8-29 某年某地城市新生儿死亡率为 3.63‰,农村新生儿死亡率为 12.18‰,计算城市和农村的新生儿死亡率相对比。

$$城市和农村的新生儿死亡率相对比 = \frac{3.63}{12.18} \times 100\% = 29.80\% \ 或\left(\frac{12.18}{3.63} = 3.36\right)$$

表示城市新生儿死亡率为农村的 29.80%。反之,农村新生儿死亡率为城市的 3.36 倍。

(二) 应用相对数的注意事项

1. 计算相对数时分母不宜过小 观察单位过少,偶然性大,缺乏代表性,计算所得的相对数稳定性较差。当观察单位数太少时,最好直接用绝对数表示,如用某药治疗 5 例某种疾病,5 例痊愈时,一般不用治愈率为 100% 表示。

2. 分析时不能以构成比代替率 构成比只能说明事物内部各组成部分所占的比重或分布,率则说明某现象发生的频率或强度。两者概念和计算方法不同,不能以构成比代替率说明问题。如表 8-28 是某地居民的高血压患病资料,不能认为 40~ 组人群的高血压患病率最高;32.4% 是构成比,表示 40~ 年龄组高血压患者数占总高血压患者数的比例。

3. 注意资料的可比性 用率或构成比进行比较时,必须注意资料的可比性,即除了要比较的因素外,其他可能影响研究结果的因素(如时间,年龄、职业、地区、民族、风俗习惯、经济水平等内部构成)要尽可能的相同。如不宜直接用病死率的高低比较三级甲等医院和乡镇卫生院的医疗水平,因三级甲等医院的疑难危重患者比乡镇卫生院多。又如比较传染病的患病水平时,应注意季节、年龄的一致性。

4. 正确计算平均率 观察单位数不等的几个率,不能直接相加求其平均值,应该用各组实际发生某现象的观察单位数之和,除以各组可能发生该现象的观察单位数之和,再乘以比例基数 K。如表 8-22,某年某地居民高血压患病率 $= \dfrac{460}{3500} \times 100\% = 13.1\%$,而不是 $\dfrac{7.1+11.5+15.7+21.3}{4} = 13.9\%$。

5. 样本率或构成比的比较应做假设检验 样本率或构成比是抽样得到的,也存在着抽样误差,因此,进行比较时不能仅凭表面数值大小直接下结论,应做假设检验。

二、分类变量资料的统计推断

(一)率的抽样误差和标准误

1. 率的抽样误差(sampling error of rate) 指从同一总体中随机抽取观察单位数相等的多个样本,样本率与总体率或各样本率之间的差异。

2. 率的标准误(standard error of rate) 指样本率的标准差,常用来描述样本率的抽样误差大小。率的标准误越小,说明率的抽样误差越小,样本率与总体率越接近,用样本率估计总体率的可靠性越大;反之,率的标准误越大,说明率的抽样误差越大,样本率与总体率差异越大,用样本率估计总体率的可靠性越小。

率的标准误计算公式为:

$$\sigma_p = \sqrt{\frac{\pi(1-\pi)}{n}}$$ (式 8-35)

式中 σ_p 为率的标准误,π 为总体率,n 为样本含量。

实际工作中,总体率 π 一般未知,常用样本率 p 来估计,则率的标准误的估计值计算公式为:

$$S_p = \sqrt{\frac{p(1-p)}{n}}$$ (式 8-36)

例 8-30 某地随机抽取了社区居民 500 人,乙肝病毒表面抗原阳性人数 23 人,阳性率为 4.60%,计算其标准误。

本例 n=500,p=4.60%,则代入公式 8-36 得:

$$S_p = \sqrt{\frac{p(1-p)}{n}} = \sqrt{\frac{0.046(1-0.046)}{500}} = 0.0094 = 0.94\%$$

(二)总体率的可信区间

与总体均数的区间估计相同,总体率的估计也有点(值)估计和区间估计两种。点(值)估计是直接用样本率作为总体率的估计值。该方法简单、但未考虑抽样误差的大小。一般常用区间估计。区间估计则是按照预先给定的概率,计算出总体率可能所在的范围。计算总体率的可信区间常用以下两种方法。

1. 正态近似法 当 n 较大(如 n>50),且 p 和 $1-p$ 均不太小时,如 np 及 $n(1-p)$ 均大于 5 时,样本率近似正态分布,可依据正态分布的规律估计总体率的可信区间。计算公式为:

总体率95%可信区间 $(p-1.96S_p, p+1.96S_p)$ (式 8-37)
总体率99%可信区间 $(p-2.58S_p, p+2.58S_p)$ (式 8-38)

例 8-31 某疾病预防控制中心某年从当地随机抽取 250 名小学生进行贫血检测,结果发现 86 名贫血患者,检出率为 34.40%,估计贫血检出率 95% 的可信区间。

已知 n=250 较大,np=86,$n(1-p)$=164 均 >5,可用公式 8-37 估计总体率 95% 可信区间 $p-1.96S_p$=0.2851

$$p+1.96S_p=0.4029$$

即该地小学生的贫血检测率 95% 可信区间为(28.51% ~40.29%)。

2. 查表法 当 n 较小(如 $n \leq 50$)时,尤其是 p 接近 0 或 1 时,样本率近似于二项分布,可依据二项分布的原理估计总体率的可信区间。因其计算较为复杂,统计学家根据样本含量 n 和样本中阳性例数 x 编制了百分率的可信区间表,可直接查表得总体率 95% 或 99% 的可信区间。

(三)χ^2 检验

χ^2 检验(chi-square test)也称卡方检验,是一种用途较广的假设检验方法。除用于两个或多个样本率(或构成比)之间的比较外,还可用于两个变量间的关联性分析,以及频数分布的拟和优度检验等。本节仅介绍两个及多个率(或构成比)比较的 χ^2 检验。

1. 四格表资料的 χ^2 检验

例 8-32 某医生欲比较甲、乙两种药物治疗慢性胃炎的疗效,将 150 名慢性胃炎患者随机分为两组,观察结果见表8-23,分析两种药物的疗效是否相同?

表 8-23　两种药物治疗慢性胃炎的疗效比较

药物	有效	无效	合计	有效率(%)
甲药	65(57.4)a	17(24.6)b	82	79.27
乙药	40(47.6)c	28(20.4)d	68	58.82
合计	105	45	150	70.00

表 8-23 中只有 $\begin{array}{|c|c|} \hline 65 & 17 \\ \hline 40 & 28 \\ \hline \end{array}$ 四个格子的数据是基本数据,其他数据都是由这 4 个数据推算出来的,故称为四格表(fourfold table)资料。

(1) χ^2 检验的基本思想:χ^2 检验的统计量是 χ^2 值,其计算公式为:

$$\chi^2 = \sum \frac{(A-T)^2}{T} \qquad (式 8-39)$$

式中 A 为实际频数(actual frequency),如例 8-32 中两种药物治疗的实际有效、无效的四个频数,即四格表的四个基本数据;T 为理论频数(theoretical frequency),是根据无效假设 H_0 推算出来的。其计算公式为:

$$T_{RC} = \frac{n_R n_C}{n} \qquad (式 8-40)$$

式中,T_{RC} 为第 R 行(row)第 C 列(column)的理论频数,n_R 为 T_{RC} 所在的行合计,n_c 为 T_{RC} 所在的列合计,n 为总例数。如表 8-23 中第一行第一列格子的理论频数为 $T_{11} = \frac{82 \times 105}{150} = 57.4$,同理可得 $T_{12}=24.6$,$T_{21}=47.6$,$T_{22}=20.4$。

四格表中,每行每列的合计数是固定的,所以用公式 8-40 求出任一格子的理论频数后,其余三个格子的理论频数可用周边合计数减去相应的理论频数得出。如 $T_{11}=57.4$,则 $T_{12}=82-57.4=24.6$,$T_{21}=105-57.4=47.6$,$T_{22}=68-47.6=20.4$ 或 $T_{22}=45-24.6=20.4$。

由式 8-39 可以看出,χ^2 值反映了实际频数和理论频数的吻合程度。若无效假设 H_0 成立,则实际频数与理论频数相差不会很大,χ^2 值也应该较小;反之,若无效假设 H_0 不成立,则实际频数与理论频数相差较大,χ^2 值也会较大。此外,χ^2 值的大小还与 $\sum \frac{(A-T)^2}{T}$ 格子数(自由度 v)的多少有关。因为各格子都是正值,故格子数愈多,χ^2 值也愈大。只有考虑了自由度 v 的影响,χ^2 值才能正确反映实际频数 A 和理论频数 T 的吻合程度。实际频数与理论频数的差异等价于两样本率的差异,实际频数与理论频数差值的假设检验等价于两样本率差值的假设检验。

χ^2 检验的自由度为:

$$v=(行数 -1)(列数 -1) \qquad (式 8-41)$$

四格表有 2 行 2 列,所以自由度 $v=(2-1)(2-1)=1$。

χ^2 检验时,要根据自由度查 χ^2 界值表(附表 6-2),确定概率 P 值,作出推断结论。χ^2 值越大,P 值越小;反之亦然,即若 $\chi^2 \geq \chi^2_{a,v}$,则 $P \leq \alpha$,拒绝 H_0,接受 H_1,差异有统计学意义。若 $\chi^2 < \chi^2_{a,v}$,则 $P > \alpha$,不拒绝 H_0,差异无统计学意义。

(2) χ^2 检验的基本步骤:以例 8-32 为例,步骤如下。

1) 建立假设,确定检验水准

$H_0:\pi_1=\pi_2$,即两种药物治疗慢性胃炎的疗效相同。

$H_1:\pi_1 \neq \pi_2$,即两种药物治疗慢性胃炎的疗效不同。

$\alpha=0.05$

2) 计算检验统计量 χ^2 值

按式 8-40 求得 $T_{11}=\dfrac{82\times105}{150}=57.4$，则 $T_{12}=82-57.4=24.6, T_{21}=105-57.4=47.6, T_{22}=68-47.6=20.4$。

代入公式 8-39 得

$$\chi^2=\sum\frac{(A-T)^2}{T}=\frac{(65-57.4)^2}{57.4}+\frac{(17-24.6)^2}{24.6}+\frac{(40-47.6)^2}{47.6}+\frac{(28-20.4)^2}{20.4}=7.40$$

3）确定概率 P 值，作出推断结论

$v=1$，查 χ^2 值表，$\chi^2_{0.05,1}=3.84$，本例 $\chi^2=7.40>3.84$，故 $P<0.05$。按 $\alpha=0.05$ 的水准，拒绝 H_0，接受 H_1，差异有统计学意义。可认为甲乙两种药物治疗慢性胃炎的疗效不同。

（3）四格表资料 χ^2 检验的专用公式：为了简化计算，四格表资料的 χ^2 检验还可以选用专用公式计算 χ^2 值，即省略理论频数的计算。专用公式为：

$$\chi^2=\frac{(ad-bc)^2 n}{(a+b)(c+d)(a+c)(b+d)}\qquad\text{（式 8-42）}$$

仍以例 8-32 为例：

$$\chi^2=\frac{(65\times28-17\times40)^2\times150}{82\times68\times105\times45}=7.40$$

计算结果同前。

（4）四格表资料 χ^2 检验的校正公式：χ^2 界值表是根据连续性理论分布计算出来的，而分类变量资料是非连续性分布，由此计算出的 χ^2 值仅是 χ^2 分布的一种近似。当样本含量较大且所有格子的理论频数都大于 5 时，这种近似效果较好，但在样本含量较小或出现理论频数小于 5 时，则算出的 χ^2 值可能偏大，所得的概率 P 值可能偏小，此时应对 χ^2 值做连续性校正（correction for continuity）。χ^2 检验的校正公式分别为：

$$\chi^2=\sum\frac{\left(|A-T|-0.5\right)^2}{T}\qquad\text{（式 8-43）}$$

$$\chi^2=\frac{\left(|ad-bc|-\dfrac{n}{2}\right)^2 n}{(a+b)(c+d)(a+c)(b+d)}\qquad\text{（式 8-44）}$$

连续性校正主要在四格表资料的理论频数较小时使用，当自由度大于等于 2 时，一般不作此校正。

例 8-33　某医师用两种方法治疗脑血栓，结果见表 8-24。分析两种方法的疗效是否相同？

表 8-24　两种方法治疗脑血栓效果比较

疗法	有效	无效	合计	有效率（%）
甲疗法	25	6	31	80.65
乙疗法	29	3	32	90.63
合计	54	9	63	85.71

1）建立假设，确定检验水准。

$H_0:\pi_1=\pi_2$，即两种方法治疗脑血栓的疗效相同。

$H_1:\pi_1\neq\pi_2$，即两种方法治疗脑血栓的疗效不同。

$\alpha=0.05$

2）计算统计量 χ^2 值。

因 $T_{12}=\dfrac{31\times9}{63}=4.43$，$T_{22}=9-4.43=4.57$，要用校正公式计算 χ^2 值。代入公式 8-44 得：

$$\chi^2=\frac{\left(|25\times3-29\times6|-\dfrac{63}{2}\right)^2\times63}{31\times32\times54\times9}=0.595$$

3)确定概率 P 值,作出推断结论。

$v=1$,查 χ^2 界值表,$\chi^2_{0.05,1}=3.84$,本例 $\chi^2=0.595<3.84$,故 $P>0.05$。

按 $\alpha=0.05$ 的水准,不拒绝 H_0,差异无统计学意义。尚不能认为甲乙两种疗法治疗脑血栓的疗效不同。

(5)四格表资料 χ^2 检验的公式选用条件。

1)当 $n \geq 40$ 且 $T \geq 5$ 时,用 χ^2 检验的基本公式或四格表资料的专用公式。

2)当 $n \geq 40$ 且 $1 \leq T<5$ 时,用 χ^2 检验的校正公式。

3)当 $n<40$ 或 $T<1$ 时,不能用 χ^2 检验的公式,用确切概率法直接计算概率。

2. 配对四格表资料的 χ^2 检验

例8-34 现有28份白喉患者的咽喉涂抹标本,每份标本分别用 A、B 两种培养基培养白喉杆菌,结果如表8-25所示。分析两种培养基的培养效果是否相同。

表8-25 两种白喉杆菌培养基的培养效果

A 培养基	B 培养基		合计
	+	-	
+	11(a)	9(b)	20
-	1(c)	7(d)	8
合计	12	16	28

本例为配对设计的分类变量资料。配对设计常用于比较两种检验方法、两种培养方法、两种诊断方法等的差异。

由表8-25可见,培养结果共有四种情况,其中 a、d 两种培养基的培养结果一致,b、c 两种培养基的培养结果不一致。判断两种培养基的培养效果有无差异,只需考虑两种培养基培养结果不一致的情况,即只考虑 b 和 c 两个格子的数值。总体中与 b 和 c 对应的数据用 B 和 C 表示。由于 b 和 c 为样本数据,$b \neq c$ 可能是由抽样误差引起的,也可能是两种培养基的培养方法有本质区别,因此应进行假设检验。检验统计量计算公式为:

$$\chi^2 = \frac{(b-c)^2}{b+c} \qquad v=1 \qquad \text{(式8-45)}$$

该公式使用时要求 $b+c \geq 40$,若 $b+c<40$,需用校正公式8-46。

$$\chi^2 = \frac{(|b-c|-1)^2}{b+c} \qquad v=1 \qquad \text{(式8-46)}$$

假设检验步骤:

(1)建立假设,确定检验水准

H_0:两种白喉杆菌培养基的效果相同,即总体 $B=C$。

H_1:两种白喉杆菌培养基的效果不同,即总体 $B \neq C$。

$\alpha=0.05$

(2)计算检验统计量:本例 $b=9$,$c=1$,$b+c<40$,故按公式8-46计算 χ^2 值。

$$\chi^2 = \frac{(|9-1|-1)^2}{9+1} = 4.9$$

(3)确定 P 值,作出推断结论

以 $v=1$ 查 χ^2 界值表,得 $\chi^2_{0.05,1} = 3.84$,本例 $\chi^2=4.9>3.84$,故 $P<0.05$。按 $\alpha=0.05$ 的水准,拒绝 H_0,接受 H_1,差异有统计学意义。可认为 A、B 两种培养基的培养效果不同。

3. 行 × 列表资料的 χ^2 检验 前面介绍了四格表资料的 χ^2 检验,其基本数据只有2行2列。当行数或列数大于2时,统称为行 × 列表或 $R \times C$ 表。行 × 列表资料的 χ^2 检验主要用于多个样本率或构成比的比较。

统计量 χ^2 值的计算公式如下：

$$\chi^2 = n\left(\sum \frac{A^2}{n_R n_C} - 1\right) \qquad v = (行数 -1)(列数 -1) \tag{式 8-47}$$

式中：n 为总例数，A 为每个格子的实际频数，n_R 和 n_C 为与 A 相对应的行合计和列合计。

（1）多个样本率比较的 χ^2 检验

例 8-35 某医生用三种方法治疗慢性支气管炎，观察结果如表 8-26，分析三种方法的疗效是否相同？

表 8-26 三种方法治疗慢性支气管炎的疗效比较

疗法	有效人数	无效人数	合计	有效率（%）
西药	58	32	90	64.44
中药	26	24	50	52.00
中西医结合	110	20	130	84.62
合计	194	76	270	71.85

1）建立假设，确定检验水准。

$H_0 : \pi_1 = \pi_2 = \pi_3$，即三种方法治疗慢性支气管炎的疗效相同。

$H_1 : \pi_1 、\pi_2 、\pi_3$ 不同或不全相同，即三种方法治疗慢性支气管炎的疗效不同或不全相同。

$\alpha = 0.05$

2）计算统计量 χ^2 值：按公式 8-47 计算 χ^2 值。

$$\chi^2 = n\left(\sum \frac{A^2}{n_R n_C} - 1\right)$$

$$= 270 \times \left(\frac{58^2}{90 \times 194} + \frac{32^2}{90 \times 76} + \frac{26^2}{50 \times 194} + \frac{24^2}{50 \times 76} + \frac{110^2}{130 \times 194} + \frac{20^2}{130 \times 76} - 1\right) = 22.66$$

$v = (3-1)(2-1) = 2$

3）确定概率 P 值，作出推断结论。

以 $v=2$ 查 χ^2 界值表，$\chi^2_{0.05,2} = 5.99$，$22.66 > 5.99$，故 $P < 0.05$。按 $\alpha = 0.05$ 的水准，拒绝 H_0，接受 H_1，差异有统计学意义。可认为三种方法治疗慢性支气管炎的疗效不同或不全相同。

（2）构成比资料比较的 χ^2 检验

例 8-36 某医师欲研究急性白血病患者与慢性白血病患者的血型构成情况，收集资料如表 8-27，分析两组患者的血型构成是否相同？

表 8-27 急慢性白血病患者的血型构成情况

组别	A 型	B 型	AB 型	O 型	合计
急性组	57	44	16	53	170
慢性组	42	25	6	28	101
合计	99	69	22	81	271

1）建立假设，确定检验水准。

H_0：急、慢性白血病患者的血型构成相同。

H_1：急、慢性白血病患者的血型构成不同。

$\alpha = 0.05$

2）计算检验统计量：按公式 8-47 计算 χ^2 值。

$$\chi^2 = n\left(\sum \frac{A^2}{n_R n_C} - 1\right)$$

$$= 271 \times \left(\frac{57^2}{170 \times 99} + \frac{44^2}{170 \times 69} + \frac{16^2}{170 \times 22} + \frac{53^2}{170 \times 81} + \frac{42^2}{101 \times 99} + \frac{25^2}{101 \times 69} + \frac{6^2}{101 \times 22} + \frac{28^2}{101 \times 81} - 1\right) = 2.35$$

$$v = (2-1)(4-1) = 3$$

3) 确定概率 P 值,作出推断结论。

以 $v=3$ 查 χ^2 界值表,$\chi^2_{0.05,3}=7.81$,2.35<7.81,故 $P>0.05$。按 $\alpha=0.05$ 的水准,不拒绝 H_0,差异无统计学意义。尚不能认为急、慢性白血病患者的总体血型构成不相同。

(3) 行 × 列表资料 χ^2 检验的注意事项

1) 不能有理论频数 $T<1$,且 $1 \leqslant T<5$ 的格子数不超过总格子数的 1/5。若出现此种情况,解决方法有下列 4 种:①增加样本含量,使理论频数增大;②将理论频数太小的行或列与性质相近的邻行或邻列合并,使重新计算的理论频数增大;③根据专业知识,删去理论频数太小的行或列;④采用确切概率法。

2) 对多个样本率或构成比比较时,若结论拒绝 H_0,接受 H_1,只能认为各总体率或总体构成比之间总的来说有差异,但不能说明彼此间都有差异。若想分析彼此间有无差异,需进一步做多个样本率的多重比较。

本章小结

学习医学统计学方法有助于我们结合专业知识和具体要求,正确地进行研究设计,合理的选择研究方法,恰当地解释分析结果,科学的认识和揭示人群中疾病或健康现象的内在规律。研究资料通常分为定量资料和分类变量资料两种,定量资料可通过集中趋势指标和离散趋势指标描述,常用 t 检验和 Z 检验作统计推断;分类资料可通过相对数指标描述,常用 χ^2 检验作统计推断。分析时,应根据资料的类型和具体要求,选择适宜的统计指标、统计图表进行描述,并选用合理的方法进行统计推断,结论应结合专业知识进行解释,且不可绝对化。

案例讨论

1. 通过大规模调查,已知某地新生儿平均出生体重为 3.30kg,某医师从该地难产儿中随机抽取了 35 名新生儿作为研究对象,测得平均出生体重为 3.42kg,标准差为 0.40kg,该医师认为该地难产儿的出生体重高于一般新生儿。

问题:

1. 此结论正确吗?

2. 如何正确判断该地难产儿与一般新生儿的出生体重是否相同?

案例讨论 1

2. 某研究者欲比较使用含氟牙膏与使用一般牙膏者的患龋率有无不同,将 300 名研究者随机分为 2 组,使用含氟牙膏组 200 人,患龋齿 70 人,患龋率 35%;使用一般牙膏组 100 人,患龋齿 50 人,患龋率 50%。该研究者认为使用含氟牙膏者的患龋率低于使用一般牙膏者。

问题:

1. 请根据题中已知条件编制统计表。

2. 该研究者的结论正确吗? 为什么?

3. 如何正确判断两组的患龋率是否相同?

案例讨论 2

(李静雅 刘明清)

笔记

扫一扫，测一测

思考题

1. 数值变量资料的集中趋势和离散趋势指标各有哪几种？
2. 标准差和标准误有何区别和联系？
3. 可信区间与医学参考值范围的区别是什么？
4. 应用相对数时应注意哪些问题？
5. 如何正确选用四格表资料的检验方法？

笔记

学习目标

1. 掌握：流行病学常用研究方法；现况研究的概念及分类；病例对照研究和队列研究的基本原理、研究对象的选择、资料分析方法；实验性研究的基本原理、实验设计基本原则及临床试验的设计与实施要点；筛检试验的评价方法；公共卫生监测的基本程序；暴发调查的一般步骤。

2. 熟悉：疾病分布常用的测量指标；疾病的三间分布；普查与抽样调查的优缺点；病例对照研究和队列研究的优点和局限性；实验性研究的特点；筛检试验研究对象的选择；公共卫生监测的种类。

3. 了解：现况研究的用途；病例对照研究和队列研究的用途及分类；实验性研究的分类、临床试验的用途；筛检的原则；暴发的类型和流行曲线的特点。

4. 能进行病例对照研究设计、实施及资料分析；进行临床试验设计及实施；进行筛检试验的评价；与相关医务人员协作开展现况调查与暴发调查。

第一节　流行病学概述

流行病学是研究疾病与健康状态在人群中发生、发展及其分布规律和原因，探讨如何预防、控制、消灭疾病和促进健康的科学。随着医学模式的转变，流行病学的原理和方法广泛应用在预防医学、临床医学、基础医学等各个领域。

一、流行病学的定义

流行病学（epidemiology）在历史上是研究疾病流行的科学，早期的流行病学是以研究传染病的发生与流行规律为主，并且形成了较系统的理论。随着慢性非传染性疾病对人们健康的危害相对渐趋严重，流行病学研究的病种扩大到全面的疾病和健康状态，流行病学研究的方法也有了明显的发展。

流行病学是研究人群中疾病和健康状况的分布及其影响因素，并研究防制疾病及促进健康的策略和措施的科学。

二、流行病学的原理和方法

疾病在人群中不是随机分布的，而是表现出一定的时间、地区和人群分布的特征。这种分布特征与危险因素的暴露、个体的易感性有关，对此进行测量并采取相应的预防控制措施是可以预防疾病的。因此，现代流行病学的基本原理包括：疾病与健康在人群中的分布；疾病的发病过程；人与环境的关系;病因论及病因推断的原则;疾病防制的原则和策略等。

流行病学研究方法按设计类型可分为描述性研究、分析性研究、实验性研究和理论性研究四类(图9-1)。

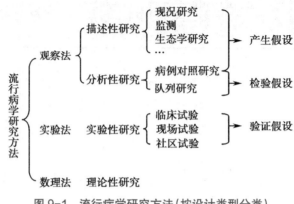

图 9-1 流行病学研究方法(按设计类型分类)

1. 描述性研究(descriptive study) 是利用常规监测记录或通过专题调查获得的数据资料(包括实验室检查结果),按照不同地区、不同时间及不同人群特征分组,描述人群疾病或健康状态与暴露因素的分布情况,在此基础上进行比较分析,进而提出病因假设和线索。在揭示暴露和疾病的因果关系的过程中,描述性研究是最基础的步骤,也是流行病学研究工作的起点。描述性研究主要包括历史常规资料的分析、现况研究、生态学研究等。

2. 分析性研究(analytical study) 是对所假设的病因或流行因素进一步在选择的人群中探讨疾病发生的条件和规律,验证所提出的假说。分析性研究分为两类:一类是根据研究对象是否患有某种疾病分组,观察并比较病例组和非病例组在某种或某些可疑因素的暴露情况有无差别,从而推断暴露因素与疾病发生是否有联系,这种方法称为病例对照研究;另一类是将研究对象按照是否暴露于某种可疑因素分组,观察并比较暴露组和非暴露组的发病情况,从而推断该因素与疾病发生是否有联系,这种方法称为队列研究。

3. 实验性研究(experimental study) 是将研究对象(人群)随机分组,各组给予不同的干预措施,并随访观察、比较不同干预措施的效应。根据研究对象的不同,又可分为临床试验、现场试验和社区试验。

4. 理论性研究(theoretical study) 是指在充分进行观察性研究和实验性研究的基础上,应用数学模型模拟疾病在人群中的分布规律,定量表达各种危险因素与疾病和健康之间的关系,并探讨防制措施的效应。

三、流行病学的用途

流行病学是一门从群体角度研究疾病和健康的科学,已成为医学研究的重要方法学。同时,流行病学也是一门应用学科,主要应用于下列几个方面。

1. 描述疾病和健康状况的分布 疾病(或健康状况)的分布是指其在不同时间、不同地区及不同人群中出现的频率(发病率、患病率或死亡率等)。通过疾病(或健康状况)的三间分布研究,可以了解疾病在人群的发生、发展规律,可以发现高危人群,从而为探索疾病病因、合理配置卫生资源、有效地采取预防控制措施提供依据。

2. 探讨疾病病因和危险因素 在防制疾病、促进健康的工作中,很重要的一点是要知道疾病的病因或发病危险因素。但疾病的发生和流行是很复杂的,很多疾病的病因和危险因素目前并不完全清楚。通过流行病学研究可以尽量找到疾病的危险因素,有时,真正的病因尚未完全阐明,但是通过对危险因素的干预,也可以起到预防疾病发生的作用。如吸烟可致肺癌,但吸烟只是肺癌的一个危险因素,病因可能是烟草中的某个成分,尽管如此,控制吸烟仍能有效地预防肺癌。

3. 研究疾病自然史 疾病从发生、发展、直到结局的自然过程,称为疾病的自然史。疾病在个体中有一个自然发展过程,如传染病的潜伏期、前驱期、发病期、恢复期,慢性非传染性疾病的亚临床期、症状早期、症状明显期、症状缓解期、恢复期,这是个体的疾病自然史。疾病在人群中也有其自然发生的规律,称为人群的疾病自然史。通过对人群疾病自然史的研究,可以在疾病不同阶段采取有针对性的措施,起到预防疾病发生,提高治疗效果,改善预后的作用。如通过自然史观察,了解到乙型肝炎可以通过孕妇垂直传播给新生儿,故采用接种疫苗来实现早期预防。对慢性肝炎或迁延性肝炎患者进行定期随访,研究其转归状况和规律,有助于采取有效措施以促进其恢复健康。

4. 评价疾病防治的效果　疾病的防治效果如何,很多情况下需要进行流行病学研究。如儿童接种某种疫苗后,是否阻止了相应疾病的发生,可用实验性研究的方法比较接种儿童和对照儿童的发病情况。考察一种新药的疗效和安全性,需要开展临床试验进行科学评价。

5. 开展疾病监测　疾病监测是指长期不断地收集、核查、分析疾病的动态分布及其影响因素的资料,并将有关信息及时传达给有关的单位和个人,以便采取适宜的干预措施。通过疾病监测,可以长期连续地观察疾病及其影响因素的发展趋势,并可对预防对策、卫生资源的分配进行评价。若发生疾病暴发或不明原因疾病流行时,便于及时采取措施,此外,还可通过疾病监测开展病因学研究。

第二节　流行病学资料的来源与疾病分布

一、流行病学资料的来源

流行病学资料的收集过程,就是按照研究设计所拟定的方法与过程,通过对研究对象的观察及实验,测量并记录其结果,形成原始统计数据。根据信息来源可将数据分为三类:

1. 常规工作记录　如住院患者的病案资料、户籍与人口资料、医疗保险资料等。

2. 各种统计报表　如人口出生、死亡报表,居民的疾病、损伤、传染病报表等资料。

3. 专题研究　需要解决某些专门问题的时候,常规的记录和报表往往不能提供必需的或足够数量的资料,这就需要在一个特定时间内,依靠专题调查(或实验)来获取资料。如探讨某种疾病的病因,评价某种预防措施的效果,评价药物的疗效和安全性等,通常需要开展专题调查(或实验)。

二、疾病分布常用的测量指标

(一)生命统计指标

1. 出生率(birth rate)　亦称粗出生率(crude birth rate),是指某年某地平均每千人口中所出生的活产人数。该指标可粗略反映人口的生育水平,出生率受年龄、性别等多种因素的影响,分析时可采用标准化率。

$$出生率 = \frac{同年活产总数}{某年平均人口数} \times 1000‰ \qquad (式9-1)$$

2. 死亡率(mortality rate)　亦称粗死亡率(crude death rate),是指某年某地平均每千人口的死亡人数。

$$死亡率 = \frac{同年死亡总数}{某年平均人口数} \times 1000‰ \qquad (式9-2)$$

一般用年中人口数或用年初人口数与年终人口数之和除以2,作为年平均人口数。死亡率反映一个国家或地区居民总的死亡水平,是一个国家或地区卫生、经济和文化水平的综合反映。不同地区、不同年代死亡率的比较必须计算标准化率。死亡率如按疾病的种类、人群的年龄、性别、职业等分类计算,则称为死亡专率。

3. 婴儿死亡率(infant mortality rate)　是指某年不满周岁婴儿的死亡数占同年活产数之比,一般以千分比表示。它是反映一周岁以内婴儿死亡水平的指标,是衡量社会经济及卫生状况的一项敏感指标。

4. 年龄别死亡率(age specific death rate)　是指某年某地某一年龄(或某年龄组)人群中每千人口

的死亡人数。由于不受人口年龄构成的影响,不同地区同一年龄组的死亡率可以直接比较。

5. 5岁以下儿童死亡率(child mortality rate under age 5)　是指某年5岁以下儿童死亡数与同年活产数之比,以千分率表示,是WHO和联合国儿童基金会用来评价儿童健康状况的常用指标。该指标主要反映婴幼儿的死亡水平。

6. 孕产妇死亡率(maternal mortality rate)　是指某年中由于怀孕和分娩及并发症造成的孕产妇死亡人数与同年活产总数之比,通常以十万分率表示。该指标用于评价妇女保健工作,间接反映一个国家的卫生服务水平。

7. 死因构成比(proportionate mortality ratio)　是指某类死因的死亡数占总死亡数的百分比。按各类死因构成比的大小由高到低排列的位次称为死因顺位,它可以说明各种死因的相对重要性,明确不同时期卫生保健工作的重点。

8. 平均期望寿命(life expectancy)　又称预期寿命,是指同时出生的一代人,活到某个年龄尚能生存的年数。它是以各年龄别死亡率为依据,运用统计学方法计算而得,因不受人口年龄构成的影响,各国家(地区)平均期望寿命可直接比较。出生时(0岁)平均期望寿命是最常用的指标,称为人口平均寿命,是评价人群健康状况以及社会经济发展和人民生活质量的最重要指标之一。预期寿命和死亡率是一个事物的两个相反方面,死亡率低,平均期望寿命就高。

(二)疾病统计指标

1. 发病率(incidence rate)　是指特定人群在一定时间内(一般为1年)发生某病新病例的频率。

$$发病率 = \frac{一定时期内某人群中某病新病例数}{同期暴露人口数} \times K \qquad (式9-3)$$

式中,K=100%,1000‰,10 000/万,100 000/10万。

发病率是描述疾病的分布、探讨发病因素和评价预防措施效果的重要指标。在计算发病率时,要准确理解分子和分母。新病例是指在观察期间新发生的病例。流行性感冒、急性心肌梗死等急性病,其发病时间容易确定,新旧病例容易区分;慢性病发病时间难以确定,一般以首次确诊时间为发病时间。在观察期间内,如果同一个人发生一次以上同种疾病(如一年内患几次感冒),则应分别计为几个新发病例。暴露人口必须符合两个条件:①必须是观察时间内观察地区内的人群;②必须有可能患所观察的疾病。正在患病或曾经患病或接受了预防接种,而在观察期内肯定不会再患该病的人不能算作暴露人口。

2. 罹患率(attack rate)　常用来衡量人群中在较短时间内新发病例的频率,与发病率一样是测量新发病例频率的指标,观察时间可以日、周、旬、月为单位,在食物中毒、职业中毒或传染病的暴发及流行时,经常使用该指标。

3. 患病率(prevalence rate)　又称现患率,是指某特定时间内总人口中某病现患新旧病例所占的比例。

$$患病率 = \frac{某观察期间一定人群中现患某病的新旧病例数}{同期的平均人口数} \times K \qquad (式9-4)$$

式中,K=100%,1000‰,10 000/万,100 000/10万。

由于计算患病率的特定时间长短不同,可将患病率分为时点患病率和期间患病率。时点患病率要求调查时间尽可能短,一般在1个月以内;调查时间超过1个月时用期间患病率表示。患病率通常用来反映疾病的现患状况,对于病程较长的慢性病,可反映其流行情况。患病率用于估计某病对居民健康危害的严重程度,可为医疗设施的规划,人力资源的需要量,医疗费用的投入等提供科学依据。

4. 感染率(infection rate)　是指在某时间内被检人群中某病现有感染者人数所占的比例,通常用百分率表示。感染率常用于研究某些传染病或寄生虫病的人群感染情况和评价防治工作的效果,为估计某病的流行态势和制定防制措施提供依据。

5. 续发率(secondary attack rate,SAR)　也称二代发病率,是指某些传染病在最短潜伏期到最长潜伏期之间,易感接触者中发患者数占所有易感接触者总数的百分比。第一个病例发生后,在该病最短与最长潜伏期之间出现的病例称续发病例,又称二代病例。续发率可用于比较传染病传染力的强弱,也用于分析传染病流行因素及评价卫生防疫措施的效果。

6. 生存率(survival rate)　是指接受某种治疗的患者或某病患者中,经 n 年随访尚存活的患者数所占的比例。生存率反映了疾病对生命的危害程度,可用于评价某些病程较长疾病的远期疗效。

7. 病死率(fatality rate)　是指在一定时期内,患某病的全部患者中因该病死亡者所占的比例。常用来说明疾病的严重程度,也可反映医疗水平和诊治能力,用病死率评价不同医院的医疗水平时要注意医院间的可比性。

（三）疾病负担指标

1. 潜在减寿年数(potential years of life lost,PYLL)　是指一定时期(一般为 1 年)某人群各年龄组死亡者的期望寿命与实际死亡年龄之差的总和,即死亡所造成的寿命损失。该指标是在考虑死亡数量的基础上,以期望寿命为基准,进一步衡量死亡造成的寿命损失,强调了早死对健康的损害。PYLL是评价人群健康水平的一个重要指标,可以用此指标估计导致某人群早死的各种死因的相对重要性,为确定不同年龄组的重点防治疾病提供科学依据。

2. 伤残调整寿命年(disability adjusted life year,DALY)　是指从发病到死亡所损失的全部健康寿命年,包括因早死所致的寿命损失年和残疾所致的健康寿命损失年两部分。该指标综合反映各种疾病造成的早死与残疾对健康寿命的损失,更全面地反映疾病对健康的危害程度以及疾病负担情况。按 DALY 大小排序可对不同地区、不同人群、不同病种进行分析,以确定危害人群健康的主要病种及重点人群和地区,为确定防制重点提供依据。

三、疾病的流行强度

疾病的流行强度是指在一定时期内某疾病在某地区人群中,发病数量的变化及病例间的联系强度。常用散发、暴发、流行和大流行表示。

1. 散发(sporadic)　是指某病在一定地区的发病率呈现历年的一般水平,且病例间无明显联系。散发所指的地区一般是指区、县以上的范围,不适于小范围的人群。历年的一般发病率水平可参照当地前三年该病发病率的平均水平。

2. 暴发(outbreak)　是指在一个局部地区或集体单位中,短时间内突然出现很多症状相同患者的现象。大多数患者常同时出现在该病的最短和最长潜伏期之间。如托幼机构的麻疹、手足口病、腮腺炎等疾病的暴发。

3. 流行(epidemic)　是指某地区某病发病率明显超过该病历年的散发发病率水平。相对于散发,流行出现时各病例之间呈现明显的联系。流行与散发是相对的流行强度指标,不同时间、不同地点及不同病种流行的实际水平有很大差别。

4. 大流行(pandemic)　是指某病发病率超过流行水平,疾病迅速蔓延,涉及地域广,在短期内可越过省界、国界,甚至洲界,称之为大流行。如流行性感冒和霍乱,历史上曾发生过多次世界性大流行。

四、疾病的三间分布

疾病在人群、时间和地区上的三间分布反映出疾病的流行特征,流行特征是判断和解释病因的依据,也是形成病因假设的重要来源。

（一）人群分布

人群可以根据不同的自然或社会属性,如年龄、性别、民族、职业、宗教、婚姻与家庭、流动人口等进行分组(分类),不同疾病在某一属性上有其分布特点。这种分布差别的原因主要有宿主的遗传、免疫、生理及暴露机会等。研究疾病的人群分布特征有助于探讨病因和流行因素、明确高危人群。

1. 年龄　是人群分布中最重要的因素。由于不同年龄人群有不同的免疫水平、不同的生活和行为方式、对危险因子的暴露机会等不同,因此,几乎所有疾病的发病和死亡都与年龄有关。

不同类型的疾病可有不同的年龄表现。影响疾病年龄分布的主要因素有:①接触暴露的机会:如在偏僻的农村,由于居住分散、人员交往不频繁,受呼吸道病原体感染的机会较少,因而平时发病较少,但一旦有传染源传入该地,或该地人群进入城市,则各年龄组都可发病;非传染病的年龄分布差异主要取决于暴露致病因子的差异,如在食管癌高发区,随年龄增大其发病率和死亡率也随之升高。②机体的免疫状况：由于胎儿可经胎盘得到来自母体的 IgG 抗体而获得被动免疫，所以 6 个月以内的新生儿很少发生麻疹、白喉、猩红热等疾病。③有效的预防接种可以改变某些传染病的年龄分布：在普遍接种白喉类毒素和麻疹疫苗之前，这两种疾病都是儿童多发，但在普遍接种相应疫苗以后，一些地区的发病年龄明显后移。

2. **性别**　多数疾病的发病率有一定的性别分布差异。疾病在不同性别间分布差异的原因主要是暴露于致病因子的机会或程度不同，其次是存在解剖、生理特点、内分泌代谢等方面的差异。如肺癌、肝癌死亡率均男性多于女性，很大程度上是由于男性吸烟、饮酒者所占比例多于女性所致。血吸虫病、钩端螺旋体病、森林脑炎等皆可因接触病原体的机会不同而致男女两性发病率不同。同年龄组，绝经前的女性患心脏病的概率低于男性，这与女性具有较高的雌激素水平有关。

3. **职业**　许多疾病的发生与职业因素有关系，与暴露于职业环境中的某些有害因素有关。如暴露于游离二氧化硅的碎石工易患硅沉着病，煤矿工人易患尘肺；生产联苯胺的工人易患膀胱癌；饲养员、屠宰工人及皮毛加工工人易患炭疽和布鲁氏菌病等。不同职业人群的劳动强度和精神紧张度不同，这些因素也影响某些疾病的发生，如汽车司机和飞行员多患高血压、胃炎和消化性溃疡。另外，劳动者的职业也决定了劳动者所处的社会经济地位和所享有的卫生服务水平，这些因素无疑对某些疾病的发生有影响。

4. **种族和民族**　许多疾病在不同的种族或民族发病率有较大差异，其种族分布差异的原因尚需探讨。目前认为对疾病有影响的因素包括：①遗传因素，如镰状细胞贫血多见于黑色人种；②生活和风俗习惯，如有男童行包皮环切术的习俗，使男子阴茎癌的发病率较低；③民族定居点所处的自然和社会环境，如我国学者的一项四川省的彝族人群原发性高血压的移民流行病学研究结果显示，彝族农民原发性高血压患病率为 3.19%，彝族移民原发性高血压患病率为 15.10%。说明彝族农民移居城镇后，生活环境发生变化，原发性高血压患病风险增加。

5. **行为特征**　近年研究发现许多不良行为对人体危害很大。根据世界卫生组织报告，在发达国家和部分发展中国家，危害人群健康和生命的主要疾病中，有约 60% ~70% 是由社会因素、不良行为习惯和生活方式造成的，如恶性肿瘤、冠心病、高血压及糖尿病等。常见的不良行为有吸烟、酗酒、吸毒、偏食、不洁性行为和长期静坐生活方式等。

（二）时间分布

疾病分布随时间而不断变化，是一个动态的过程。分析疾病的时间分布特点，亦能探索某些病因和流行因素的线索。

1. **短期波动（rapid fluctuation）**　其含义与暴发相近，区别在于暴发常用于少量人群，而短期波动常用于较大数量的人群。容易发生短期波动或暴发的疾病主要是急性传染病和急性中毒性疾病，如麻疹、流行性脑脊髓膜炎、食物中毒等。一般是由于短时间内大量人员接触同一致病因素所致，由于不同个体的潜伏期不同，发病有先有后，但若为一次性共同暴露，则大多数病例的发病日期集中在最短和最长潜伏期之间。发病高峰与该病的平均潜伏期基本一致，一般可从发病高峰日推算暴露时间，从而找出其原因；若为多次暴露或持续暴露，则流行将持续一段时间。非传染性疾病也可表现为短期波动或暴发现象，如过敏性疾病。

2. **季节性（seasonal variation）**　是指疾病发病率随季节而波动的现象。呈季节性变化的疾病主要是传染病，一些营养缺乏病、过敏性疾病有某季节多发的现象，一些慢性病的急性发作（脑血管意外等）与季节变化有一定关系。季节性有两种表现形式：一种是季节性升高，即一年四季均可发生，但在一定季节，其发生率升高，如呼吸道传染病一般冬春季高发，肠道传染病则多发于夏秋季；另一种是严格的季节性，即一年中只在某些季节有某病发生。经吸血节肢动物传播的疾病大多呈严格的季节性。

疾病季节性变化的原因复杂，受到气象条件、昆虫媒介、风俗习惯及生产、生活活动等因素的影响。研究疾病的季节性变异有利于探索病因和流行因素，并有助于提前采取防治措施。

3. **周期性（cyclic fluctuation）**　是指疾病有规律地每隔一个时期出现一次流行高峰的现象。在应用有效疫苗预防疾病之前，多数呼吸道传染病都具有周期性。如麻疹在城市表现为两年一次流行高峰、流行性脑脊髓膜炎约 7~9 年流行一次。通过有效的疫苗接种，周期性的流行规律基本不存在。疾病呈现周期性的原因主要有：①该病的传播机制容易实现；②病后可形成较为稳固的免疫;③由于新生儿的累积,使易感者的数量增加;④病原体的抗原发生变异,使原来的免疫人群失去免疫力。

4. 长期趋势(secular trend) 是指有些疾病经过一个相当长的时间后,其发病率、感染类型、病原体种类、宿主及临床表现等方面均发生了很大变化的现象,也称长期变异(secular change)。疾病长期变异的原因可能是由于致病因素的变化、社会生活条件的改变、医疗技术的进步、自然条件的变化、生产生活习惯的改变及环境污染等因素,导致致病因子和宿主发生了变化。研究疾病长期变异的趋势,探索导致变化的原因,可为制订中长期疾病预防战略提供理论依据。

（三）地区分布

多数疾病的发生都因各种原因或多或少存在地区差异,研究疾病的地区分布常可提供有关疾病的病因及流行因素的线索。

1. 国家间及国家内不同地区的分布 不同行政区域在社会制度、经济发展水平、宗教、文化、生活习惯及自然环境条件等许多方面存在差异,因此不同国家之间或一个国家内不同行政区域之间的疾病频率也存在差异。

（1）疾病在不同国家间的分布:有些疾病只存在于世界某些地区,有些疾病在全世界均可发生,但其在不同地区的分布呈现差异性。霍乱多见于印度,病毒性肝炎在我国和亚裔人群高发,肝癌多见于亚洲、非洲,乳腺癌、肠癌多见于欧洲、北美洲。

（2）疾病在同一国家内不同地区的分布:疾病在同一国家不同地区的分布也有明显差别。我国血吸虫病流行区分布于长江流域及其以南的 12 个省、自治区、直辖市。鼻咽癌在我国以广东、广西、福建等南方地区死亡率较高,其中死亡率最高的是广东省。但广东省内不同人群的死亡率也有差别,以讲广州方言的居民死亡率最高,可能与遗传易感性、饮食习惯、EB 病毒感染等多种因素有关。

2. 城乡分布 城市与乡村在经济发展、自然环境、卫生条件、生活习惯等方面都有较大差异,导致多数疾病在城乡间的分布不一致。城市人口密集、流动性大,容易发生呼吸道传染病的流行;肺癌、大肠癌、高血压等慢性病和交通事故等也在城市高发。细菌性痢疾、甲型肝炎、伤寒等肠道传染病及寄生虫病、农药中毒等,农村发病显著高于城市;食管癌、肝癌、宫颈癌等恶性肿瘤也是农村多于城市。此外,由于乡镇企业的发展,大量排出有毒、有害物质,而缺少健全的防护措施,致使农民发生慢性中毒的较多。

3. 地方性疾病 由于自然因素或社会因素的影响,某种疾病经常存在于某一地区或只在一定范围人群中发生,而不需自外地输入时称为地方性。具有地方性特点的疾病称为地方性疾病,简称地方病(endemic disease)。疾病的地方性表现在以下三个方面。

（1）统计地方性:由于生活习惯、卫生条件或宗教信仰等社会因素导致疾病呈地方性分布,称为统计地方性。如痢疾等肠道传染病流行,常发生于卫生条件差,卫生习惯不良的地区。

（2）自然地方性:某些疾病受自然环境的影响只在某一特定地区存在的情况,称为自然地方性。自然环境的影响大致有两个方面:①该地区有适合于某种病原体生长发育和传播媒介生存的自然环境,使该病只在这一地区存在,如血吸虫的中间宿主钉螺分布有严格的地方性,故血吸虫病只在这类地区流行。②某些疾病与自然环境中的微量元素分布有关,如地方性甲状腺肿、氟中毒等。

（3）自然疫源性:一些疾病的病原体不依靠人而能在自然界的野生动物中繁衍,只有在一定条件下才传染给人,这种现象称为自然疫源性;具有自然疫源性的疾病称为自然疫源性疾病,这类疾病流行的地区称为自然疫源地。如鼠疫、森林脑炎、流行性出血热等都属于自然疫源性疾病。

（四）疾病分布的综合描述

在流行病学研究和疾病防制实践中,常常需要综合地描述和分析疾病在人群、地区和时间上的分布情况,才能全面获取有关病因线索和流行因素的资料。移民流行病学就是综合描述疾病分布的方法。

移民流行病学(migrant epidemiology)是通过比较某种疾病在移民、移居地当地居民及原居住地人群的疾病发病率或死亡率差别,以探索遗传因素和环境因素在疾病发生中的作用。它是利用移民群体研究疾病的分布特征,是从地区、人群、时间三个方面综合描述疾病分布的一种方法,常用于慢性非传染性疾病及某些遗传病的病因和流行因素的探讨。移民流行病学研究遵循下列原则。

1. 若环境因素是引起发病率、死亡率差别的主要原因,则移民中该病的发病率及死亡率与原居住地人群的发病率或死亡率不同,而与移居地当地居民人群的发病率及死亡率接近。例如,对胃癌进行移民流行病学研究发现,胃癌在日本高发、在美国低发,而在美国出生的第二代日本移民胃癌的标化死亡率高于美国人,但低于日本当地居民,说明环境因素与胃癌的死亡有较大关系。

2. 若遗传因素是对发病率及死亡率起主要作用的因素,则移民的发病率及死亡率不同于移居地人群,而与其原居住地人群相同。例如,中国是鼻咽癌的高发区,世界各地华侨的鼻咽癌发病率也高于当地其他民族的发病率。中国人移居美国后,特别是美国出生的华人,虽然环境发生了变化、生活习惯已基本美国化,但鼻咽癌仍然高发,说明遗传因素可能在鼻咽癌的发生中起着重要作用。

第三节 描述性研究

一、描述性研究概述

描述性研究(descriptive study)是利用现有的记录资料或通过专题调查获得的资料,描述疾病和健康状况在不同地区、时间和人群中的分布特征。当某种疾病或人群健康状况的原因不明时,应该从描述性研究开始,通过对该病或健康状况的基本分布特征进行对比分析,从而获得有关病因假设的线索,逐步建立病因假设。

描述性研究是最常用的流行病学研究方法,也是流行病学调查研究的第一步。常用的描述性研究有现况研究、生态学研究、病例报告、个案研究、历史资料分析等。本节主要介绍现况研究。

二、现况研究

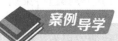

为了解我国 35~64 岁人群血清甘油三酯(TG)水平分布特点及与其他心血管疾病危险因素的关系,研究人员于 1992 年采用分层整群抽样的方法对我国 11 个省、市 35~64 岁共 29 564 人进行了心血管疾病危险因素的调查。结果显示,11 个省、市 35~64 岁人群高 TG 血症患病率:男性为22.9%,女性为 16.5%。高 TG 是我国临床高脂血症构成中最常见的类型。血清 TG 水平分布存在地区间差异,最高为四川省,最低为浙江省,最高地区是最低地区的 2.3 倍。男性 TG 水平高于女性,女性 TG 水平随年龄增加而增加。男女两性 TG 水平与总胆固醇、体质指数、血糖呈正相关,与高密度脂蛋白胆固醇及体育锻炼呈负相关。高 TG 血症者同时伴有其他心血管疾病危险因素高达 70% 以上,提示高 TG 血症患者可能处于心血管疾病的高危状态。

问题:

1. 现况调查的用途有哪些?

2. 现况调查的种类有哪些? 各自有哪些优缺点?

(一) 概念

现况研究(prevalence study)又称现况调查,是对特定时点(或期间)和特定范围内人群中的疾病或健康状况及有关因素的分布状况的资料收集、描述,从而为进一步研究提供病因线索。现况调查所获得的描述性资料是在某一时点或在一个短暂时间内收集的,因而又称横断面研究(cross sectional study)。从观察分析指标看,由于现况研究所得到的频率指标一般为特定时间内调查群体的患病率,故也称为患病率研究(prevalence study)。

(二) 目的和用途

1. 描述疾病或健康状况的分布 通过现况调查可以描述疾病或健康状况的三间分布,发现高危人群。如高血压的全国抽样调查,可以了解高血压的患病率,以及高血压在各省、地区、城市、乡村、年龄、性别中的分布。

2. 发现病因线索 描述某些因素或特征与疾病或健康状况之间的关系,寻找病因及流行因素线索,以逐步建立病因假设。如在对冠心病的现况调查中发现冠心病患者中有高血压、高血脂、肥胖等因素的比例明显高于非冠心患者群,从而提出冠心病的某些病因假设。

3. 了解人群的健康水平,为疾病防制工作提供依据 通过现况调查可以使卫生行政部门了解到当前某种疾病及其相关因素的现状。如进行社区诊断为卫生部门提出当前的主要卫生问题及防治对象,评估与制订社区卫生规划。

4. 早期发现患者 利用普查或筛检等手段,可达到"早发现,早诊断,早治疗"二级预防的目的。如宫颈涂片检查可以发现早期宫颈癌患者,使其得到早期治疗。

5. 进行疾病监测 在某一特定的人群中长期进行疾病监测,可以对所监测疾病的分布规律和长期变化趋势有深刻的了解,便于及时采取相应的防治措施。

6. 评价疾病的防治效果 在某一人群中重复进行横断面调查,收集有关因素与疾病的资料,通过这种类似前瞻性研究的动态调查,可以评价某些疾病防治措施的效果。例如,在同一人群中,选择高血压干预前后两个时点,重复进行现况调查,比较两个时点高血压患病率的差别,用以评价干预措施的效果。

(三) 种类

1. 普查

(1)概念:普查(census)是指为了了解某病的患病率或某人群的健康状况,在特定时间对特定范围内人群中的每一成员进行的全面调查或检查。特定时间应该较短,甚至指某时点,一般为1~2d或1~2周,最长不宜超过2~3个月;特定范围可以指某地区或某种特征的人群,或是某社区的全部居民。

(2)适用条件:①所普查的疾病患病率较高;②调查目的明确,调查项目简单;③疾病的检验方法、操作技术不很复杂,试验的灵敏度和特异度均较高;④有足够的人力、物质和设备用于发现病例和及时治疗;⑤有严密的组织和高质量的普查人员队伍;⑥有群众基础。

(3)优缺点:普查的优点是能够发现人群中的全部病例,使其得到及时治疗;能提供疾病分布情况和流行因素或病因线索;通过普查能起到普及医学科学知识的作用。缺点是普查工作量大,调查质量不易控制;易发生重复和遗漏现象;不适用于患病率很低的疾病;耗费人力、物力,成本高;一般只能获得患病率资料,而不能获得发病率资料。

2. 抽样调查

(1)概念:抽样调查(sampling survey)是从总体中随机抽取一个有代表性的样本作为研究对象,然后根据调查所得的样本资料估计和推断被调查现象的总体特征。

(2)优缺点:与普查相比较,抽样调查的优点是节省时间、人力和物力资源;由于调查范围小,调查工作容易做得细致。缺点是抽样调查的设计、实施及资料分析较为复杂;不适于调查变异较大的资料;当某病的发病率很低时,小样本不能提供足够的信息,若估计的样本量达到总体的75%时,直接进行普查更有意义。

(四) 研究设计与实施

1. 明确研究目的与类型 进行现况调查前,必须明确本次研究的目的,然后再根据具体的研究目的确定采用普查还是抽样调查。而且此后的调查研究设计、实施及结果分析都要围绕研究目的进行。

2. 确定研究对象 根据研究目的选择合适的研究对象。如果研究的目的是为了"三早"预防,可选择高危人群;如果为了研究某些相关因素与疾病的关联,寻找病因线索,则要选择暴露人群或职业人群;如果是为了获得疾病的三间分布资料或确定某些生理、生化指标的参考值,则要选择有代表性的人群;如果是为了评价疾病防制措施的效果,则要选择已经实施干预措施的人群。

3. 确定样本量和抽样方法 在抽样调查时,样本量过大可造成人力和物力的浪费,还会因工作量大难以保证调查质量,使结果出现偏倚;样本量过小,则使抽样误差过大,样本缺乏代表性,结果外推到总体受到限制。

(1)样本量的决定因素:①预期现患率(p):预期现患率越低,所需样本量越大;②对调查结果精确性的要求:容许误差(d)越大,所需样本量越小;③显著性水平(α)。

(2)样本量的估计

1)计数资料样本大小的估计

$$n = \frac{z_\alpha^2 pq}{d^2}$$

(式 9-5)

式中,n 为样本量;z_α 为 α 对应的标准正态分布临界值,通常取 $\alpha=0.05$。d 为容许误差,即样本率与总体率之差,是调查设计者根据实际情况规定的;p 为预期的某病现患率;$q=1-p$。

例 9-1 某工厂有职工 10 000 余人,拟采用抽样调查方法了解全体职工乙型肝炎表面抗原携带情况。该地区乙型肝炎表面抗原携带率约 10%,要求容许误差为 0.15p,$\alpha=0.05$,应抽样调查多少人?

根据题意,$z_{0.05}=1.96$,$p=0.1$,$d=0.15p=0.015$,$q=0.9$

$$n = \frac{z_\alpha^2 pq}{d^2} = \frac{1.96^2 \times 0.1 \times 0.9}{0.015^2} = 1537 \text{（人）}$$

2)计量资料样本大小的估计

$$n = \frac{Z_\alpha^2 S^2}{d^2}$$

(式 9-6)

式中,S 为样本的预期标准差;d 为容许误差,即样本均数与总体均数之差的容许范围。

例 9-2 某研究欲调查肝硬化患者的血红蛋白含量,从资料获得,一般人群的血红蛋白标准差约为 3.0g/L,要求调查的容许误差为 0.2g/L,$\alpha=0.05$,应抽样调查多少人?

根据题意,$z_{0.05}=1.96$,$S=3.0$g/L,$d=0.2$g/L

$$n = \frac{z_\alpha^2 S^2}{d^2} = \frac{1.96^2 \times 3.0^2}{0.2^2} = 864 \text{（人）}$$

(3)抽样方法:抽样调查的目的是通过样本信息推断总体特征,因此,研究样本必须对其所来自的总体具有较好的代表性。为保证样本的代表性,一是样本获得须遵循随机化原则,即保证总体中每一个对象都有同样的概率被抽作样本;二是样本量要足够大。常用的随机抽样方法有单纯随机抽样、系统抽样、分层抽样、整群抽样和多阶段抽样。

1)单纯随机抽样(simple random sampling):是最基本的随机抽样方法。具体方法是先将总体中每个抽样单位编号,然后用抽签法或其他随机方法(如随机数字)抽取调查单位组成样本。单纯随机抽样适用于总体和样本均不太大的小型调查或用于实验室研究时的抽样。

2)系统抽样(systematic sampling):又称机械抽样,是按照一定比例或一定间隔抽取调查单位的方法。首先将每个抽样单位依次编号,并确定抽样间隔($k=N/n$),每 k 个单位为一组。然后采用随机抽样的方法在第一组中确定一个起点号,从此起始点开始,每隔 k 个单位抽取一个作为研究对象。例如,进行社区抽样调查时,调查员按户编号,每隔 k 户调查 1 户,比单纯随机抽样易于操作。系统抽样的优点是简便易行,样本的观察单位在总体中分布均匀,抽样代表性较好,抽样误差与单纯随机抽样相似或略小一些。缺点是如果总体中抽样单位的排列顺序有周期性,则抽取的样本可能有偏倚。

3)分层抽样(stratified sampling):先将总体按照某个特征(性别、年龄、民族等)分成若干层,然后在各层内采用单纯随机抽样,组成一个样本。分层可以提高总体指标估计值的精确度,它可以将一个内部变异很大的总体分成一些内部变异较小的层。每层个体变异越小越好,层间变异越大越好。分层抽样排除了各层之间的差异,一般比其他抽样方法的抽样误差小,代表性亦较好。

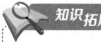

分层抽样分类

分层抽样分为按比例分配分层随机抽样和最优分配分层随机抽样两类。

1. 按比例分配分层随机抽样是指各层内抽样比例相同。

2. 最优分配分层随机抽样指各层抽样比例不同,内部变异小的层抽样比例小,内部变异大的层抽样比例大,此时获得的样本均数或样本率的方差最小。

4)整群抽样(cluster sampling):总体由若干相似的群体(县、乡、村、家庭、学校等)组成时,随机抽取 N 个群体作为样本,对群内所有观察单位进行调查的方法。适用于群内变异大而群间变异小的较大的总体。整群抽样的优点是便于组织,节约人力、物力,抽样和调查均比较方便,在实际工作中易为群众所接受,因而适用于大规模调查。缺点是抽样误差较大,故通常在单纯随机抽样样本量估算的基础上再增加 1/2 的样本量。

5)多阶段抽样(multistage sampling):进行大规模流行病学调查时常用的一种抽样方法。其实施过程为:先从总体中抽取范围较大的单元,称为一级抽样单位(省、自治区、直辖市),再从抽中的一级单元中抽取范围较小的二级单元(县、乡、镇),以此类推,最后抽取其中范围更小的单元(如村、居委会)作为调查单位。

4. 确定研究变量和设计调查表

(1)确定研究变量:现况调查的研究变量分为三类。

1)一般情况:包括性别、年龄、种族或民族、职业、文化程度、住址、联系方法等。这些变量一般是作为备查项目,也用于比较不同人群组间是否有可比性。

2)疾病或健康状况:包括发病、现患、死亡、伤残、生活质量、疾病负担等。疾病的分类应严格按照国际疾病分类标准或由国家权威部门颁布的诊断标准进行,以便于对不同人群的调查结果进行比较分析。

3)暴露情况:这里的暴露(exposure)是指与疾病有关的各种因素。流行病学中的暴露可以是外环境中的理化因素和生物因子,也可以是社会心理方面的因素或机体内部因素。暴露可以是有害的,也可以是有益的,如行为生活方式、饮食习惯、曾患某种疾病或父母曾患某种疾病、有某种病原体感染史、具有某种遗传特征、曾经历某种生活事件(丧偶、离异或父母离异)等。要根据研究目的确定需要调查哪些暴露因素,对所调查的暴露因素必须有明确的定义,并尽量采用客观方法对暴露程度进行测量。例如,要探讨某种职业暴露与疾病的关系,必须对职业暴露有明确的定义,如规定从事该职业 5 年以上的一线作业工人,必要时还需查阅该企业的生产环境监测记录,或对有关职业危害因素进行现场测定。

(2)调查表的设计:调查表又称问卷(questionnaire),是流行病学调查的主要工具,按照是否由调查对象自己填答可以分为自填问卷和代填问卷两类。自填问卷由调查对象自己填答,代填问卷由调查者向调查对象当面提出问题,然后由调查者根据调查对象的口头回答来填写。

一般来说,一份问卷通常包括封面信、指导语、问题与答案、编码和其他资料。

1)封面信:即致调查对象的短信,其作用在于向调查对象介绍和说明调查者的身份、调查目的、调查内容和范围、调查对象的选取方法和调查结果保密的措施等,在信的结尾处还要向被调查者表示感谢。封面信的文笔要简明、亲切、诚恳。

2)指导语:用来指导调查者和调查对象如何正确填答的一组陈述,一般以"填表说明"的形式出现在封面信之后。

3)问题与答案:问题和答案是问卷的主体。问卷中的问题分为开放式和封闭式两大类:①开放式问题:没有具体的答案,由调查对象自由回答。优点是它能够使调查对象充分按照自己的想法回答问题,所得到的资料往往比封闭式问题更丰富;缺点是它要求调查对象要有较高的知识水平和文字表达能力,而且所获得的资料难于处理和进行定量分析;②封闭式问题:给出若干个备选的答案,供调查对象根据自己的实际情况从中选择。优点是调查对象填写问卷十分方便,对文字表达能力也无特殊的要求;资料便于进行统计处理和定量分析。缺点是封闭式问题限制了调查对象回答的范围和回答的方式,难以发现其中的偏误,从而影响到调查结果的准确性和真实性。

调查表提出问题的数量要适当,不必要的问题不要列入。问题的设置宜通俗易懂,避免使用模糊词语或意义不明确、容易引起歧义的提问,同时避免使用专业术语。问题通常按逻辑分类排列,一般先易后难、先封闭式后开放式、先一般后特殊(如敏感问题)。

4)编码和其他资料:编码就是给每个问题的答案赋予一个数字,作为该答案的代码,便于计算机处理,常在每项数据后留出编码用的方框,以便于编码输入。此外,有些问卷还需要填写调查员姓名、问卷发放及回收日期、审核员姓名等。

(五) 资料的收集

资料收集过程中要注意暴露的定义和疾病的标准均要明确统一,所有调查人员和检测人员都必须进行统一的培训,避免产生测量偏倚。现况调查收集资料的常用方法如下。

1. 利用现有记录资料 临床病历、检验报告单、出院证明、出生证明、死亡证明、传染病报告卡、劳动记录、环境监测记录、医疗卫生部门的各类报表等。

2. 访问 对于现有记录资料不能提供的信息,可以通过询问调查对象获得,包括面访、信访、电话访问等。

3. 体检、实验室检查及特殊检查 主要用于收集有关调查对象疾病和健康状况的信息,也可收集一些暴露因素(生化指标、免疫指标、营养状况等)。

4. 现场观察或有关环境因素的检测 对调查现场进行周密观察常常可以提供有价值的线索,必要时可以对一些可疑环境因素进行现场测定或采集样品带回实验室检测。

(六) 资料的整理与分析

1. 资料的整理 现况调查结束后首先要对原始资料进行逐项检查与核对,同时应填补缺漏、删去重复、纠正错误等,以提高原始资料的准确性、完整性,然后建立数据库。

2. 资料分析

(1)常用的分析指标:患病率是现况调查中最基本的分析指标,需要注意的是在进行现况调查的资料分析时,为了便于不同地区的比较,常采用标准化率。现况调查中常用到感染率、病原携带率、抗体阳性率、某因素的流行率(如吸烟率)等指标,这些率的计算方法与患病率相似。在计算出上述的各种率以后,还要计算率的标准误,以便估计率的抽样误差。对于定量数据,如身高、体重、年龄、肺活量、血红蛋白等,可计算平均数、标准差等指标。

(2)常用的分析方法

1)描述分布:将疾病的现况调查资料按照不同的人口学特征、时间、地区等方面加以整理,并计算疾病的患病率,描述疾病的三间分布特征。

2)相关分析:描述一个变量随另一个变量的变化而发生线性变化的关系,相关分析适用于双变量正态分布资料或等级资料,如体重与肺活量之间的相关分析。

3)单因素对比分析:对于二分类变量的资料,可以分析对比患病组与未患病组之间某因素阳性率的差异(如高血压组与非高血压组的吸烟率差异),分析两者是否存在关联;也可以比较有无某因素组的患病率差异(如吸烟组与不吸烟组的高血压患病率差异)。

例 9-3 某现况调查共抽取 12 013 名调查对象,其中患高血压者 1349 人,吸烟者 3477 人,其中患高血压的吸烟者 465 人,而未患高血压的吸烟者 3012 人,见表 9-1。如何分析现况调查结果?

表 9-1 吸烟与高血压关系的现况调查结果表

吸烟	高血压		合计
	有	无	
有	465(a)	3012(b)	3477
无	884(c)	7652(d)	8536
合计	1349	10 664	12 013(n)

针对上述现况调查资料,可以计算出:

高血压患病率:(1349/12013) × 100%=11.23%

人群的吸烟率:(3477/12013) × 100%=28.94%

高血压者吸烟率:(465/1349) × 100%=34.47%

未患高血压者吸烟率:$\dfrac{3012}{12013-1349} \times 100\% = 28.24\%$

单因素对比分析,用 χ^2 检验分析吸烟与高血压是否有关联。

$$\chi^2 = \frac{(ad-bc)^2 \times n}{(a+b)(c+d)(a+c)(b+d)} = 22.57$$ ，$P<0.01$，表明高血压组与非高血压组的吸烟率差异有统计学意义，高血压组的吸烟率明显高于非高血压组，提示吸烟可能与高血压的发生存在关联。需要注意的是现况调查结果，不能得出"吸烟是高血压危险因素"的结论，只能提供高血压危险因素的线索，供进一步流行病学研究参考。

中国公民健康素养调查问卷

第四节 分析性研究

一、分析性研究概念及分类

分析性研究（analytical study），也称分析流行病学，是在有选择的人群中观察可疑病因与疾病和健康状况之间有无关联的一种研究方法，通常是在描述性研究提出病因假说的基础上，进行的检验或验证。按照研究设计的不同，分析性研究可分为病例对照研究和队列研究。

二、病例对照研究

案例导学

美国波士顿 Vincent 纪念医院妇产科医生 Dr.Herbst 注意到该院在 1966~1969 年间共诊断了 7 例 15~22 岁年轻女性阴道腺癌病例。阴道癌多发于 50 岁以上的女性中，只占女性生殖系统癌症的 2%，而腺癌又只占阴道癌的 5%~10%。为详细了解这些病例从胚胎期至发病前的情况，以及她们的母亲在妊娠期的情况，Herbst 进行了病例对照研究。他将 1969 年波士顿另一所医院发生的一例阴道透明细胞癌的 20 岁女子也包括在内，共 8 个病例。每个病例配 4 个非该病患者作为对照，要求与病例在同等级病房出生时间接近者为对照。对病例、对照以及她们的母亲进行回顾性调查。通过对 8 个病例与 32 个对照的研究得出结论，母亲在妊娠早期服用己烯雌酚使她们在子宫中的女儿以后发生阴道腺癌的危险性增加。

问题：

1. 什么是病例对照研究？其在病因学研究中的作用怎样？

2. 病例对照研究如何选择研究对象？

3. 如何进行病例对照研究资料的分析？

（一）基本原理

病例对照研究（case-control study）是选择患有所研究疾病的人群作为病例组，未患该病的人群作为对照组，调查并比较两组人群过去是否暴露于某种或某些可疑因素及暴露程度，从而推断该暴露因素与所研究的疾病是否有关联及其关联强度大小的一种观察性研究方法（图 9-2）。若病例组有暴露史的比例或暴露的程度高于对照组，且其差异有统计学意义，则可认为这种暴露与疾病存在关联。病例对照研究是从现在是否患有某种疾病出发，追溯研究对象过去的暴露情况，在时间上是逆向的，即由"果"推"因"，通常又称为回顾性研究（retrospective study）。

实际工作中，通常按照选择对照时是否有某些限制可将病例对照研究分为非匹配病例对照研究和匹配病例对照研究两种基本类型。

非匹配病例对照研究又称为成组病例对照研究，即在病例和对照人群中分别选取一定数量的研究对象，对照的选择没有其他任何限制与规定。一般对照的人数应等于或多于病例人数。

匹配病例对照研究即要求选择的对照在某些因素或特征上与病例保持一致，目的是使匹配因素（混杂因素）在病例组与对照组之间保持均衡，从而排出这些因素对结果的干扰，还可以用较小的样本增加统计检验效能，提高研究效率。

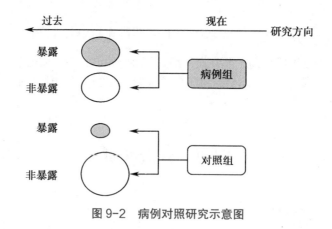

图 9-2　病例对照研究示意图

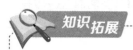

匹 配 分 类

(1)频数匹配:要求匹配变量所占比例在病例组与对照组之间基本相同。

(2)个体匹配:以病例和对照的个体为单位进行的匹配。1个病例可匹配一个或一个以上对照,表示为1:1,1:2,1:3……1:M。每对病例与对照中匹配变量匹配到什么程度取决于变量的性质和实际需要。分类变量可以完全匹配,如均为男性或均为女性;数值变量往往划定一个范围,要求病例与对照的匹配变量都在这一范围内,如进行年龄匹配时,成年人可要求病例与对照年龄相差不超过3岁,儿童多要求病例与对照年龄相差不超过1岁。

(二) 用途

病例对照研究是一种应用广泛的分析性研究方法。"病例"可以是患有所研究的疾病的患者,也可以是发生某事件(如车祸、自杀等)或具有某特征(如肥胖、吸烟等)的个体,这就在很大程度上扩大了病例对照研究的应用范围。因此,病例对照研究不仅可用于疾病的研究,还可以用于某种健康状态或社会问题的研究。

1. 用于疾病病因或危险因素的研究　病例对照研究常被用于疾病病因或危险因素的研究,特别适合于研究某些潜伏期长以及罕见的疾病。在疾病的病因未明时,可以广泛探索病因或危险因素,也可在描述性研究初步形成病因假说的基础上进一步检验病因假说。

2. 用于疾病预后因素的研究　病例对照研究也可用于筛选和评价影响疾病预后的因素。以同一疾病的不同结局,如死亡与痊愈、有无并发症等,分为"病例组"和"对照组",进行回顾性调查,追溯产生某种结局的有关因素,如曾经接受的各种治疗方法、病期、病情、年龄等因素,通过对比分析发现影响疾病预后的主要因素,从而指导临床实践。

3. 用于健康相关事件影响因素的研究　采用病例对照研究对健康相关事件或公共卫生问题的影响因素进行研究,为制定卫生决策提供依据。如进行意外伤害、生活质量、肥胖与超重等相关影响因素的研究。

(三) 研究对象的选择

1. 病例的选择

(1)病例的定义:病例要有一个明确、统一的诊断标准。尽量使用国际通用或国内统一的诊断标准,便于研究结果与他人进行比较。

(2)病例的类型:通常有新发病例、现患病例和死亡病例三种类型可供选择。在病例对照研究中,首选新发病例。其优点在于:新发病例包括不同病情和预后的患者,代表性好。此外,患者确诊不久,对有关暴露因素的回忆信息较为准确可靠,不受各种预后因素的影响。但缺点是在一定范围或一定时间内较难获得预期的病例数。应用现患病例可以弥补上述缺陷,可以在较小范围或较短时间内得到足够的病例数。但是,现患病例患病时间较长,对暴露史回忆的可靠程度要比新病例差,难以区分暴露与疾病发生的时间顺序。死亡病例的暴露信息主要由其家属提供,准确性较差,但对那些主要靠亲属提供资料的疾病可以应用死亡病例,只是在资料分析时要充分考虑可能的偏倚。

(3)病例的来源:病例来源主要有两种。

1)从医院选择病例。选择一所医院或几所医院在某一时期内门诊或住院的全部病例。医院来源的病例合作性好,资料容易得到,信息较完整、准确,但不同医院接收的患者具有不同的特征,如果仅从一所医院选择病例,代表性较差,为减少偏倚,病例应尽量选自不同水平、不同种类的医院。

2)从社区人群中选择病例。选择某地区人群中在某时期内发生的全部病例或其随机样本,这些病例可以是普查或抽样调查中得到的,也可以是疾病监测得到的病例。这种方法选择的病例代表性较好,但实施时难度较大。

2. 对照的选择

(1)选择对照的原则:①代表性:根据病例的定义可以确定病例的源人群,对照应为源人群的随机样本,且经与病例相同的诊断标准确定的不患有所研究疾病的人;②可比性:除研究因素外,可能影响疾病发生的其他因素在病例组与对照组间要尽可能均衡,避免非研究因素对结果的干扰。

(2)对照选择的来源:

1)医院来源:若病例来自医院,常常不能识别源人群,可在同医院内选择同时期就诊或住院的其他患者作为对照。对照不应患有与研究因素有关的其他疾病,例如,研究吸烟与肺癌的关系时,不能以慢性支气管炎患者作为对照,因为慢性支气管炎患者中吸烟的暴露率较高,会低估吸烟与肺癌的关联。由于很多疾病病因尚不明确,为减小"共病因"疾病的影响,可以选择多个病种的患者组成对照。

2)社区来源:若病例来自社区,可从病例的源人群,非该病病例或健康人中选择对照。

3)其他来源:选择病例的配偶、同胞、亲戚、同事或邻居作对照。配偶对照主要是平衡婚后生活环境的影响。同胞、亲戚对照可有助于控制早期环境影响和遗传因素的混杂作用。同事对照可有助于控制工作环境和社会经济地位的混杂作用。邻居对照可有助于控制居住环境和社会经济地位的混杂作用。

(四) 样本含量的估计

1. 样本量的决定因素　①研究因素在对照人群中的估计暴露率(p_0);②预期暴露于该研究因素造成的相对危险度(RR)或比值比(OR);③希望达到的检验显著性水平α;④希望达到的检验效能($1-\beta$)。

2. 非匹配病例对照研究样本量估计　病例组和对照组样本量相等时估计公式如下。

$$n = 2\overline{p}\,\overline{q}(Z_\alpha + Z_\beta)^2 / (p_1 - p_0)^2 \tag{式 9-7}$$

式中　　　　　$p_1 = \dfrac{p_0 RR}{1 + p_0(RR - 1)}$　　　$\overline{p} = \dfrac{p_1 + p_0}{2}$　　　$\overline{q} = 1 - \overline{p}$

p_1为病例组的暴露率,p_0为对照组的暴露率,z_α和z_β为相应α与β水平时对应的标准正态离差,n为病例组或对照组人数。上述公式适合研究单一暴露因素,但实际研究中常同时探索多个因素与所研究疾病的关系,需要根据每个因素分别估算样本量,然后选择最大的样本量。

例 9-4　某研究者拟进行一项胃内幽门螺杆菌感染与胃癌关系的病例对照研究。已知一般人群中胃内幽门螺杆菌感染率约为 20%,预期胃内幽门螺杆菌感染者发生胃癌的相对危险度为 2.0,设α=0.05(双侧),β=0.10。本研究样本含量多大合适?

已知:　　　　　　　　　　　　　p_0=0.2, RR=2.0

计算得:　　　　　　　　　p_1=(0.2 × 2.0)/ (1+0.2 × 1)=0.333

　　　　　　　　　　$\overline{p}$=(0.2+0.333)/2=0.267, $\overline{q}$=(1−0.267)=0.733

　　　　　　　　　　n=2 × 0.267 × 0.733 × (1.96+1.282)^2/(0.333−0.2)^2=232

即每组需要调查 232 人。

(五) 资料的收集

1. 收集内容　病例对照研究主要收集一般情况、疾病情况和暴露史三个方面的资料。

(1)一般情况:包括姓名、性别、年龄、民族、职业、文化程度、经济收入、工作单位和住址等,主要作为备查项目,也可作为匹配的依据,或用于组间可比性分析和混杂因素分析。

（2）疾病情况：包括发病时间、诊断依据、诊断医院等。必须有统一的、明确的诊断标准，对照也应采用相同的标准加以排除。

（3）暴露史：包括是否暴露、暴露时间和剂量等。一项病例对照研究可以同时调查多种暴露因素，但也不宜过多。

2. 收集方法　主要有查阅现有记录资料、访问调查、体检和实验室检查等方法，一般是由经过统一培训的调查员按照专门设计的调查表进行。暴露的测量要尽量采用客观（定量或半定量）的方法。病例组和对照组在调查项目、调查员和调查方式等方面应相同，必要时可采用盲法。实验室检查或特殊检查项目在方法、仪器、试剂等方面要一致，最好由一个中心单位负责检查或复查核实。

（六）资料的整理与分析

病例对照研究的目的就是通过对病例组和对照组之间各种可疑因素的暴露情况进行比较，从而推断哪种或哪些暴露因素与所研究的疾病有联系及联系强度的大小。

1. 非匹配病例对照研究资料的分析

（1）数据整理：如果暴露不分级，通常将研究数据归纳成四格表；如果暴露分级，则归纳为行 × 列表。

（2）统计描述：对研究对象的一般特征，如病例和对照的性别、年龄、职业、出生地、居住地、疾病类型等进行描述，一般情况下只能计算各种特征的构成比。此外，还需比较病例组和对照组之间除研究因素以外的各种特征是否均衡。

（3）统计推断：比较病例组与对照组暴露率的差别有无统计学意义，一般采用 χ^2 检验（第八章第四节）。

（4）关联强度大小：经统计推断，若病例组和对照组之间在暴露因素上的差别有统计学意义，需进一步估计关联强度的大小及方向，常用的指标是比值比。

比值（odds）是指某事物发生的可能性与不发生的可能性之比。比值比（odds ratio，OR）即病例组的暴露比与对照组的暴露比之比。

$$OR = \frac{ad}{bc}　　　　　　　　　　　　　（式 9-8）$$

OR 是指暴露者的疾病危险性为非暴露者的多少倍。当 $OR=1$ 时，表示暴露与疾病无关联；当 $OR>1$ 时，说明暴露使疾病的危险度增加，称为"正"关联，是疾病的危险因素；当 $OR<1$ 时，说明暴露使疾病的危险度减少，称为"负"关联，即暴露因素对疾病有保护作用。

OR 值可信区间估计：由于 OR 值是对暴露与疾病联系强度的点值估计，没有考虑抽样误差的影响，因此，需要按一定概率来估计总体 OR 的可信区间。一般估计 95% 可信区间，通常采用 Miettinen 法计算。

$$OR\ 95\%CI = OR^{(1\pm1.96/\sqrt{\chi^2})}　　　　　　　　（式 9-9）$$

计算 OR 值可信区间除了用于估计总体 OR 的范围外，还可根据 OR 的可信区间是否包含 1，来推断暴露因素与疾病间有无关联。

例9-5　某地区在两年的时间内共诊断男性膀胱癌患者547例，从中随机抽取300例作为病例组，并从同年龄组的健康男性中随机抽取300例作为对照组，调查他们过去是否从事制鞋、制革、染料、化工等有可能接触致膀胱癌危险因素的职业，结果见表9-2。能否判断可疑职业暴露与膀胱癌有关联？试估计关联强度的大小。

表9-2　膀胱癌与可疑职业暴露的关系

可疑职业暴露史	病例	对照	合计
有	90（a）	60（b）	150
无	210（c）	240（d）	450
合计	300	300	600（n）

$$\chi^2 = \frac{(ad-bc)^2 n}{(a+b)(c+d)(a+c)(b+d)} = \frac{(90\times240-60\times210)^2\times450}{(90+60)(210+240)(90+300)(60+240)} = 8 , P<0.05,$$

病例组和对照组可疑职业暴露差异有统计学意义,说明可疑职业暴露与膀胱癌有关联。

$$OR = \frac{90\times240}{60\times210} = 1.71$$

OR 值 95% 可信区间:

$$OR_U = OR^{(1+1.96/\sqrt{\chi^2})} = 1.71^{(1+1.96/\sqrt{8})} = 2.48$$

$$OR_L = OR^{(1-1.96/\sqrt{\chi^2})} = 1.71^{(1-1.96/\sqrt{8})} = 1.18$$

OR 值 95% 可信区间为:1.18~2.48,不包括 1,可疑职业暴露是膀胱癌的危险因素,可疑职业暴露者患膀胱癌的风险是无可疑职业暴露者的 1.71 倍。

2. 配对(1:1匹配)病例对照研究资料的分析

(1)数据整理:一般将配对病例对照研究资料整理成配对四格表的形式。

(2)统计推断:采用配对四格表资料 χ^2 检验(第八章第四节)。

(3)关联强度的大小:配对设计资料比值比的计算。

$$OR = \frac{c}{b} \qquad\qquad (式9-10)$$

例 9-6　一项心肌梗死与高血压关系的病例对照研究,共调查心肌梗死患者 150 例,每例患者以性别、年龄 ±3 岁为匹配条件选择 1 名同一时期、同一医院就诊的其他科室患者作为对照,分别了解是否有高血压病史,见表 9-3。能否判断高血压与心肌梗死有关联?试估计关联强度的大小。

表 9-3　高血压与心肌梗死关系的配对病例对照研究

对照	病例		合计
	有高血压史	无高血压史	
有高血压史	15(a)	35(b)	50
无高血压史	60(c)	40(d)	100
合计	75	75	150(n)

$$\chi^2 = \frac{(b-c)^2}{b+c} = \frac{(35-60)^2}{35+60} = 6.58 , P<0.05$$

病例组和对照组的高血压暴露率差异有统计学意义,说明高血压与心肌梗死有关联。

$$OR = \frac{c}{b} = \frac{60}{35} = 1.71$$

OR 值 95% 可信区间:

$$OR_U = OR^{(1+1.96/\sqrt{\chi^2})} = 1.71^{(1+1.96/\sqrt{6.58})} = 2.58$$

$$OR_L = OR^{(1-1.96/\sqrt{\chi^2})} = 1.71^{(1-1.96/\sqrt{6.58})} = 1.13$$

OR 值 95% 可信区间为:1.13~2.58,不包括 1,高血压是心肌梗死的危险因素,高血压者患心肌梗死的风险是非高血压者的 1.71 倍。

(七) 优点和局限性

1. 优点

(1)特别适用于罕见病的病因研究。

(2)节省人力、物力,较易于组织实施。

(3)可以同时研究多个暴露与某种疾病的联系。

(4)既可以检验有明确危险因素的假设,又可以广泛探索尚不够明确的多种因素,提出病因假设。

2. 局限性

(1)不适用于研究人群中暴露比例很低的因素。

(2)常难以判断暴露与疾病出现的先后顺序。

(3)选择研究对象时难以避免选择偏倚。

(4)获取既往信息时难以避免回忆偏倚。

(5)不能测定暴露组和非暴露组疾病的发病率,因而不能计算相对危险度,只能用 *OR* 估计 *RR*。

三、队列研究

案例导学

20 世纪上半叶,英国肺癌的死亡率呈迅速上升趋势,而且与烟草的消耗量呈线性关系。英国医师 Doll 与 Hill 从 1948 年开始进行了吸烟与肺癌关系的病例对照研究,发现肺癌患者中吸烟者的比例明显高于对照组,说明吸烟有可能是肺癌的危险因素。在此基础上,他们于 1951 年开始,对居住在英国国内并注册的医生进行了长达 20 余年的前瞻性队列研究,结果进一步证实了此病因假设。

问题:

1. 队列研究如何确定研究因素?

2. 队列研究中研究对象如何选择?

3. 如何评估暴露与疾病的关联?

(一)基本原理

队列研究(cohort study)又称随访研究。所谓队列是指具有某种共同特征的一群研究对象,如同时出生的一代人或暴露于同一可疑因素的一群人(图 9-3)。队列研究是将一个范围明确的人群按是否暴露于某可疑因素或暴露程度分为不同的亚组,追踪各组结局的发生率(如发病率、死亡率)并比较其差异,从而判断暴露因素与结局之间有无关联及关联程度大小的一种观察性研究方法。

若暴露组与非暴露组之间或不同暴露剂量组之间的发病率或死亡率差异有统计学意义,则可认为暴露因素与疾病存在因果关联。队列研究是按照有无暴露因素分组,随访观察并比较各组的结局,是从"因"推"果"的研究。

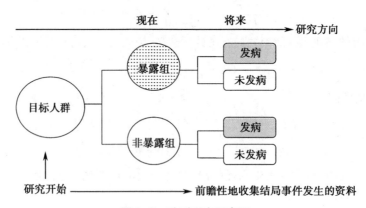

图 9-3 队列研究示意图

队列研究根据研究对象进入队列时间及终止观察时间的不同,分为前瞻性队列研究、历史性队列研究和双向性队列研究。前瞻性队列研究是队列研究的基本形式,研究对象的确定和分组是根据研究开始时所获得的现实暴露状况而定的,观察开始时研究的结局还没有出现,需要前瞻观察一段时期,才能得到发病或死亡的结果。历史性队列研究研究对象的确定和分组是根据研究开始时已获得的历史资料中的暴露情况而决定的,疾病的结局在研究开始时已经从历史资料中获得。双向性队列研究亦称为混合性队列研究,在历史性队列研究之后,继续前瞻性地观察一段时间的队列研究。

笔记

(二) 队列研究的用途

1. 检验病因假设 由于队列研究是由"因"及"果"的研究,检验病因假设的能力较强,既可以检验一种暴露与一种疾病的关联,也可以同时探讨一种暴露与多种疾病的关联。

2. 评价预防性措施的效果 当某些预防措施(暴露)不是人为给予的,而是研究对象的自发行为时,队列研究可以评估这种预防措施的效果。如对戒烟者和未戒烟者进行随访研究,可以评价戒烟预防疾病的效果。

3. 研究疾病自然史 队列研究经过前瞻性的随访,观察到人群从暴露到发生疾病直至出现各种结局的全过程,包括亚临床阶段的变化与表现,从人群角度研究疾病发生和发展的自然规律。

4. 新药的上市后监测 队列研究是评价药物上市后不良反应的最佳设计。在这类研究中,暴露是某新药的应用,研究结局多为各种不良反应。需要注意的是,药物的应用不是研究者选择性给予的,是暴露者自己选择的。

(三) 研究现场和研究人群

1. 研究现场 队列研究随访时间长,研究现场的选择除要求有足够数量的符合条件的研究对象外,还要求当地领导重视、群众支持,有必要的医疗卫生条件,人口流动性小,交通便利等保证随访调查的顺利进行。

2. 研究人群 包括暴露组(或不同暴露水平亚组)和对照组,暴露组和对照组人群都必须在研究开始时没有出现研究结局。根据研究目的和研究条件的不同,研究人群的选择有不同方法。

(1)暴露人群的选择:暴露人群即具有暴露因素的人群,有以下几种选择方式。

1)职业人群:若要研究某种可疑的职业暴露与健康或疾病的关系,可以选择相关职业人群作为暴露人群。如选择石棉作业工人研究石棉与肺癌的关系,选择染料厂工人研究联苯胺致膀胱癌的作用等。职业人群的暴露史比较明确,暴露水平较高,发病率也比较高,并且有关暴露和疾病的历史记录也较全面、真实、可靠。故对职业人群进行队列研究时,常采用历史性队列研究或双向性队列研究。

2)特殊暴露人群:指对某因素有较高暴露水平的人群。某些特殊的暴露可能与疾病的发生有关,如研究放射线暴露与白血病的关系,就要选择核事故中的高暴露人群或接受放射线治疗的人群等有特殊暴露史的人群。

3)一般人群:选择一个地区的全部人口或其无偏样本中的暴露于研究因素者作为暴露组,而不暴露于该因素者作为对照组。这样的人群代表性好,研究结果更具有普遍意义。如美国 Framingham 地区的心脏病研究就是在一般人群中前瞻性地观察年龄、性别、家族史、血脂水平、体力活动、吸烟、饮酒等因素在冠心病发生发展中的作用。

4)有组织的团体:选择有组织的人群作为一般人群的特殊形式,如以医学会会员、工会会员、学生、机关工作人员等较易合作的群体。优点是利用他们的组织系统,便于有效地收集随访资料,而且他们的经历相似,可增加暴露组和对照组的可比性。Doll 和 Hill 进行吸烟与肺癌关系的队列研究中,选择在英国登记注册的医生作为研究对象,所有吸烟的医生作为暴露组。

(2)对照人群的选择:设立对照的目的是为了比较,以便更好地分析暴露的作用。因此,选择对照组的基本要求是尽可能地保证其与暴露组的可比性,即对照人群除暴露因素外,其他各种可能影响研究结果的因素或人群特征(年龄、性别、民族、职业、文化程度等)都应尽可能地与暴露组相同。

1)内对照:选择一组研究人群,按照人群内部的暴露情况分为暴露组和非暴露组,非暴露组即为内对照组。内对照与暴露组来自同一人群,可比性好,也可以了解该人群疾病的发生率。

2)外对照:当选择职业人群或特殊暴露人群作为暴露组时,常需在该人群之外寻找对照组,故称外对照。因为外对照与暴露组不是来自同一人群,故使用外对照要格外注意比较组间的可比性,以避免健康工人效应带来的偏倚。

3)总人口对照:也称一般人群对照,就是以所研究地区全人群的发病(或死亡)统计资料与暴露组进行比较分析。其优点是对照组资料容易得到,缺点是对照组与暴露组在人口构成等方面可能存在差异,实际上它并非严格意义上的对照,因为总人口中包含了暴露人群。

4)多重对照:同时用上述两种或两种以上的形式选择多组人群作对照,以减少只用一种对照可能带来的偏倚,增强结果的可靠性。如研究联苯胺与膀胱癌关系的队列研究,以染料车间工人作为暴露组,以运输工人作为内对照,以该染料厂所在地区人口作为总人口对照,通过多重对照比较,真实地反映了联苯胺对膀胱癌发生的危险性。

（四）资料的收集

1. 基线资料收集 队列研究在研究开始时必须详细收集每个研究对象的基本情况,这些资料称为基线资料,基线资料一般包括人口学资料、暴露资料、与研究的疾病或结局判断有关的资料等。获取基线资料的方式一般有以下四种:①查阅工厂、单位、医院个人健康记录或档案;②制定统一的调查表询问研究对象或其他能够提供信息的人;③对研究对象进行体格检查、实验室检查或者特殊项目检查;④若所研究疾病的暴露因素为环境中某些物理、化学、生物、气象等因子,可以查阅卫生、气象等部门的有关记录,还可以进行环境因素的定期监测。

2. 随访 队列研究开始后,要通过随访确定研究对象是否处于观察之中,了解研究人群结局事件的发生情况,同时也要收集有关暴露和混杂因素变化的资料。

（1）随访的内容:一般与基线调查内容一致,但随访收集资料的重点是结局变量。通常将随访内容设计成调查表,在随访过程中使用,并贯彻始终。

（2）随访的对象与方法:暴露组和对照组都应该采用相同的方法进行随访,且在整个随访过程中保持不变。随访的方法包括面访、电话访问、自填问卷、定期体检等,还可以利用相关记录或档案（如传染病报告卡、医疗工作记录、死亡登记等）,有时还需要对环境进行监测（如测定环境污染、进行水质检测等）。

（3）观察终点和终止时间:观察终点指研究对象出现了预期的研究结局。一般情况下,观察终点是发生疾病或死亡,也可是某些指标出现变化,根据研究目的确定。若研究对象达到了观察终点,则该研究对象随访结束,否则应继续随访到观察终止时间,即观察到整个研究工作按计划完成的时间。

（4）随访时间和随访间隔:随访时间的长短取决于疾病的潜伏期和暴露与疾病的联系强度。潜伏期短的急性病,随访时间短;潜伏期长的慢性病,随访时间长。暴露与疾病的联系强度越大,随访时间越短;反之,随访时间越长。对于随访时间比较短的队列研究,可以在终止观察时一次性收集资料。但大部分队列研究随访时间都比较长,需要进行多次随访,应视研究结局出现的速度、研究的人力物力等条件而定。

（五）资料的整理与分析

1. 资料整理 资料分析前,首先应对资料进行审核、修正或剔除,保证资料的正确性与完整性。队列研究资料通常整理成表9-4形式。

表9-4 队列研究资料整理表

分组	病例	非病例	合计	发病率
暴露组	a	b	$a+b=n_1$	a/n_1
非暴露组	c	d	$c+d=n_0$	c/n_0
合计	$a+c=m_1$	$b+d=m_0$	$a+b+c+d=t$	

2. 统计描述 即描述研究对象的组成、人口学特征、随访时间及失访情况等,分析两组的可比性,并进行率的计算。

累积发病率（cumulative incidence,CI）:当观察期间人群比较稳定时,可以计算累积发病率。

$$累积发病率 = \frac{观察期间发病人数}{观察开始时队列人数} \times K \qquad （式9-11）$$

发病密度（incidence density,ID）:若在随访期间内因失访、迁移、死于其他疾病、中途加入或退出等原因使观察人数有较大变动时,宜用发病密度来测量发病情况。

$$发病密度 = \frac{观察期间发病人数}{观察人时数} \qquad （式9-12）$$

人时就是观察人数与随访时间的乘积,时间单位常用年,故又称人年（person-years）。

3. 统计推断 一般常用 χ^2 检验分析两组率的差异,如果暴露组与非暴露组的发病率的差异有统计学意义,可认为暴露与疾病之间有联系。由于队列研究可直接计算研究对象的结局发生率,因此可以借此估计暴露与发病之间的关联强度。常用的反映关联强度的指标有相对危险度、归因危险度、人群归因危险度和人群归因危险度百分比等。

(1)相对危险度(relative risk,RR):又称率比,是暴露组发病率(I_e)与非暴露组发病率(I_0)的比值。

表 9-4 中,暴露组的发病率 $I_e=a/n_1$,非暴露组的发病率 $I_0=c/n_0$

$$RR = I_e / I_0 = (a / n_1)/(c / n_0) \qquad (式 9-13)$$

相对危险度说明暴露于某因素者发生疾病的概率是不暴露于某因素者的多少倍。其数值的意义为:RR=1,说明暴露因素与疾病无关联;RR>1,说明暴露增加了发生疾病的危险,可能是疾病的危险因素;RR<1,说明暴露减少了发生疾病的危险,可能是疾病的保护因素。

RR 值可信区间估计的方法与病例对照研究中 OR 值可信区间估计的方法相同,在此,不再赘述。

(2)归因危险度(attributable risk,AR):又称特异危险度、率差,即暴露组的发病率(I_e)与非暴露组的发病率(I_0)之差。

$$AR = I_e - I_0 = (a / n_1)-(c / n_0) \qquad (式 9-14)$$

归因危险度表示因暴露所致的发病率的增加量,表示疾病危险特异地归因于暴露因素的程度。它说明该暴露因素对人群健康的实际危害程度的大小。

相对危险度与特异危险度的意义:RR 和 AR 同为估计暴露与疾病关联强度的指标,彼此关系密切,但其意义不同。RR 说明个体在暴露情况下比非暴露情况下增加暴露因素所致疾病的危险程度的倍数,具有病因学意义;AR 则是对于人群来说,在暴露情况下比非暴露情况下增加暴露因素所致疾病的超额数量,消除暴露因素,就可以减少这一数量的疾病,具有疾病预防和公共卫生学意义。

(3)归因危险度百分比(AR%):又称病因分值(etiologic fraction,EF),是指暴露人群因某因素暴露所致的某病发病或死亡占该人群该病全部发病或死亡的百分比。

$$AR\% = \frac{I_e - I_0}{I_e} \times 100\% \qquad (式 9-15)$$

(4)人群归因危险度(population attributable risk,PAR)与人群归因危险度百分比(population attributable risk proportion,PAR%):PAR 是指总人群发病率(I_t)中归因于暴露的部分,而 PAR% 是指 PAR 占总人群全部发病的百分比。

$$PAR = I_t - I_0 \qquad (式 9-16)$$

$$PAR\% = \frac{I_t - I_0}{I_t} \times 100\% \qquad (式 9-17)$$

PAR 和 PAR% 说明暴露对于一个人群的危害程度,以及消除这个暴露因素后该人群中某病的发病率可能降低的程度。

例 9-7 某研究者获得如下数据,吸烟人群的肺癌年死亡率(I_e)为 0.66‰,不吸烟人群的肺癌年死亡率(I_0)为 0.06‰,全人群的肺癌年死亡率(I_t)为 0.46‰。试计算各测量危险度的指标并阐述其意义。

$RR=I_e/I_0=0.00066/0.00006=11$,说明吸烟者的肺癌死亡率是非吸烟者的 11 倍。

$AR=I_e-I_0=0.00066-0.00006=0.6‰$,说明在吸烟人群中如果去除吸烟因素,该人群的肺癌死亡率将会减少 0.6‰。

$AR\%=(I_e-I_0)/I_e\times 100\%=(0.00066-0.00006)/0.00066\times 100\%=90.91\%$,说明吸烟人群中由吸烟引起的肺癌死亡占所有肺癌死亡的 90.91%。

$PAR=I_t-I_0=0.00046-0.00006=04‰$,说明在总人群中如果去除吸烟因素,则可使总人群减少 0.4‰ 的肺癌死亡。

$PAR\%=(I_t-I_0)/I_t\times 100\%=(0.00046-0.00006)/0.00046\times 100\%=86.96\%$,说明总人群中由吸烟引起的肺癌死亡占所有肺癌死亡的 86.96%。

(六)优点和局限性

1. 优点

(1)研究对象的暴露资料是在结局发生之前研究者亲自收集的,资料可靠,一般不存在回忆偏倚;

（2）可以得到暴露组和对照组的发病率,可直接计算 *RR* 和 *AR* 等反映暴露和疾病关联强度的指标;

（3）病因发生在前,疾病发生在后,因果关系的时间顺序合理,一般可以验证病因假设;

（4）可以同时研究一种暴露因素与多种疾病的关系,并能了解人群疾病的自然史。

2. 局限性

（1）不适于发病率很低的疾病的病因研究;

（2）随访时间长,难以避免失访偏倚;

（3）在随访过程中由于未知变量的引入或已知变量的变化,都可使结局受到影响,使分析复杂化;

（4）研究耗费的人力、物力、财力和时间较多,实施难度大。

第五节　实验性研究

一、实验性研究概述

观察与实验是医学研究的基本方法。观察是在不干预、自然情况下认识自然现象的本来面目,可以描述现状、分析规律;实验则是在研究者的控制下,对研究对象人为施加某种干预,进一步观察研究对象发生的改变,进而评价干预措施的效果。

（一）概念

早在 1747 年英国 James Lind 关于维生素 *C* 缺乏症的病因研究是人群中最早开展的流行病学实验性研究。实验性研究又称实验流行病学（experimental epidemiology）是将来自同一总体的研究对象随机分为实验组和对照组,实验组给予干预措施,对照组不给予该措施,然后前瞻性地随访各组的结局并比较其差别,从而判断干预措施的效果（图 9-4）。

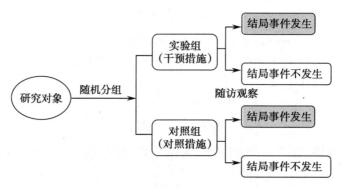

图 9-4　实验性研究示意图

与观察性研究相比,实验性研究中干预措施是由研究者设置并控制的,研究对象的分组是随机分配的。而且,实验性研究属于前瞻性研究,需要对研究对象进行追踪观察。在实验性研究中,研究者能更有效地控制非研究因素对效应的影响,减少误差,提高研究效率。目前实验性研究已广泛用于探讨疾病病因和评价防治措施效果。

（二）基本特征

1. 施加干预措施　这是与观察性研究的根本区别,实验性研究的目的是评价干预措施的效果。

2. 前瞻性研究　给予干预措施后,经过前瞻性随访获得研究结果。

3. 随机分组　根据研究的需要,实验性研究可以划分两个或多个比较组,无论几个比较组都要严格遵循随机分组的原则,使每个符合纳入标准的研究对象都有同等的机会被分配到实验组或对照组。

4. 有平行的对照组　实验组和对照组的研究对象均来自同一总体的样本人群,其基本特征、自然暴露因素相似,且两组研究对象同期随访观察,因此,实验结果的组间差别才能归之于干预措施的效应。

（三）分类

一般根据不同的研究目的和研究对象把实验性研究分为临床试验、现场试验和社区试验三类。

1. 临床试验（clinical trial） 是以患者为研究对象的实验研究,常用于评价药物或治疗方法的效果。

2. 现场试验（field trial） 是以尚未患所研究疾病的人群作为研究对象,以个体为单位,将研究人群进行随机化分组,其中一组接受某种待评价的干预措施,另一组不接受干预措施,随访观察一段时间,观察两组的预期结局发生率,根据两组预期结局发生率的差异判断干预措施的效果。为了提高试验的效率,通常在高危人群中进行研究。如用乙型肝炎疫苗在母亲 HBsAg 阳性者的婴儿中进行预防乙型肝炎感染的试验。

3. 社区试验（community trail） 是以尚未患所研究疾病的人群作为研究对象,以群体为单位进行抽样、分组和干预,试验社区给予干预措施,对照社区不给予干预措施,随访观察一段时间,通过比较两个社区人群研究结局的发生率,判断干预措施的效果。如以社区人群为基础开展的脑卒中干预试验。

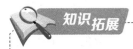

类实验（quasi-experiment）

在一些研究中,如果实验研究的分组不是随机的、没有对照,或没有即时的平行对照,即不能满足实验研究的基本特征,则称为类实验。类实验的原理和用途与经典实验相同,但其结果的可靠性较经典实验差。由于经典实验往往受到伦理学和诸多客观条件的限制,反而类实验用途更广。如无法做到随机分组,伦理委员会不批准随机对照等情况都可以考虑使用类实验。

二、临床试验

（一）概念及用途

1. 概念 临床试验（clinical trial）是以患者为研究对象,按照随机分配的原则将试验对象分为试验组和对照组,试验组给予某种治疗措施,对照组不给予该措施或给予安慰剂,随访观察一段时间后,评价干预措施的效果。

2. 主要用途 临床试验主要用于新药安全性、有效性的评价,比较不同治疗方案对患者预后的影响,以及疾病危险因素的干预研究。

（二）设计与实施要点

1. 研究对象的选择 应根据国际疾病分类和全国性学术会议规定的诊断标准来选择患者,在诊断标准的基础上要制订适当的纳入标准和排除标准,选择研究对象的要点如下。

(1)选择有代表性的人群:要求入选的研究对象在病型、病情以及年龄、性别等方面具备某病的特征(代表性),结论才能够推论到目标人群,试验获得的结果才能具有明显的实用价值。

(2)选择对干预措施有效的人群:选择对治疗措施有反应的病例,以便较易获得结果。

(3)选择预期结局事件发生率较高的人群:如平喘解痉药物的疗效试验,最好选择近期支气管哮喘频繁发作的患者作为研究对象。

(4)选择干预对其无害的人群:如新药临床试验时,往往将老年人、儿童、孕妇除外,因为这些人对药物易产生不良反应。

(5)选择依从性好的人群:要选择能够服从试验设计安排,并能密切配合到底的患者作为研究对象。

2. 样本含量的估计 影响样本含量的因素:①干预措施的效力,即试验组和对照组结局指标的差别,差异越大,样本量就越少;②显著性水平(α),α 越小,样本量越大;③把握度($1-\beta$),β 越小,样本量越大;④研究对象的分组数量,分组越多,需要的样本量越大。估计样本量的公式详见有关参考书。

3. 干预措施的确定 研究计划中应列出具体的干预措施,对于干预的施加途径和方法、干预的强度或药物的剂量、用法等,均应有明确的规定并严格执行,并且在整个试验过程中保持不变(标准化)。在实验设计时要注意掌握研究因素的使用强度,过大可能使研究对象受到伤害或在临床实践中无法使用,过小则难以出现预期的效应。如以观察药物疗效为例,使用的剂量应在最小有效剂量和最大不中毒剂量范围之内。此外,还要充分考虑用药的途径、用药的时间间隔等,这些均可对药物(研究因素)的强度产生影响。可以经过阅读文献和开展小规模的预试验,找出使用研究因素的适宜强度。

4. 随机分组 是使研究对象分配到各研究组的机会均等,可使各种已知和未知的混杂因素在两组间分布均衡,保证组间的可比性。临床试验中常用的随机分组方法有简单随机法、区组随机法和分层随机法。

5. 设立严格的对照 实验性研究必须设置对照,目的在于控制实验条件,减少或消除非处理因素对实验结果的干扰。因此,要求实验组和对照组在一些可能影响实验效应的非处理因素上保持均衡。常用的对照形式有:

(1)标准对照:是临床试验中最常用的对照形式。是以标准的或常规的处理措施作为对照措施。适用于已知有肯定疗效的治疗方法的疾病。

(2)安慰剂对照:对照组使用外观特征与试验药物完全一样、不含任何有效成分的安慰剂。这种对照形式只有在所研究疾病尚无有效的治疗药物或使用安慰剂后对研究对象的病情无影响时才使用。

(3)相互对照:当比较几种疗法对某病疗效差别时,不必另设对照,几种处理因素互为对照。如将研究对象分成不同剂量组、不同给药途径组等,观察哪个剂量、哪个给药途径治疗效果最佳。

(4)空白对照:对照组不施加任何处理措施,适用于观察药物对有自愈倾向疾病的真正效应,或干预措施非常特殊,安慰剂盲法试验执行很困难。如试验组为放射治疗、外科手术等。

6. 应用盲法 盲法是纠正信息偏倚的一种重要措施,它的优点在于能够避免研究对象、观察者及资料整理和分析者的主观心理因素影响,使疗效和不良反应的评价,尤其是一些主观指标的测量更为客观。临床试验根据设盲的程度分为单盲法、双盲法和三盲法。

(1)单盲(single blind):在整个试验过程中,研究对象不知道自己所在分组和所接受的处理。优点是观察者可以更好地观察研究对象,在必要时能够及时恰当地处理研究对象可能发生的意外情况,但不能控制来自于观察者主观因素的影响。

(2)双盲(double blind):是指研究对象和观察者都不知道分组情况,也不知道研究对象接受的处理措施,而是由研究设计者来安排和控制全部试验。其优点是可以避免研究对象和观察者的主观因素所带来的偏倚。缺点是方法复杂、执行起来比较困难,应用时必须考虑其可行性,在执行中要有严格的管理制度和方法。

(3)三盲(triple blind):是指研究对象、观察者和资料整理分析者均不知道研究对象分组和处理情况,只有研究者委托的人员知道患者分组和用药情况。从理论上讲这种方法可以完全消除各方面主观因素给研究带来的信息偏倚,但实施起来较为困难。

7. 伦理道德 在试验过程中必须遵循人道主义的原则,避免给研究对象增加痛苦或对其健康造成损害。在将新药、新疗法用于人群试验之前先进行动物实验,以初步验证此种试验方法合理、效果良好,无危害性。设立安慰剂对照时,必须以不损害对照组成员的身心健康为前提。在一般情况下,研究者应将试验目的、方法、预期效果以及可能的危险告知研究对象及其家属,征得他们的同意,并签署知情同意书。

(三)效果评价指标

评价临床试验效果的指标,应根据试验目的而选择,但基本原则是尽可能采用客观的定量指标,采用容易观察和测量的指标,而且测量方法要有较好的灵敏度和特异度。

1. 分类变量资料 评价指标一般用率,常用的率有以下几种。

(1)有效率(effective rate):治疗人数中治疗有效者所占的百分比。

$$有效率 = \frac{治疗有效例数}{治疗总例数} \times 100\% \qquad (式 9{-}18)$$

(2) 治愈率(cure rate):治疗人数中治愈者所占的百分比。

$$治愈率 = \frac{治愈例数}{治疗总例数} \times 100\% \qquad (式 9{-}19)$$

(3) 生存率(survival rate):指接受治疗的患者,经若干年随访,尚存活的患者数所占的比例。

$$n\,年生存率 = \frac{n\,年存活的病例数}{随访满\,n\,年的病例数} \times 100\% \qquad (式 9{-}20)$$

2. 数值变量资料　除了可以按照某些标准(如痊愈、好转、无效)将其转换成分类变量资料处理外,还可对两组每个对象治疗前后观察指标值的差的均数进行比较。

流行病学常用研究方法比较

第六节　筛 检 试 验

一、筛检试验概述

(一) 基本概念

筛检(screening)是运用快速、简便的试验、检查或其他方法,从表面健康的人群中去发现那些未被识别的可疑患者或有缺陷者,用于筛检的试验称为筛检试验(screening test)。筛检试验不是诊断试验,对筛检试验阳性者必须进一步确诊,并对确诊患者采取必要的治疗措施(图 9-5)。筛检是早期发现疾病的有效手段,随着社会的发展,人们对健康和医疗服务提出了新的要求,筛检的应用也日渐广泛。

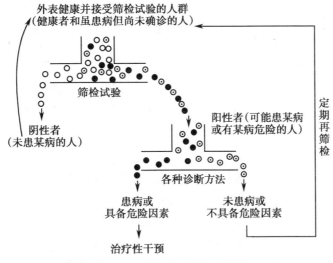

图 9-5　筛检试验流程示意图

(二) 筛检的目的

筛检的目的主要是早期发现患者,并进一步诊断和治疗,属于疾病二级预防措施。筛检也可以用于发现某病的高危人群,便于采取疾病预防和控制措施,减少疾病的发生,属于疾病一级预防措施。此外,筛检试验的结果也是了解疾病自然史、进行疾病监测的宝贵资料。

(三) 筛检的原则

由于筛检是一项预防性的医疗活动,服务对象是表面健康的人群,且筛检需消耗一定的人力和物力资源。因此,应用筛检时要慎重考虑,下列几项原则可供参考。

(1) 要筛检的疾病或缺陷应具备下列特点:①该病是当前存在的重大公共卫生问题,对人群健康有较大危害;②该病有可识别的早期症状和体征;③该病有进一步确诊的条件和可接受的治疗方法。如目前对 HBsAg 阳性者缺乏有效的治疗方法,对一般人群进行 HBsAg 筛检的实际意义不大,但通过被动自动免疫可有效地阻止乙肝病毒的母婴传播,故对孕妇作 HBsAg 筛检却是十分必要的。

(2)要有一个快速、经济、安全、易为群众所接受的筛检试验,并且该筛检试验应有较高的灵敏度和特异度,能达到筛检的目的。

(3)要对欲筛检疾病的自然史有足够的了解,以便于准确判断筛检的效果。

(4)要考虑当地卫生事业经费状况,对整个筛检、诊断和治疗的成本与效益进行评价。

(5)筛检计划应是一个长期计划,可以定期或不定期进行,但不能筛检一次就停止。对可疑患者(筛检试验阳性者)的进一步确诊及治疗也应该纳入计划。

二、筛检试验评价的基本步骤

1. 确定"金标准" "金标准"(gold standard)即标准诊断方法,是指可靠的、公认的、能正确地将有病和无病区分开的诊断方法。不同的疾病有不同的"金标准",如诊断冠心病的"金标准"是冠状动脉造影、诊断肿瘤的"金标准"是病理学检查。对于目前尚无特异诊断方法的疾病,公认的综合诊断标准也可作为"金标准"。应该注意的是,若"金标准"选择不当,可造成错误分类,影响对试验的正确评价。

进行筛检试验时,首先需选择合适的"金标准"将研究人群分成有病和无病两组,然后应用待评价的筛检试验,盲法对该人群重复检查,将两组检查结果进行分析比较后,对筛检试验进行评价(图 9-6)。为了避免外界环境因素的干扰,要求待评价的筛检试验与标准方法应在同一时间、相同条件下进行试验。

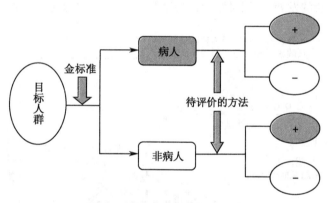

图 9-6 筛检试验评价的程序

2. 选择研究对象 评价筛检试验的受试对象有两组:一是被"金标准"确诊的病例组。病例除要求用"金标准"正确诊断外,同时要求所选病例应有代表性,应包括临床各型(轻、中、重)、各期(早、中、晚)及有或无并发症的病例。病例代表性的好坏,将直接影响对筛检试验评价结果的普遍性和推广价值。二是由"金标准"证实未患所研究疾病的非病例组。非病例组虽未患所研究的疾病,但在其他可能影响试验结果的因素(年龄、性别及某些重要的生理状态等)方面应与病例组均衡,此外,非病例组还应包括容易与目标疾病产生混淆的疾病患者。

3. 确定样本含量 评价筛检试验,通常都是抽样调查,样本含量的计算。

$$n = \frac{Z_\alpha^2 \times p(1-p)}{\delta^2}$$ (式 9-21)

式中,α 为第一类错误的概率,z_α 为 α 对应的 z 值,δ 为允许误差,p 为灵敏度或特异度的估计值,灵敏度的估计值用于估计病例组样本含量,特异度的估计值用于估计非病例组样本含量。

4. 确定截断值 截断值(cut off value)即确定筛检试验阳性与阴性的界值。常用方法有 $\overline{X} \pm 2S$ 法、百分位数法、从治疗和预防的实际出发确定截断值等,在临床上常用受试者工作特征曲线法(ROC 曲线)。

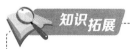

三、筛检试验评价的常用指标

对筛检试验的评价,除考虑安全可靠、简单快速及方便价廉外,主要从试验的真实性、可靠性及收益三个方面进行评价。

(一) 真实性评价

真实性(validity)又称准确性(accuracy),是指测量值与实际值符合的程度,是正确地判定受试者有病与无病的能力。将按"金标准"确诊的有病和无病者及其筛检试验测定结果整理成表9-5,可计算出评价筛检试验真实性的指标。

表 9-5 评价筛检试验的资料整理表

筛检试验	"金标准"确诊		合计
	病例	非病例	
阳性	a(真阳性)	b(假阳性)	$a+b$
阴性	c(假阴性)	d(真阴性)	$c+d$
合计	$a+c$	$b+d$	N

(1)灵敏度(sensitivity):又称真阳性率,是指实际患病且被筛检试验判断为阳性的百分比,它反映了筛检试验发现患者的能力。

$$灵敏度 = \frac{a}{a+c} \times 100\% \qquad (式 9-22)$$

(2)假阴性率:又称漏诊率,是指实际患病但被筛检试验判断为阴性的百分比,它反映了筛检试验漏诊患者的情况。

$$假阴性率 = \frac{c}{a+c} \times 100\% \qquad (式 9-23)$$

(3)特异度(specificity):又称真阴性率,是指实际无病且被筛检试验判断为阴性的百分比,它反映筛检试验能将实际无病者正确地判断为不患病的能力。

$$特异度 = \frac{d}{b+d} \times 100\% \qquad (式 9-24)$$

(4)假阳性率:又称误诊率,是指实际无病但被筛检试验判断为阳性的百分比。它反映了筛检试验误诊患者的情况。

$$假阳性率 = \frac{b}{b+d} \times 100\% \qquad (式 9-25)$$

灵敏度和特异度是评价筛检试验真实性的两个基本指标,进行筛检时,往往希望筛检试验的灵敏度和特异度均较高,即尽量没有漏诊和误诊,但多数情况下难以达到。灵敏度较高的试验,其特异度往往较低;而特异度较高的试验,灵敏度又随之下降。如果要用一个指标对试验识别患者和非患者的

能力做一个综合评价,可采用下列指标:

(5)约登指数(Youden's index):又称正确指数,是灵敏度和特异度之和减去1,表示筛检试验识别真正患者和非患者的总能力。约登指数越大,试验真实性越好。

$$约登指数 = (灵敏度 + 特异度) - 1 \qquad (式9-26)$$

例9-7 某研究人员采用尿糖试验筛检糖尿病,检查临床确诊糖尿病患者和正常人各100例,结果见表9-6。如何评价尿糖试验筛检糖尿病的真实性?

表9-6 尿糖试验筛检糖尿病结果表

尿糖试验	临床诊断		合计
	糖尿病患者	非患者	
阳性	75(a)	1(b)	76($a+b$)
阴性	25(c)	99(d)	124($c+d$)
合计	100($a+c$)	100($b+d$)	200

灵敏度 $=75/100 \times 100\% =75\%$,漏诊率 $=25/100 \times 100\% =25\%$

特异度 $=99/100 \times 100\% =99\%$,误诊率 $=1/100 \times 100\% =1\%$

约登指数 $=(0.75+0.99)-1=0.74$

上述结果说明采用尿糖试验筛检糖尿病时灵敏度较低,而特异度极高。综合评价指标约登指数较好,有74%的受试者能够被正确判断。但作为筛检试验,灵敏度是最重要的指标。由于尿糖试验筛检糖尿病的灵敏度只有75%,即有25%的糖尿患者不能在筛检中被发现,从而使筛检的效果大大降低。

(二) 可靠性评价

可靠性(reliability),又称重复性(repeatability),是指在相同条件下,用某种测量工具重复测量同一受试者时结果的稳定程度。

1. 评价指标

(1)变异系数:当某试验是作定量测定时,可用变异系数来反映可靠性。变异系数越小,可靠性越好。

(2)符合率:当某试验是作分类测定时,可用符合率来表示可靠性,它是指两次检测结果相同的人数占受试者总数的百分比。符合率越高,可靠性越好。

$$符合率 = \frac{A+D}{A+B+C+D} \times 100\% \qquad (式9-27)$$

表9-7 某筛检试验一致性结果整理表

第二次检测	第一次检测		合计
	阳性	阴性	
阳性	A	B	R_1
阴性	C	D	R_2
合计	C_1	C_2	N

(3)Kappa值:也是用于评价两次检测结果一致性的指标,但该指标考虑了机遇因素的影响,较符合率更为客观。Kappa值取值范围介于 -1 和 +1 之间。一般认为 Kappa 值 $\geq$ 0.75 为一致性极好,在0.40~0.75 之间为中、高度一致,Kappa 值 $\leq$ 0.40 时为一致性差。

$$Kappa = \frac{实际观察一致率 - 机遇一致率}{1 - 机遇一致率} \qquad (式9-28)$$

根据表 9-7,Kappa 值的计算可用下式:

$$Kappa = \frac{N(A+D)-(R_1C_1+R_2C_2)}{N^2-(R_1C_1+R_2C_2)} \qquad \text{(式9-29)}$$

2. 影响试验可靠性的因素

(1) 试验对象的生物学变异:在不同时间或不同生理状态(睡眠、运动、进食、情绪激动等),人体的某些生理、生化指标(血压、脉搏、体温等)会有所变化,这种波动属于正常生理现象。

(2) 观察者变异:包括不同观察者间的变异和同一观察者在不同时间、条件下重复检测同一样本时所得结果的不一致性。因此,观察者必须经过严格的培训,增强责任心,统一判断标准,尽量选择客观指标,使观察者的变异降低到允许范围以内。

(3) 实验室条件:重复测量时,因试验方法本身不稳定,或测量仪器、设备、试剂的不同及外环境的影响等,导致试验结果出现偏差。因此,必须严格规定试验的环境条件、试剂与药品的批次,仪器必须事先校准,才能保证试验的可靠性。

(三) 收益

1. 评价指标　对筛检试验收益的评价可从个体效益和社会效益等方面进行评价。这里仅介绍一个间接反映试验收益的指标。

预测值(predictive value)又称诊断价值,是表示试验结果判断正确的概率。包括阳性预测值和阴性预测值。

(1) 阳性预测值(positive predictive value,PPV):即真阳性人数占试验阳性者总数的百分比,反映了筛检试验结果为阳性时受试者患有该病的可能性。

$$\text{阳性预测值} = \frac{a}{a+b} \times 100\% \qquad \text{(式9-30)}$$

(2) 阴性预测值(negative predictive value,NPV):即真阴性人数占试验阴性者总数的百分比,反映了筛检试验结果为阴性时受试者没有患该病的可能性。

$$\text{阴性预测值} = \frac{d}{c+d} \times 100\% \qquad \text{(式9-31)}$$

在患病率一定时,试验的灵敏度愈高,阴性预测值愈高;试验的特异度愈高,阳性预测值越高。当灵敏度和特异度一定时,患病率越高,阳性预测值越高,阴性预测值越低,患病率对阳性预测值的影响较阴性预测值明显。

表9-8　不同人群采用酸性磷酸酶筛检前列腺癌的阳性预测值

研究对象	患病率(1/10万)	阳性预测值(%)
一般人群	35	0.4
75岁以上男性	500	5.6
临床触及前列腺结节	50 000	93.0

表9-8资料所示,如在一般人群中用酸性磷酸酶作前列腺癌筛检,阳性预测值仅为0.4%,筛检结果出现大量的假阳性;如在高危人群(75岁以上男性)中用酸性磷酸酶作筛检,阳性预测值为5.6%;若用在可触及前列腺结节的病例时,阳性预测值为93.0%,即酸性磷酸酶阳性者中93.0%患前列腺癌。该结果提示,临床医师在判断一份检验报告阳性结果的临床价值时,需要考虑被检人群的患病率高低,才能做出正确评价。同一试验在基层门诊部与在专科医院应用时,其阳性预测值亦有很大差别。

2. 联合试验　联合试验是指同时应用两种或两种以上的试验方法来筛检疾病。通过联合试验,可以提高筛检试验的效率。根据判断试验结果方法的不同,联合试验又可分为并联试验和串联试验两种。

(1) 并联试验(parallel test):是指同时进行几项试验,任何一项试验结果为阳性就可判定为阳性。并联试验可提高试验的灵敏度,减少漏诊率;但特异度下降,误诊率增加。当临床医师希望尽可能全面地发现患者,而可获得的几项试验方法均不够敏感时,则可采用并联试验。

(2) 串联试验(serial test):是指依次顺序地进行几项试验,全部试验结果均为阳性时才能判为阳性。

串联试验可提高试验的特异度,但却降低了试验的灵敏度,增加了漏诊率。当现有试验的特异度均不能达到要求时,则可采用串联试验。

第七节　公共卫生监测

一、公共卫生监测概述

1. 概念　最早的监测活动主要是对疾病的发生和死亡进行监测,故称疾病监测(surveillance of disease)。随着监测内容的扩大,不仅包括疾病,还包括残疾、有关危险因素,以及其他公共卫生事件的监测,在 20 世纪 60 年代中期以后的一段时间有人称为流行病学监测(epidemiology surveillance)。随着监测资料的广泛利用,监测在公共卫生事业中的作用越来越明显,从监测中得到的信息用于制订、执行和评价公共卫生项目,故现在一般把监测称为公共卫生监测。

公共卫生监测(public health surveillance)是指连续地、系统地收集疾病或其他卫生事件的资料,经过分析和解释后及时将信息反馈给有关部门,并将这些数据用于规划、完善和评价公共卫生干预措施及方案的过程。

2. 用途　公共卫生监测的目的是为决策者提供科学依据并评价规划决策的效果,其主要用途包括:①定量评估公共卫生问题的严重性,确定主要的公共卫生问题;②发现健康相关事件分布的异常情况,以便及时调查其原因并采取干预措施;③预测健康相关事件的发展趋势,合理估计卫生服务需求;④研究健康相关事件的影响因素,为制定有针对性的干预措施提供依据;⑤评价公共卫生干预措施的效果。

二、公共卫生监测的种类

(一) 疾病监测

疾病监测(surveillance of diseases)是长期地、连续地收集、核对、分析疾病的动态分布和影响因素的资料,并将信息及时上报和反馈,以便及时采取干预措施。我国在 1950 年建立全国法定传染病疫情报告及反馈系统,这一系统在我国传染病防治工作中发挥了举足轻重的作用。1980 年我国建立了全国疾病监测点监测系统,开展了以传染病为主并逐渐增加非传染病内容的监测工作。

1. 传染病监测　是重要的疾病防治常规工作之一。WHO 规定了 4 种必须通报的传染病:天花、由野毒株引起的脊髓灰质炎、新亚型病毒引起的人类流感和严重急性呼吸综合征(SARS);同时还规定了 20 种全球预警和应对的传染性疾病。我国目前法定管理的传染病 40 种,分为甲类(2 种,强制管理传染病)、乙类(27 种,严格管理传染病)和丙类(11 种,监测管理传染病)。

2. 慢性非传染性疾病监测　随着疾病谱的改变,疾病监测的范围由传染病扩大到慢性非传染性疾病。主要包括恶性肿瘤、心脑血管疾病、糖尿病、精神性疾病、出生缺陷、职业病等的监测。目前,我国部分地区开展了恶性肿瘤、心脑血管疾病、出生缺陷等非传染性疾病的监测。

3. 死因监测(DSP)　是通过连续、系统地收集人群死亡资料,并进行综合分析,研究死亡水平、死亡原因及变化趋势。通过对监测人群的死因分析,可以确定不同时期的主要死因及疾病防制重点。我国有 31 个省市 160 个死因监测点,对 7300 万监测人口开展居民死亡原因监测。2005 年中国疾病预防控制中心制定了《全国疾病监测系统死因监测工作规范(试行)》,2007 年制定了《全国死因登记信息网络报告工作规范(试行)》,使我国的死因监测工作更加规范。

4. 医院感染监测　为医院感染的预防、控制和管理提供科学依据。我国在 2009 年 12 月实施的《医院感染监测规范》要求医院建立有效的医院感染监测与通告制度,及时诊断医院感染病例,分析发生医院感染的危险因素,采取针对性的预防与控制措施。

(二) 症状监测

症状监测又称为综合征监测或症候群监测,是指通过长期、连续、系统地收集特定症候群或与疾病相关现象的发生频率,从而对某类疾病的发生或流行进行早期预警。常用的症状监测主要有流感样病例监测、发热监测、腹泻病监测等。

症状监测不依赖特定的诊断,是强调非特异症状为基础的监测,尤其适用于一些新发疾病,其病因未明,临床上尚没有明确诊断方法判断病例。如通过流感样病例监测以期及早发现人感染高致病性禽流感和其他新发传染病,及时采取有效的应对措施,预防和控制疾病的流行或卫生事件的发生。

(三) 行为及行为危险因素的监测

随着疾病模式的改变,慢性病、伤害和性传播疾病逐渐成为影响人类健康的主要卫生问题,这些疾病与个人生活行为密切相关,促进行为的改变成为预防控制这些疾病的主要策略。针对明确的行为危险因素的监测,能对相关疾病或公共卫生事件的发生进行一定的预测。如慢性病监测中关注生活方式相关行为因素;艾滋病监测中关注特定人群不安全的性行为、吸毒等;道路交通伤害监测中关注酒驾、安全带的使用等。

(四) 其他公共卫生监测

为了解决不同的公共卫生问题,可以开展各种内容的公共卫生监测,如环境监测、食品卫生检测、营养监测、学校卫生监测、药物不良反应监测等。

三、公共卫生监测的方法与步骤

(一) 公共卫生监测的方法

1. 被动监测与主动监测 被动监测(passive surveillance)是指下级监测单位按照常规上报监测资料,而上级单位被动接受。我国常规法定传染病报告属于被动监测。主动监测(active surveillance)是指根据特殊需要,由上级监测单位专门组织调查收集资料。如传染病的漏报调查,以及对某些重点疾病(如不明原因发热)或某些行为(如吸毒)的监测活动都属于主动监测。

2. 常规报告与哨点监测 常规报告(routine report)是指针对卫生行政部门所规定的疾病或各种健康相关问题进行常规监测报告。如我国的法定传染病报告信息系统,由法定责任报告机构和报告人上报传染病病例。哨点监测(sentinel surveillance)是指根据被监测疾病的流行特点,选择若干有代表性的地区和(或)人群,按照统一的监测方案连续地开展监测。如我国的艾滋病哨点监测,由设在全国的监测哨点对高危人群进行定点、定时、定量的 HIV 抗体检测,同时收集监测人群与艾滋病传播相关的高危行为信息,从而获得不同地区、不同人群 HIV 感染状况和行为危险因素及变化趋势。

3. 病例为基础及事件为基础的监测 病例为基础的监测(case-based surveillance)是指监测目标疾病的发病和死亡情况,收集每一例病例的信息。如 SARS 监测。事件为基础的监测(event-based surveillance)是指收集与疾病有关的事件的信息,以事件为单位报告的监测,如突发公共卫生事件监测、中小学生缺课监测。

4. 人群、医院与实验室为基础的监测 人群为基础的监测(population-based surveillance)是以特定人群为对象,监测特定疾病及危险因素的动态变化。如行为危险因素的监测。医院为基础的监测(hospital-based surveillance)是指以医院为现场,以患者为对象的监测。如医院感染的监测、病原体耐药的监测、出生缺陷的监测、药物不良反应的监测等。实验室为基础的监测(laboratory-based surveillance)是指利用实验室检测手段对病原体或其他致病因素开展的监测。如我国的流感实验室监测系统开展的常规流感病毒分离、分型鉴定工作。

(二) 公共卫生监测的基本程序

1. 收集监测数据 根据监测目的确定监测对象、明确收集资料的内容和方式。首先,要明确监测事件的定义。一般情况下,资料收集越全面、系统,提供的信息就越丰富,但收集资料越多,难度越大,从而影响监测资料的质量,因此要综合考虑各方面的因素后决定监测的内容。其次,要确定资料的收集方式。监测资料的来源有多种渠道,可以来自以人群为基础的监测系统、医院为基础的监测系统、实验室为基础的监测系统。从多个系统收集资料,可以提高监测的效果。

2. 管理和分析数据 首先,将监测到的原始数据进行认真核对、整理,建立数据库;其次,利用统计学方法把各种数据转变为有关指标;最后,解释统计分析指标的意义和内涵,即描述所监测公共卫生问题的分布特征、变化规律及趋势、影响因素等。

3. 信息的交流与反馈　监测信息以刊物的形式定期发放。WHO 有《疫情周报》和多种刊物向世界各地发放。我国公开发行期刊《疾病监测》,能够及时地反映全国法定报告传染病的发病和死亡情况及疫情动态,并交流各地疾病监测工作的经验。此外,我国还有专门的监测日报、周报、月报、年报制度,专业人员可实时获得,卫生行政部门会定期向社会公开。

信息反馈分为纵向和横向两个方向。纵向包括向上反馈给卫生行政部门及其领导,向下反馈给下级监测机构及其工作人员;横向包括反馈给有关的医疗卫生机构及其专家,以及反馈给相关社区和居民。应针对不同的对象以不同的形式提供反馈的内容。

4. 信息利用　充分利用监测资料提供的信息是公共卫生监测的最终目的。利用监测获得的信息可以了解疾病及危险因素的分布特征,为疾病控制服务;掌握疾病的长期变化趋势,进行流行预测;监测资料能够确定高危人群,评价干预措施的效果,为制订合理的公共卫生策略和干预措施提供科学依据。

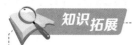

药物不良反应监测

　　药物不良反应是指合格药品在正常用法用量下出现的与用药目的无关的或意外的有害反应。药物不良反应监测是指对药品不良反应的发现、报告、评价和控制的过程。新药上市前必须进行临床试验证明药物的安全性和有效性,才能获得药品监督管理部门的批准。虽然药物上市前经过动物试验和Ⅰ、Ⅱ和Ⅲ期临床试验,但由于动物和人存在着种属差异,有些人体的药物不良反应在动物身上不能表现出来;而临床试验观察时间较短,研究对象人数少,病种单一,多数情况下排除了老人、孕妇和儿童,不能观测较为罕见的不良反应、迟发的不良反应以及特殊人群中的不良反应。2011 年,卫生部发布了《药品不良反应报告和监测管理办法》,国家食品药品监督管理局主管全国药品不良反应报告和监测工作,地方各级药品监督管理部门主管本行政区域内的药品不良反应报告和监测工作。

四、我国的公共卫生监测体系

1. **疾病监测信息报告管理系统**　主要对 39 种法定传染病进行监测。目前,传染病监测基本做到县级医疗机构网络直报,尚不具备直报条件的单位,将传染病报告卡寄给所属县级 CDC,由县级 CDC 进行网络直报。疾病监测信息报告系统主要包括:报告卡管理、实时统计、疫情分析和定时报表。

2. **重点传染病监测系统**　2005 年启动建立了国家级重点传染病监测点 782 个,省级重点传染病监测点 1693 个,对 20 种传染病进行重点监测。监测内容包括常规病例报告、暴发调查和相关因素监测。相关因素包括:病原学、免疫水平、动物宿主及病媒生物、耐药情况、环境因素和基础信息监测等。

3. **症状监测系统**　症状监测是长期地、系统地、连续地收集并分析包括临床症状群在内的各种健康相关数据,常以非特异性症状或现象为基础,提高对疾病或公共卫生事件反应的及时性。目前,在全国多地开展了急性呼吸道感染和腹泻症候群监测。

4. **死因监测系统**　在全国 31 个省市 160 个监测点,对 7300 万监测人口开展居民死亡原因监测。通过对监测人群的死因分析,确定不同时期的主要死因及疾病防制重点。

5. **病媒生物监测系统**　在全国 17 个省 40 个监测点,对老鼠、苍蝇、蚊子、蟑螂和钉螺的密度进行动态监测,观察这些病媒生物带毒、带菌情况。

6. **健康相关危险因素监测系统**　通过营养与食品安全监测,评估营养与食品安全的危险性;通过环境与健康监测,对水质、环境污染及其健康危害和健康相关产品进行监测、评价和预警。

五、公共卫生监测系统的评价

为提高公共卫生监测系统的质量,完善公共卫生监测体系,需要对公共卫生监测系统定期地进行评价。评价指标包括以下几个方面:

1. 及时性(timelines)　是指监测系统从发现公共卫生问题到将信息反馈给有关部门的时间,它反映了监测系统的信息反馈速度。

2. 完整性(completeness)　是指监测系统所包含的监测内容或指标的多样性。包括报告哨点与监测形式的完整性,病例报告的完整性及监测数据的完整性。

3. 灵敏性(sensitivity)　是指监测系统识别公共卫生问题的能力,主要包括监测系统报告的病例占实际病例的比例和监测系统判断疾病或其他公共卫生事件暴发或流行的能力两个方面。

4. 特异性(specificity)　是指监测系统排除非公共卫生问题的能力,如监测系统能够正确识别疾病群体现象的随机性波动,从而避免预警或误报的能力。

5. 阳性预测值(positive predictive value,PVP)　是指监测系统报告的病例中真正病例所占的比例。

6. 代表性(representativeness)　是指监测系统发现的公共卫生问题在多大程度上能够代表目标人群的实际发生情况。

7. 简单性(simplicity)　是指监测系统的收集资料、监测方法和系统运作简便易行,具有较高的工作效率。

8. 灵活性(flexibility)　是指监测系统能够针对新的公共卫生问题、操作程序或技术要求进行及时的改变或调整。

9. 可接受性(acceptability)　是指监测系统各环节的工作人员对监测工作的参与意愿,反映工作人员能否持续、及时地提供准确、完整的信息。

第八节　疾病暴发的调查与分析

暴发调查是指对某特定人群短时间内发生多例同一种疾病所进行的调查。暴发调查目的是查明疾病暴发的原因,及时采取有效措施迅速扑灭疫情,总结经验教训,防止类似事件再次发生。暴发有传染病的暴发,也有非传染病的暴发。传染病的暴发有集中、同时的暴发,也有连续、蔓延的暴发。前者如呼吸道传染病的暴发,后者如痢疾、伤寒、甲型病毒性肝炎的暴发等。非传染病的暴发如"麻痹症"暴发,"抽搐症"暴发,出血性疾病暴发,急性皮炎暴发等,表现形式多种多样。非传染病暴发调查与传染病暴发调查的思路、方法及步骤大同小异。

一、疾病暴发的特点

疾病暴发具有如下特点:①时间较短;②单位集中或地区分布集中;③患者相对较多;④症状相似;⑤患者的病原体一致。传染源或传播途径一旦被查清,针对其采取措施,常可及时有效地控制暴发或流行。

二、暴发调查的一般步骤和方法

暴发调查是对疾病暴发事件的处理过程。疾病暴发时,只有用流行病学调查方法才能查明原因、有针对性地、及时有效地采取处置措施,达到控制流行的目的。

1. 准备与组织　接到暴发报告后,立即做好进入现场的准备和组织。准备工作内容包括:区域的确定和划分;人员选择与培训;物资筹备与供应;实验室支持等。准备工作一旦完成,调查人员应立即奔赴现场。

2. 核实诊断

(1)核实临床诊断:到达现场后,通常先到收治患者的医疗机构了解情况,收集患者的基本信息,如年龄、性别、住址、职业、发病日期等,对流行过程进行简单描述。同时,收集患者的症状、体征和实验室资料,结合流行病学资料进行综合分析做出判断。

(2)病例的定义:暴发调查中首先要制订暴发病例的定义,作为现场调查时发现病例的标准。制订病例定义主要是根据临床表现、流行病学资料以及实验室证据。病例的定义可有多个水平,有些疾病可分为确诊病例、可能病例、临床诊断病例和疑似病例。有时还有更为简单的定义,就是疑似病例和确诊病例两个类型。病例定义常以最先发现的患者的临床症状与体征作为最初定义的依据,以后随着调查工作的逐步展开,待获得进一步的流行病学、患者潜伏期、临床表现和实验室检查资料后再作修正,形成最终定义。

(3)确定暴发的存在:在接到暴发信息后,首先必须认真核查信息的真实性,防止疫情被人为地夸大和缩小。可从三个方面入手:①尽快从多个渠道收集信息,将不同来源的信息进行比较;②及时向发病单位的有关领导、医生等详细了解有关情况;③派经验丰富的公共卫生医师和临床医生进行快速的现场访问,判断暴发信息的确凿性。其次是确认暴发的存在,主要依据是发生该病的病例数是否明显超过当地该时期预期发病水平。

(4)了解暴发的范围与程度:调查人员要了解疫情的基本情况,有多少人发病,涉及的范围有多广,受威胁的人群有多少;了解暴发的基本流行病学特征,如病例的三间分布情况,患者的轻、中、重的比例情况等。

3. 现场调查 是暴发调查的核心。目的是通过调查搜集到的所有病例和相关信息,分析暴发的流行病学特征、确定暴发的类型,为提出传染源和传播途径的假设提供依据。在现场调查时,应注意个人的安全防护。调查内容包括:

(1)病例的发现:对于法定报告的传染病,通过传染病报告系统能够全面地发现病例。对于病因未明或新发传染病,必须通过多途径去发现病例,如查阅门诊日志和住院病历、电话调查、走访居民、血清学检测等,也可以通过现有的疾病监测系统搜集病例。无论采用何种方法都必须遵循尽可能找到所有病例的原则。对所发现的患者要根据具体情况给予治疗、隔离等相应的处理。

(2)个案调查:个案调查是对单个疫源地或单个病家的调查,目的是探索暴发的原因。调查内容包括临床症状与体征,实验室检测结果,患者近期的活动情况与饮食条件改变情况等。依据这些信息推测可能的传染源和传播途径。当怀疑某人可能为本病例的传染源时,必须调查此人的接触者中有无类似疾病或病症,当其接触者中也有相应疾病时,增加了此人为传染源的证据。同时也要对暴发地区的人口环境变化等情况进行调查。

(3)实验室检测:在现场调查中,应做好标本的采集,标本的采集要具有代表性,同时要采用高灵敏度和高特异度的检测方法。

4. 暴发调查的分析 对于暴发调查资料,主要分析疾病的三间分布。根据分布特征发现高危人群及防治的重点区域和人群,为制订防控措施提供依据。同时也可以根据疾病在不同人群、不同区域的分布差异的比较,发现病例之间是否存在某种关联,寻找可能的传染源和传播因素的线索,从而形成病因假设。

(1)时间分布:是对疾病按照时间的变化进行描述,首先确定各病例的发病时间,绘制流行曲线。

(2)地区分布:按病例的发病地点绘制标点地图,也可以按照病例的不同区域或单位进行统计,计算罹患率。通过病例集中区域与病例较少区域之间各种相关因素的比较,提供流行因素的线索。

(3)人群分布:按照病例的年龄、性别、职业等相关特征分组,计算罹患率。通过对不同特征人群罹患率的比较,分析罹患率不同的人群之间哪些相关因素具有差异,那些有差异的因素可能是流行因素的线索。

5. 提出假设 对初步调查资料进行描述性分析,了解疾病三间分布特征,通过病例与非病例的比较分析,提出假设。假设包括传染来源、传播方式和危险因素、高危人群等。同时提出初步的处理方案,以控制暴发疫情的发展。

6. 验证假设 通过病例对照研究和队列研究来验证假设。在验证假设进行因果推论时,应遵循病因推断的原则,如暴露与疾病发生的时间顺序、暴露与疾病关联强度、剂量反应关系、符合现代生物医学知识等。当然,实验室证据是不可缺少的。

在疾病暴发调查中,一般采取边调查边干预的方法,在调查早期,有了初步的假设后即开展有针对性的干预措施,因此,在验证假设时,干预措施效果评价也是验证假设的手段。

7. 完善控制措施　暴发的控制措施是随着暴发调查的进程不断完善的。在假设得到验证后,对引起暴发的传染源、传播途径以及高危人群已经非常清楚,此时应制订有针对性的具体措施。措施制订原则是排除感染源,减少人群暴露机会或防止进一步的暴露,及时保护高危人群。评价该措施效果的标准是从采取措施之日起经过一个最长潜伏期后,是否有病例出现。

8. 总结报告　调查结束,暴发终止后及时写出总结报告。内容包括疫情概况、暴发经过、现场调查、实验室检测结果、流行病学分析结果、采取的措施与效果评价,经验教训及下一步工作建议等。尽量用数字、表格、统计图来说明。报告既可供行政部门决策时参考,还可能有医疗和法律上的用途。

三、暴发原因的分析

(一) 确定诊断
依据临床症状和体征,疾病流行特征和实验室检验结果,明确诊断。

(二) 推断暴发性质和类型
暴发可根据暴露于病原体的性质和时间长短,蔓延和传播的方式以及暴发和流行的间期而分类,通常分为同源暴发、连续传播性暴发、混合型流行三类。流行曲线是以时间尺度(小时、日、周、月或年)为横坐标,病例数为纵坐标,绘制的直方图或线图。绘制流行曲线有助于确定暴发类型。

1. 同源暴发(common source outbreak)　又称同源流行,是指易感人群同时或先后暴露于某共同的病原体或污染源而引起的暴发。这种形式暴发感染者一般不再传播给其他易感者。根据暴露的情况又可分为点源暴露和持续同源暴露。

(1)点源暴露:是一次暴露于同一传染源而导致的疾病暴发。流行曲线特点是曲线快速上升,快速下降。如一次聚餐引起的细菌性痢疾点源暴发见图9-7A。

(2)持续同源暴露:是持续暴露于同一传染源而导致的疾病暴发。流行曲线与点源暴露类似,流行曲线快速上升,达到发病高峰后,出现一个平台期。如果传染源被消除,则曲线快速下降;如果传染源自然耗损,则曲线呈缓慢下降。如被污染的食物商品导致的沙门菌持续同源暴发见图9-7B。

2. 连续传播性暴发(propagated outbreak)　又称蔓延流行,是指通过宿主间传播或人传人所引起的疾病流行。致病性病原体从起始传染源到新的感染者,再连续传播给其他易感者,呈连锁式反应。流行曲线特点是开始阶段病例数较少,然后病例缓慢增加,暴发初始阶段每代病例之间间隔时间相等(一个平均潜伏期),具有明显的周期性,发病高峰过后,由于易感人群的减少可导致曲线快速下降,学校流行性感冒连续传播性暴发见图9-7C。

3. 混合型流行(mixed epidemic)　是同源暴发和连续传播性暴发的结合。通常是先发生一次同源暴发,而后通过人与人的传播继续流行,其流行曲线表现为陡峭的单峰曲线(点源暴露),右侧拖一长尾(连续传播性暴发),如:水型伤寒暴发(点源暴露)后,常常继续发生日常生活间接接触传播,使得发病数下降缓慢,流行持续较长时间,后一部分形成流行曲线的"尾巴",一起农村学校水型伤寒混合型流行见图9-7D。

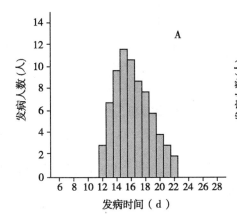
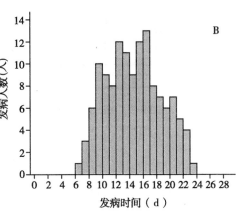

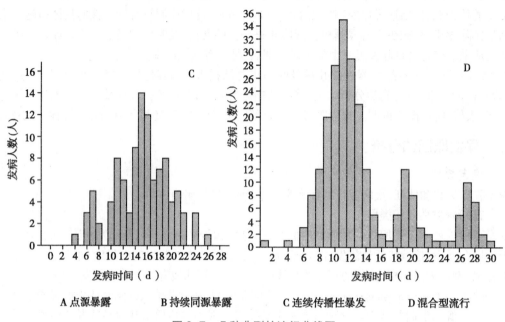

图 9-7 几种典型的流行曲线图

(三) 推算暴露时间,追查传染源

病原已知,同源性暴发的暴露时间推算方法有两种:一是从位于中位数的病例的发病日期(或流行曲线的高峰处)向前推一个平均潜伏期,即为同源暴露的近似日期。图 9-8 是一次同源暴露的伤寒流行曲线,81 例病例的第 41 例为中位病例,于 4 月 29 日发病,向前推一个平均潜伏期 14d,4 月 15 日便是共同暴露的近似日期;另一种方法是从首例病例发病日期向前推一个最短潜伏期,从末例病例向前推一个最长潜伏期,可估计暴露时间。图 9-8 从第一例发病日期向前推一个最短潜伏期 7d,再从最后一个病例发病日期向前推一个最长潜伏期 21d,这两个时点之间,即 4 月 14 日至 17 日间的某个时间可能是同源暴露的时间。

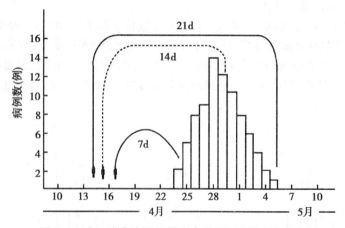

图 9-8 在一次伤寒同源暴发中估计可能的暴露日期

经食物或饮水传播引起的暴发,传染源的判断依据是潜伏期、暴露机会和实验室检验结果;对空气飞沫传播引起的暴发,依据是后发病例与传染源的接触机会,接触时是否在传染期内。

本章小结

　　人群健康研究的流行病学方法是研究人群中疾病和健康状况的分布及影响因素,并研究如何防治疾病及促进健康的策略和措施的科学。描述性研究主要用于描述疾病与健康状况的分布,获得有关病因假设的线索,建立病因假说。病例对照研究和队列研究主要用于探讨疾病病因和危险因素,以及影响疾病预后的因素等。实验性研究主要用于验证疾病病因和评价防治措施的效果。此外,筛检试验主要用于疾病的二级预防,早期发现患者,早期诊断和治疗。公共卫生监测可以连续、系统地收集疾病或其他卫生事件的资料,依据这些数据进行规划、完善和评价公共卫生干预措施。暴发调查是对疾病暴发事件采用流行病学调查方法查明原因、有针对性地采取处置措施,达到控制流行的目的。流行病学方法作为在群体水平研究疾病和健康的重要方法学,广泛用于预防医学、临床医学、基础医学的各个领域。

案例讨论

　　1. 某研究者进行了某市 35 岁以上居民高血压患病情况及其影响因素的调查。从该市城市随机抽取 10 个街道,农村随机抽取 10 个乡镇,抽中的街道和乡镇居民全体进行体检,获得高血压患病情况、BMI、年龄、性别等基本信息,调查数据见表 9-9,表 9-10。

表 9-9　农村和城市居民高血压患病情况

性别	城市			农村		
	调查人数	患者数	患病率（%）	调查人数	患者数	患病率（%）
男性	15 340	4326	28.2	13 225	3505	26.5
女性	16 122	4047	25.1	15 313	3769	24.6
合计	31 462	8373	26.6	28 538	7274	25.5

案例讨论 1

表 9-10　不同 BMI 水平高血压患病率

BMI	调查人数	患者数	患病率（%）
正常	36 546	7714	21.1
超重	19 565	6021	30.8
肥胖	3889	1912	49.2
合计	60 000	15 647	26.1

问题:

(1)城市和农村居民高血压患病率有无差别?

(2)不同 BMI 水平高血压患病率有无差别?

(3)从上述结果中可以提出什么病因假设? 下一步还要进行哪些研究?

　　2. 在一项饮酒与食管癌关系的病例对照研究中,将每日饮酒量大于等于 80g 定为暴露组,80g以下定为非暴露组,结果整理如表 9-11。

案例讨论 2

表 9-11 食管癌病例与对照的饮酒量比较

每日饮酒量(g/d)	病例组	对照组	合计
≥ 80	96(a)	109(b)	205
< 80	104(c)	666(d)	770
合计	200	775	975(n)

问题:

(1)食管癌病例组与对照组饮酒暴露率差异是否有统计学意义?

(2)每日饮酒量(≥ 80g/d)与食管癌的关联强度是多大?

(肖焕波)

扫一扫,测一测

思考题

1. 现况研究的种类有哪些? 各自优缺点是什么?
2. 病例对照研究中如何选择研究对象?
3. 临床试验设计应遵循哪些基本原则,其目的分别是什么?
4. 公共卫生监测的种类和基本程序是什么?

10章课件

学习目标

1. 掌握：医院安全管理的相关概念；标准防护的含义；患者安全和医务人员安全的防范措施。

2. 熟悉：医院常见的有害因素及其来源；医务人员职业危害暴露及暴露的处理方法。

3. 了解：患者安全和医务人员安全的现状，我国患者安全和医务人员安全面临的问题；医护人员分级防护。

4. 能识别医疗场所常见有害因素，并采取针对性预防控制措施；落实患者安全和医务人员安全防范措施。

5. 树立以人为本和预防为主的思想理念，保障患者安全和医务人员安全。

医疗场所是指有资质提供疾病诊断、治疗和康复等医疗服务的场所。医院和卫生院是我国医疗场所的主要形式，此外，还包括疗养院、门诊部、诊所、卫生所（室）以及急救站等。随着经济社会进入新的发展阶段，我国居民的消费模式也跨上了新台阶，"无病早预防、有病早治疗、防止伤病残"成为城乡居民最迫切、最现实的需求之一。为保护医患双方的生命安全和身体健康，提高医疗质量和医院的竞争力，促进医院可持续发展，保证医疗安全，减少医疗纠纷，避免差错事故发生，各地均不断健全与完善规章制度和文化建设，切实加强医疗场所健康安全管理。

医院安全管理（hospital safety management）是医疗场所健康安全管理的重点，它是指通过对医院进行科学有效的管理，保证医务人员在为患者提供医疗服务、患者及其家属在接受医疗服务过程中，不受医院内在有害因素的影响和伤害。传统的医院安全管理包括消防安全（防火、防水）、人身安全（防伤）、财产安全（防盗）以及突发性事件处理（防灾、防震）等。医院安全管理贯穿整个诊疗过程、手术安全、感染管理、血液安全、用药安全、膳食供应等多个环节，包含了患者从入院到出院的整个医疗过程所涉及的人、事、物和信息等全部要素。构建医院安全管理体系必须始终坚持以人为本和预防为主的原则。以人为本，即从人本和人文的角度出发，关注目标群体的人性化需求，通过人性的思考和关怀来强化安全。预防为主，目的是确保医院始终处于安全的可控制状态，即医院没有超过允许限度的危险。医疗安全管理是医院管理体系的核心内容，是提升医疗质量的关键和实现优质医疗服务的基础。

第一节　医院常见的有害因素及其来源

随着科学技术的迅猛发展，大量的新技术、新方法被应用于医疗实践，在改善诊疗条件的同时也导致医院中有害因素的种类和数量越来越多，缺乏有针对性的防范会给医患双方带来身心的伤害乃至医患纠纷。因此必须重视医院常见的有害因素及其来源分析。

一、医院专业因素

医院专业因素(hospital professional factors)也称医源性因素(iatrogenic factors),主要是指医务人员在医疗操作过程中的不当或过失行为,给患者造成不安全感或不安全的结果,是临床上导致患者医疗不安全的主要因素,其引起的后果也较为严重。

1. 技术性有害因素 是指医院存在的影响患者安全的各种技术因素,主要包括医务人员医疗水平低或经验不足、协作技术能力不高等对患者安全构成威胁的各种因素。如由于掌握临床信息不足导致的误诊、漏诊;由于诊疗操作不当对患者造成的身心伤害;由于禁忌证和适应证判断不准确导致错误开展手术等。

2. 药物性有害因素 是指由于使用药物引起不良后果的因素。药物在治疗疾病的同时,也有毒副作用,如果用药剂量过大、连续用药超过规定的剂量或时间、用药配伍不当等,都可能导致患者身心受伤害,有些伤害甚至是不可逆的,严重者还会危机患者生命。常见用药问题主要包括:①滥用药物,尤以抗生素滥用最为明显;②长期大剂量用药;③不合理的联合用药,加重不良反应,甚至危及患者的生命。如滥用耳毒性抗生素如链霉素等对耳蜗神经可造成损害,产生听力减退甚至耳聋。据国外资料,6.7%的住院患者曾发生过严重的药物不良反应(包括用药错误);16.2%的患者住院与药物有关,其中治疗失败占54.8%,不良反应占32.9%,超剂量占12.3%。

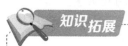

知识拓展

酮康唑口服制剂的严重肝毒性

酮康唑口服制剂是咪唑类抗真菌药,在我国上市的有片剂和胶囊剂,规格为200mg,主要用于念珠菌病、皮炎芽生菌病、球孢子菌病、组织胞浆菌病和着色真菌病等系统性感染性疾病的治疗。

2004年1月1日至2011年7月12日,国家药品不良反应监测中心病例报告数据库中有酮康唑口服制剂病例报告共计1621例,涉及不良反应表现为2314例次,不良反应/事件主要为胃肠系统损害、皮肤及其附件损害、中枢及外周神经系统损害、肝胆系统损害、全身性损害等;其中严重病例116例,占所有报告7.16%,其中死亡病例2例,严重病例涉及不良反应表现为157例次,其中有肝中毒体征或症状的有92例次,占所有严重病例的58.60%,主要不良反应表现肝功能异常、肝损伤、肝炎、肝中毒等。

国家食药监总局2015年6月25日发布通知,酮康唑口服制剂因存在严重肝毒性不良反应,即日起停止生产销售使用,撤销药品批准文号;已上市的酮康唑口服制剂由生产企业于7月30日前召回。

二、医院环境因素

医院环境因素(hospital environment factors)是指医院在建筑卫生、工程卫生、消毒隔离、环境卫生、营养与食品卫生、作业劳动卫生等诸多卫生学因素方面对患者和医务人员的健康与安全存在潜在的威胁。由于医院是人群,特别是免疫力低下人群集中的场所,如果医院卫生防护不周,极易造成院内交叉感染,特别是在传染病流行季节,容易在医院内引起传染病的局部暴发。

1. 环境污染 由于医院在规划、选址、布局和结构等方面不符合卫生要求,医院本身存在的空气、用水、噪声等污染,另如医院污染物处理不当等,均可导致患者或医务人员身心健康损害。由于医院病室内空间小、病床密集、人员流动量大、通风设备差、细菌数量多且种类复杂,造成医院环境的空气里有多种细菌悬浮,是呼吸道传染病和手术切口感染的重要媒介因子,必须加强医院消毒管理。特别是医院在从事医疗工作的过程中,会产生大量医疗污水、废气和医疗废弃物等污染物,这些污染物通常携带有大量致病微生物和化学有害物,在向外排放时必然造成环境污染。为防治医院环境污染,必须采取切实可行的措施,从源头治理污染物外流。要通过各种形式进行宣传、教育,提高医院全体员工的环境保护意识,增强环保工作的责任心,严格按有关规程操作,杜绝随便倾倒排放污染物的行为,防止医院发生环境污染事故。

2. 设施安全　由于医院设施不符合安全管理需要,给患者和医务人员的健康带来危害。如儿科由于病床装置欠缺导致患儿从床上滚落,医院护栏过低导致患者从高层坠落,过道采光不足及地板过于潮湿导致患者跌倒等。手术室、ICU 和新生儿重症监护病房(NICU)等是电力敏感的高风险临床领域,医院及相关科室必须事先制定一套停电应急方案和流程,努力降低停电造成的患者损伤风险。医院要定期检查、测试、维修医疗设备,并记录其过程;对水、电、废弃物、新风、气体和其他重要系统进行定期检查、维修、测试、改进等,防止导致意外事故及医院感染。

3. 射线安全　射线是由各种放射性核素发射出的、具有特定能量的粒子或光子束流。常见射线有 X 射线、紫外光、激光、α 射线、β 射线和 γ 射线。X 射线能使人体细胞电离而破坏。短期大剂量照射会导致身体损伤,局部大剂量照射可使组织烧伤。长期小剂量照射可使精神衰颓、记忆力下降、头晕、脱发、血象改变,导致射线病。由于各种放射装置使用不当、防护不当或超期使用导致射线对患者和医务人员健康损害。必须落实放射防护有关规定。

4. 医院感染(hospital infection)　是医院获得性感染(nosocomial disease)的简称,是指患者在住院期间获得的感染,包括住院期间发生的和在医院内获得而在出院后发生的感染性疾病,但不包括入院前已开始或者入院时已处于潜伏期的感染。医院工作人员及门诊患者、探视者或陪住者在医院内获得的感染也属于医院感染。由于涉及面广,危害性大,导致的后果往往也较严重。医院感染分为两类:①外源性感染:病原体来自患者体外、发生于人与人之间的医院感染,通常又称为交叉感染;通过加强消毒、灭菌、隔离等措施和卫生宣传教育等工作可以预防和控制外源性感染。②内源性感染:病原体来自患者本身储菌库,又称自身感染;其发生机制较复杂,预防和控制较困难。

5. 食品安全　主要是指医院膳食不合理或者食品受到污染等。为确保医院的饮食安全,需要完善医院食品安全体系,建立食品安全信息档案,加强营养科专业化建设,大力宣传食品安全法规和食品安全常识,配合病情治疗需要进行分类指导并提供患者膳食。

三、医院管理因素

医院管理因素(hospital management factors)是指医院的各项组织管理措施不到位或者不落实、运行机制不顺畅等导致患者和医务人员的安全受到威胁的因素。如医院由于防火措施落实不到位导致火灾事故发生,2005 年 12 月 15 日,吉林辽源市中心医院发生特大火灾事故,造成 37 人死亡、95 人受伤,直接经济损失 821.9 万元,是新中国成立以来全国卫生系统最大的火灾事故。

四、医院社会因素

医院社会因素(hospital related social factors)是指可能引发患者和医务人员健康危害且与医院相关的外界社会因素。医院尤其是基层医院基础设施差、医疗设备不齐或医院环境恶劣等可使医院内有害因素增加;区域卫生资源总量不足、配置不合理可导致许多医院和医务人员长期处于超负荷运转状态,易诱发不安全因素;媒体渲染误报、患者对医务人员缺乏信任、医患关系紧张等可导致医务人员采取过度治疗或保守性诊疗等不当措施,使患者利益受到侵害;医院工作场所发生暴力事件则严重影响医务人员的身心健康和其他患者的正常诊疗,干扰医院的正常工作。

第二节　患者安全及其防范措施

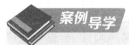

患者,男,于 2012 年 3 月 22 日 14:00 收入院,14:23 医生开具医嘱"泼尼松 5mg 口服、立即",值班护士查对并审核医嘱,通知责任护士执行,责任护士自备用药中取泼尼松 5mg(1 片)并协助患

者服药,在执行单、医嘱单上签名。17:00,中心摆药室发放泼尼松 5mg,护士未归还备用药,而是放于摆药车上。P 班护士核对 18:00 口服药时,看到摆药车该床泼尼松 5mg 的口服药,遂给予患者服下,后返回至临时医嘱单签名时,发现该临时医嘱已执行并签名。重复用药,引发家属不满意。

> 问题:
> 1. 试对患者多服一片强的松泼尼松的原因进行分析。
> 2. 如何避免类似事件的发生?

医疗卫生改革以来,医患关系变得越来越紧张,医疗安全问题屡屡发生,医疗纠纷数量也不断上升。据 2007 年中国医师学会对 114 家医院的调查发现,三年平均每家医院发生医疗纠纷 66 起,发生打砸医院事件 5.42 件,打伤医师 5 人;平均每起医疗纠纷赔付金额为 10.81 万元。2016 年,全国医疗纠纷总量 10.07 万件,涉医违法案件 4037 件。医疗纠纷的发生原因是多方面的,既有改革层面的问题,也有医疗机构管理上的问题,还有医疗队伍素质的问题,因此,抓好医疗安全管理,对构建和谐医患关系、促进社会和谐有着十分重要的意义。

一、患者安全的概念及现状

患者安全(patient safety)是指在医疗过程中对于引起的不良结果或损害所采取的避免、预防与改善的措施。这些不良的结果包括偏差、错误和意外。医疗不良事件是指患者的伤害并非来源于原有疾病本身,而是由于医疗行为造成患者治疗时间延长,或在离开医院时仍带有某种程度的残障或死亡。患者安全管理是指在医疗服务过程中为避免或预防患者出现不良结果或伤害所采取的一系列必要措施,包括预防偏差、预防错误和意外的发生。

患者安全问题自 20 世纪 90 年代以来成为一个全球性的公共卫生问题,在世界各国普遍存在,但在发展中国家尤为突出,已经受到各国政府、相关社会组织和医务界的高度重视。如何保障患者安全,已经成为世界各国共同面临的问题。来自世界卫生组织(WHO)相关统计数字表明,在发达国家,每 10 名患者中就有 1 名在接受医院治疗时受到伤害,与手术安全有关的问题占导致死亡或残疾的本可避免的事故的一半。在一些发展中国家,与卫生保健有关的感染的风险比在发达国家高出 20 倍。每年不安全的注射导致 130 万例死亡,患者在医疗期间受伤害概率为 1/300。1998~1999 年英国用于医疗过失的费用高达 59 亿英镑。患者安全问题的直接后果就是患者伤残甚至死亡。世界卫生组织指出,发展中国家的医疗器械至少有 50.0% 是不安全的,该组织收到的伪劣药品报告中有 70.0% 的案例发生在发展中国家。

二、患者安全面临的问题

近年来,随着我国医疗机构数量的增加,以及各种新设备、新技术的广泛应用,患者安全问题亦不容忽视。由于我国目前尚没有医疗风险方面的监测和预警,无论是政府部门还是研究部门都没有全面掌握国家级医疗风险管理相关数据。根据国际上有关医疗错误的流行病学调查结果显示,急性住院患者中大约有 3.5% ~16.6% 发生医疗不良事件,其中约 30% ~50% 的不良事件被研究者认为可以由系统的介入加以预防避免。

我国当前的患者安全主要存在六个方面的问题:①医务人员整体素质和技术水平有待提高,继续教育和在职培训滞后,个别医务人员责任心不强,忽视患者安全,导致医疗事故或差错的发生;②在医疗服务过程中,有些医院不规范执业,过度服务,片面追求经济效益,给患者生命安全带来了危害;③对高新技术的广泛应用缺乏规范化管理,加之医疗技术本身的高风险性,给患者造成了不必要的伤害;④患者的知情同意权、选择权、隐私权和参与权等权利没有得到充分的尊重和保证;⑤对医疗质量和患者安全缺乏有效的信息管理和监管评价体系;⑥不合理用药的状况特别严重,尤其是滥用抗菌药物的现象十分普遍。另外,在注射安全、血液安全等方面也存在许多的隐患。

针对上述问题,我国确定的患者安全目标是:严格执行查对制度,提高医务人员对患者身份识别的准确性;提高用药安全;严格执行在特殊情况下医务人员之间有效沟通的程序,做到正确执行医嘱;严格防止手术患者、手术部位及术式发生错误;严格执行手卫生,落实医院感染控制的基本要求;建立临床实验室"危急值"报告制度;防范与减少患者跌倒事件发生;防范与减少患者压疮发生;主动报告医疗安全(不良)事件;鼓励患者参与医疗安全。

三、患者安全防范措施

1. 建立医疗质量保障体系和医疗不良事件报告制度　逐步建立和完善医疗质量保障体系,纳入医疗技术项目、医院管理内容和人员技术水平的准入、控制、评价、检查和监督,通过实行质量评价,加强科学管理,规范医疗行为,改善医疗服务,提高服务质量,保证医疗安全。

医疗差错常常会导致与患者安全有关的医疗不良事件,主要包括以下几方面:①医源性感染;②用药(血)安全隐患:如给错药、输错血,药物不良反应、过敏反应及毒性反应、无皮试结果进行注射、输液外渗及组织坏死等;③手术安全隐患:如麻醉意外、患者错误、部位错误、术式错误;④医疗器械不恰当使用或不安全的注射方法导致的伤害;⑤各种并发症,如长期卧床、压疮、深静脉血栓形成、失能性萎缩;⑥意外伤害,如跌倒、坠床、烫伤、锐器伤;⑦环境及食品污染;⑧患者行为问题,如不遵医嘱行为、自杀。最有效的患者安全保障措施是医院和医务人员主动发现对患者安全造成伤害的隐患并纠正潜在的错误,建立有效、通畅、无障碍的不良事件报告系统。医院要倡导医务人员主动报告不良事件,有鼓励医务人员把在各个岗位发生的医疗差错和纠纷报告给医院的相关管理部门的机制,形成良好的医疗安全文化氛围,提倡非处罚性、不针对个人的环境,有鼓励员工积极报告威胁患者安全的不良事件的措施,以便及时发现医院日常工作中存在的各种安全隐患,并加以改进和完善。

2. 制定并严格执行各种安全相关制度　首先提高医务人员的整体素质和技术水平,提高对患者识别的准确性,严格执行"三查七对制度"。严格执行这些最基础的制度,对保障患者安全具有重要意义。要不断完善并切实落实各项诊疗活动的查对制度,如在抽血、输血或给药时,应至少同时使用两种识别患者的方法;在实施任何介入或其他有创高危诊疗活动前,责任者都要主动与患者(或家属)沟通,进行最后确认,以确保患者正确、实施诊疗操作正确;完善关键流程识别措施;建立使用"腕带"作为识别标识的制度。其次是要建立临床实验室"危急值"报告制度,所谓"危急值"是指当临床上出现这种检测结果时,说明患者可能正处于生命危险的边缘状态,如能给予及时、有效的处理,患者生命就可以得到挽救,否则就可能会出现不良后果,所以这是一个表示危及生命的检测结果。在临床中,"危急值"的数值不仅直接指导临床用药,而且关系到患者的生命安危,临床实验室应根据所在医院患者就医情况,制定出适合本单位的"危急值"报告制度,对急诊科、手术室、重症监护病房的急危重症患者应列为重点监测对象。第三要严格遵循手部卫生和手术后废弃物管理规范。手部卫生关系到医患安全和医院医疗水平,但我国医务人员的洗手消毒频率和日常工作量不成比例,要制定并落实医护人员手部卫生管理制度和手部卫生实施规范,配置有效、便捷的手卫生设备和设施;制定并落实医护人员在手术操作过程中无菌医疗器械(器具)使用规范,手术后废弃物应当遵循医院感染控制的基本要求。

3. 采取措施预防错误发生　首先要减少医院工作的复杂性。越是复杂的工作,发生错误的概率就越大,制订完成任务的步骤、分解任务、明确协调方式等是减少复杂性的有效措施,可使复杂工作简单化。其次要建立减少错误的约束机制。如设备插头与插座的匹配,麻醉设备中不同气体连接管道的标识,计算机药物处方系统自动拒绝不正常药物剂量输入等。第三是在新项目、新技术、新设备正式推广应用之前必须经过充分的论证、培训并做出周密的实施方案,以控制错误的发生,必要时可以先在小范围内进行试验,将风险降低到最低程度,以减少应用先进技术带来的副作用。另外,患者参与也是预防错误的有效手段。在医患之间彼此信任的基础上,通过对患者进行宣传,使其了解有关治疗与用药的情况,鼓励患者在有异常情况发生时及时与医务人员进行沟通,以减少由错误导致的伤害。

4. 提高医疗服务过程的安全性　首先要提高患者用药的安全性,患者到医院看病没有不用药的,如果用药安全不能得到保证,患者安全就无从谈起。医院的用药安全可分为药品安全和安全用药两方面,从药品的采购到保管,从医生的处方到正确地用在患者身上,有许多容易发生差错的环节和各种不安全因素,医院要把好用药流程的各个环节,鼓励医务人员处处关注,从源头抓起,从细微地方着手,确保患者用药安全。其次要严防患者、手术部位及手术方式错误的发生,建立与实施手术前确认制度与程序,有术前由手术医师在手术部位作标示的制度与规范。

第三节 医务人员安全及其防范措施

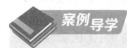

护士小张,26 岁,2004 年护士学校毕业后在北京某三级甲等医院肿瘤病房当合同制护士。2009 年 8 月初,在病房用真空采血器为一位肝癌合并丙型肝炎患者取血标本,取血后分离针头与持针器时针头从安全盒反弹出来,扎伤了她左手的中指,当时作了伤口的一般处理并向感染办公室上报。第二天,取血作了基线检查,HCV 为阴性。9 月中她感到全身乏力,身体不适,以为是工作累的,后来胃又不舒服,检查才发现其转酸酶高,随即到传染病医院进一步检查,结果 HCV 是阳性,在发生针刺伤后的第 8 周确诊了这位年轻护士感染了丙型肝炎。

问题:

1. 小张 HCV 阳性是否与针刺伤有关?
2. 请问如何减少类似事件的发生?

一、医务人员安全现状

医学新技术新产品在广泛应用于诊疗过程中,由于各种原因易于导致人体伤害。由于维权意识增强和医患矛盾的积累,医务人员面临较多的安全威胁,主要包括医源性安全事件(iatrogenic security incidents)和医院工作场所暴力(hospital workplace violence)。

1. 医源性安全事件

(1)物理性伤害:锐器伤是医务人员特别是护理人员最常见的职业伤害。医疗锐器如注射器针头、缝针、各种穿刺针、手术刀、剪刀等均可造成皮肤损伤。目前已证实 20 多种病原体可通过穿刺伤接种传播,其中最常见的、危害最大的包括人类免疫缺陷病毒(HIV)、乙型肝炎病毒(HBV)、丙型肝炎病毒(HCV)、梅毒螺旋体等。美国疾病控制中心(CDC)数据显示:每年有 35 例因锐器伤而导致职业性HIV 感染病例发生;8700 余人感染 HBV;更有成千上万医务人员感染 HCV,其中 85% 将转为 HCV 长期携带者。据报道,工作 3 年以内的医院新职工(医生和护士)锐器伤发生率高达 95.66%,而锐器伤后报告者仅占 7.67%;护理人员每年针刺伤的发生率为 80%。研究表明,针刺伤的发生率一般在70% ~85% 之间。医务人员锐器伤的最严重后果就是导致感染 HIV、HBV、HCV。深度刺伤引起感染概率大于浅度刺伤;被与患者刚接触后的锐器刺伤引起的感染概率大于放置数小时后锐器;中空针头沾染的血量大引起感染概率大于缝针和刀。原卫生部对部分省市的医院监测表明,医务人员接受辐射伤害居各行业之首,放射性诊断、治疗,核医学扫描等运用所产生的离子辐射具有长久累积而损害组织的效应,严重者甚至致癌。微波、激光束、紫外线等诊疗技术产生的非电离辐射可造成眼睛的损伤。

(2)化学性伤害:对医务人员造成化学伤害的因素主要包括细胞毒性药物和化学消毒剂两类。细胞毒性药物的接触方式主要见于准备药物时吸入(如麻醉师所接触的麻醉废气)、药液接触皮肤直接吸收或沾污后经口摄入。研究证实,护理人员职业接触化疗药物时,其妊娠并发症发生率较其他护理人群高。医务人员在工作中常常会接触各种化学消毒剂(如甲醛、环氧乙烷、戊二醛等),轻者刺激皮肤引起接触性皮炎、哮喘,重者可导致中毒或致癌。在妊娠结局中,足月产的比例比较低,自然流产、死胎、先天畸形的发生率较高。

（3）生物性伤害：医疗环境的生物危险因素主要有细菌、病毒等，它们广泛存在于患者的呼吸道、血液、尿液、粪便、积液、脓液等各种分泌物和排泄物中，也可能存在于患者所用过的各种器具及衣物中。医务人员在诊疗过程中接触患者的血液、体液、分泌物、排泄物等均可能受到相关生物因素感染。近年来，医务人员感染 HIV、HCV 等的事件已屡见不鲜，最严重的事件就是 2003 年发生在我国的 SARS，在流行初期医务人员发病的比例高达 33％，在流行末期的统计显示，医务人员累计发病比例为 18.81％。

（4）社会心理性伤害：医务人员置身于特殊的职业环境，面对的是生理和心理都存在一定问题的人群。医护人员是医疗方案的决策者和实施者，时刻存在决策风险和技术风险，加之医患沟通不畅，因而他们所承受的心理压力与工作压力很大。

2. 医院工作场所暴力 即医院暴力。世界卫生组织将医院暴力定义为：医疗卫生从业人员在其工作场所受到辱骂、威胁或袭击，从而造成对其安全、幸福和健康明确或含蓄的挑战。医院工作场所暴力分为身体暴力和心理暴力，身体暴力包括拍、推、踢、打、咬、枪击等暴力行为；心理暴力包括口头辱骂、威胁和言语性骚扰。有研究表明，发生在医疗卫生机构的暴力是一个全球性现象，WHO 报告表明，无论发达国家还是发展中国家，医院工作场所暴力普遍存在，心理暴力尤其严重。2014 年中国医师协会的调研结果显示，59.8% 的医务人员受到过语言暴力，13.1% 的医务人员受到过身体上的伤害，仅有 27.1% 的医务人员从未遭遇过暴力事件。调查表明男性更容易遭受多次暴力，且更容易遭受身体暴力；30~39 岁年龄组医院工作人员是工作场所暴力的主要受害者，医生、护士(含助理护士)是工作场所暴力的高危职业人群；白班是发生工作场所暴力事件的高峰时间；病房是多发地点；患者(或探视者)的要求未能得到满足、患者自认病情无好转和诊疗费用太高是工作场所暴力发生的主要危险因素；患者亲属和患者本人是主要的肇事者。根据近 10 年来暴力伤医事件大样本调查结果显示，暴力伤医数量在 2012 年出现高峰，随后有所下降，但在 2016 年又呈现上升趋势。当年全国发生典型暴力伤医案例 42 起，共导致 60 余名医务人员受伤或死亡，涉及的医闹人员为 230 人。

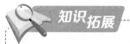

知识拓展

医源性疾病与医源性感染的区别

医源性疾病(iatrogenic disease)是指在诊治或预防疾病过程中，由于医护人员言行及诊断、治疗或预防措施不当而引起的不利于患者身心健康的疾病，包括医院获得性感染、药物所致的药源性疾病、输血引起的医源性疾病、长期或大量使用某些药物所致的营养缺乏症等。

医源性感染是指在医学服务中，因病原体传播引起的感染。凡是在医疗、预防、护理过程中由于所用医疗器械、设备、药物、制剂、卫生人员手或提供卫生服务的环境污染导致的感染均称为医源性感染。

二、医务人员安全的防范措施

(一)医源性安全事件的防范措施

为了保护广大医务人员的工作安全，应该规范医疗操作，以减少可能造成的医源性感染。

1. 加强医务人员职业安全教育 科技知识不断更新，新技术新医疗器械不断出现，给医院感染控制和防范医务人员职业损伤、暴露工作带来新的技术难题。由于我国医务人员职业安全意识普遍较差，职业防护知识知晓率比较低，医学院校对医学生的职业安全教育和训练基本上是空白，医务人员岗前培训和继续教育中涉及职业安全防范的内容也非常有限，因此需要建立终身职业安全教育机制，使从业人员在医学教育阶段和职业生涯阶段，都能得到适当的职业安全教育和训练，从而提高医务人员的职业防护能力。

2. 强化个人标准预防 标准预防不同于一般预防，即认定患者的血液、体液、分泌物、排泄物均具有传染性，无论是否有明显的血迹污染或是否接触非完整的皮肤与黏膜，接触者必须采取防护措施。通过标准预防既要防止血源性疾病的传播，也要防止非血源性疾病的传播。并且强调双向防护，既要防止疾病从患者传至医务人员,又要防止疾病从医务人员传至患者。要根据疾病的主要传播途径,采取相应的隔离措施,包括接触隔离、空气隔离和微粒(飞沫)隔离。

标准预防的具体措施包括:①接触血液、体液、分泌物、排泄物等物质以及被其污染的物品时应当戴手套;②脱去手套后应立即洗手;③一旦接触了血液、体液、分泌物、排泄物等物质以及被其污染的物品后应当立即洗手;④医务人员的工作服、脸部及眼睛有可能被血液、体液、分泌物等物质喷溅到时,应当戴一次性外科口罩或者医用防护口罩、防护眼镜或者面罩,穿隔离衣或围裙;⑤处理所有的锐器时应当特别注意,防止被刺伤;⑥患者用后的医疗器械、器具等应当采取正确的消毒措施。标准预防措施包括正确洗手、正确使用合理选择口罩、严格医疗操作程序等。

预防锐器伤应遵循以下原则:丢弃的损伤性废物无论使用与否均按损伤性废弃物处理;禁止手持针、刀片等锐利器具随意走动,禁止将针头放置在床边、小车顶部;在手术室中,使用消毒盘传递器械,不要直接传递;禁止将缝合针、刀片、针头等锐利器具徒手传递;禁止将针头等锐利器具回套盖帽;使用者必须将用后的缝合针、刀片、针头等锐利器具直接投入专用锐器盒中。一旦发生血源性疾病职业暴露,首先要保持镇静,应先脱去手套,用肥皂液和流动水清洗污染的皮肤,用生理盐水冲洗黏膜。如有伤口,应当自近心端向远心端至伤口部位方向持续轻轻挤压,尽可能挤出伤口部位的污血,再用肥皂液和流动水进行冲洗,然后用75%酒精或者0.5%碘伏消毒受伤部位,用无菌敷料包扎伤口。注意不要一挤一松,避免将污血倒吸入血循环。禁止进行伤口的局部挤压。被暴露的黏膜,应当反复用生理盐水冲洗干净。

眼睛溅入液体:眼睛溅入液体,立即用水冲洗,避免揉擦眼睛,连续冲洗至少10min。

3. 实施医护人员分级防护

(1)一级防护:适用于发热门(急)诊的医务人员。①工作时应穿工作服、隔离衣、戴工作帽和防护口罩,必要时戴乳胶手套;②严格执行洗手与手消毒制度;③下班时进行个人卫生处置,并注意呼吸道与黏膜的防护。

(2)二级防护:适用于进入传染性非典型肺炎留观室及肺炎专门病区的医务人员,接触从患者身上采集的标本、分泌物、排泄物、使用过的物品和死亡患者尸体的工作人员,转运患者的医务人员和司机。进入隔离留观室和专门病区的医务人员必须戴防护口罩、手套、工作帽、鞋套,穿工作服、防护服或隔离衣口严格按照清洁区、半污染区和污染区的划分,正确穿戴和脱摘防护用品,并注意呼吸道、口腔、鼻腔黏膜和眼睛的卫生与保护。

(3)三级防护:适用于为患者实施吸痰、气管插管和气管切开的医务人员。除二级防护外,还应当加戴面罩或全面型呼吸防护器。

4. 做好医务人员职业安全管理 建立医务人员职业安全档案,监测医务人员职业暴露情况并及时采取针对性预防措施。医护人员个人在做好暴露部位处理后,应立即、主动向院内感染科报告,以便尽早征求专家对该次职业暴露的处理意见。报告的要点包括:暴露的日期及时间;暴露发生的过程;暴露的严重程度;暴露源患者的情况;暴露的工作人员身体状况。

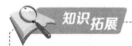

HIV暴露程度分级

一级暴露:暴露源为体液或者含有体液、血液的医疗器械、物品;暴露类型为暴露源沾染了不完整的皮肤或黏膜,但暴露量小且暴露时间较短。

二级暴露:暴露源为体液或者含有体液、血液的医疗器械、物品;暴露类型为暴露源沾染了不完整的皮肤或黏膜,暴露量大且暴露时间较长;或暴露类型为暴露源刺伤或割伤皮肤,但损伤程度较轻,为表皮肤擦伤或针刺伤(非大型空心针或深部穿刺针)。

三级暴露:暴露源为体液或含有体液、血液的医疗器械、物品;暴露类型为暴露源刺伤或割伤皮肤,但损伤程度较重,为深部伤口或割伤物有明显可视的血液。

（二）医院工作场所暴力事件的防范措施

1. 加强医患沟通及改善医患关系　医院工作场所暴力事件频发与医患关系紧张有着密切的关系,增强对医务人员的人文关怀,让患者及其家属信任医生,是解决医院工作场所暴力的重要措施。医院要把患者满意作为医疗服务的总目标,积极推行感动服务,在满足患者的现实医疗需求基础上,提供个性化和额外的服务。要从患者的需求出发,不断提高服务质量,努力改进服务态度,让患者的意愿最大限度地得到满足,从源头上避免因医院服务纠纷产生的暴力事件。

2. 改善卫生场所的环境设计　设计良好的候诊环境,提高就诊环境的照明度,安装紧急情况的警报和监测系统,尽量避免医务人员单独工作,限制非医务工作者接近工作区,加强医院场所的安保系统等,最大限度地降低医院工作场所暴力发生的可能性以及暴力发生时能及时获得救助。

3. 加强医疗场所安全保卫措施　建立医院安全保卫应急体系,明确报告责任和处理程序,提高医院对安全事件的快速反应能力;实行安全保卫责任制,充分发挥门口警卫、医院保安维护医院治安的职能作用;安装视屏监视系统,在急诊科护士站、门诊大厅等部位设置监视器,监视重点区域人员和车辆的流动情况,便于对治安异常情况的处理;积极开展医院工作场所暴力预防的训练项目,使医疗场所的所有工作人员都有机会接受培训,以便遇到此类问题时能够正确识别和解决。

4. 积极主动预防与化解医患纠纷　医患纠纷是医院暴力的主要危险因素之一。实行医疗纠纷责任制管理,与科室绩效质量考评挂钩。要求科室强化服务理念,主动化解医患矛盾。当出现纠纷时,医院站在维护医务人员和患者双方权益的立场上,努力调解医疗纠纷,避免矛盾激化酿成严重后果。

5. 及时做好媒体沟通　医患纠纷发生时,作为医院需要积极与媒体沟通,让媒体能够了解医患纠纷发生时医务人员的行为与理念,以避免媒体只能了解患者一方的消息,出现一边倒的声音。充分的媒体沟通能有效化解公众的积怨。及时沟通是取得公众支持与理解的有效办法与手段,可从根本上减少针对医务人员的暴力事件。

6. 政府积极应对　政府要加强职业防护的基础设施建设,合理规划医院的结构布局;强化各级部门的责任意识,落实职业安全防护责任;建立完善透明的医疗保险支付流程;立法保障患者和医务人员的合法权益。有关部门要组织人员对医院暴力事件进行深入研究;指导制定针对医院暴力事件的应急性防范计划,包括对医院危机的评估,制定政策和指南;监督媒体公正客观地报道医院暴力事件。医院有关管理部门要通过专门人员为医院员工提供训练计划,包括预防和管理暴力及袭击、摆脱技巧、控制和束缚暴力患者等。公共安全部门在医院暴力事件出现时应及时出警。

本章小结

医院常见的有害因素按照来源可分为医院专业因素、医院环境因素、医院管理因素及医院社会因素。学习中要联系医院实际分析医疗场所存在哪些有害因素,如何进行预防或消除。

引发患者安全问题和医院暴力的成因复杂,要注意根据执业环境进行具体分析,并主要采取以下防范措施:一要以患者为中心提高服务质量,二要培训医务人员加强医患沟通,三要建立危险报告制度和处理机制,四要建立完善透明的医疗保险支付流程,五要立法保障患者和医务人员的合法权益,六要依法制止医院暴力打击犯罪行为。

案例讨论

2016 年 6 月,北京某三级甲等医院的一位年轻外科医生在急诊连续做了 3 台手术。在为一位患急性肠梗阻的老太太进行术后缝合时,他的手被针扎伤了。这在工作强度和紧张程度都很高的急诊科很常见。因为抢救时间有限,对伤口进行简单处理后,这位外科医生接着做完了手术。3天之后,检测报告提示:老太太是艾滋病病毒感染者。

案例讨论

问题：

1. 请问以上外科医生是否属于职业暴露？

2. 一旦发生职业暴露，暴露者如何进行局部紧急处理？

3. 针对以上案例中医护人员常见的锐器伤，应该如何预防？

4. 如何预防职业暴露？

5. 什么是标准预防？标准预防的具体措施有哪些？

（王改霞）

扫一扫，测一测

思考题

1. 医院常见的有害因素有哪些？

2. 患者安全和医务人员安全的防范措施有哪些？

笔记

| 第十一章 | 突发公共卫生事件及其应急策略 |

学习目标

1. 掌握:突发公共卫生事件的概念、特征、报告以及应急处理原则。
2. 熟悉:突发公共卫生事件的危害、分类、分级和应急预案制定内容。
3. 了解:突发公共卫生事件的监测、预警以及应急反应。
4. 具有参与突发公共卫生事件应急调查处理的能力。
5. 能在处置群体性不明原因疾病、急性化学中毒、电离辐射损伤等突发公共卫生事件中,正确采取各项应急反应措施。

案例导学

三鹿奶粉事件起因是很多食用某公司生产的婴幼儿奶粉的婴儿被发现患有肾结石,随后在其奶粉中发现化工原料三聚氰胺。根据我国官方公布的数字,截至 2008 年 9 月 21 日,因使用婴幼儿奶粉而接受门诊治疗咨询且已康复的婴幼儿累计 39 965 人,正在住院的有 12 892 人,此前已治愈出院 1579 人,死亡 4 人;另截止到 2008 年 9 月 25 日,我国香港有 5 人、澳门有 1 人确诊患病。事件引起高度关注和对乳制品安全的担忧。2008 年 9 月 24 日,中国国家质检总局表示,牛奶事件已得到控制,2008 年 9 月 14 日以后新生产的酸乳、巴氏杀菌乳、灭菌乳等主要品种的液态奶样本的三聚氰胺抽样检测中均未检出三聚氰胺。

问题:
1. 该事件是突发公共卫生事件吗?
2. 作为临床医生,此类事件发生后如何应对?

突发公共卫生事件是一项重大的社会问题,其直接关系到公众健康、经济发展和社会稳定,并日益成为社会关注的热点问题。为了有效预防、及时控制和消除突发公共卫生事件的危害,保障公众身体健康与生命安全,维护正常的社会秩序,国家相继颁布了突发公共卫生事件及其应急处理的相关条例和法律,包括《突发公共卫生事件应急条例》《国家突发公共卫生事件应急预案》《中国人民共和国传染病防治法》《中华人民共和国食品安全法》《中华人民共和国职业病防治法》等,处理突发公共卫生生事件要以相关的法律和条例为依据。

第一节 突发公共卫生事件概述

一、突发公共卫生事件的概念、特征与危害

(一) 突发公共卫生事件的概念

根据国务院颁布的《突发公共卫生事件应急条例》,突发公共卫生事件(emergency public health events)是指突然发生,造成或者可能造成社会公众健康严重损害的重大传染病疫情、群体性不明原因疾病、重大食物和职业中毒以及其他严重影响公众健康的事件。

(二) 突发公共卫生事件的主要特征

1. 突发性 事件没有固定的发生时间、发生方式和发生人群,往往突然发生,来势凶猛,有很大的偶然性和瞬时性,但事件的发生与转归也具有一定的规律性。

2. 群体性 事件所危及的对象不是特定的人,而是不特定的社会群体,往往同时累及余人甚至整个工作或生活的群体,出现大量病例,打乱一定区域内人群正常生活、生产秩序,尤其是儿童、老人、妇女等人群受到的影响更为突出。

3. 后果严重性 由于事发突然,导致人员突然发病,病情发展迅速,一时难以采取最有效的措施,而且由于累及人数众多,损失巨大,往往会产生不良社会影响。

4. 应急处理的综合性 许多突发公共卫生事件不仅仅是一个公共卫生问题,而且还是一个社会问题。事件发生后的应急处理,需要在各级政府的统一领导和指挥下,公安、交通、环保等多个部门与卫生部门密切配合,采取有效措施共同应对。

(三) 危害

突发公共卫生事件不仅对公众的健康和生命造成重大损失,而且对经济和社会发展产生严重影响。

1. 公众健康和生命严重受损 由于突发公共事件没有固定的发生时间、发生方式和发生人群,且来势凶猛,因此每次严重的突发公共卫生事件都会造成众多的人群疾病、伤残或死亡。

2. 造成重大经济损失 突发公共卫生事件发生后,一方面伤残患者的治疗费用和政府、社会的防控成本都会大幅增加,另一方面疫情发生后社会经济活动量下降而造成更大的损失。据专家估计2003 年我国传染性非典型肺炎流行至少造成数千亿人民币的经济损失。

3. 影响国家或地区形象及社会稳定 突发公共卫生事件的频发或处理不当,会给国家和地区形象产生很大的不良影响,会使公众对政府有关部门产生信任危机,也会影响到地区或国家的稳定,因此在一些发达国家将军事安全、信息安全和公共卫生安全一并列为新时期国家安全体系。

4. 人群心理受到伤害 突发公共卫生事件对于全社会所有人的心理都是一种强烈的刺激,必然会有许多人产生焦虑、恐惧和神经症等精神神经症状。如 1988 年上海的甲肝流行就造成上海市和其他一些地区人群的恐慌。

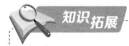

新发传染病的危害

首例非典型肺炎(atypical pneumonia, AP)被发现并报告时,这种不明原因的传染性疾病迅速向其他地区传播。2003 年 3 月 12 日 WHO 发布全球警告,并将这种传染性极强的呼吸道疾病,根据其临床症状特点命名为严重急性呼吸综合征(severe acute respiratory syndrome, SARS)。此后,该病在世界范围迅速传播,短短几个月中,全世界有 30 个国家和地区报告病例近万例,病死率超过 10%。

二、突发公共卫生事件的分类与分级

(一) 突发公共卫生事件的分类

1. 重大传染病疫情　局部地区或集体单位短时间内发生多例同一种传染病病例、疑似病例。包括鼠疫、肺炭疽和霍乱的暴发,动物间鼠疫、布鲁菌病和炭疽等流行,乙类或丙类传染病暴发或多病例死亡,罕见或已消灭的传染病、新传染病的疑似病例等;还包括非人为因素造成的人员伤亡、物质财产损失等灾难性事件(洪涝灾害、地震等)引发的疫情。

2. 重大急性中毒事件　人数超过30人或出现死亡1人以上的饮用水和食物中毒事件;短期内发生3人以上或出现死亡1例以上的职业中毒;有毒有害化学品、生物毒素等引起的集体性急性中毒事件等。

3. 群体性不明原因疾病　在一定时间内(通常指2周内),某个相对集中的区域内(如自然村、社区、建筑工地、学校、医院等集体机构),同时或者相继出现多个共同临床表现患者,且病例不断增加,又暂时不能明确诊断的疾病。

4. 其他严重影响公众健康的事件　医源性感染暴发;放射性、有毒有害化学性物质丢失、泄漏事件;药品或免疫接种引起的群体性反应或死亡事件;有潜在威胁的传染病动物宿主、媒介生物发生异常事件;上级卫生行政部门临时规定的其他重大公共卫生事件。

(二) 突发公共卫生事件的分级

根据突发公共卫生事件的性质、危害程度、涉及范围,可将突发公共卫生事件划分为特别重大(Ⅰ级)、重大(Ⅱ级)、较大(Ⅲ级)和一般(Ⅳ级)四级。

1. 特别重大突发公共卫生事件(Ⅰ级)

(1)肺鼠疫、肺炭疽在大、中城市发生并有扩散趋势,或肺鼠疫、肺炭疽疫情波及2个以上的省份,并有进一步扩散趋势。

(2)发生传染性非典型肺炎、人感染高致病性禽流感病例,并有扩散趋势。

(3)涉及多个省份的群体性不明原因疾病,并有扩散趋势。

(4)发生新传染病或我国尚未发现的传染病发生或传入,并有扩散趋势,或发现我国已消灭的传染病重新流行。

(5)发生烈性传染病菌株、毒株、致病因子等丢失事件。

(6)周边以及与我国通航的国家和地区发生特大传染病疫情,并出现输入性病例,严重危及我国公共卫生安全的事件。

(7)国务院卫生行政部门认定的其他特别重大突发公共卫生事件。

2. 重大突发公共卫生事件(Ⅱ级)

(1)在一个县(市)行政区域内,一个平均潜伏期内(6d)发生5例以上肺鼠疫、肺炭疽病例,或者相关联的疫情波及2个以上的县(市)。

(2)发生传染性非典型肺炎、人感染高致病性禽流感疑似病例。

(3)腺鼠疫发生流行,在一个市(地)行政区域内,一个平均潜伏期内多点连续发病20例以上,或流行范围波及2个以上市(地)。

(4)霍乱在一个市(地)行政区域内流行,1周内发病30例以上,或波及2个以上市(地),有扩散趋势。

(5)乙类、丙类传染病波及2个以上县(市),1周内发病水平超过前5年同期平均发病水平2倍以上。

(6)我国尚未发现的传染病发生或传入,尚未造成扩散。

(7)发生群体性不明原因疾病,扩散到县(市)以外的地区。

(8)发生重大医源性感染事件。

(9)预防接种或群体预防性服药出现人员死亡。

(10)一次食物中毒人数超过100人并出现死亡病例,或出现10例以上死亡病例。

(11)一次发生急性职业中毒50人以上,或死亡5人以上。

(12)境内外隐匿运输、邮寄烈性生物病原体、生物毒素造成境内人员感染或死亡。

(13)省级以上人民政府卫生行政部门认定的其他重大突发公共卫生事件。

3. 较大突发公共卫生事件(Ⅲ级)

(1)发生肺鼠疫、肺炭疽病例,一个平均潜伏期内病例数未超过5例,流行范围在一个县(市)行政区域以内。

(2)腺鼠疫发生流行,在一个县(市)行政区域内,一个平均潜伏期内连续发病10例以上,或波及2个以上县(市)。

(3)霍乱在一个县(市)行政区域内发生,1周内发病10~29例,或波及2个以上县(市),或市(地)级以上城市的市区首次发生。

(4)一周内在一个县(市)行政区域内,乙、丙类传染病发病水平超过前5年同期平均发病水平1倍以上。

(5)在一个县(市)行政区域内发现群体性不明原因疾病。

(6)一次食物中毒人数超过100人,或出现死亡病例。

(7)预防接种或群体预防性服药出现群体心因性反应或不良反应。

(8)一次发生急性职业中毒10~49人,或死亡4人以下。

(9)市(地)级以上人民政府卫生行政部门认定的其他较大突发公共卫生事件。

4. 一般突发公共卫生事件(Ⅳ级)

(1)腺鼠疫在一个县(市)行政区域内发生,一个平均潜伏期内的病例数未超过10例。

(2)霍乱在一个县(市)行政区域内发生,1周内发病9例以下。

(3)一次食物中毒人数30~99人,未出现死亡病例。

(4)一次发生急性职业中毒9人以下,未出现死亡病例。

(5)县级以上人民政府卫生行政部门认定的其他一般突发公共卫生事件。

三、突发公共卫生事件应急预案

应急预案是针对突发事件预先做出的科学有效的计划和安排,可以增强政府及有关部门的风险意识,加强危险源分析,有针对性的采取防范措施。应急预案按照制定主体划分为政府及其部门应急预案、单位和基层组织应急预案两大类。政府及其部门应急预案由各级人民政府及其部门制定,包括总体应急预案、专项应急预案、部门应急预案等。应急预案遵循统一规划、分类指导、分级负责、动态管理的原则,依据有关法律、法规规定,针对突发事件的性质、特点和可能造成的社会危害等做出具体规定,并及时修订。主要内容包括:

1. 应急处理指挥部的组成和相关部门的职责。

2. 监测与预警。

3. 信息的收集、分析、报告、通报制度。

4. 应急处理技术和监测机构及其任务。

5. 分级和应急处理工作方案。

6. 预防、现场控制,应急设施、设备、救治药品和医疗器械以及其他物资和技术的储备与调度。

7. 应急处理专业队伍的建设和培训。

为有效预防、及时控制和消除突发事件及其危害,指导和规范各类突发事件的应急处理工作,必须建立健全应急预案、应急管理体制、应急管理机制和应急管理法制,即"一案三制"。突发公共卫生事件实行分类管理,根据公共安全形势发展和卫生应急工作实际需要,不断修订、补充和完善重点传染病、食物中毒、救灾防病等各类应急预案,明确各部门、各单位的具体责任和程序,建立切合实际的、科学的、完善的应急预案体系。同时,制定相关的各项技术操作规范和标准,明确工作原则、程序和操作要点,使卫生应急工作科学化、规范化、标准化。

第二节 突发公共卫生事件的报告和应急处理

一、突发公共卫生事件应急处理原则

1. 预防为主、常备不懈 提高全社会对突发公共卫生事件的防范意识,落实各项防范措施,做好

人员、技术、物资和设备的应急储备工作。对各类可能引发突发公共卫生事件的情况要及时进行分析、预警,做到早发现、早报告、早处理。

2. 统一领导、分级负责 根据突发公共卫生事件的范围、性质和危害程度,对突发公共卫生事件实行分级管理。各级人民政府负责突发公共卫生事件应急处理的统一领导和指挥,各有关部门按照预案规定,在各自的职责范围内做好突发公共卫生事件应急处理的有关工作。

3. 依法规范、措施果断 地方各级人民政府和卫生行政部门要按照相关法律、法规和规章的规定,完善突发公共卫生事件应急体系,建立健全系统、规范的突发公共卫生事件应急处理工作制度,对突发公共卫生事件和可能发生的公共卫生事件作出快速反应,及时、有效开展监测、报告和处理工作。

4. 依靠科学、加强合作 突发公共卫生事件应急工作要充分尊重和依靠科学,要重视开展防范和处理突发公共卫生事件的科研和培训,为突发公共卫生事件应急处理提供科技保障。各有关部门和单位要通力合作、资源共享,有效应对突发公共卫生事件。要广泛组织、动员公众参与突发公共卫生事件的应急处理。

二、突发公共卫生事件的监测、预警与报告

(一) 监测

监测是指长期、连续、系统地收集疾病与健康相关事件、危险因素的信息资料,并汇总、分析掌握动态变化,为突发公共卫生事件的预测、预报及制定应急对策与控制措施提供信息保障及科学依据。国家建立统一的突发公共卫生事件监测、预警与报告网络体系,包括法定传染病、突发公共卫生事件监测报告网络;症状监测网络;实验室监测网络;出入境口岸卫生检疫、监测网络以及全国统一的举报电话等。各级医疗、疾病预防控制、卫生监督和出入境检疫机构负责突发公共卫生事件的日常监测工作。

(二) 预警

预警是以监测为基础,以数据库为条件,采取综合评估手段,建立信息交换和发布机制,及时发现事件的苗头,发布预警,快速作出反应,达到控制事件蔓延的目的。各级人民政府卫生行政部门根据监测信息,按照突发公共卫生事件的发生、发展规律和特点,分析其对公众身心健康的危害程度、可能的发展趋势,及时做出相应级别的预警,依次用红色、橙色、黄色和蓝色表示特别重大、重大、较大和一般四个级别的预警。

(三) 报告

突发公共卫生事件信息报告,是保障突发公共卫生事件监测系统有效运行的主要手段,也是各级政府和卫生行政部门及时掌握突发公共卫生事件信息、提高处置速度和效能的保证。

1. 责任报告单位和责任报告人 任何单位和个人都有权向国务院卫生行政部门和地方各级人民政府及其有关部门报告突发公共卫生事件及其隐患,也有权向上级政府部门举报不履行或者不按照规定履行突发公共卫生事件应急处理职责的部门、单位及个人。

(1)责任报告单位:县级以上各级人民政府卫生行政部门指定的突发公共卫生事件监测机构、各级各类医疗卫生机构、卫生行政部门、县级以上地方人民政府和检验检疫机构、食品药品监督管理机构、环境保护监测机构、教育机构等有关单位为突发公共卫生事件的责任报告单位。

(2)责任报告人:执行职务的各级各类医疗卫生机构的医疗卫生人员、个体开业医生为突发公共卫生事件的责任报告人。

突发公共卫生事件责任报告单位要按照有关规定及时、准确地报告突发公共卫生事件及其处置情况。

2. 报告时限和程序 突发公共卫生事件监测机构、医疗卫生机构及有关单位发现突发公共卫生事件,应在2h内向所在地区县(区)级人民政府的卫生行政部门报告,卫生行政部门接到报告后,应在2h内向同级人民政府报告;同时向上一级人民政府卫生行政部门报告,并应立即组织进行现场调查,确认事件的性质,及时采取措施,随时报告事件的进展态势。

对可能造成重大社会影响的突发公共卫生事件,省级以下地方人民政府卫生行政部门可直接上报国务院卫生行政部门。

3. 报告内容 突发公共卫生事件报告分为首次报告、进程报告和结案报告。首次报告尚未调查

确认的突发公共卫生事件或可能存在隐患的事件相关信息,应说明信息来源、波及范围、事件性质的初步判定及拟采取的措施。经调查确认的突发公共卫生事件报告应包括事件性质、波及范围(分布)、危害程度、势态评估、控制措施等内容。

4. 网络直报 各级、各类医疗卫生机构通过《中国突发公共卫生事件信息报告管理系统》网上直接报告突发公共卫生事件,以提高报告的及时性。

三、突发公共卫生事件的应急反应

（一）应急反应原则

1. 分级响应 发生突发公共卫生事件时,事发地的县级、市(地)级、省级人民政府及其有关部门按照分级响应的原则,作出相应级别应急反应。

2. 及时调整 要遵循突发公共卫生事件发生发展的客观规律,结合实际情况和预防控制工作的需要,及时调整预警和反应级别,以有效控制事件,减少危害和影响。要根据不同类别突发公共卫生事件的性质和特点,注重分析事件的发展趋势,对事态和影响不断扩大的事件,应及时升级预警和反应级别;对范围局限、不会进一步扩散的事件,应相应降低反应级别,及时撤销预警。

国务院有关部门和地方各级人民政府及有关部门对在学校、区域性或全国性重要活动期间等发生的突发公共卫生事件,要高度重视,可相应提高报告和反应级别,确保迅速、有效控制突发公共卫生事件,维护社会稳定。

3. 边调查、边处理、边抢救、边核实 突发公共卫生事件应急处理要采取边调查、边处理、边抢救、边核实的方式,以有效措施控制事态发展。

4. 非事发地区的应急反应 事发地之外的地方各级人民政府卫生行政部门接到突发公共卫生事件情况通报后,要及时通知相应的医疗卫生机构,组织做好应急处理所需的人员与物资准备,采取必要的预防控制措施,防止突发公共卫生事件在本行政区域内发生,并服从上一级人民政府卫生行政部门的统一指挥和调度,支援突发公共卫生事件发生地区的应急处理工作。

（二）应急反应机构及其应急反应措施

1. 各级人民政府

(1)组织协调有关部门参与突发公共卫生事件的处理。

(2)根据突发公共卫生事件处理需要,调集本行政区域内各类人员、物资、交通工具和相关设施、设备参加应急处理工作。涉及危险化学品管理和运输安全的,有关部门要严格执行相关规定,防止事故发生。

(3)划定控制区域:甲类、乙类传染病暴发、流行时,县级以上地方人民政府报经上一级地方人民政府决定,可以宣布疫区范围;经省、自治区、直辖市人民政府决定,可以对本行政区域内甲类传染病疫区实施封锁;封锁大、中城市的疫区或者封锁跨省(区、市)的疫区,以及封锁疫区导致中断干线交通或者封锁国境的,由国务院决定。对重大食物中毒和职业中毒事故,根据污染食品扩散和职业危害因素波及的范围,划定控制区域。

(4)疫情控制措施:当地人民政府可以在本行政区域内采取限制或者停止集市、集会、影剧院演出,以及其他人群聚集的活动;停工、停业、停课;封闭或者封存被传染病病原体污染的公共饮用水源、食品以及相关物品等紧急措施;临时征用房屋、交通工具以及相关设施和设备。

(5)流动人口管理:对流动人口采取预防工作,落实控制措施,对传染病患者、疑似患者采取就地隔离、就地观察、就地治疗的措施,对密切接触者根据情况采取集中或居家医学观察。

(6)实施交通卫生检疫:组织铁路、交通、民航、质检等部门在交通站点和出入境口岸设置临时交通卫生检疫站,对出入境、进出疫区和运行中的交通工具及其乘运人员和物资、宿主动物进行检疫查验,对患者、疑似患者及其密切接触者实施临时隔离、留验和向地方卫生行政部门指定的机构移交。

(7)信息发布:突发公共卫生事件发生后,有关部门要按照有关规定做好信息发布工作,信息发布要及时主动、准确把握,实事求是,正确引导舆论,注重社会效果。

(8)开展群防群治:街道、乡(镇)以及居委会、村委会协助卫生行政部门和其他部门、医疗机构,做好疫情信息的收集、报告、人员分散隔离及公共卫生措施的实施工作。

(9)维护社会稳定:组织有关部门保障商品供应,平抑物价,防止哄抢;严厉打击造谣传谣、哄抬物价、囤积居奇、制假售假等违法犯罪和扰乱社会治安的行为。

2. 卫生行政部门

(1)组织医疗机构、疾病预防控制机构和卫生监督机构开展突发公共卫生事件的调查与处理。

(2)组织突发公共卫生事件专家咨询委员会对突发公共卫生事件进行评估,提出启动突发公共卫生事件应急处理的级别。

(3)应急控制措施:根据需要组织开展应急疫苗接种、预防服药。

(4)督导检查:国务院卫生行政部门组织对全国或重点地区的突发公共卫生事件应急处理工作进行督导和检查。省、市(地)级以及县级卫生行政部门负责对本行政区域内的应急处理工作进行督察和指导。

(5)发布信息与通报:国务院卫生行政部门或经授权的省、自治区、直辖市人民政府卫生行政部门及时向社会发布突发公共卫生事件的信息或公告。国务院卫生行政部门及时向国务院各有关部门和各省、自治区、直辖市卫生行政部门以及军队有关部门通报突发公共卫生事件情况。对涉及跨境的疫情线索,由国务院卫生行政部门向有关国家和地区通报情况。

(6)制订技术标准和规范:国务院卫生行政部门对新发现的突发传染病、不明原因的群体性疾病、重大中毒事件,组织力量制订技术标准和规范,及时组织全国培训。地方各级卫生行政部门开展相应的培训工作。

(7)普及卫生知识:针对事件性质,有针对性地开展卫生知识宣教,提高公众健康意识和自我防护能力,消除公众心理障碍,开展心理危机干预工作。

(8)进行事件评估:组织专家对突发公共卫生事件的处理情况进行综合评估,包括事件概况、现场调查处理概况、患者救治情况、所采取的措施、效果评价等。

3. 医疗机构

(1)开展患者接诊、收治和转运工作,实行重症和普通患者分开管理,对疑似患者及时排除或确诊。

(2)协助疾控机构人员开展标本的采集、流行病学调查工作。

(3)做好医院内现场控制、消毒隔离、个人防护、医疗垃圾和污水处理工作,防止院内交叉感染和污染。

(4)做好传染病和中毒患者的报告。对因突发公共卫生事件而引起身体伤害的患者,任何医疗机构不得拒绝接诊。

(5)对群体性不明原因疾病和新发传染病做好病例分析与总结,积累诊断治疗的经验。重大中毒事件,按照现场救援、患者转运、后续治疗相结合的原则进行处置。

(6)开展科研与国际交流:开展与突发事件相关的诊断试剂、药品、防护用品等方面的研究。开展国际合作,加快病源查寻和病因诊断。

4. 疾病预防控制机构

(1)突发公共卫生事件信息报告:国家、省、市(地)、县级疾病预防控制机构做好突发公共卫生事件的信息收集、报告与分析工作。

(2)开展流行病学调查:疾病控制机构人员到达现场后,尽快制订流行病学调查计划和方案,地方专业技术人员按照计划和方案,开展对突发事件累及人群的发病情况、分布特点进行调查分析,提出并实施有针对性的预防控制措施;对传染病患者、疑似患者、病原携带者及其密切接触者进行追踪调查,查明传播链,并向相关地方疾病预防控制机构通报情况。

(3)实验室检测:中国疾病预防控制中心和省级疾病预防控制机构指定的专业技术机构在地方专业机构的配合下,按有关技术规范采集足量、足够的标本,分送省级和国家应急处理功能网络实验室检测,查找致病原因。

(4)开展科研与国际交流:开展与突发事件相关的诊断试剂、疫苗、消毒方法、医疗卫生防护用品等方面的研究。开展国际合作,加快病源查寻和病因诊断。

(5)制订技术标准和规范:中国疾病预防控制中心协助卫生行政部门制订全国新发现的突发传染病、不明原因的群体性疾病、重大中毒事件的技术标准和规范。

(6)开展技术培训:中国疾病预防控制中心具体负责全国省级疾病预防控制中心突发公共卫生事

件应急处理专业技术人员的应急培训。各省级疾病预防控制中心负责县级以上疾病预防控制机构专业技术人员的培训工作。

5. 卫生监督机构

(1)在卫生行政部门的领导下,开展对医疗机构、疾病预防控制机构突发公共卫生事件应急处理各项措施落实情况的督导、检查。

(2)围绕突发公共卫生事件应急处理工作,开展食品卫生、环境卫生、职业卫生等的卫生监督和执法稽查。

(3)协助卫生行政部门依据《突发公共卫生事件应急条例》和有关法律法规,调查处理突发公共卫生事件应急工作中的违法行为。

6. 出入境检验检疫机构

(1)突发公共卫生事件发生时,调动出入境检验检疫机构技术力量,配合当地卫生行政部门做好口岸的应急处理工作。

(2)及时上报口岸突发公共卫生事件信息和情况变化。

7. 非事件发生地区的应急反应措施　未发生突发公共卫生事件的地区应根据其他地区发生事件的性质、特点、发生区域和发展趋势,分析本地区受波及的可能性和程度,重点做好以下工作:

(1)密切保持与事件发生地区的联系,及时获取相关信息。

(2)组织做好本行政区域应急处理所需的人员与物资准备。

(3)加强相关疾病与健康监测和报告工作,必要时,建立专门报告制度。

(4)开展重点人群、重点场所和重点环节的监测和预防控制工作,防患于未然。

(5)开展防治知识宣传和健康教育,提高公众自我保护意识和能力。

(6)根据上级人民政府及其有关部门的决定,开展交通卫生检疫等。

(三) 突发公共卫生事件的分级反应

特别重大突发公共卫生事件应急处理工作由国务院或国务院卫生行政部门和有关部门组织实施,开展突发公共卫生事件的医疗卫生应急、信息发布、宣传教育、科研攻关、国际交流与合作、应急物资与设备的调集、后勤保障以及督导检查等工作。国务院可根据突发公共卫生事件性质和应急处置工作,成立全国突发公共卫生事件应急处理指挥部,协调指挥应急处置工作。事发地省级人民政府应按照国务院或国务院有关部门的统一部署,结合本地区实际情况,组织协调市(地)、县(市)人民政府开展突发公共事件的应急处理工作。

特别重大级别以下的突发公共卫生事件应急处理工作由地方各级人民政府负责组织实施。超出本级应急处置能力时,地方各级人民政府要及时报请上级人民政府和有关部门提供指导和支持。

(四) 突发公共卫生事件应急反应的终止

突发公共卫生事件应急反应的终止需符合以下条件:突发公共卫生事件隐患或相关危险因素消除,或末例传染病病例发生后经过最长潜伏期无新的病例出现。

特别重大突发公共卫生事件由国务院卫生行政部门组织有关专家进行分析论证,提出终止应急反应的建议,报国务院或全国突发公共卫生事件应急指挥部批准后实施。

特别重大以下突发公共卫生事件由地方各级人民政府卫生行政部门组织专家进行分析论证,提出终止应急反应的建议,报本级人民政府批准后实施,并向上一级人民政府卫生行政部门报告。

上级人民政府卫生行政部门要根据下级人民政府卫生行政部门的请求,及时组织专家对突发公共卫生事件应急反应的终止的分析论证提供技术指导和支持。

四、突发公共卫生事件的应急调查处理程序

突发公共卫生事件调查通常采用现场流行病学方法进行,采取边调查、边处理、边抢救、边核实的方式,以有效控制事态发展。

(一) 工作准备

平时应开展监测工作,做好人员培训、物资储备等各项准备工作,坚持应急队伍值班制度。接到突发公共卫生事件的报告时,能够立即出发。

1. 交通工具和通讯工具　交通车辆要有明显的标志；通讯工具主要包括移动电话及其辅助设备。

2. 现场采样用具　主要用于对患者、接触者、环境等标本的采集，包括器械、无菌用品、培养基及诊断试剂等。

3. 防护器材　主要包括消毒杀虫器材和药品，如各种喷雾器、配药桶、工具箱、消毒药品、控制病媒生物的杀虫剂、预防性药品和预防用生物制品（常用抗生素和疫苗）。

4. 其他物品　疫情登记本、计算器或便携计算机、手电筒、皮卷尺、照相机、电子录音笔等。

（二）现场主要工作

1. 核实诊断　进入现场后，调查人员首先应进一步核实每一个病例的诊断。一般根据以下几方面情况予以核实：①患者的主要临床症状和体征；②现有实验室检验结果；③流行病学资料，如当地类似本病的既往流行史、流行季节、发病年龄、职业特点、接触史、预防接种史等。要特别注意疾病的流行病学特征是否与初步诊断相符合。

2. 建立病例定义　如果确定为突发公共卫生事件，应根据病例的接触史、症状、体征及实验室情况制订一个现场诊断标准，为了最大限度发现病例，可以使用较为宽松的病例定义。流行病学资料常常可提供重要的诊断依据。

3. 了解发病的基本情况

（1）病例调查：主要包括有3项。①基础资料，姓名、性别、年龄、民族、宗教、职业、单位、住址、电话等；②临床资料，发病日期、就诊日期、症状、体征、化验结果等；③流行病学资料，既往史、病前接触史、免疫史、可能暴露的时间与地点、传染源、传播途径等。

（2）基本情况调查：在对病例调查的同时，通过访谈或走访了解社区的一般情况，如人口资料、生产与生活状况、环境条件、饮水情况等。

（3）防疫措施：对传染源、传播途径、易感人群的防疫措施。

4. 初步分析发病情况　通过对病例及该地区基本情况调查后，用描述流行病学方法，初步分析本次事件的三间分布情况，内容包括：①初步分析病例数量及分布，如首发病例时间、高峰时间、趋势及高发的单位和人群等；②以往当地和邻近地区是否有类似疾病发生；③近期群众生活、生产和集体活动的情况；④与发病有关的因素、已采取的措施及效果。

5. 确定暴发、划定疫区　根据疾病发生概况及暴发的定义，确定是否发生了暴发；根据疫区的概念划定疫区的范围。

6. 提出假设、采取措施　根据初步分析结果，可以提出一个或多个初步假设，如疾病暴发的可能原因及不明原因疾病的病因线索等。同时要根据初步假设采取必要措施，以控制暴发的再发展和蔓延。

7. 调查分析、验证假设　根据初步调查分析形成的假设，进一步收集资料，结合实验室检查以及现场观察等进行分析，验证假设。

（1）暴露因素的判断：暴露因素的判断一般采用分析性流行病学研究方法或结合实验流行病学方法进行。

（2）现场观察：现场观察是对暴发地区进行环境流行病学调查，也就是对可疑传播方式、传播因素进行现场观察，以了解暴发可能发生的环节。

（3）实验室检验：实验室检验是确定暴发来源和传播途径的重要手段。在现场调查的同时应根据病因假设采集各种样品标本。传染病暴发时，应先采集患者标本后用药治疗，环境标本应在消毒前采样。现场采集的标本应及时送实验室进行检测。

8. 采取措施、评价效果　调查与实施防治措施要紧密结合，做到边调查、边分析、边采取措施，并不断地对防治措施进行补充和修订，以便及时控制疫情，防止疾病继续蔓延。

五、几种突发公共卫生事件的应急处理要点

（一）群体性不明原因疾病

群体性不明原因疾病（groups of diseases of unknown causes）是指一定时间内（通常是指2周内），在某个相对集中的区域内（如同一个医疗机构、自然村、社区、建筑工地、学校等集体单位），同时或者相继

出现3例及以上相同临床表现,经县级及以上医院组织专家会诊,不能诊断或解释病因,有重症病例或死亡病例发生的疾病。这类疾病可能是传染病(包括新发传染病)、中毒或其他未知因素引起的疾病,具有临床表现相似性、发患者群聚集性、流行病学关联性、健康损害严重性的特点。

1. 应急处置原则 统一领导,分级响应;及时报告;调查与控制并举;分工合作,联防联控;信息互通,及时发布。

2. 现场调查处理 开展现场流行病学调查,确定暴发的原因,迅速摸清疾病的时间分布、地区分布及人群分布特征,查明暴发来源及传播方式,提出紧急对策并考核对策的效果,尽快控制暴发。控制措施要贯穿始终,即现场调查过程和控制措施应同时进行,随着调查的深入不断修正、补充和完善预防控制措施。

3. 防护措施 处置早期需要根据疾病的临床特点、流行病学特征以及实验室检测结果,鉴别有无传染性,以便采取相应的防护措施。对于原因尚难判断的情况,由现场的疾病控制专家根据其可能的危害水平,决定防护等级。如危害因素不明或其浓度、存在方式不详,应按照类似事件最严重性质的要求进行防护。防护服应为衣裤连体,具有高效的液体阻隔(防化学物)性能、过滤效率高、防静电性能好等。一旦明确病原学,应按相应的防护级别进行防护。

(1)穿戴防护用品的顺序:戴口罩→戴帽子→穿防护服→戴上防护眼镜→穿上鞋套→戴上手套。

(2)脱掉防护用品的顺序:摘下防护镜→脱掉防护服→摘掉手套→摘帽子→脱下鞋套→摘口罩。

(3)标准洗手方法:掌心对掌心搓擦→手指交错掌心对手背搓擦→手指交错掌心对掌心搓擦→两手互握互搓指背→拇指在掌中转动搓擦→指尖在掌心中搓擦。

4. 医疗机构的职责 医疗机构主要负责病例(疫情)的诊断和报告,并开展临床救治。有条件的医疗机构应及时进行网络直报,并上报所在辖区内的疾病预防控制机构;主动配合疾病预防控制机构开展事件的流行病学和卫生学调查、实验室检测样本的采集等工作,落实医院内的各项疾病预防控制措施;按照可能的病因假设采取针对性的治疗措施,积极抢救危重病例,尽可能减少并发症,降低病死率;一旦有明确的实验室检测结果,应及时调整治疗方案,做好病例尤其是危重病例的救治工作。

5. 临床救治原则

(1)疑似传染病患者的救治:鉴于传染病对人群和社会危害较大,在感染性疾病尚未明确是否具有传染性之前,应按传染病进行救治,治疗原则是隔离患者,病原治疗,一般治疗,病情观察和对症治疗。

(2)疑似非传染性疾病患者的救治:①对疑似食物中毒者,应停止可疑中毒食品的摄入,在用药前采集患者血液、尿液、吐泻物标本,以备送检。积极救治患者的原则为促使体内毒物排出,控制惊厥,抢救呼吸衰竭,抗休克,纠正水、电解质紊乱及保护重要器官功能等对症治疗,特殊治疗;②疑似急性化学中毒者,参见下述"急性化学中毒"的救治原则。

(二)群体急性化学中毒

群体急性化学中毒事故(acute chemical poisoning event)是指一种或多种有毒化学物质在生产、储存、运输和使用过程中发生泄漏、燃烧或爆炸,短时间内损害人体健康或污染环境,造成众余人员的急性中毒、化学损伤、残疾甚至死亡的群体性事故。

1. 现场处理要点 ①尽快疏散受害人员,使其脱离中毒事故现场;②立即采取控制措施,阻断毒源;③初步判断病因,为正确救治提供依据;④分级管理,通知医疗机构做好接诊准备;⑤向上级主管部门报告,立即成立抢救指挥部。

2. 现场急救治疗 ①迅速将患者撤离中毒现场:尽快将患者移至上风向或空气新鲜的场所,保持呼吸道通畅,注意保暖,必要时给予吸氧。对重症患者,应严密观察其意识状态、瞳孔、呼吸、脉率、血压,若发生呼吸困难、循环障碍时,应及时进行急救,具体措施与内科急救原则相同。对严重中毒需转送医院者,应根据症状采取相应的转院前救治措施。②阻止毒物继续吸收:脱去被污染的衣物,用流动的清水及时反复清洗皮肤、毛发15分钟以上;对于可能经皮肤吸收中毒或引起化学性烧伤的毒物更要充分冲洗,并可考虑选择适当中和剂中和处理;眼睛溅入毒物要优先彻底冲洗。对重症患者、气体或蒸汽吸入中毒者,可给予吸氧。对经口中毒者,应立即采用催吐、洗胃、导泻等措施。③解毒和排毒:对中毒患者应尽早使用有效的解毒、排毒药物,一旦毒物已造成组织严重的器质性损害时,其疗效有时会明显降低。必要时,可用透析疗法和换血疗法清除体内的毒物。④对症治疗:治疗原则与内科处理类似。主要是缓解和改善毒物引起的症状,促进人体功能的恢复。保持呼吸道通畅,保护各脏器功能,维持电解质、酸碱平衡等。对急性中毒性脑病、急性中毒性肺水肿、急性肾衰竭等,均须采取紧急对症治疗措施。

(三) 电离辐射损伤

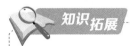

核泄漏严重危害公众健康

1986 年乌克兰切尔诺贝利核电站第 4 号核反应堆在进行半烘烤实验中突然失火,引起爆炸。据估算,核泄漏事故后产生的放射污染相当于日本广岛原子弹爆炸产生的放射污染的 100 倍。爆炸使机组被完全损坏,8 吨多锶、铯、钚等放射性物质泄漏,尘埃随风飘散,致使俄罗斯、白俄罗斯和乌克兰许多地区遭到核辐射的严重污染,导致 336 000 余人被疏散和重新安置。在乌克兰和白俄罗斯,大约有 4000~5000 名孩子在事故发生后被检查出患有甲状腺癌。

电离辐射事故(radiological accidents)是电离辐射源失控引起的异常事件,直接或间接产生对生命、健康或财产的危害。人体一次或数日内遭受大剂量强穿透力射线的照射或比较均匀地全身照射引起的损伤称为急性电离辐射损伤。长期小剂量的照射危害主要是遗传效应和致癌作用

1. 治疗原则 根据病情程度和不同类型放射病各期的特点,尽早采取中西医结合的治疗措施。住院严密观察,早期给予抗放射药物,并积极采取以抗感染、抗出血、纠正代谢紊乱为主的综合治疗,必要时进行造血干细胞移植,以及有效的对症支持疗法。

2. 应急策略 ①迅速控制事故发展,防止事故扩大:及时、真实地将事故状况报告卫生监督部门和上级主管部门;控制事故现场,严禁无关人员进出,避免放射性污染的扩散与蔓延;②抢救事故现场的受照人员:参与抢救的人员必须采取安全可靠的防护措施,通过限制受照时间和其他方法,使其受照剂量控制在发生严重非随机效应的阈值之下;③快速进行事故后果的评价:预测事故发展趋势,并根据实际的或潜在的事故后果大小,决定是否需要采取保护公众措施;④及时处理受影响的地区环境,使其恢复到正常状态。

3. 受照人员的医学处理原则 ①尽快消除有害因素的来源,同时将事故受照人员撤离现场,检查其受危害的程度。并积极采取救护措施,同时向上级部门报告。②根据电离辐射事故的性质、受照的不同剂量水平、不同病程,迅速采取相应对策和治疗措施。在抢救中应首先处理危及生命的外伤、出血和休克等,对估计受照剂量较大者应选用抗放射药物。③对疑有体表污染的人员,首先应进行体表污染的监测,并迅速进行去污染处理,防止污染的扩散。④对电离辐射事故受照人员,逐个登记并建立档案,除进行及时诊断和治疗外,还应根据其受照情况和损伤程度进行相应的随访观察,以便及时发现可能出现的远期效应。⑤对外照射急性放射患者、放射性皮肤损伤的患者进行综合性治疗;对超限值内照射人员进行医学观察和积极治疗,并注意远期效应。⑥放射性核素进入体内的医疗处理,尽早清除初始进入部位的放射性核素,根据放射性核素的种类和进入量,尽早选用相应药物进行促排治疗。

本章小结

突发公共卫生事件频发对人类生命健康和社会经济发展构成严重威胁,应急处理是个复杂的系统工程,需要社会多个部门参与其中。国家制定了突发公共卫生事件应急预案,建立了统一领导、综合协调、分类管理、分级负责、属地管理为主的应急管理体制,指导和规范各类突发公共卫生事件的应急处理工作。同时,逐步加强应急管理机制和应急管理法制建设,最大程度地减少突发公共卫生事件对公众健康造成的危害,保障公众身心健康与生命安全。

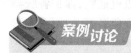

案例讨论

2009 年 2 月 18 日,云南省某县某村蔡某等 10 名村民出现恶心、呕吐、腹泻、发热等不明原因疾病症状。事件发生后,该县立即成立了病因调查领导小组和救治工作组,迅速开展患者的救治和病因调查工作;县委、县政府主要负责人及时赶到村里,指导和协调病因调查;公安、环保、卫生、食品药品监督管理及疾控中心等部门全力以赴,积极协调开展相关工作;由某医学院第一附属医院组成的临床诊断和救治专家组及省卫生厅组织的流行病研究专家组赶赴该村,提出了诊断治疗和检验建议,并积极调查病因,病情得到有效控制,除 1 人因病情较重经抢救无效死亡外,其他 9 人病情明显好转,无新增病例。3 月 4 日,专家组确定病因为共同进餐引发的食源性旋毛虫病。

问题:

1. 此事件是哪种突发公共卫生事件?

　A. 重大传染病疫情以及

　B. 群体性不明原因疾病

　C. 重大食物中毒

　D. 重大职业中毒

　E. 其他严重影响公众健康的事件

2. 应该如何报告?

3. 作为临床医生,你如何应对此类事件?

(张志友)

扫一扫,测一测

思考题

1. 医务人员如何履行应对突发公共卫生事件的职责?

2. 突发公共卫生事件责任报告单位、责任报告人有哪些? 报告的时限和程序是什么?

3. 突发公共卫生事件应急预案包括的主要内容有哪些?

附 录

附录 1 生活饮用水卫生标准
（GB 5749-2006）

水质常规指标及限值

指标	限值
1. 微生物指标①	
总大肠菌群（MPN/100ml 或 CFU/100ml）	不得检出
耐热大肠菌群（MPN/100ml 或 CFU/100ml）	不得检出
大肠埃希氏菌（MPN/100ml 或 CFU/100ml）	不得检出
菌落总数（CFU/mL）	100
2. 毒理指标	
砷（mg/L）	0.01
镉（mg/L）	0.005
铬（六价，mg/L）	0.05
铅（mg/L）	0.01
汞（mg/L）	0.001
硒（mg/L）	0.01
氰化物（mg/L）	0.05
氟化物（mg/L）	1.0
硝酸盐（以 N 计，mg/L）	10（地下水源限制时为 20）
三氯甲烷（mg/L）	0.06
四氯化碳（mg/L）	0.002
溴酸盐（使用臭氧时，mg/L）	0.01
甲醛（使用臭氧时，mg/L）	0.9
亚氯酸盐（使用二氧化氯消毒时，mg/L）	0.7
氯酸盐（使用复合二氧化氯消毒时，mg/L）	0.7
3. 感官性状和一般化学指标	
色度（铂钴色度单位）	15
浑浊度（NTU－散射浊度单位）	1（水源与净水技术条件限制时为 3）
臭和味	无异臭、异味
肉眼可见物	无
pH（pH 单位）	不小于 6.5 且不大于 8.5

续表

指标	限值
铝（mg/L）	0.2
铁（mg/L）	0.3
锰（mg/L）	0.1
铜（mg/L）	1.0
锌（mg/L）	1.0
氯化物（mg/L）	250
硫酸盐（mg/L）	250
溶解性总固体（mg/L）	1000
总硬度（以 $CaCO_3$ 计,mg/L）	450
耗氧量（COD_{Mn} 法,以 O_2 计,mg/L）	3（水源限制,原水耗氧量 >6mg/L 时 5）
挥发酚类（以苯酚计,mg/L）	0.002
阴离子合成洗涤剂（mg/L）	0.3
4. 放射性指标[②]	指导值
总 α 放射性（Bq/L）	0.5
总 β 放射性（Bq/L）	1

注：① MPN 表示最可能数;CFU 表示菌落形成单位。当水样检出总大肠菌群时,应进一步检验大肠埃希氏菌或耐热大肠菌群;水样未检出总大肠菌群,不必检验大肠埃希氏菌或耐热大肠菌群。②放射性指标超过指导值,应进行核素分析和评价,判定能否饮用。

饮用水中消毒剂常规指标及要求

消毒剂名称	与水接触时间	出厂水中限值	出厂水中余量	管网末梢水中余量
氯气及游离氯制剂（游离氯,mg/L）	至少 30min	4	≥ 0.3	≥ 0.05
一氯胺（总氯,mg/L）	至少 120min	3	≥ 0.5	≥ 0.05
臭氧（O_3,mg/L）	至少 12min	0.3		0.02 如加氯, 总氯≥ 0.05
二氧化氯（ClO_2,mg/L）	至少 30min	0.8	≥ 0.1	≥ 0.02

水质非常规指标及限值

指标	限值
1. 微生物指标	
贾第鞭毛虫（个 /10L）	<1
隐孢子虫（个 /10L）	<1
2. 毒理指标	
锑（mg/L）	0.005
钡（mg/L）	0.7
铍（mg/L）	0.002
硼（mg/L）	0.5
钼（mg/L）	0.07
镍（mg/L）	0.02

指标	限值
银（mg/L）	0.05
铊（mg/L）	0.0001
氯化氰（以 CN⁻ 计,mg/L）	0.07
一氯二溴甲烷（mg/L）	0.1
二氯一溴甲烷（mg/L）	0.06
二氯乙酸（mg/L）	0.05
1,2- 二氯乙烷（mg/L）	0.03
二氯甲烷（mg/L）	0.02
三卤甲烷（三氯甲烷、一氯二溴甲烷、二氯一溴甲烷、三溴甲烷的总和）（mg/L）	该类化合物中各种化合物的实测浓度与其各自限值的比值之和不超过 1
1,1,1- 三氯乙烷（mg/L）	2
三氯乙酸（mg/L）	0.1
三氯乙醛（mg/L）	0.01
2,4,6- 三氯酚（mg/L）	0.2
三溴甲烷（mg/L）	0.1
七氯（mg/L）	0.0004
马拉硫磷（mg/L）	0.25
五氯酚（mg/L）	0.009
六六六（总量,mg/L）	0.005
六氯苯（mg/L）	0.001
乐果（mg/L）	0.08
对硫磷（mg/L）	0.003
灭草松（mg/L）	0.3
甲基对硫磷（mg/L）	0.02
百菌清（mg/L）	0.01
呋喃丹（mg/L）	0.007
林丹（mg/L）	0.002
毒死蜱（mg/L）	0.03
草甘膦（mg/L）	0.7
敌敌畏（mg/L）	0.001
莠去津（mg/L）	0.002
溴氰菊酯（mg/L）	0.02
2,4- 滴（mg/L）	0.03
滴滴涕（mg/L）	0.001
乙苯（mg/L）	0.3
二甲苯（mg/L）	0.5
1,1- 二氯乙烯（mg/L）	0.03
1,2- 二氯乙烯（mg/L）	0.05
1,2- 二氯苯（mg/L）	1
1,4- 二氯苯（mg/L）	0.3
三氯乙烯（mg/L）	0.07

指标	限值
三氯苯(总量,mg/L)	0.02
六氯丁二烯(mg/L)	0.0006
丙烯酰胺(mg/L)	0.0005
四氯乙烯(mg/L)	0.04
甲苯(mg/L)	0.7
邻苯二甲酸二(2–乙基己基)酯(mg/L)	0.008
环氧氯丙烷(mg/L)	0.0004
苯(mg/L)	0.01
苯乙烯(mg/L)	0.02
苯并(a)芘(mg/L)	0.00001
氯乙烯(mg/L)	0.005
氯苯(mg/L)	0.3
微囊藻毒素–LR(mg/L)	0.001
3. 感官性状和一般化学指标	
氨氮(以 N 计,mg/L)	0.5
硫化物(mg/L)	0.02
钠(mg/L)	200

农村小型集中式供水和分散式供水部分水质指标及限值

指标	限值
1. 微生物指标	
菌落总数(CFU/mL)	500
2. 毒理指标	
砷(mg/L)	0.05
氟化物(mg/L)	1.2
硝酸盐(以 N 计,mg/L)	20
3. 感官性状和一般化学指标	
色度(铂钴色度单位)	20
浑浊度(NTU–散射浊度单位)	3(水源与净水技术条件限制时为 5)
pH(pH 单位)	不小于 6.5 且不大于 9.5
溶解性总固体(mg/L)	1500
总硬度(以 $CaCO_3$ 计,mg/L)	550
耗氧量(COD_{Mn} 法,以 O_2 计,mg/L)	5
铁(mg/L)	0.5
锰(mg/L)	0.3
氯化物(mg/L)	300
硫酸盐(mg/L)	300

附录2　我国法定职业病分类和目录

［国卫疾控发〔2013〕48号］

一、职业性尘肺及其他呼吸系统疾病

（一）尘肺病

1. 矽肺 2. 煤工尘肺 3. 石墨尘肺 4. 碳黑尘肺 5. 石棉肺 6. 滑石尘肺 7. 水泥尘肺 8. 云母尘肺 9. 陶工尘肺 10. 铝尘肺

11. 电焊工尘肺 12. 铸工尘肺 13. 根据《尘肺病诊断标准》和《尘肺病理诊断标准》可以诊断的其他尘肺病

（二）其他呼吸系统疾病

1. 过敏性肺炎 2. 棉尘病 3. 哮喘 4. 金属及其化合物粉尘肺沉着病（锡、铁、锑、钡及其化合物等）5. 刺激性化学物所致慢性阻塞性肺疾病 6. 硬金属肺病

二、职业性皮肤病

1. 接触性皮炎 2. 光接触性皮炎 3. 电光性皮炎 4. 黑变病 5. 痤疮 6. 溃疡 7. 化学性皮肤灼伤 8. 白斑 9. 根据《职业性皮肤病的诊断总则》可以诊断的其他职业性皮肤病

三、职业性眼病

1. 化学性眼部灼伤 2. 电光性眼炎 3. 白内障（含放射性白内障、三硝基甲苯白内障）

四、职业性耳鼻喉口腔疾病

1. 噪声聋 2. 铬鼻病 3. 牙酸蚀病 4. 爆震聋

五、职业性化学中毒

1. 铅及其化合物中毒（不包括四乙基铅）2. 汞及其化合物中毒 3. 锰及其化合物中毒 4. 镉及其化合物中毒 5. 铍病 6. 铊及其化合物中毒 7. 钡及其化合物中毒 8. 钒及其化合物中毒 9. 磷及其化合物中毒 10. 砷及其化合物中毒 11. 铀及其化合物中毒 12. 砷化氢中毒 13. 氯气中毒 14. 二氧化硫中毒 15. 光气中毒 16. 氨中毒 17. 偏二甲基肼中毒 18. 氮氧化合物中毒 19. 一氧化碳中毒 20. 二硫化碳中毒 21. 硫化氢中毒 22. 磷化氢、磷化锌、磷化铝中毒 23. 氟及其无机化合物中毒 24. 氰及腈类化合物中毒 25. 四乙基铅中毒 26. 有机锡中毒 27. 羰基镍中毒 28. 苯中毒 29. 甲苯中毒 30. 二甲苯中毒 31. 正己烷中毒 32. 汽油中毒 33. 一甲胺中毒 34. 有机氟聚合物单体及其热裂解物中毒 35. 二氯乙烷中毒 36. 四氯化碳中毒 37. 氯乙烯中毒 38. 三氯乙烯中毒 39. 氯丙烯中毒 40. 氯丁二烯中毒 41. 苯的氨基及硝基化合物（不包括三硝基甲苯）中毒 42. 三硝基甲苯中毒 43. 甲醇中毒 44. 酚中毒 45. 五氯酚（钠）中毒 46. 甲醛中毒 47. 硫酸二甲酯中毒 48. 丙烯酰胺中毒 49. 二甲基甲酰胺中毒 50. 有机磷中毒 51. 氨基甲酸酯类中毒 52. 杀虫脒中毒 53. 溴甲烷中毒 54. 拟除虫菊酯类中毒 55. 铟及其化合物中毒 56. 溴丙烷中毒 57. 碘甲烷中毒 58. 氯乙酸中毒 59. 环氧乙烷中毒 60. 上述条目未提及的与职业有害因素接触之间存在直接因果联系的其他化学中毒

六、物理因素所致职业病

1. 中暑 2. 减压病 3. 高原病 4. 航空病 5. 手臂振动病 6. 激光所致眼（角膜、晶状体、视网膜）损伤 7. 冻伤

七、职业性放射性疾病

1. 外照射急性放射病 2. 外照射亚急性放射病 3. 外照射慢性放射病 4. 内照射放射病 5. 放射性皮肤疾病 6. 放射性肿瘤（含矿工高氡暴露所致肺癌）7. 放射性骨损伤 8. 放射性甲状腺疾病

9. 放射性性腺疾病 10. 放射复合伤 11. 根据《职业性放射性疾病诊断标准（总则）》可以诊断的其他放射性损伤

八、职业性传染病

1. 炭疽 2. 森林脑炎 3. 布鲁氏菌病 4. 艾滋病（限于医疗卫生人员及人民警察）5. 莱姆病

九、职业性肿瘤

1. 石棉所致肺癌、间皮瘤 2. 联苯胺所致膀胱癌 3. 苯所致白血病 4. 氯甲醚、双氯甲醚所致肺癌 5. 砷及其化合物所致肺癌、皮肤癌 6. 氯乙烯所致肝血管肉瘤 7. 焦炉逸散物所致肺癌 8. 六价铬化合物所致肺癌 9. 毛沸石所致肺癌、胸膜间皮瘤 10. 煤焦油、煤焦油沥青、石油沥青所致皮肤癌 11. β–萘胺所致膀胱癌

十、其他职业病

1. 金属烟热 2. 滑囊炎（限于井下工人）3. 股静脉血栓综合征、股动脉闭塞症或淋巴管闭塞症（限于刮研作业人员）

附录 3　中国居民膳食营养素参考摄入量表

附表 3-1　中国居民膳食能量需要量(EER)

年龄(岁)/生理状况	男性 PAL 轻		男性 PAL 中		男性 PAL 重		女性 PAL 轻		女性 PAL 中		女性 PAL 重	
	MJ/d[a]	kcal/d[b]	MJ/d	kcal/d	MJ/d	kcal/d	MJ/d	kcal/d	MJ/d	kcal/d	MJ/d	kcal/d
0~	—	—	0.38[a]	90[b]	—	—	—	—	0.38[a]	90[b]	—	—
0.5~	—	—	0.33[a]	80[b]	—	—	—	—	0.33[a]	80[b]	—	—
1~	—	—	3.77	900	—	—	—	—	3.35	800	—	—
2~	—	—	4.60	1100	—	—	—	—	4.18	1000	—	—
3~	—	—	5.23	1250	—	—	—	—	5.02	1200	—	—
4~	—	—	5.44	1300	—	—	—	—	5.23	1250	—	—
5~	—	—	5.86	1400	—	—	—	—	5.44	1300	—	—
6~	5.86	1400	6.69	1600	7.53	1800	5.23	1250	6.07	1450	6.90	1650
7~	6.28	1500	7.11	1700	7.95	1900	5.65	1350	6.49	1550	7.32	1750
8~	6.90	1650	7.74	1850	8.79	2100	6.07	1450	7.11	1700	7.95	1900
9~	7.32	1750	8.37	2000	9.41	2250	6.49	1550	7.53	1800	8.37	2000
10~	7.53	1800	8.58	2050	9.62	2300	6.90	1650	7.95	1900	9.00	2150
11~	8.58	2050	9.83	2350	10.88	2600	7.53	1800	8.58	2050	9.62	2300
14~	10.46	2500	11.92	2850	13.39	3200	8.37	2000	9.62	2300	10.67	2550
18~	9.41	2250	10.88	2600	12.55	3000	7.53	1800	8.79	2100	10.04	2400
50~	8.79	2100	10.25	2450	11.72	2800	7.32	1750	8.58	2050	9.83	2350
65~	8.58	2050	9.83	2350	—	—	7.11	1700	8.16	1950	—	—
80~	7.95	1900	9.20	2200	—	—	6.28	1500	7.32	1750	—	—
孕妇(1~12周)	—	—	—	—	—	—	7.53	1800	8.79	2100	10.04	2400
孕妇(13~27周)	—	—	—	—	—	—	8.79	2100	10.04	2400	11.29	2700
孕妇(≥28周)	—	—	—	—	—	—	9.41	2250	10.67	2550	11.92	2850
乳母	—	—	—	—	—	—	9.62	2300	10.88	2600	12.13	2900

注:"—"表示未制定。 [a] 单位为:兆焦每天每公斤体重[MJ/(kg·d)]。 [b] 单位为:千卡每天每公斤体重[kcal/(kg·d)]。

附表 3-2　中国居民膳食蛋白质参考摄入量

年龄(岁)/生理状况	男性		女性	
	EAR(g/d)	RNI(g/d)	EAR(g/d)	RNI(g/d)
0~	—	9(AI)	—	9(AI)
0.5~	15	20	15	20
1~	20	25	20	25
2~	20	25	20	25
3~	25	30	25	30
4~	25	30	25	30
5~	25	30	25	30
6~	25	35	25	35
7~	30	40	30	40
8~	30	40	30	40
9~	40	45	40	45
10~	40	50	40	50
11~	50	60	45	55
14~	60	75	50	60
18~	60	65	50	55
孕妇(1 周~12 周)	—	—	50	55
孕妇(13 周~27 周)	—	—	60	70
孕妇(≥ 28 周)	—	—	75	85
乳母	—	—	70	80
0.5~	15	20	15	20
1~	20	25	20	25
2~	20	25	20	25
3~	25	30	25	30
4~	25	30	25	30

注:"—"表示未制定。

附表 3-3 中国居民膳食脂肪、脂肪酸参考摄入量和可接受范围

年龄(岁)/生理状况	脂肪	饱和脂肪酸	n-6 多不饱和脂肪酸[a]		n-3 多不饱和脂肪酸	
	AMDR(%E)	U-AMDR(%E)	AI(%E)	AMDR(%E)	AI[b](%E)	AMDR(%E)
0~	48[c]	—	7.3	—	0.87	—
0.5~	40[c]	—	6.0	—	0.66	—
1~	35[c]	—	4.0	—	0.60	—
4~	20~30	<8	4.0	—	0.60	—
7~	20~30	<8	4.0	—	0.60	—
18~	20~30	<10	4.0	2.5~9.0	0.60	0.5~2.0
60~	20~30	<10	4.0	2.5~9.0	0.60	0.5~2.0
孕妇和乳母	20~30	<10	4.0	2.5~9.0	0.60	0.5~2.0

注:单位为:能量百分比(%E)。[a]亚油酸的数值。[b]α-亚麻酸的数值。[c]AI值。

附表 3-4 中国居民膳食碳水化合物参考摄入量和可接受范围

年龄(岁)/生理状况	碳水化合物		添加糖
	EAR(g/d)	AMDR(%E)	AMDR(%E)
0~	—	60[a]	—
0.5~	—	85[a]	—
1~	120	50~65	—
4~	120	50~65	<10
7~	120	50~65	<10
11~	150	50~65	<10
14~	150	50~65	<10
18~65	120	50~65	<10
孕妇	130	50~65	<10
乳母	160	50~65	<10

注:[a]AI值,单位为克(g)。

附表 3-5　中国居民膳食维生素的推荐摄入量或适宜摄入量

年龄(岁)/生理状况	RNI								AI			维生素E
	维生素A (μg RAE/d) 男/女	维生素D (μg/d)	维生素B₁ (mg/d) 男/女	维生素B₂ (mg/d) 男/女	烟酸 (mg NE/d) 男/女	叶酸 (μg DFE/d)	维生素C (mg/d)	维生素B₁₂ (mg/d)	维生素B₆ (mg/d)	泛酸 (mg/d)	生物素 (mg/d)	(mgα-TE/d)
0~	300(AI)	10(AI)	0.1(AI)	0.4(AI)	2(AI)	65(AI)	40(AI)	0.3(AI)	0.2(AI)	1.7	5	3
0.5~	350(AI)	10(AI)	0.3(AI)	0.5(AI)	3(AI)	100(AI)	40(AI)	0.6(AI)	0.4(AI)	1.9	9	4
1~	310	10	0.6	0.6	6	160	40	1.0	0.6	2.1	17	6
4~	360	10	0.8	0.7	8	190	50	1.2	0.7	2.5	20	7
7~	500	10	1.0	1.0	11	250	65	1.6	1.0	3.5	25	9
11~	670 / 630	10	1.3 / 1.1	1.3 / 1.1	14 / 12	350	90	2.1	1.3	4.5	35	13
14~	820 / 630	10	1.6 / 1.3	1.5 / 1.2	16 / 13	400	100	2.4	1.4	5.0	40	14
18~	800 / 700	10	1.4 / 1.2	1.4 / 1.2	15 / 12	400	100	2.4	1.4	5.0	40	14
50~	800 / 700	10	1.4 / 1.2	1.4 / 1.2	14 / 12	400	100	2.4	1.6	5.0	40	14
65~	800 / 700	15	1.4 / 1.2	1.4 / 1.2	14 / 11	400	100	2.4	1.6	5.0	40	14
80~	800 / 700	15	1.4 / 1.2	1.4 / 1.2	13 / 10	400	100	2.4	1.6	5.0	40	14
孕妇 早期	— / 700	10	1.2	1.2	—	600	100	2.9	2.2	6.0	40	14
孕妇 中期	— / 770	10	1.4	1.4	—	600	115	2.9	2.2	6.0	40	14
孕妇 晚期	— / 770	10	1.5	1.5	—	600	115	2.9	2.2	6.0	40	14
乳母	— / 1300	10	1.5	1.5	—	550	150	3.2	1.7	1.9	50	17

注：α-TE是α-生育酚当量；DFE为膳食叶酸当量；凡表中数字缺如之处表示未制定该参考值。"—"表示制定该参考值时缺少的该项参考值。

附表 3-6　中国居民膳食矿物质的推荐摄入量或适宜摄入量

年龄（岁）/生理状况	钙 mg/d	磷 mg/d	钾 mg/d	镁 mg/d	钠 mg/d	氯 mg/d	铁 mg/d 男	铁 mg/d 女	锌 mg/d 男	锌 mg/d 女	碘 µg/d	硒 µg/d	铜 mg/d	钼 µg/d	氟 mg/d	锰 mg/d	铬 µg/d
0~	200（AI）	100（AI）	350	20（AI）	170	260	0.3（AI）	0.3（AI）	2.0（AI）	2.0（AI）	85（AI）	15（AI）	0.3（AI）	2（AI）	0.01	0.01	0.2
0.5~	250（AI）	180（AI）	550	65（AI）	350	550	10	10	3.5	3.5	115（AI）	20（AI）	0.3（AI）	15（AI）	0.23	0.7	4.0
1~	600	300	900	140	700	1100	9	9	4.0	4.0	90	25	0.3	40	0.6	1.5	15
4~	800	350	1200	160	900	1400	10	10	5.5	5.5	90	30	0.4	50	0.7	2.0	20
7~	1000	470	1500	220	1200	1900	13	13	7.0	7.0	90	40	0.5	65	1.0	3.0	25
11~	1200	640	1900	300	1400	2200	15	18	10	9.0	110	55	0.7	90	1.3	4.0	30
14~	1000	710	2200	320	1600	2500	16	18	12	8.5	120	60	0.8	100	1.5	4.5	35
18~	800	720	2000	330	1500	2300	12	20	12.5	7.5	120	60	0.8	100	1.5	4.5	30
50~	1000	720	2000	330	1400	2200	12	12	12.5	7.5	120	60	0.8	100	1.5	4.5	30
65~	1000	700	2000	320	1400	2200	12	12	12.5	7.5	120	60	0.8	100	1.5	4.5	30
80~	1000	670	2000	310	1300	2000	12	12	12.5	7.5	120	60	0.8	100	1.5	4.5	30
孕妇（早）	800	720	2000	370	1500	2300	—	20	—	9.5	230	65	0.9	110	1.5	4.9	31
孕妇（中）	1000	720	2000	370	1500	2300	—	24	—	9.5	230	65	0.9	110	1.5	4.9	34
孕妇（晚）	1000	720	2000	370	1500	2300	—	29	—	9.5	230	65	0.9	110	1.5	4.9	36
乳母	1000	720	2400	330	1500	2300	—	24	—	12	240	78	1.4	103	1.5	4.8	37

注："—"表示未制定。

附录 4 统 计 用 表

附表 4-1 *t* 分布界值表

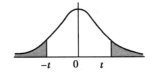

t 界值表

自由度 *v*	概率，*P*									
	单侧： 双侧：	0.25 0.50	0.20 0.40	0.10 0.20	0.05 0.10	0.025 0.05	0.01 0.02	0.005 0.01	0.0025 0.005	0.001 0.002	0.0005 0.001
1		1.000	1.376	3.078	6.314	12.706	31.821	63.657	127.321	318.309	636.619
2		0.816	1.061	1.886	2.920	4.303	6.965	9.925	14.089	22.327	31.599
3		0.765	0.978	1.638	2.353	3.182	4.541	5.841	7.543	10.215	12.924
4		0.741	0.941	1.533	2.132	2.776	3.747	4.604	5.598	7.173	8.610
5		0.727	0.920	1.476	2.051	2.571	3.365	4.032	4.773	5.893	6.869
6		0.718	0.906	1.440	1.943	2.447	3.143	3.707	4.317	5.208	5.959
7		0.711	0.896	1.415	1.895	2.365	2.998	3.499	4.029	4.785	5.408
8		0.706	0.889	1.397	1.860	2.306	2.896	2.355	3.833	4.501	5.041
9		0.703	0.883	1.383	1.833	2.262	2.821	3.250	3.690	4.297	4.781
10		0.700	0.879	1.372	1.812	2.228	2.764	3.169	3.581	4.144	4.587
11		0.697	0.876	1.363	1.796	2.201	2.718	3.106	3.497	4.025	4.437
12		0.695	0.873	1.356	1.782	2.179	2.681	3.055	3.428	3.930	4.318
13		0.694	0.870	1.350	1.771	2.160	2.650	3.012	3.372	3.852	4.221
14		0.692	0.868	1.345	1.761	2.145	2.624	2.977	3.325	3.787	4.140
15		0.691	0.866	1.341	1.753	2.131	2.601	2.947	3.286	3.733	4.073
16		0.690	0.865	1.337	1.746	2.120	2.583	2.921	3.252	3.686	4.015
17		0.689	0.863	1.333	1.740	2.110	2.576	2.898	3.222	3.646	3.965
18		0.688	0.862	1.330	1.734	2.101	2.552	2.878	3.197	3.610	3.922
19		0.688	0.861	1.328	1.729	2.093	2.539	2.861	3.174	3.579	3.883
20		0.687	0.860	1.325	1.725	2.086	2.528	2.845	3.153	3.552	3.850
21		0.686	0.859	1.323	1.721	2.080	2.518	2.831	3.135	3.527	3.819
22		0.686	0.858	1.321	1.717	2.074	2.508	2.819	3.119	3.505	3.792
23		0.685	0.858	1.319	1.714	2.069	2.500	2.807	3.104	3.485	3.768
24		0.685	0.857	1.318	1.711	2.064	2.492	2.797	3.091	3.467	3.745
25		0.684	0.856	1.316	1.708	2.060	2.485	2.787	3.078	3.450	3.725
26		0.684	0.856	1.315	1.706	2.056	2.479	2.779	3.067	3.435	3.707
27		0.684	0.855	1.314	1.703	2.052	2.473	2.771	3.057	3.421	3.690
28		0.683	0.855	1.313	1.701	2.048	2.467	3.763	3.047	3.408	3.674

自由度 v	单侧： 双侧：	概率，P									
	单侧：	0.25	0.20	0.10	0.05	0.025	0.01	0.005	0.0025	0.001	0.0005
	双侧：	0.50	0.40	0.20	0.10	0.05	0.02	0.01	0.005	0.002	0.001
29		0.683	0.854	1.311	1.690	2.045	2.462	2.756	3.038	3.396	3.659
30		0.683	0.854	1.310	1.697	2.042	2.457	2.750	3.030	3.385	3.646
31		0.682	0.853	1.309	1.696	2.040	2.453	2.744	3.022	3.375	3.633
32		0.682	0.853	1.309	1.694	2.037	2.449	2.738	3.015	3.365	3.622
33		0.682	0.853	1.308	1.692	2.035	2.445	2.733	3.008	3.356	3.611
34		0.682	0.852	1.307	1.691	2.032	2.441	2.728	3.002	3.348	3.601
35		0.682	0.852	1.306	1.690	2.030	2.433	2.724	2.996	3.340	3.591
36		0.681	0.852	1.306	1.688	2.028	2.434	2.719	2.990	3.333	3.582
37		0.681	0.851	1.305	1.687	2.026	2.431	2.715	2.985	3.326	3.574
38		0.681	0.851	1.304	0.686	2.024	2.429	2.712	2.980	3.319	3.566
39		0.681	0.851	1.304	1.685	2.023	2.426	2.708	2.976	3.313	3.558
40		0.681	0.851	1.303	1.684	2.021	2.423	2.704	2.971	3.307	3.551
50		0.679	0.849	1.299	1.676	2.009	2.403	2.678	2.937	3.261	3.496
60		0.679	0.848	1.296	1.671	2.000	2.390	2.660	2.915	3.232	3.460
70		0.678	0.847	1.294	1.667	1.994	2.381	2.648	2.899	3.211	3.435
80		0.678	0.846	1.292	1.664	1.990	2.374	2.639	2.887	3.195	3.416
90		0.677	0.846	1.291	1.662	1.987	2.368	2.632	2.878	3.183	3.402
100		0.677	0.845	1.290	1.660	1.984	2.364	2.626	3.871	3.174	3.390
200		0.676	0.843	1.286	1.653	1.972	2.345	2.601	2.839	3.131	3.340
500		0.675	0.842	1.283	1.648	1.965	2.334	2.586	2.820	3.137	3.310
1000		0.675	0.842	1.282	1.646	1.962	2.330	2.581	2.813	3.098	3.300
∞		0.6745	0.8416	1.2816	1.6449	1.9600	2.3263	2.5758	2.8070	3.0902	3.2905

附表 4-2　χ^2 界值表

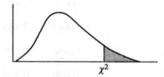

自由度 v	概率，P（右侧尾部面积）												
	0.995	0.990	0.975	0.950	0.900	0.750	0.500	0.250	0.100	0.050	0.025	0.010	0.005
1					0.02	0.10	0.45	1.32	2.71	3.84	5.02	6.63	7.88
2	0.01	0.02	0.05	0.10	0.21	0.58	1.39	2.77	4.11	5.99	7.38	9.21	10.60
3	0.07	0.11	0.22	0.35	0.58	1.21	2.37	4.11	6.25	7.81	9.35	11.34	12.84
4	0.21	0.30	0.48	0.71	1.06	1.92	3.36	5.39	7.78	9.49	11.14	13.28	14.86

自由度	概率,P(右侧尾部面积)												
v	0.995	0.990	0.975	0.950	0.900	0.750	0.500	0.250	0.100	0.050	0.025	0.010	0.005
5	0.41	0.55	0.83	1.15	1.61	2.67	4.35	6.63	9.24	11.07	12.83	15.09	16.75
6	0.68	0.87	1.24	1.64	2.20	3.45	5.35	7.84	10.64	12.59	14.45	16.81	18.55
7	0.99	1.24	1.69	2.17	2.83	4.25	6.35	9.04	12.02	14.07	16.01	18.48	20.28
8	1.34	1.65	2.18	2.73	3.49	5.07	7.34	10.22	13.36	15.51	17.53	20.09	21.95
9	1.73	2.09	2.70	3.33	4.17	5.90	8.34	11.39	14.68	16.92	19.02	21.67	23.59
10	2.16	2.56	3.25	3.94	4.87	6.74	9.34	12.55	15.99	18.31	20.48	23.21	25.19
11	2.60	3.05	3.82	4.57	5.58	7.58	10.34	13.70	17.28	19.68	21.92	24.72	26.76
12	3.07	3.57	4.40	5.23	6.30	8.44	11.34	14.58	18.55	21.03	23.34	26.22	28.30
13	3.57	4.11	5.01	5.89	7.04	9.30	12.34	15.98	19.81	22.36	24.74	27.69	29.82
14	4.07	4.66	5.63	6.57	7.79	10.17	13.34	17.12	21.06	23.68	26.12	29.14	31.32
15	4.60	5.23	6.26	7.26	8.55	11.04	14.34	18.25	22.31	25.00	27.49	30.58	32.80
16	5.14	5.81	6.91	7.96	9.31	11.91	15.34	19.37	23.54	26.30	28.85	32.00	34.27
17	5.70	6.41	7.56	8.67	10.09	12.79	16.34	20.49	24.77	27.59	30.19	33.41	35.72
18	6.26	7.01	8.23	9.39	10.86	13.68	17.34	21.60	25.99	28.87	31.53	38.81	37.16
19	6.84	7.63	8.91	10.12	11.65	14.56	18.34	22.72	27.20	30.14	32.85	36.19	38.58
20	7.43	8.26	9.59	10.85	12.44	15.45	19.34	23.83	28.41	31.41	34.17	37.57	40.00
21	8.03	8.90	10.28	11.59	13.24	16.34	20.34	24.93	29.62	32.67	35.48	38.93	41.40
22	8.64	9.54	10.98	12.34	14.04	17.24	21.34	26.04	90.81	33.92	36.78	40.29	42.80
23	9.26	10.20	11.69	11.09	14.85	18.14	22.34	27.14	32.01	35.17	38.08	41.64	44.18
24	9.89	10.86	12.40	13.85	15.66	19.04	23.34	28.24	33.20	36.42	39.36	42.98	45.56
25	10.52	11.52	13.12	14.61	16.47	19.94	24.34	29.34	34.38	37.65	40.65	44.31	46.93
26	11.16	12.20	13.84	15.38	17.29	20.84	25.34	30.43	35.56	38.89	41.92	45.64	48.29
27	11.81	12.88	14.57	16.51	18.11	21.75	26.34	31.53	36.74	40.11	43.19	46.96	49.64
28	12.46	13.56	15.31	16.93	18.94	22.66	27.34	32.62	37.92	41.34	44.46	48.28	50.99
29	13.12	14.26	16.05	17.71	19.77	23.57	28.34	33.71	39.09	42.56	45.72	49.59	52.34
30	13.79	14.95	16.79	18.49	20.60	24.48	29.34	34.80	40.26	43.77	46.98	50.89	53.67
40	20.71	22.16	24.43	26.51	29.05	33.66	39.34	45.62	51.81	55.70	59.34	63.69	66.77
50	27.99	29.71	32.36	34.76	37.69	42.94	49.33	56.33	63.17	67.50	70.42	76.15	79.49
60	35.53	37.48	40.48	43.19	46.46	52.29	59.33	66.98	74.40	79.08	83.30	88.38	91.95
70	43.28	45.44	48.76	51.74	55.33	61.70	69.33	77.58	85.53	90.53	95.02	100.42	104.22
80	51.17	53.54	57.15	60.39	64.28	71.14	79.33	88.13	96.58	101.88	106.63	112.33	116.32
90	59.20	61.75	65.65	69.13	73.29	80.62	89.33	98.64	107.56	113.14	118.14	124.12	128.30
100	67.33	70.06	74.22	77.93	82.36	90.13	99.33	109.14	118.50	124.34	129.56	135.81	140.17

中英文名词对照索引

E

F

G

H

Z

参 考 文 献

[1] 刘明清，王万荣. 预防医学 [M]. 5版. 北京：人民卫生出版社，2014.

[2] 孙要武. 预防医学 [M]. 4版. 北京：人民卫生出版社，2009.

[3] 黄吉武. 预防医学 [M]. 3版. 北京：人民卫生出版社，2004.

[4] 王陇德. 健康管理师基础知识 [M]. 北京：人民卫生出版社，2012.

[5] 傅华. 预防医学 [M]. 6版. 北京：人民卫生出版社，2013.

[6] 黄子杰. 预防医学 [M]. 2版. 北京：人民卫生出版社，2012.

[7] 杨克敌. 环境卫生学 [M]. 8版. 北京：人民卫生出版社，2017.

[8] 詹平，陈华. 环境卫生学 [M]. 北京：科学出版社，2008.

[9] 刘云儒. 预防医学 [M]. 2版. 北京：人民卫生出版社，2017.

[10] 凌文华. 预防医学 [M]. 4版. 北京：人民卫生出版社，2017.

[11] 孙长颢. 营养与食品卫生学 [M]. 6版. 北京：人民卫生出版社，2007.

[12] 袁聚祥. 预防医学学习指导 [M]. 北京：人民卫生出版社，2004.

[13] 徐勇. 预防医学（案例版）[M]. 苏州：苏州大学出版社，2011.

[14] 郑玉建，王家骥. 预防医学（案例版）[M]. 北京：科学出版社，2007.

[15] 中国营养学会. 中国居民膳食指南（2022）[M]. 北京：人民卫生出版社，2022.

[16] 林斌松. 妇幼营养 [M]. 北京：人民卫生出版社，2011.

[17] 王翠玲. 营养与膳食 [M]. 北京：科学出版社，2010.

[18] 景兴科. 临床营养学 [M]. 西安：第四军医大学出版社，2011.

[19] 乌建平，王万荣，杨柳清. 预防医学 [M]. 北京：科学出版社，2013.

[20] 李康，贺佳. 医学统计学 [M]. 6版. 北京：人民卫生出版社，2014.

[21] 仲来福. 卫生学 [M]. 7版. 北京：人民卫生出版社，2008.

[22] 詹思延，叶冬青，谭红专，等. 流行病学 [M]. 8版. 北京：人民卫生出版社，2017.

[23] 王陇德. 卫生应急工作手册 [M]. 北京：人民卫生出版社，2005.

[24] 王福彦，武英. 预防医学（修订版）[M]. 北京：科学出版社，2016.

53检

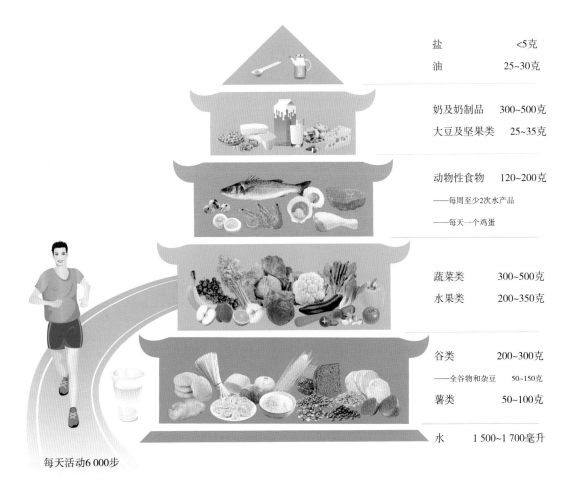

图 4-1　中国居民平衡膳食宝塔(2022)